研修医のための

呼吸器病学
エッセンシャル

編集

四元 秀毅　金澤 實　仲村 秀俊
Hideki Yotsumoto　Minoru Kanazawa　Hidetoshi Nakamura

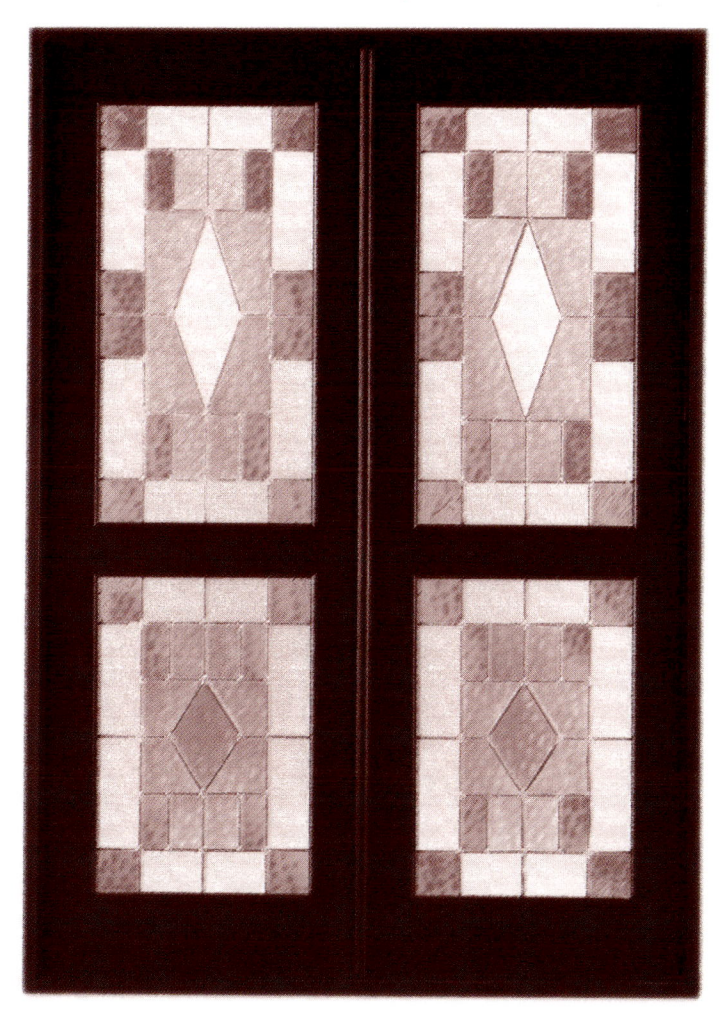

克誠堂出版

執筆者一覧

編集・執筆

四元　秀毅
独立行政法人国立病院機構東京病院名誉院長

金澤　實
社会医療法人河北医療財団顧問
河北健診クリニック

仲村　秀俊
埼玉医科大学呼吸器内科教授

序　文

　呼吸器病学は，感染症，腫瘍や閉塞性肺疾患などさまざまな種類の疾患を対象としており，その間口は広い。一方，これを時間的側面からみると，感染症では細菌性肺炎のような短期決戦型のものもあれば結核のような慢性疾患もあり，呼吸不全の場合も人工呼吸器を要する急性型から在宅酸素療法のような慢性型のものまでと多様である。このような間口の広さと奥行きの深さはこの領域に携わる者を引きつけるが，一方，新たにこの道を目指す人たちにとっては一つの関門となるかもしれない。

　このような特徴のある呼吸器疾患領域を学ぶ人たちのための参考書は内外に数多いが，基本的事項を原理に基づいて丁寧に解説し，全容を簡潔に示したものは少ない。本書は呼吸器病学の基本を示すという意味で"呼吸器病学エッセンシャル"と銘打ち，総論的事項をわかりやすく解説したうえで各領域の疾患についてその特徴を症例を示しながら詳細に解説したものである。

　「総論」では呼吸器病学の原点である"呼吸機能"を"肺の構造"と関連させながら解説し，次いで"症状と身体所見"，"検体"，"呼吸機能"および"画像"の諸検査実例を交えて解説し，さらに"治療総論"では感染症に対する抗菌薬，腫瘍に対する抗癌薬，および閉塞性肺疾患や呼吸不全などの対処法の概要を示した。一方，「疾患篇」では"感染症"，"気道系疾患"，"吸入性疾患"，"アレルギー性疾患"，"間質性肺疾患"，"肺の新生物"，および"血管性病変・その他"の各種肺疾患と"胸膜・縦隔の疾患"について症例を呈示しながらその「特徴」・「症状と検査所見」・「画像所見」・「診断法」・「治療法」を解説した。また，主要疾患のガイドラインを紹介し，その利用法を解説した。

　ところで，症例に直面して診断および対処法を決定する際の行為には未知の場所に出かけるときにわれわれがとる行動と共通する点があり，いずれの場合も各種情報をアルゴリズムに従って整理して決定内容を絞り込むことになる。近年，このような領域では人工知能(AI)が有力で医療の世界でも将来的にはこの手法が広く用いられるであろうが，医療では状況が多種多様で一筋縄でいかないことが多い。そのような状況のなかで適切な対応をとることができるようになるには個々人が十分な知識と柔軟な思考能力を獲得する必要があり，そのためには多くの経験と学習が求められる。

　本書は呼吸器病学の基礎知識と診療の実際を示すものとして編まれたが，これが医師や多くの医療職の方々に幅広く活用され，診療技術の向上に役立つことを願うものである。

2019 年 5 月

著者

I 総論

肺の機能として，①**呼吸機能**，②**防御能**，③**代謝能**がある。本章ではまず中心となる「呼吸機能」を解説したうえでこれを支える呼吸器官の構造の特徴を示し，次いで肺の防御能と代謝能の概要を述べる。

1 「呼吸」の仕組み

1 「内・外呼吸」と「循環」

真核生物 (eukaryote)[*1] は生命活動に必要なエネルギーを高エネルギー化合物である**ATP**（adenosine triphosphate：アデノシン3リン酸）に依存している。ATPは「炭水化物」・「タンパク質」・「脂肪」の3栄養素の代謝を通じて**ADP**（adenosine diphosphate：アデノシン2リン酸）をリン酸化することによって得られる。その概略をグルコース（ブドウ糖）の代謝についてみてみると，グルコースがまず細胞質で**嫌気的解糖**（酸素関与のない反応）を受けてピルビン酸にまで分解され（その際に若干量のATPが産生され

る），次いで代謝物が細胞内小器官のミトコンドリア (mitochondrion，複数形：mitochondria)で**好気的解糖**（酸素を要する反応）を受けて大量のATPが産生される（詳細については次項を参照）。後者では酸素 (O_2) が消費され副産物の水 (H_2O) と二酸化炭素（炭酸ガス：CO_2）が発生し，この過程を「**内呼吸**」とよぶ。内呼吸に必要なO_2は肺で体外から取り込まれ，一方，発生したH_2OとCO_2はそれぞれ腎と肺で体外に排出される。O_2とCO_2の肺におけるガス交換が「**外呼吸**」である。

「**内・外呼吸**」は「**循環**」で結ばれる。すなわち，内呼吸を経てCO_2を多く含みO_2含量が減少した血液（静脈血）は各組織から肺に戻り，そこを環流する間にO_2を与えられ（酸素化され）CO_2を除かれて動脈血となり，これが心臓から大動脈を通じて全身に送られる。前者が「**肺循環**」，後者が「**大循環**（末梢循環）」である（図1-1）。

エネルギーの利用効率はこれら全過程の影響を受けるが，いずれかの部位で機能が障害されると**低酸素血症**や**高二酸化炭素（炭酸ガス）血症**を来し呼吸困難をみることになる。

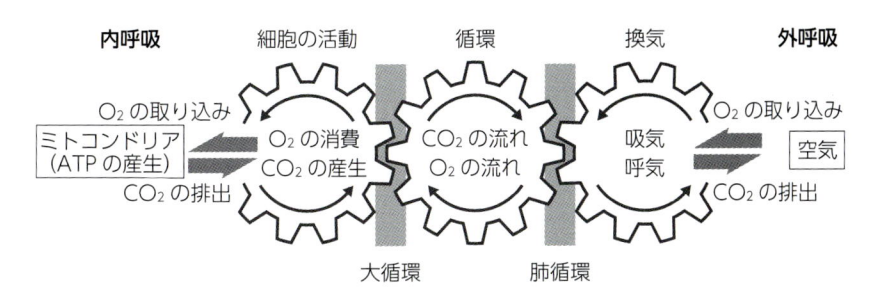

図1-1　細胞と肺における呼吸とこれをつなぐ循環の模式図

ヒトは生命活動に必要なエネルギーをATPの高エネルギーリン酸結合によっている。その産生は主として細胞内小器官のミトコンドリア内にある「TCA回路とこれに共役する電子伝達系」で行われ，その際にO_2が消費され副産物としてCO_2とH_2Oが発生する（**内呼吸**）。この過程に必要なO_2は肺で外界から取り込まれ，副産物のCO_2は外界に排出される（**外呼吸**）。外・内呼吸を結ぶのが**血液循環**で，心臓から肺に送り出された静脈血はそこでO_2を受け取って動脈血化し（肺循環），動脈血は組織に送られそこでO_2が消費されて静脈血になり再び心臓に戻る（大循環）。この歯車が順調に作動しないと呼吸困難などの症状が起こる。

（Wasserman, K. Breathing during exercise. N Engl J Med 1978: 298: 780-5より改変引用）

[*1]: 細胞核を有する生物で動物・植物・菌類・原生生物からなり，そのほとんどはミトコンドリアを有する。一方，核をもたない原核生物 (prokaryote) は真正細菌と古細菌からなる。

2 生体エネルギーの産生過程

　上述のように，グルコースの分解にともなうATP産生は細胞質でのピルビン酸への分解過程とその後のミトコンドリアにおけるTCA回路[*2]での分解の両過程による。前者は酸素消費をともなわないので**嫌気的解糖**[*3]，後者はこれをともなうので**好気的解糖**[*4]とよばれる。量的面からみてATP産生の主体は後者である（**図1-2**）。

ⓐ 「解糖」によるATP産生の全体像

　嫌気的解糖は短距離走などのような息こらえでみられ，2個のATPが産生され副産物として乳酸が発生する。この過程で産生したピルビン酸はアセチルコエンザイムA（acetyl CoA）を経由して**TCA回路**に入り，そこで好気的解糖を受け，共役する電子伝達系などの働きにより1分子のブドウ糖から36個のATPが産生される。

$$C_6H_{12}O_6 + 36ADP + 36Pi + 6H_2O + 6O_2$$
$$\rightarrow 6CO_2 + 12H_2O + 36ATP$$

呼吸活動において外界から取り込まれた酸素（O_2）はグルコースの炭素（C）と結合して二酸化炭素（CO_2）が生じるものと考えられがちであるが，ここで産生するCO_2のO_2はピルビン酸（$C_3H_4O_3$）と水由来（H_2O）のもので，外界からのO_2ではない。肺で取り込まれたO_2は電子伝達系において水素（H_2）の酸化に消費されH_2Oの産生

に用いられるのである。生体におけるエネルギー産生のほとんどは「**水素の酸化**」によっており，これは熱を得る際に起こる"炭素（スミ）"の燃焼反応（$C + O_2 \rightarrow CO_2 +$ 熱）とは本質的に異なるものである。

　図1-3に上記過程をミトコンドリアの構造と関連させて示す。ミトコンドリアは"細胞内寄生（共生）細菌"に由来する小器官で，2枚の脂質膜（内・外膜）に囲まれた構造を有しており，内膜に囲まれた部分をマトリックス（基質），内・外膜に挟まれた空間を膜間腔とよぶ。外膜は透過性で外液（膜間腔液）は細胞質液とほぼ同質であるが，内膜は外膜とは対照的に「不透性」で，そこには内外間の各種物質の輸送を行うための伝達体や酵素が存在している。

　ミトコンドリアにおけるATP（エネルギー）の産生機序は，水素を"燃料"としてこれを酸化する「発電」に例えられる。その過程は，①内膜での水素（H_2）の産生，②H_2の酸化によるプロトン（H^+）の発生，③H^+の膜間腔への放出，④H^+のその反対方向（マトリックス）への流入，⑤H^+流入によるATP産生酵素の駆動，⑥ATPの産生，の6過程に分解できる。繰り返すと「TCA回路でH_2が得られ，内膜でこれが酸化されてH^+が生じ，H^+が外液に汲み出されて内外膜間にH^+の濃度勾配ができ，外液のH^+がマトリックスに流入することでATP合成酵素が駆動して

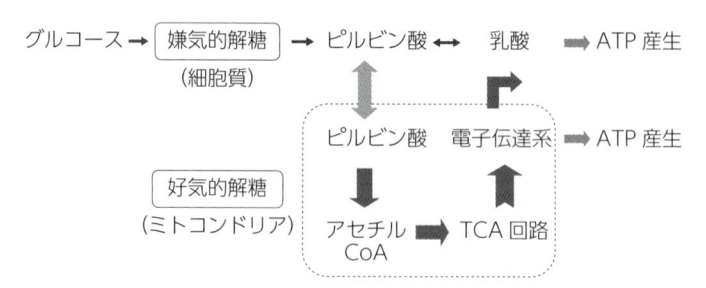

図1-2　グルコースの分解とエネルギーの産生

グルコースはまず嫌気的解糖を受けて2個のピルビン酸に分解され，続いてこれがアセチルCoAを経由してミトコンドリアのTCA回路に入り好気的解糖を受ける。後者において大量（36個）のATPが産生される。

[*2]：エムデン・マイヤーホフ回路〔Embden-Meyerhof pathway（E-M）回路〕ともよばれ，短距離走のときのように息をとめて運動する際のエネルギー供給源になる回路である。この際に尿酸が産生する。

[*3]：TCAは tricarboxylic acid（3個のCOOHの酸）の略で，TCA cycleはクレブス回路（Krebs cycle）ともよばれる。

[*4]：電子伝達系は「川」，ATP合成酵素は「水車小屋」，H^+は「水」，ATPは「回転エネルギーを与えるウス」，の関係にある。

エネルギーが産生される」ということになる[*4]。一方，H_2の動きにともなって産生する電子（e^-）は電子伝達系を流れて最終的には水素と酸素が反応して水が生成されるのに使われる。これらの過程の進行には電子伝達系の複合体（Ⅰ～Ⅳ），およびユビキノン（coenzyme Q）とATP合成酵素などが必要である。

ⓑ TCA回路と電子伝達系における反応過程

ATPが産生される反応系の全貌は複雑であるが，以下にその概略を示す。

ブドウ糖は嫌気的解糖の後にアセチルCoAを介してTCA回路に入って代謝を受け，この間に5分子の水素が放出される（ピルビン酸からacetyl CoAに至る過程で1分子，TCA回路で4分子）。

$$CH_3 \cdot CO \cdot COOH + 3H_2O \rightarrow 3CO_2 + 5H_2$$
（ピルビン酸）

TCA回路で生成されたH_2はミトコンドリアのマトリックスに放出され，そこで補酵素[*5]のNAD$^+$（nicotinamide adenine dinucleotide）とFAD（flavin adenine dinucleotide）が受け皿になって内膜の電子伝達系に渡され，その際にプ

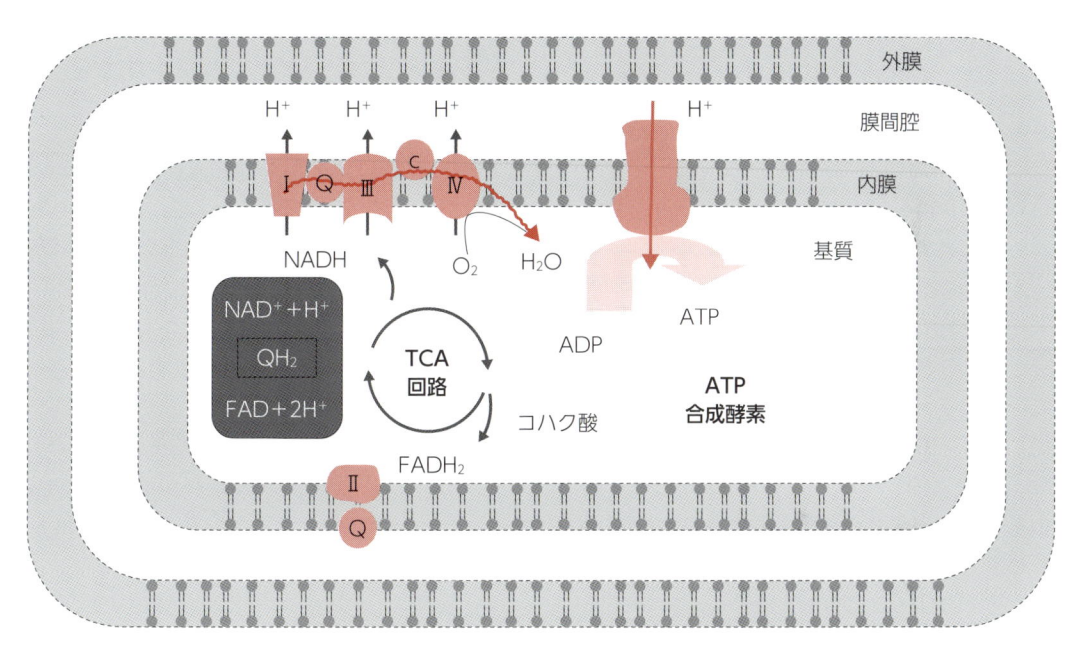

図1-3　ミトコンドリアにおけるATP産生の模式図

　ミトコンドリアは2枚の脂質膜（外膜・内膜）を有しており，内膜には"酸化的リン酸化"に関与する電子伝達系の各種複合体（赤アミ部分）とユビキノン（Q），およびATP合成酵素（赤矢印部分）がある。電子伝達系は電子（エレクトロン）を通すいわば電線で，この図で電子の動きは内膜を走る波線で表現されている。ミトコンドリアにおけるエネルギー産生は水素／プロトンの電位差により，プロトンは"NADH$^+$（四角図の上部分）とFADH$_2$"（同下部分）の2つの経路で作成され，電子とともにユビキノンに渡されてQH$_2$ができる（濃スミアミ部分）。水素は還元型ユビキノンによって内膜の疎水部分を運搬され，複合体Ⅲ・Ⅳのシトクロムでプロトン（H$^+$）と電子に分離される。H$^+$が膜間腔に汲み出され，その結果として内膜を挟んでプロトンの濃度勾配が形成され，これがATP合成酵素（赤矢印部分）を通じてマトリックスに流入する際に駆動力（↓）として働きそのエネルギーでADPがATPに変換される。一方，電子はシトクロムc（複合体Ⅳ）において水の産生に関わる。なお，プロトンの産生にはNADHの経路（図の上部分に示す）とコハク酸の経路（図の下部分に示す）の両者が関与する。ちなみにシアン化水素（HCN：慣習名青酸）は複合体Ⅳのシトクロム酸化酵素の鉄に結合して電子伝達を阻害することによりATP産生を著しく妨げて呼吸障害を来す。

　　複合体Ⅰ：NADH脱水素酵素（NADH dehydrogenase）（＋ユビキノン）
　　複合体Ⅱ：コハク酸脱水素酵素（succinate dehydrogenase）（＋ユビキノン）
　　複合体Ⅲ：コエンザイムQ（ユビキノン）-シトクロムc還元酵素：cytochrome *bc₁* complex
　　複合体Ⅳ：シトクロムc酸化酵素：cytochrome *c* oxidase

[*5]: NAD$^+$，FADの主要な構成要素はビタミンBグループに所属し，前者のそれはニコチン酸（ナイアシン），後者のそれはビタミンB$_2$（リボフラビン）である。これらが不足するとH_2産生が阻害される。

ロトンと電子に分離する。

$$H_2 \rightarrow 2H^+ + 2e^-$$

　本来，電子伝達系は「電子（エレクトロン；e^-）の輸送を司る系」を意味するが，上述のようにこの系では4種の複合体[*6]とユビキノン[*7]などが協同して2つの作業が行われる。その一つは上記反応で形成された電子（e^-）が最終的にマトリックスの酸素に運ばれてこれを陰イオン化することであり，いま一つはH^+が内膜の外側（膜間腔）に汲み出されて内・外膜間に$H_2/2H^+$の界面電位（酸化還元電位）を形成することである。

　前者で生成したH^+はO_2との反応によるH_2Oの産生に用いられ，その反応は以下のように表現される。

$$2H^+ + 1/2O_2 + 2e^- \rightarrow H_2O$$

　一方，後者のH^+はATP合成酵素を通過する際に駆動力として働きATP産生の原動力となる。ミトコンドリアにおけるエネルギー産生はマトリックスで生成されたプロトンが外液に汲み出されることで生じる**内外膜間電位差**に依存して行われるが，上述のように内膜は不透性なのでプロトンの通路は限局されており，それはATP合成酵素部分である。プロトンがそこを経由してマトリックスに流入するときこれを駆動力として$ADP \rightarrow ATP$の反応が起こる。電子伝達系（電子および水素の移動）とエネルギー（ATP）産生系はこのように共役（coupling）して働く。ATP合成系の反応を総合して示すと以下のようになる。

$$ADP + Pi + 2H^+（外液）$$
$$\rightarrow ATP + H_2O + 2H^+（基質）$$

　この反応式において左式のプロトンは外液（膜間液）からマトリックスに流れ込むもの，一方，右式のそれはマトリックスのものである。内膜の複合体で形成されたプロトンは外液に汲み出され，その量がATP産生量を規定するが，反応式でみるようにプロトンはTCA回路でピ

ルビン酸由来の水素が酸化されて発生したものである。

　ATPを"エネルギー通貨"とすると，栄養素は"エネルギー資産"ということになる。ATPの産生はATP合成酵素における反応によっているが，駆動力になるのは内外膜間の**プロトンの濃度勾配**で，プロトンの産生は電子伝達系に依存している。一方，「電子伝達系」を電子輸送という本来の意味に限局すると，この系は内膜に沿って電子を運び酸素とプロトンの反応を仲介して副産物のH_2Oを産生する系ということになる。

3 ミトコンドリア：原核生物から真核生物へ

　われわれは体内エネルギーの大部分をグルコースなどの分解で得られるATPの高エネルギーリン酸結合によっており，そのATPの産生工場がミトコンドリア（mytochondria：**図1-4**）である。単数形の"ミトコンドリオン（mitochondrion）"は糸状を意味する「ミト」と粒

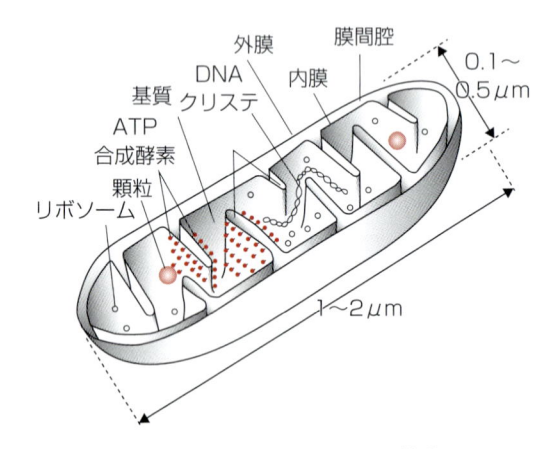

図1-4　ミトコンドリアの構造
ミトコンドリアは好気性細菌が真核生物に寄生してもたらされた細胞内小器官で，これにより真核生物は嫌気状態から好気呼吸を行う生物に変身した。内膜と外膜があり，前者は細菌由来のものである。ピーナツ形で描かれるが，さまざまな形状をとりながら細胞内に張り巡らされたように拡がり，ATP産生にあずかる。

[*6]:　NADH脱水素酵素やコハク酸脱水素酵素，およびシトクロム還元酵素・酸化酵素からなり，ユビキノンと協同して働く。

[*7]:　ユビキノンはubiquitous quinone（動植物界のどこにでもあるキノン）を意味し，コエンザイムQ（CoQ）ともよばれ（コエンザイム：補酵素）。ユビキノンは疎水性部位における水素の担体でミトコンドリアの内膜内でH_2ガスを送る燃料パイプの役割を果たしている。NADおよびFADとは異なりCoQは体内で合成されるのでビタミンではない。

子を意味する「コンドリオン」から成っており，この細胞内器官はかつて「糸粒体」とよばれた。20世紀半ばにミトコンドリアの生化学的・生理学的性質に注目が集まったが，亜鈴型になって分裂する像がみえることから細菌由来のものが細胞内寄生したものではないかと想像された。その後，電子顕微鏡による観察が可能になり内部にDNA繊維やタンパク合成の場であるリボソームが発見されてこの考えが受け入れられ，その延長線上の研究により原核生物から真核生物への進化の歴史の解明が進んだ。

細胞は真核細胞と原核細胞とに大別され，前者は肉眼でみえる大きさの生物を構成し，構造的には遺伝子を含む領域が「核膜」に包まれて細胞質と隔てられている。一方，後者は微小生物の細胞で，構造的には明瞭な核膜をもたず，核は細胞質にいわば浮遊する状態にある。生命が誕生した40数億年前頃地球を覆う大気は還元的であったが，次第に酸素が産生されて増加し，約30億年前に酸素を還元して基質を酸化する好気性菌が出現した。その一種のαプロテオ細菌（リケッチアの近縁菌）がある種の真核細胞に寄生したのがミトコンドリアの原型と考えられている。ミトコンドリアの特性として**表1-1**に挙げるものがあるが，この「細胞内発電所」を得た真核生物は飛躍的に活動効率を高め，動物・植物（葉緑体も有する）・菌類が誕生した。

ところでかつてミトコンドリアの培養が試みられたことがあったが，この挑戦は不成功に終わった。これはミトコンドリアがその遺伝子の大部分を宿主細胞の核内に"避難"させており，ミトコンドリア内に残されたmtDNAは元来のミトコンドリアDNAのごく一部で独立の生命体の要素を欠いているためであった。このようにミトコンドリアの遺伝情報は2か所に分離し

表1-1　ミトコンドリアの特性

細菌（αプロテオ菌）の細胞内共生
"発電所"的な細胞内器官
葉緑体と類縁関係
遺伝子の分離存在(mtDNAと核DNA)
母性遺伝
機能異常による疾病の発生

て保存されているが，mtDNAは母性遺伝で伝わることからこの特性を利用したルーツ探しが行われ，われわれ人類はアフリカに生まれた少数の女性を元祖として地球上に拡がったと考えられるに至った[1]。

外界からの吸入気の状態は生存環境によりさまざまであるが，これが鼻腔を経過する間に加温・加湿されて適切な状態になり，咽頭・喉頭から気管を経て左右肺に入る（**図1-5**）。以下にその解剖的特徴の概略を示す。

1 鼻腔から肺に至る経路

気道として鼻腔・副鼻腔（nasal cavity；paranasal sinus），咽頭（pharynx），喉頭（larynx）の上気道（upper airway）と，気管以下の終末細気管支までの下気道（lower airway）がある。ちなみに，咽頭は消化管前部で口腔と食道の中間部分で，喉頭は咽頭と気管の間である。

気管 (trachea)：声門から気管分岐部までの部分で，その長さは成人で約10cmである。気

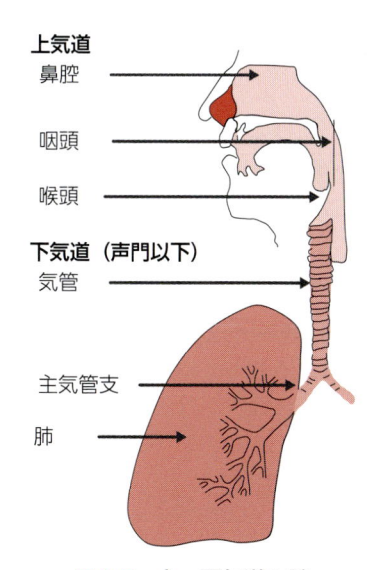

図1-5　上・下気道と肺

外気は鼻腔・咽頭・喉頭の上気道を経て気管・気管支から肺に送られる。

[1] Watson JD, Berry A. DNA: the secret of life. New York: Alfred A. Knopf, 2003

管内腔は呼吸の際に潰れないように支えられている必要があり，支持組織として前方部分に凸のC字形軟骨が連続性に存在する。

肺(lung)：右3葉，左2葉の肺葉から成り，これらは結合織で右10，左8の"区域(segment)"に細分割される。これに対応して気管は左右の主気管支に分かれた後に葉気管支として各肺葉に分布する。気管から細気管支までが「下気道」で，ここを経たガスは「ガス交換部」として肺胞道などから肺胞に至る。

気管支(bronchus)：気管が分岐部(carina of trachea)で左右に分かれた後に第5分岐で気管軟骨が途切れるまでの気道部分。右主気管支(major bronchus)は気管から約25°の角度で枝分れし，左主気管支は(左肺動脈主幹を乗り越えるなどの理由から)より水平方向に近く，40°前後の角度で枝分れする。その径は右が15mm，左側が12mm程度である。右の主気管支は左に比べて太く，かつ，垂直に近く走行し，そのため固形物などの誤嚥は左より右主気管支に起こりやすい。葉気管支として各肺葉に分布した気管支は2分岐を繰り返しながら肺動脈およびその枝と並走して区域に入り，さらに亜区域支として末梢に広がる(図1-6〜8)。

細気管支(bronchiole)：第5〜16分岐部分の気管支壁に肺胞が出現するまでの気道。終末および呼吸細気管支があり，前者では気流速度が著明に低下するため吸入ダストが沈着しやすい。後者の呼吸細気管支は導管の気道と機能単位の呼吸部との間を結ぶ「中間部」で，ガス交換はこれ以下の部位で行われる。

肺胞(alveolus)：肺胞道(alveolar duct)と肺胞嚢(alveolar sac)で構成され，成人で数は3〜4億個，表面積は140m^{2}にのぼる。毛細血管に裏打ちされ，O_2とCO_2が分圧勾配により気相・液相間を移動する。

2 末梢肺とその区域分類

ガス交換の場は肺胞であるが，肺の"機能単位"として小葉と細葉が定義されている。前者は一次・二次に細分され，このうち「二次小葉」が画像所見の解析などに用いられ，これを規定

するのは小葉間間質である。この構造は末梢肺に発生した病原体による炎症が周囲に拡がるのを防ぐいわば防火林の役目を果たしている。小葉気管支以下の部位では気管支に肺動脈が伴走し，間質性病変などでは肥厚像を呈する。

細葉(acinus)：終末細気管支以下の構造単位で，呼吸細気管支，肺胞道・肺胞を含み，その径は数mm程度である。

一次小葉(primary lobule)：呼吸細気管支以降の肺胞道から肺胞に至る領域で，細動脈が伴走する末梢肺部分である。肺には2,000万ないし2,500万個の一次小葉が含まれるが，これらは肺のいわばミクロ的な基本単位で，小さすぎて画像所見の分析に用いる単位ではない。

二次小葉(secondary lobule)：小葉間間質に被包される末梢肺の実質的な最小単位である。ただし，その分布は不規則なので大きさは肺の部位によって異なり，その結果，二次小葉には2つの定義がある。

Miller の二次小葉：小葉間間質によって囲まれた領域を指すが，この場合，その大きさは部位により異なり(末梢側では小さく，中枢側では大きい傾向)，0.5〜2.5cmとばらつきがある。

Reid の二次小葉：終末細気管支が3〜5個合流した細気管支に支配される領域で，その大きさは約1cmと一定である。小さいMillerの二次小葉はReid の二次小葉とほぼ一致する。

3 気道と肺胞の壁の特徴

気管から肺胞に至るまでの気道の縦方向の断面像を図1-9に示す。その構造は部位によって異なり，太い気道部分，すなわち気管から気管支にかけての気道表層(基底膜の内腔側)には粘膜上皮細胞や線毛細胞などがあり，気道表面は腺管から分泌される粘液の薄い膜で覆われている。粘液層は線毛の運動と協同して外界から侵入する異物の除去にあたる。基底膜下には毛細血管や腺組織とともに平滑筋や軟骨組織がある。軟骨は気管支レベルまでの気道に存在し，馬蹄形様(C字型)にこれを取り囲み，平滑筋とともに気道といういわばトンネル構造を支えている。これらの支持体の量は末梢にいくにつれ

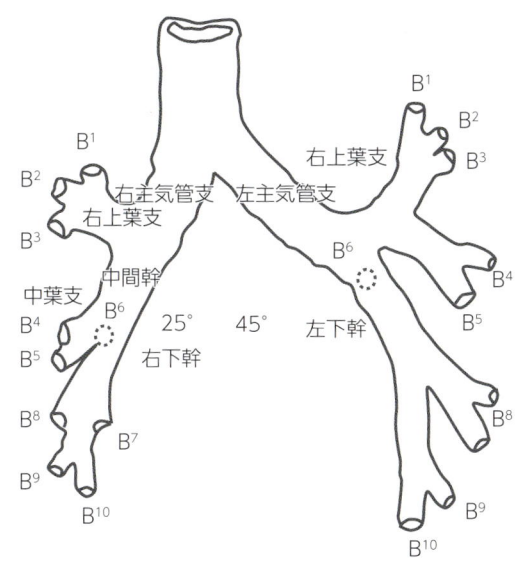

図1-6　気管支の分布

　右肺は上・中・下葉の3葉に，左肺は上・下葉の2葉によりなる。右肺の中葉にあたる部分は左肺では上葉に含まれ，舌区とよばれる。両側下葉の上区域（S^6）に至る気管支（B^6）は肺底区域の気管支（$S^7 \sim S^{10}$）が分岐する前に分岐する（点線丸）。気管が右・左の主気管支に分岐する際に，右のほうがより垂直に走行するので誤飲した異物は右側気管支に入りやすい。

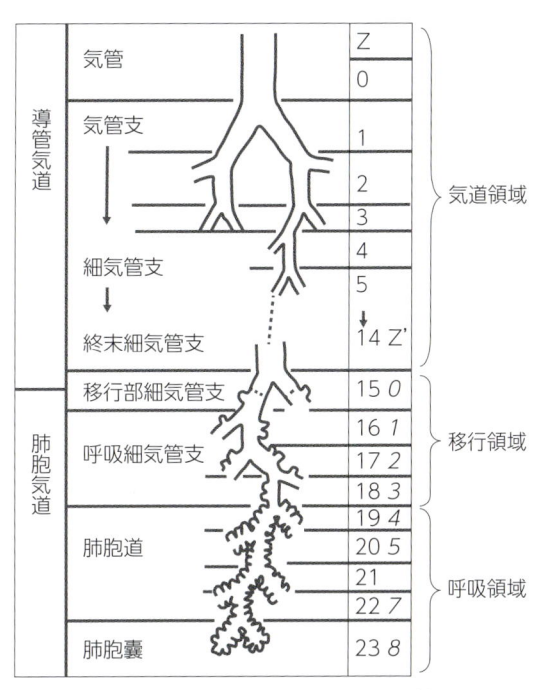

図1-8　気管から肺胞までの分岐

　気道は気管から十数回分岐して肺の機能単位である小葉に入り，細気管支になる。細気管支のうち終末細気管支までは導管で，呼吸細気管支以降の部位がガス交換に関与する。呼吸細気管支は導管と呼吸部を結ぶ中間部で気流が停滞しやすいので病変が起こりやすい。

　（Ochs M, Weibel ER. Functional design of the human lung for gas exchange. In: Fishman JA, et al, eds. Fishman's pulmonary diseases and disorders, 4th ed. New York: McGraw Hill, 2008: 23-70より改変引用）

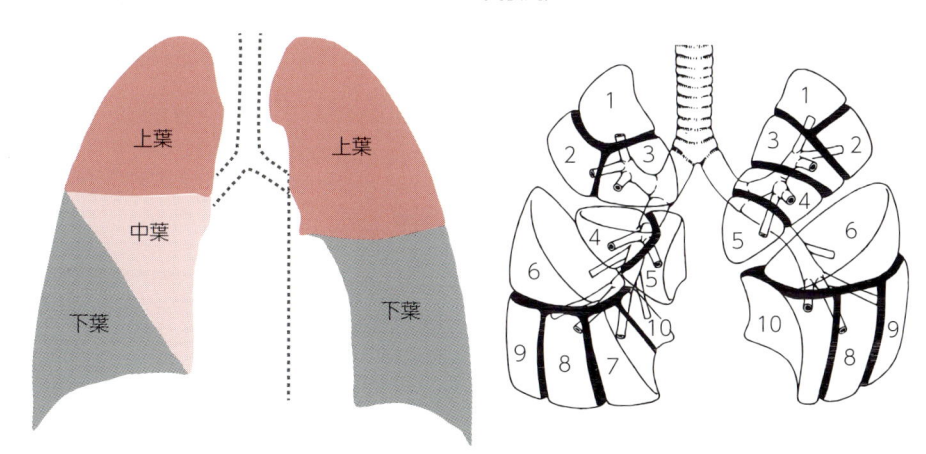

図1-7　肺葉と区域の概略図

　左右の肺はそれぞれ2葉，3葉に分かれており，各葉は右の図に示す区域に分かれる。右肺の中葉にあたる部分は左肺では上葉舌区である。本図では左上葉を1・2に分けているが，通常は"1+2"と表される。左では右の"区域7"にあたる部分が欠如する（右心室部分）。

　（右図はOchs M, Weibel ER. Functional design of the human lung for gas exchange. In: Fishman JA, et al, eds. Fishman's pulmonary diseases and disorders, 4th ed. New York: McGraw Hill, 2008: 23-70より改変引用）

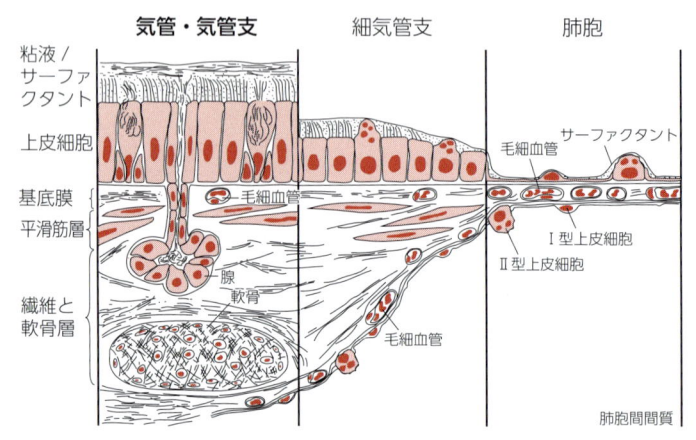

図1-9　気管から肺胞までの壁の構造

気管～肺胞の気道壁の構造を，気管・気管支／細気管支／肺胞に大別して示す。上皮細胞は気道の末梢に進むにつれて層状から立方状，扁平状の形態をとって細胞の背丈が次第に低くなる。軟骨が存在するのは気管支まで，筋細胞がみられるのは細気管支までである。

（Ochs M, Weibel ER. Functional design of the human lung for gas exchange. In: Fishman JA, et al, eds. Fishman's pulmonary diseases and disorders, 4th ed. New York: McGraw Hill, 2008: 23-70より改変引用）

て減少していくが，平滑筋は肺胞道の入口部までみられる。気管支喘息では平滑筋が収縮して気道の攣縮を来すことになる。ここでは示していないが気道には肺動脈とリンパ路が伴走しており，前者は肺胞の毛細血管に連なってガス交換に関与し，後者は微生物に対する防御機能などにあたっている。

4　肺のリンパ系組織

ガス交換器官としての肺の機能の主役は気流と血流であるが，いま一つの重要な構造にリンパ組織がある。**図1-10**は末梢肺の気道・血管とリンパ組織の関係を示す模式図で，ここにみるように肺はリンパ組織が極めて発達した器官である。その内容として，胸膜・小葉間間質に分布する系と，気管支・血管鞘に分布する系とがあり，前者は肺表面系のネットワーク，後者は肺深部のそれとみることができる。リンパの流れの大部分は後者の深部系で，肺の各所において防御能などに寄与している。深部系リンパ路は肺門に向かって流れる。一方，胸腔内には若干量のリンパ液が存在して呼吸運動にともなう臓側・壁側胸膜面の摩擦に対する潤滑油として働いている。この胸腔内リンパ液は壁側胸膜

から漏出して臓側胸膜に吸収され，外回りで肺門部から静脈系に還流している。リンパ系は肺の防御機能を果たしているが，同時に肺病変の発生の場になることもある。

3　換気とガス交換

肺におけるガス交換には換気，血流，および両者の相互関係の3因子が関与する。以下に，それぞれの仕組みと両者の関連について解説する。

1　換気の仕組み

換気は肺の拡張と収縮によって行われ，この運動は延髄を中心とする呼吸中枢（respiratory center）などで制御されている。肺には自ら拡張する能力はなく，肺は横隔膜，肋間筋，および呼吸補助筋の収縮により生じる胸郭内陰圧で受動的に拡張し（吸気），続いてこれら筋肉が弛緩すると自らの弾性収縮力で能動的に縮小する（呼気）。このように吸気運動は胸郭という入れ物の中における横隔膜などのふいご様運動により行われている（**図1-11**）。ちなみに肺の拡張を

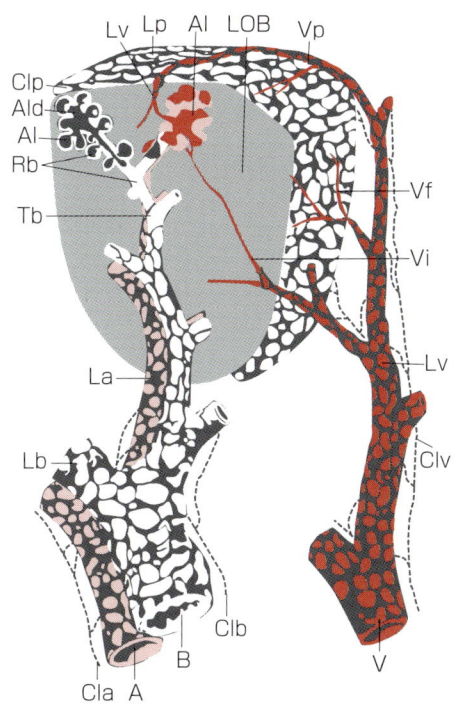

図1-10　気道・血管系とリンパ路の模式図

リンパ系は肺でいわば「浄化」と「下水路」的機能を果たしている。図のLOB(スミアミ部分)は小葉で、そこに気道(B)と動脈(A)が流入しており、肺胞で酸素化された血流は静脈(V)に戻る。Cla・ClvとClbはそれぞれ動・静脈および気道に沿って走行するリンパ路、La・LvとLbは肺動・静脈壁および気道壁のリンパ叢である。Rb:呼吸細気管支、Tb:終末細気管支、Vi:小葉内の肺静脈枝、Vp:胸膜下の肺静脈枝、Vt:小葉間の肺静脈枝。

(長石忠三.気管−肺.西村秀雄、清水信夫、編.新組織学(第二版).東京:医学書院、1976:468-500, Murray JF. Lymphatic and nervous systems. In: The normal lung: the basis for diagnosis and treatment of pulmonary disease, 2nd ed. Philadelphia: W.B. Saunders, 1986: 61-82より改変引用)

もたらす吸気時の胸腔内陰圧の程度は肺の高さによって異なり、立位では高い部位ほどこれが大きく、下肺ではより小さい。そのため下葉の肺胞は呼気の際につぶれやすい傾向にある。

2 成人の換気量と血流量

肺の容量として種々のものがあるが、換気の基本的な量は通常換気で得られる一回換気量(tidal volume:VT)と最大努力で得られる肺活量(vital capacity:VC)である(その他の各種肺

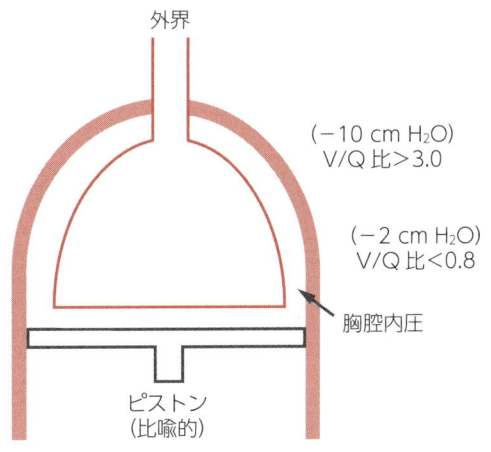

図1-11　肺は受動的に拡大する

胸郭内の肺を風船様の袋で示し、これが筒の中にあって下部の「しきい」のピストン様の上下運動にともなって拡大・縮小する様子を模式的に示す。ここで、肺の拡張は横隔膜の収縮などで胸郭が拡張して生じる胸腔内陰圧により受動的に行われ、一方、肺の縮小は自らの弾性収縮力で能動的に行われる。(　)内は胸腔内圧の低下の程度が上下間で異なることを示す。肺の高さによる換気量と血流量の違いから、換気/血流比(V/Q比)は上肺では下肺より大きい。

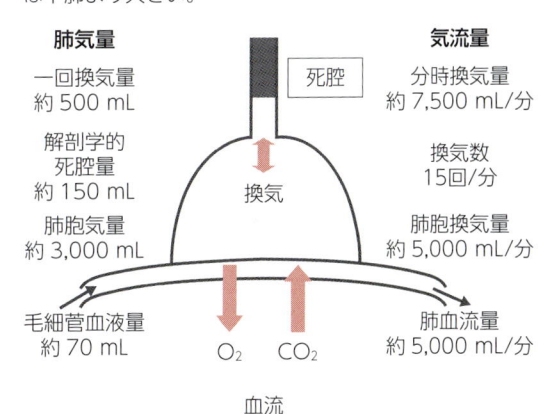

図1-12　肺の気量と血流量

成人男性の安静時の気量・換気量と血流量の一例を示す。ここでは、毎分、約5Lの肺胞換気と肺血流の間でガス交換が行われていることを示している。

(West JB. Ventilation. In: Respiratory physiology: the essentials, 8th ed. Baltimore: Lippincott Williams & Wilkins, 2012: 12-23より改変引用)

気量については**第4章「呼吸機能とその検査法」**で解説)。これらの気量は性・年齢や体格により異なるが、**図1-12**に成人の代表的な量を示す。

安静時の換気量である一回換気量は0.5L程度で、呼吸数を毎分15回とすると、1分間当たりの換気量(**分時換気量**)は7.5Lになる。ただし、

ガスは往復運動で"盲管"としての気道・肺を移動するのでその全量が肺胞に到達するというわけにはいかず無効換気がある。これが**死腔換気**で，その量は換気量の約30%を占め，そのためガス交換に関与する**肺胞換気量**は分時間気量の約70%で5L程度になる。

一方，血流についても同程度量が肺を還流（右心室➡肺動脈➡肺）して肺胞でのガス交換に関与する。その場合，その量および質の異常，すなわち循環血液量やヘモグロビンの減少（貧血）などもガス交換能は低下し得るが，呼吸器系疾患において問題になるのは主として**換気・血流比の不均等分布**（ミスマッチ）である。

換気と血流のミスマッチについては，換気の側からみると血流との接点が少ない部位（血流が乏しい；すなわち換気・血流比の大きい部位）が発生することによるもので，一方，血流側からみると換気の減少にともなう換気・血流比の小さい部位への環流が問題になる。前者の典型が**死腔換気**，後者のそれが**シャント**（換気・血流比"0"すなわち血流の空回り状態）である。

死腔とシャントは生理的にも存在し，前者については上述のように健常者でも"換気量"の30%程度を占める。一方，後者については気管支静脈などガス交換に関与しないまま左心系に還流するものがあり，これを**解剖学的シャント**とよび，その割合は2%程度である。肺に病変が起こると換気・血流比の不均等性が増強されてガス交換能が低下する。

3 ガス交換とその障害

肺における「酸素の取り込みと二酸化炭素の排出」は，**呼吸細気管支**(respiratory bronchiole)

とこれに連なる**肺胞**(alveolus)で行われる。このガス移動は，液体が圧勾配により移動するのと同様に，濃度勾配（分圧差）による"拡散"に基づくものである（ガスの移動は能動的な"汲み出し"ではなく"受動的な流れ"による）。

肺におけるガス交換の効率は，気道におけるガスの移動（「**換気能**」），肺胞・毛細血管間における酸素と二酸化炭素の移動（「**拡散能**」），および気流と血流の分布の対応（マッチング）効率（「**換気・血流均等性**」）の3要素によって規定される（**図1-13**）。呼吸困難はこれらのいずれの障害によっても起こり得るが，そのなかで最も多いのは「換気能低下」による呼吸不全で，したがって"肺機能検査"（第4章）の中心的な事項は肺活量などの換気能の測定ということになる。

4 呼吸の調節

延髄にある**呼吸中枢**(respiratory center)には呼息および吸息ニューロン群が存在しており，その活動は上部の橋に存在する**呼吸調節中枢**(respiratory control center)により修飾を受ける。一方，自律的な呼吸運動は末梢の**伸展受容器**(stretch receptor)と**化学受容器**(chemoreceptor；頸動脈・大動脈小体)からの求心入力の修飾を受けて行われる（**図1-14**）。

5 肺の構造と機能の関係

ガス交換は肺というさほど大きくない容積〔全肺気量(total lung capacity：TLC)として成人男性で数L〕の器官のなかで効率的に行われるが，これを可能にしているのは成人片肺で約$70m^2$に達するという極めて大きな肺胞の表面積である。その大きさはテニスコートに匹敵す

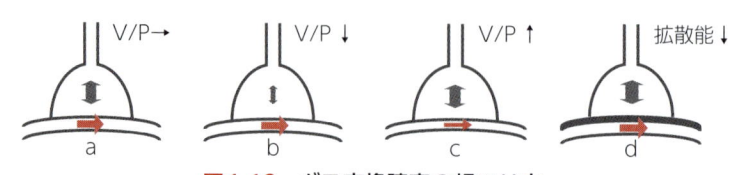

図1-13 ガス交換障害の起こり方

ガス交換の効率は，①換気(ventilation:V)能力，②換気と血流(perfusion:P)関係，および③肺胞における拡散能(diffusing capacity)，の三者に依存している。図は，a：換気・血流ともに適正，b：換気が低下，c：血流が低下，およびd：肺胞−毛細管間の拡散能低下の状態を示す。bでは"シャント"的効果で気流が無駄になり，cでは"死腔"的効果で血流が無駄になる。dは間質性病変などでみられる異常。

るほどであるが，肺胞が限られた容積の胸郭内でこのような広い表面積を占めるのを可能にしているのは肺胞道から肺胞にかけて袋状に肺を埋め尽くすように拡がるその構造である。一方，血管側からみると，肺胞壁には毛細血管がこれを裏打ちするように極めて大きな表面積をもって拡がっており，肺胞などで上皮細胞，血管内皮細胞とこの間に介在する基底膜の三層からなる広大な接触面において酸素と二酸化炭素の移動が濃度勾配に基づいて効率的に行われる。**図1-15左**は小葉の顕微鏡図で，気管→気管支→細気管支→肺胞道→肺胞に至る構造はブドウの枝が拡がっているようにみえる。気道は樹の幹から枝・小枝に分かれる部分に，肺胞は実の部分にあたることになり，これに肺動脈が伴走して小葉を形成する（**図1-15右**）。

これを町の構造で例えると，迷路のように入り込んで隅々にまで行きわたっている小道に小店が隙間なく入り込んでいる状況とみることが

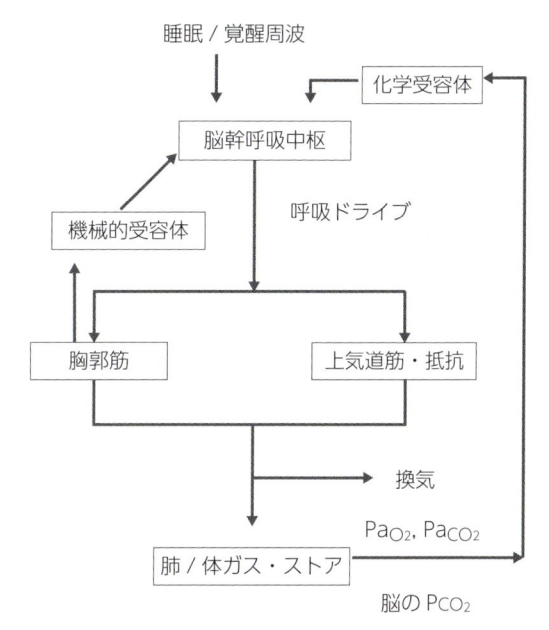

図1-14　呼吸調節のシステム

呼吸は基本的に脳幹部の呼吸中枢で制御されているが，同時に生体の酸素化の状況や二酸化炭素の蓄積状況が末梢センサーの「化学受容体」で検出されて反映され，さらに意志や感情状態の影響を受けて変化する。

（Cherniak NS, Control of ventilation. In: Fishman AP, Elias JA, Fishman JA, et al, editors. Fishman's Pulmonary diseases and disorders, 4th ed. New York: McGraw Hill, 2008: 161-72より改変引用）

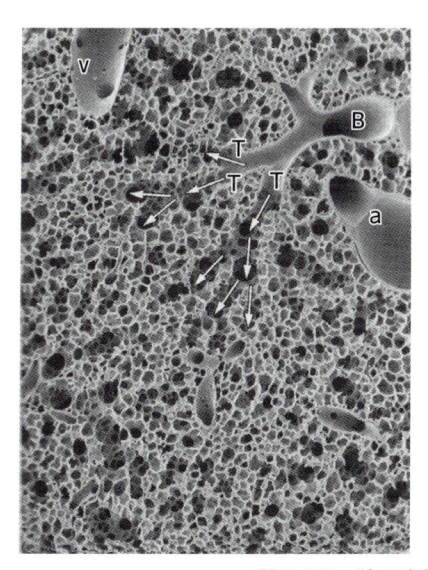

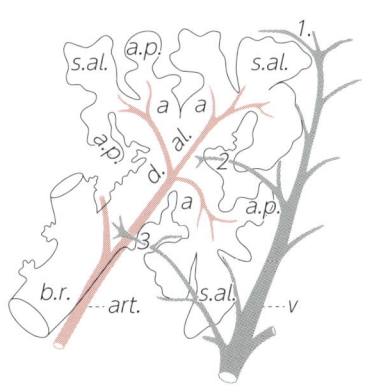

図1-15　肺の末梢部位の構造

左図は末梢肺のマクロ像でBは区域気管支，Tは終末細気管支，aは肺動脈，vは肺静脈を示す。

右図は一次小葉の模型図で，呼吸細気管支（b.r.）から肺胞（s. al）に至る気道系に肺動脈（art）が伴走する状況を示す。

（左図はOchs M, Weibel ER. Functional design of the human lung for gas exchange. In: Fishman JA, et al, eds. Fishman's pulmonary diseases and disorders, 4th ed. New York: McGraw Hill, 2008, 23-70より，　右図はThe airways and pulmonary ventilation. Frazer RS, Müller NL, Colman N, et al, editors. Fraser and Paré's diagnosis of the chest. Philadelphia: W.B. Saunders, 1999: 3-70より改変引用）

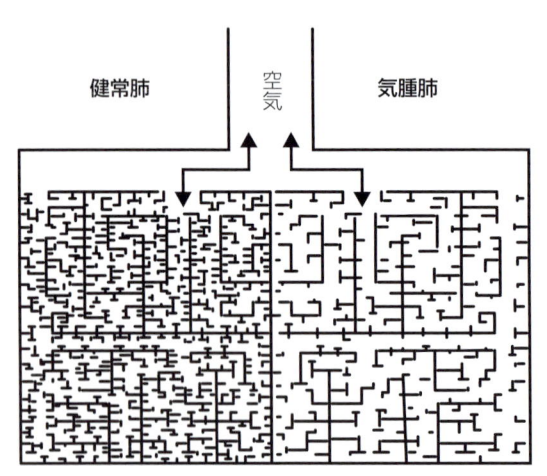

健常肺　空気　気腫肺

図1-16　健常および気腫肺の構造のイメージ図

ガス交換の舞台になる小葉は小部屋がはりめぐらされたような構造で，その周囲を毛細血管が取り囲み薄い膜を通じて気相・液相間でのガス交換が行われる。健常者（左部分）では肺胞の表面積を大きく換気およびガス交換効率が高いが，肺気腫（右部分）では肺胞の繊細な構造が破壊されて粗になり効率が著しく低下して呼吸不全を来す。さらに，気道壁が脆くなっているので呼気時に周囲の肺胞圧が上昇することで起こる外圧により圧迫されて気道は閉塞して換気量が低下する。慢性肺気腫では「換気量低下」と肺胞における「ガス交換能低下」の二重苦により呼吸不全状態に陥る。

できる。物資の効率的な交換にはこのような構造は極めて重要で，肺ではこれと似た構造で効率的なガス交換が行われている。その一方で，このような構造が破壊されたり，血流量が低下したりするとガス交換機能が障害されることになる。慢性肺気腫はそのような構造破壊に基づく病態である（図1-16）。

4／肺の防御能と代謝機能

1　線毛と粘液による異物の排除

成人は1日で7,560 Lに近い外気を肺胞に取り込んでおり（350 mL × 15回／分 × 60分 × 24時間），そのため上気道から肺胞に至る組織はウイルス・細菌などの病原微生物や粉塵など多くの外的因子の侵入にさらされている。これらに対抗して，生体は気道粘膜面における粘液と線毛の共同活動によって異物を捕捉し，これに引き続く咳反射でその除去に努めている。さらに，この防御線を乗り越えて侵入してきた微生物に対しては粘液内に存在する各種物質やリンパ系の防御能によりこれに対抗している[8]。以下にその詳細を示す。

ⓐ 気道の線毛運動はどのように行われるか

外界から気道に流入する物質としてはガスや液状物の他にまれながら非水溶性固体があり，後者はその大きさで捕捉の様式が異なる。たとえば，大きさが10 μm以上の比較的大きな粒子の場合は多くは鼻腔でトラップされて下気道に至ることはないが，1 μm以下のものは下気道から肺に沈着することがある。

気管・気管支を覆う粘膜には多数の線毛細胞〔ciliated cell；上皮細胞（epithelial cell）のほぼ半数〕がある。その細胞表面には200本以上の線毛（cilia）が存在していて表面を覆う漿液・粘液との共同作用で異物を喉頭側に運び除去している（図1-17）。

線毛の運動は細胞内運動器官であるダイニン（dynein）によりなされる。ダイニンはATPの化学エネルギーを運動に変換するモーター・タンパク質〔motor protein；ミオシン（myosin）もその一種〕である。線毛の軸索には中央部の2本の連結する微小管（microtubules）があり，これらが外側の9組のペア微小管（A・B微小管）と結合している（図1-18）。外側のペア微小管はお互いがねじれるように動いて回転的な動きをもたらし，これが中心微小管に伝わって軸索全体の横向きの滑動（sliding）の動きを引き起こして上述のような異物の除去作用が発現する。線毛と粘液の共同作用によるこの働きは流速度3～10 mm/minの喉頭側への流れとなって異物が除去されている。

---

[8]: かつて，下気道は無菌的と考えられていたが，近年，細菌が有するリボソームRNA遺伝子（16S rRNA）の解析で下気道にも若干の細菌が存在することが知られるようになった（三橋善哉，菊池利明，山田充啓，ほか．肺のマイクロバイオーム．呼吸2015；34：637-44，玉田　勉，奈良正之，村上康司，ほか．TLRと気道分泌．呼吸2014；33：971-81）。

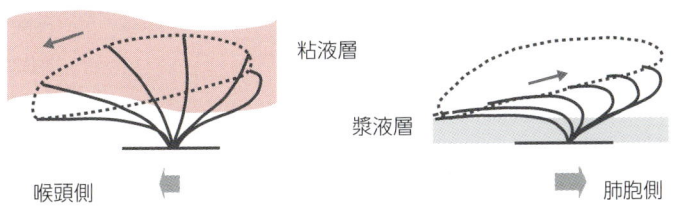

有効波（effective stroke）　　　　回復波（recovery stroke）

図 1-17　気道における線毛と粘液の共同作業による異物の除去

気道表面は粘液・漿液の層で覆われており，線毛の口側への拍動（beating）で粘液層中の異物が肺胞側から喉頭側に向けて除去され，線毛は漿液層での逆方向の拍動により当初の位置に戻る。

ウサギ気管の線毛の動き；漿液層：スミアミ部分，粘液層：赤アミ部分。
(Sleigh MA, Blake JR, Liron N. The propulsion of mucus by cilia. Am Rev Respir Dis 1988; 137: 726-41 より改変引用)

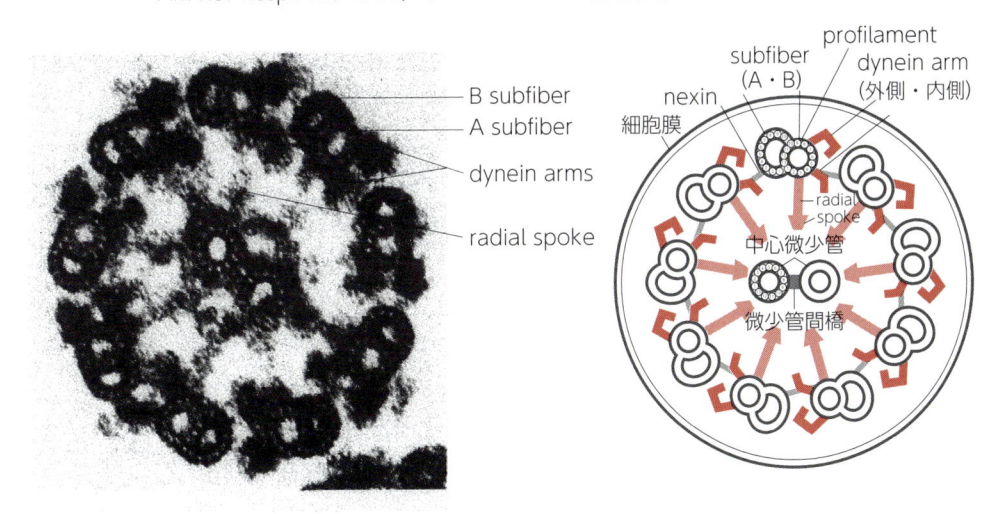

図 1-18　線毛細胞の軸索ダイニンの断面図（9 + 2 構造）

線毛や鞭毛内の軸索（左：電子顕微鏡図，右：模式図）では外側に配置する9個組の（A・B）線維（外部微小管）が互いにアームなどで連結しており，これらがさらに中心部の中心微小管と放射状のスポークで結合している。ネキシンと協同して外側の微小管を連結するダイニン（dynein）はATPの化学エネルギーに基づいて作用するモーター・タンパクである。線毛の細胞質には極めて多量のミトコンドリアが存在し，線毛の運動エネルギーを供給している。

(Darnell J, Lodish H, Baltimore D. The cytoskeleton and cellular movements: microtubules. In: Molecular cell biology. New York: Scientific American Books, 1986: 77-813 より改変引用)

❺ 気道線毛の構造

線毛や鞭毛内の軸索（**図 1-18**：左は電子顕微鏡図，右は模式図）では外側に配置する9個組の（A・B）線維（外部微小管）が互いにアームなどで連結しており，これらがさらに中心部の中心微小管と放射状のスポークで結合している。外側の微小管を連結するダイニン（dynein）はATPの化学エネルギーに基づいて作用するモーター・タンパクで，その作用により線毛の規則的な波状運動が生み出される。

気道の線毛運動が障害されると細菌などの除去が妨げられるので易感染性になり，その代表例が先天性疾患のカルタゲナー症候群（Kartagener's syndrome；内臓逆転をともなう線毛機能低下状態）である。また，囊胞性線維症（cystic fibrosis）では上皮細胞の機能異常（Cl チャンネルの異常）によって粘液の粘稠度が上昇して気道感染症が起こりやすくなる。いずれの場合も，慢性的な気道感染のために気管支拡張症が起こる。

ⓒ 気道・肺の防御に関与する液性物質

鼻腔から導管部にかけて**表1-2**に挙げるような生体防御に関与する液性物質が存在する。

分泌型IgA (s-IgA)：粘膜はつねに微生物や各種抗原物質にさらされており，これらに対抗して粘膜面にはこれを防御する局所的な免疫機構が存在する。これは粘膜免疫防御系 (mucosa-associated lymphoid tissue：MALT) とよばれ，分泌型IgAはその一部を構成している。IgAは粘膜下の形質細胞で産生される免疫グロブリンで，鼻腔液タンパクの10%を占め，ウイルスなどに対して働いている。

リゾチーム：涙液や卵白などにもみられる酵素で，細菌などに細胞溶解性 (lyso + zyme) に作用するのでこのように命名された。グラム陽性菌の細胞壁に作用して抗菌作用を発揮する。

ラクトフェリン：唾液や母乳などの外分泌液に含まれる鉄結合性の糖タンパクで，細菌に必要な鉄を奪うことで抗菌作用を発揮する。

ディフェンシン：好中球などに含まれる抗菌ペプチドで，自然免疫を司るToll-like receptor (TLR) の機能にも関連している。炎症性サイトカインの刺激によって発現が誘導される。欧米人に多い嚢胞性線維症 (cystic fibrosis) では気道上皮を覆う液体中のNa濃度が上昇してディフェンシン一部の機能が障害され，易感染性になる。

ムチン：多数の糖側鎖が結合した糖タンパクで，杯細胞や粘膜下の腺細胞から分泌される。分泌型と膜結合型の2型があり，微生物の捕捉・排除に関与する（リゾチームに結合して生体に不利益に働く場合もある）。

サーファクタント：肺胞Ⅱ型細胞から分泌されるリン脂質とタンパク質の合体で，表面張力を減少させることにより肺胞の虚脱を防いでいるが，その一種のSP-A (surfactant protein；pulmonary surfactant A) は微生物と結合することで肺胞マクロファージの貪食機能を助ける。

2 肺で産生される化学物質

20世紀の後半，肺の代謝機能が注目を集め，

表1-2　気道・肺で防御に与る液性物質

分泌型IgA (s-IgA)
リゾチーム (lysozyme)
ラクトフェリン (lactoferrin)
ディフェンシン (defensin)
ムチン (mucin)
サーファクタントタンパクA (SP-A)

表1-3　肺で作用する化学物質

細胞質顆粒内物質
ヒスタミン
セロトニン
細胞膜リン脂質分解産物
血小板活性化因子
ロイコトリエン
プロスタグランジン

肺は一種の代謝器官とみなされるようになった。上述のように肺では外界からの侵入物に対して作用する伝達物質が産生されるが，全身に作用する化学物質も産生され，代謝を受けている（**表1-3**）。一方，これらの物質は気管支喘息などの疾病発生にも関与している。以下に，代表的な物質について解説する。

ヒスタミン (histamine)：肥満細胞 (mast cell) や好塩基球の細胞質顆粒に貯蔵されている化学伝達物質。ダニやスギ花粉などの多価抗原が細胞膜表面の高親和性IgE抗体の受容体に結合すると，脱顆粒してヒスタミンが細胞外に放出される。気道にはヒスタミンH1受容体が多量に存在し，気道平滑筋の収縮や末梢血管透過性の亢進を来して症状を発現する。

セロトニン (serotonin；5-hydroxy tryptamine:5-HT)：必須アミノ酸のトリプトファンから産生される神経伝達物質。主として消化管で，一部は脳で産生される。消化管から肝臓に至って大部分はそこで処理され，一部が肺に流入し，この両経路でほとんどが除去されることになる。5-HTは肺末梢血管に対して収縮作用がある。また，食欲抑制作用もあり，これを期待して用いられた食欲減退薬 (5-HTの再吸収阻害薬) が肺高血圧を惹起したという報告もある。

血小板活性化因子 (platelet activating factor：PAF)：血小板や白血球，肥満細胞，肺胞マクロファージなどで産生され，気道平滑筋や肺動脈の収縮，気道の分泌などの作用がある。

気管支喘息に合併する呼吸窮迫症候群の病態にも関与する。

　ロイコトリエン (leukotriene：LT)：アラキドン酸 (arachidonic acid) にリポキシゲナーゼ (lipoxygenase) が作用して生成される物質。"leukotriene" は "白血球" と "triene"，すなわち "3つの二重結合" の合成語である (実際には quadraene)。その一つのロイコトリエンC4 (LTC4) などの複合体は古くから気管支喘息の際の低速反応物質 (slow reacting substance of anaphylaxis：SRS-A) として知られたものに一致する物質である。LTA_4 から LTB_4, LTC_4, LTD_4, LTE_4, LTF_4 が産生する。LTB_4 は好中球や好酸球の遊走や活性化をもたらし，喘息発作のみならず急性肺障害をも惹起する。

表1-4　PGの各種作用

PGA・B・C：血圧低下
PGD_2：血小板凝集・睡眠誘発
PGE：血管拡張
$PGF_{2\alpha}$：気管支・血管の平滑筋収縮
PGG：血圧低下作用・血小板凝集
PGH_2：血小板凝集
PGI_2：血管拡張

　プロスタグランジン (prostaglandins：PG)：アラキドン酸にシクロオキシゲナーゼ (cyclooxygenase：COX) が作用して産生する物質。当初，前立腺から分泌されるものと誤解されてこのように命名された。PGA, PGB, PGC, PGD, PGE, PGF, PGG, PGHなど種々の類縁物質があり，平滑筋の収縮作用や末梢血管の拡張作用などを有している (**表1-4**)。

診断作業は，病歴および生活歴を聴取し身体所見をとるところから始まる。本章では病歴と現症をとる際の基本的注意点について触れ，次いで症状と身体所見のなかで呼吸器診療に関連の深い事項を解説する。

1 病歴と現症

正確で詳細な現病歴の聴取は，診断の第一歩である。受診に至る経緯の概略は問診票の記載によることも可能であるが，十分な情報を得るには直接の聞き取り作業が欠かせない。生活歴については，基本的事項を押さえるとともに，疑われる疾患に関連するより詳細な情報を得る必要がある。その内容は想定される疾患により異なり，医療者側からの的確な質問が必須である。じん肺を例にとると，一般の人たちはどのような職業（状況）で粉塵曝露の危険があるかをよく理解しているわけではなく，質問者が曝露の危険のある仕事などについて十分な知識をもつ必要がある。たとえば水道管切断にともなう石綿曝露の危険性もその一例である。また，性習慣について立ち入った質問をする必要が生じる場面もあり，患者との間の十分な信頼関係が問診を進めるうえでの必須事項である。症状について次項でやや詳しく解説することとし，ここでは各項目に関する基本的事項を概説する。

現病歴：受診動機の症状としては「**咳**」，「**痰**」，「**息切れ**」および「**胸痛**」の呼吸器系症状や，「**発熱**」などの全身症状があり，その発現時期，起こり方，性状，強度，持続時間や経過を聴取する。後述するように咳と痰については性状に基づく分類が，"息切れ"については重症度の分類があり，これらの基準に準拠して性状や重症度を客観的に判定して記載する。**臨床経過**は"〇日（週・月）前から……"などと記載する。夏型過敏性肺炎のように発症季節が問われる疾患もあるので，すべての症例で"〇月〇旬"などと発症時期を明記する。発熱症例ではその程度とともに熱型や発熱の時間帯を記載する。

背景事項：「職業歴」，「既往歴」，「生活歴」，「喫煙・飲酒歴」や「粉塵曝露歴」などがある。上述のように，生活歴については疑われる疾患で質問すべき事項が異なり，たとえば肺炎症例では，日常の生活状況とともに，温泉や外国などへの旅行歴，外国での生活歴，24時間風呂の使用歴の有無などを確認する必要がある。間質性肺病変の症例では，粉塵曝露歴の有無や既往歴を確認するとともに，服用薬物の有無（あるときはその内容）を聴取し，さらにペットや鳥の飼育歴，および羽毛布団・加湿器の使用歴の有無などを確認する。これらの諸事項については網羅的な質問票が便利であるが，疾患により求めるべき情報が異なる面もあるので，ケースバイケースで必要事項を聞き出す努力が必要である。一方，喫煙の有無は必ず聴取すべき事項で，過去の経験を含めてその有無を聞き，喫煙者では開始時期と経過を聴取してブリンクマン指数（本数×年数）を把握する。なお，過去の画像は診断の参考になり，とりわけ胸部画像の異常で受診した症例では比較のためにその入手に努める。

身体所見（現症）：肺の聴診をはじめとする呼吸器関連の所見の把握が中心になるが，**全身所見**として体温，脈拍数，呼吸数，血圧とともに，身長・体重を把握し，そのうえで貧血・黄疸の有無，リンパ節腫大や浮腫の有無，手指の異常や神経学的異常所見の有無などを記録する。これらは可能なかぎりもれなく記載すべきである。なお，近年，酸素飽和度（SpO_2）を簡単に測定できるので酸素化の程度として記載する。呼吸数と呼吸パターンの異常の有無など呼吸状態にも注意を払う。

2 呼吸器疾患の主な症状

患者は多くの場合に**自覚症状**で医療施設を受診するが，その内容としては咳・痰・息切れな

どの**呼吸器系症状**（**表2-1**）や発熱・全身倦怠感などの**全身症状**があり，さらには浮腫・関節痛や皮疹などの**肺外症状**をともなうこともある。これらは患者が自覚する症状であるが，一方，チアノーゼやばち状指のように本人が異常と自覚していない**他覚所見**〔徴候（sign）〕がみられることもある。これらは診断を進めるうえで重要な手がかりとなるので，その起こり方，出現時期，特徴，程度と経過の把握に努める。

　以下に呼吸器系症状のなかで頻度の多い咳・痰・息切れと胸痛について解説し，さらに他覚所見について簡単に触れる。

1 咳

ⓐ 咳の起こり方と原因疾患

　咳は頻繁にみられる呼吸器系症状で，米国では受診動機の第1位にあり，英国では咳に対処するために処方される薬物数は毎年300万枚にものぼるという（Chug KF, Widdicombe JG. Cough. In: Murray JF, Nadel JA, editors. Murray and Nadel's textbook of respiratory medicine, 4th ed. Philadelphia: Saunders, 2005: 831-47）。換気力学的にみると，咳（cough）は，①深い吸い込み，②呼吸の停止（声門の閉鎖），③一気の呼気（爆発音をともなう強制呼出）の3段階からなる行為である。咳はもともと生体にとって必要不可欠な防御運動で，"咳反射"の低下は誤嚥性肺炎の誘因になるが，病的状態で咳が続くと体力を消耗し，日常生活や睡眠が障害されることになる。

　咳には，喫煙者でみられる習慣的で治療対象にならない程度のものから，重篤な疾患によるものまでさまざまなものがある（**表2-2**）。これらを原因病態別にみると，気道・肺の感染症によるもの，非感染性疾患の気管支喘息を含むアレルギー性疾患によるもの，腫瘍にともなうもの，さらに心不全や逆流性食道炎など肺外病変によるものや，ACE阻害薬の服用によるものなどがある。このように咳の原因は多種多様であり，咳のある患者ではその性状，経過を把握し，他症状の有無を勘案しながら原因疾患を追求する。

表2-1　呼吸器系の主な症状と徴候

咳
　乾性・湿性；急性・慢性
痰
　漿液性・粘性・膿性・血性
息切れと喘息
　安静時・労作時
胸痛
チアノーゼ
ばち状指

表2-2　咳の原因となる病態

急性感染症
　上気道炎・肺炎など
慢性感染症
　気管支拡張症・結核など
気道病変
　慢性気管支炎・後鼻漏など
アレルギー病変
　気管支喘息・気道アトピー
肺実質病変
　間質性肺炎・肺気腫など
腫瘍性病変
　肺良性・悪性腫瘍；縦隔腫瘍など
心・血管系病変
　左心不全・肺梗塞など
その他の病変
　逆流性食道炎・薬剤性咳など

表2-3　咳にともなう合併症

呼吸器系の合併症
　気胸・皮下気腫など
心・血管系の合併症
　不整脈・意識喪失発作など
中枢神経系の合併症
　失神・頭痛・脳空気塞栓など
筋・骨格系の合併症
　肋間神経痛・肋骨骨折・椎間板ヘルニアなど
消化器系の合併症
　食道破裂（Boerhaave症候群）
その他の合併症
　うつ病・尿失禁など

　なお，高度の咳ではこれにともなって**表2-3**に示すような合併症をみることがある。その多くは咳の際の物理的動きにともなうものであるが，咳が長引くと体力消耗による疲弊や精神障害を来すこともあり，診断のみに片寄らず適切な対症療法を行う必要もある。

ⓑ 咳の分類

　咳は，痰をともなうか否かで乾性咳（dry cough；non-productive cough）と湿性咳（productive cough）に，経過のうえで急性咳と慢性咳に大別される。

① 乾性咳と湿性咳

　湿性咳は気道内分泌物である痰の除去を目的とした防御反応としての症状であり，一方，乾性咳は痰をともなわない（ないし痰が少ない）咳である。後者は，咳受容体への物理的・化学的刺激により起こるものである。なお，湿性咳の機序として二つが挙げられており，その一つは喉頭・気管後壁や気管分岐部の気道粘膜表層に分布する刺激受容体（irritant receptor）の刺激に基づくものである。この系は短時間で順応するのでその受容体はrapidly adapting stretch receptor（RAR）とよばれ，その求心性線維は迷走神経の有髄線維である。いま一つは末梢気道に分布する無髄神経線維（C fiber）を介するもので，サブスタンスP（SP）などの神経ペプチドの放出により軸索反射を介して局所の毛細血管に作用して誘発されるものである。SPなどの気道刺激物質は気道で分解酵素（endopeptidase）の作用を受けて分解されるが，気道感染症ではこれらの酵素活性が低下して咳が起こりやすくなる。

② 急性咳と慢性咳

　3週間を目安として急性咳と慢性ないし遷延性咳に分類する。発症して比較的短期間で受診したときの咳はすべて急性咳で，結果的に長期化した場合に慢性咳ということになる。

● 急性咳

　3週間以内の咳で，慢性咳の場合と異なり胸部画像で異常を認める場合も含まれる。ただし，肺炎や結核などの肺感染症，肺癌，間質性肺病変，肺血栓塞栓症や心不全を除く病態にともなうものである（**図2-1**）。

　内容的には感染症にともなうものと非感染性疾患にともなうものに分けられる。前者はウイルス感染などにともなう上気道炎によるものが多く，後者は咳喘息などのアレルギー性疾患によるものがある。なお，急性咳で受診した患者では当初から慢性咳を除外できるはずはなく，慢性ないし遷延性咳を来す各種病態を含め全般的な配慮をしたうえで対処する必要がある。

　表2-4は咳で発症して受診した患者の原因疾患を示したもので，この場合は肺感染症の初期

状態も含み記載している。胸部画像での異常のあり・なしで分けると後者によるものが多く，なかでも**ウイルス感染**にともなう急性上気道炎による咳が圧倒的に多い。**マイコプラズマ感染**（気管支炎および肺炎）では胸部画像で明らかな異常を示すことなく頑固な乾性咳が続くこともあり，このような場合，確診がつかないまま治療して改善することもありうる。

　咳で受診し胸部異常影を呈するのは**細菌性肺炎**や**肺結核**など感染症によるものが多い。これ

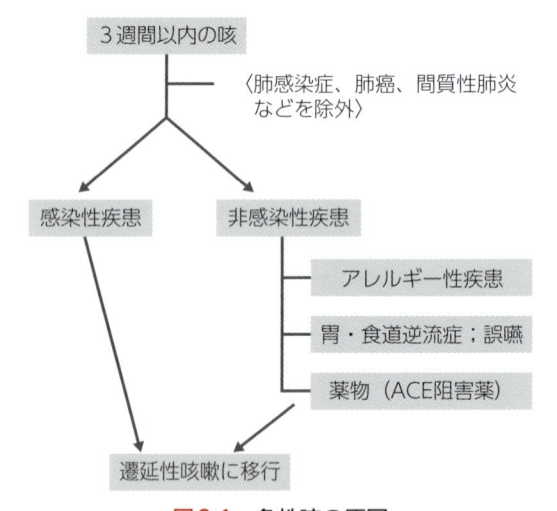

図2-1　急性咳の原因

　肺炎，肺癌，間質性肺炎や肺塞栓などを除いた状態にみられるもので，感染にともなうものと非感染性疾患にともなうものに大別される。

（日本呼吸器学会咳嗽に関するガイドライン作成委員会，編．咳嗽に関するガイドライン．東京日本呼吸器学会，2005より改変引用）

表2-4　咳の一般的な原因病態

上気道病変(胸部画像で異常なし)
急性上気道炎・副鼻腔炎
マイコプラズマ肺炎・百日咳
慢性気管支炎の急性増悪
遷延性咳の初発(画像で異常なし)
気管支喘息，咳喘息
アトピー咳
薬剤誘発咳(ACE阻害薬)
胃食道逆流症
肺病変(胸部画像で異常あり)
肺炎，結核，肺膿瘍
肺悪性腫瘍
肺血栓塞栓症・心不全
アレルギー性疾患(好酸球性肺炎)
間質性肺炎
誤嚥・気道内異物
胸膜炎・気胸

らは急性咳からは除外されるが，病初期には急性咳診断のうえで重要である。咳は**結核**の初発症状としては最も多いものであるが，ありふれた症状なので結核を疑われず経過し，感染の拡がりを来すことがある。**気管支結核**でも頑固な咳が続くが，この場合は胸部画像では明らかな異常がみられず診断が遅れがちになる。肺感染症の咳は一般に湿性で，痰の細菌学的検査が診断に役立つ。

一方，肺感染症でも痰をともなわない（乾性）咳もあり，その代表はマイコプラズマ感染である。この場合はいわゆる異型肺炎の像をとり，診断は一般に抗原検査，遺伝子増幅法（LAMP法）などによる。非感染性肺疾患による咳としては気管支喘息などの**アレルギー性咳**によるものが多く，その他に**逆流性食道炎**にともなうものもある。これらの場合には当初からそれと診断することは難しく，3週間を超えた時期に慢性咳の初発症状であったことが判明するといった例も少なくない。**心不全**では心疾患の既往歴が明らかな場合が多く，**肺塞栓**によるものでは低酸素血症の所見などが診断の参考になる。いずれの場合も肺感染症とは対処法が異なり早期に診断すべき病態である。

気胸や**胸膜炎**の咳は胸膜の刺激症状によるもので，胸部画像で異常所見が明らかなときは問題ないが，軽度の気胸や初期の胸膜炎では異常所見がわかりにくく看過して診断が遅れることがある。

● 慢性咳

かつては，"8週間以上にわたって咳が続き胸部画像や肺機能検査で異常を認めない状態"と定義されていたが，8週間では長すぎて非現実的なので，"3週間以上にわたって持続する咳"を**遷延性咳**とよぶようになった。その原因病態として**図2-2**に挙げる疾患がある。気管支喘息や肺結核でもしばしば咳が長期間続くが，上記の定義からこれらの疾患によるものは除外されることになる。なお，慢性咳と遷延性咳を分けて考える立場があるが，煩雑であり，胸部画像，身体所見，および肺機能検査で明らかな異常を認めない持続性咳は慢性咳として一括して捉え

てよいであろう。

気道・肺の感染症にともなう慢性咳としては**マイコプラズマ**や**百日咳**感染のような急性感染症にともなうものがあり，さらに**慢性気管支炎**や**気管支拡張症**などの気道の慢性炎症性疾患によるものがある。慢性気管支炎は喫煙にともなって起こり，粘性痰をともなう咳が複数年にわたってみられることが診断要件でもある。喫煙者で粘性痰をともなう咳が続き，胸部画像で明らかな異常を認めないときはその可能性が高い。**副鼻腔気管支症候群**（sinobronchial syndrome：SBS）は気道の体質的な脆弱性により起こるもので，しばしば慢性副鼻腔炎による後鼻漏をともなって慢性咳を来す。さらに，急性気管支炎や肺炎の治癒後に咳が長く続くことはめずらしくなく，このような"感染後咳"は"遷延性咳"のイメージによく合致する咳である。

一方，非感染性疾患にともなう慢性咳としてはアレルギー性の気道病変にともなうものなどがあり，**咳喘息**（cough variant asthma：CVA）および**アトピー咳**（atopic cough）は**SBS**とあわせてわが国でみられる慢性咳の三大原因疾患と

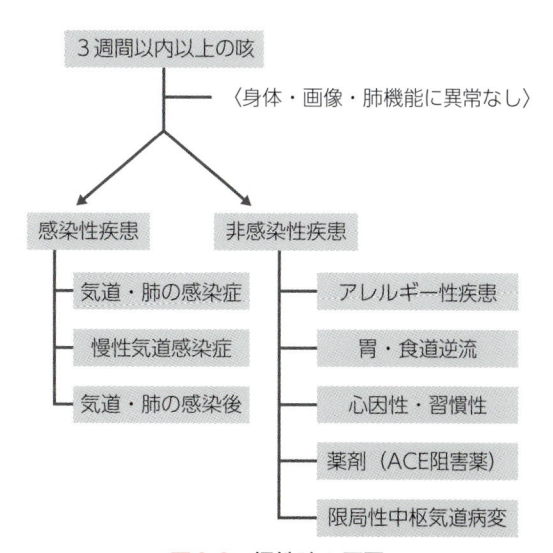

図2-2 慢性咳の原因

遷延性ないし慢性咳は急性咳が治癒せず持続するものが多いが，潜在性に始まって続くものもある。原因疾患としては感染症によるものとその非感染性疾患によるものとがある。

（日本呼吸器学会咳嗽に関するガイドライン作成委員会，編．咳嗽に関するガイドライン．東京日本呼吸器学会，2005より改変引用）

される。CVAは喘鳴や呼吸困難をともなわない慢性咳で，呼吸機能はほぼ正常で，軽度の気道過敏性により咳が起こるものである。気管支拡張薬が有効で，喘息発見のきっかけになることがある。一方，アトピー咳はわが国で提唱された病態で，好酸球浸潤をともなう病変が中枢気道にあり，咳受容体の感受性亢進によって咳が起こるものである。この場合，気管支拡張薬は無効である。

他のまれな慢性咳として，逆流性食道炎にともなうものや薬物によるものがある。前者は**胃食道逆流症**(gastro-esophageal reflux disease：GERD)とよばれる病態で，この場合，通常の鎮咳薬は無効で，H_2受容体拮抗薬とプロトンポンプ阻害薬が有効である。降圧薬の**ACE阻害薬**による乾性咳は上述のSPの不活性化の低下にともなうC-fiber刺激の結果として起こり，投与開始後数週間に始まることが多い。さらに，**腫瘍**の気道刺激や**気管支結核**のために咳が続くことがある。このような場合，胸部画像で異常所見を認めにくいことも多く診断が遅れがちである。慢性咳ではこのような病変も考慮しつつ鑑別診断を進める必要がある。

2 痰

ⓐ 痰の発生機序

痰（sputum）は気道分泌物とともに上気道から排出される液体である。元来，健常者でも1日100 ml程度の気道分泌液が生産され，気道の保護・バリア機能に与っている。この分泌液は再吸収や蒸散あるいは無意識下の嚥下により処理されるが，気道や肺に炎症性病変などが起こると過剰分泌になり，痰を生じることになる。痰は気道線毛系のクリアランス作用では排出されず，咳という物理的力によりはじめて喀出される。

成分的にみると，痰の90%以上は水分で，残りがタンパク（アルブミン，グロブリンや酵素など），糖タンパク（ムチン），脂質および細菌その他の細胞残渣である。ムチンは気道粘膜下腺の粘液細胞や杯細胞から分泌され，分泌液の粘稠度を高める。気道や肺に細菌感染が起こったり

外界からオキシダントなどの刺激性物質を含むガス流入などがあったりするとエラスターゼの産生が亢進して痰の粘稠度が高まる。また，感染症では白血球や細菌の溶解物が含まれ膿性痰とよばれる状態になる。

ⓑ 痰の分類

痰はその性状から**漿液性**(serous)・**粘液性**(mucous)・**膿性**(purulent)〔および**血性**(bloody)〕に大別され（**表2-5**），その程度別の分類もある（**表2-6**：Miller & Jonesの分類）。痰は感染症の原因微生物の同定や悪性腫瘍の細胞診に利用されるが，その性状も原因病態についての有力な情報源となる。疾患における痰の性状は**表2-7**にみるとおりで，代表的なものとして慢性気管支炎の白色粘性の痰，気管支拡張症の黄色膿性痰などがある。特殊なものとして肺水腫でみられる泡沫性の漿液性痰があり診断決定的所見である。さらに特殊な痰として粘性ないし漿液性の大量痰をみる病態があり，"**気管支漏**

表2-5 痰の性状分類

漿液性痰	透明で粘稠度が低い
粘液性痰	透明〜灰色で粘稠度が高く糸を引く
膿性痰	黄〜緑色に混濁し膿汁様
粘液膿性	粘液性と膿性の中間

表2-6 痰の概観分類

M1	唾液ないし完全な粘液性痰
M2	粘液性痰のなかに膿性痰が含まれる
P1	膿性痰が1/3以下の膿性痰
P2	膿性痰が1/3〜2/3の膿性痰
P3	膿性痰が2/3以上の膿性痰

表2-7 各種病態でみられる痰の性状

カゼ症候群	粘液性（〜膿性）
一般細菌肺炎	粘液性〜膿性
結核	粘液性（〜膿性），ときに血性
真菌症	粘液膿性，ときに血性
慢性気管支炎	粘液性（白色粘性）
気管支拡張症	粘液膿性（黄色），ときに血性
肺癌	血性，まれに漿液性・粘性（BAC）
気管支漏	漿液性〜粘性
肺水腫	漿液性・泡沫状，まれに血性

表2-8 血性痰・喀血の発生機序と代表的な疾患

肺動脈系
悪性腫瘍（血管浸潤）
肺動静脈瘤
気管支動脈系
気管支拡張症
体循環動脈系
肺分画症（体循環-肺動脈吻合）

(bronchorrhea)"とよばれる。これは細気管支肺胞上皮癌(bronchioloalveolar carcinoma, 新分類での浸潤性粘液腺癌に相当)でときにみられる所見で，まれに気管支喘息にともなうものもある。

粘性・膿性などの"通常の痰"の他に，血液を交える痰として**血性痰**(hemosputum)と**喀血**(hemoptysis)がある(**表2-7, 2-8**)。血性痰は若干量の血液が混入する痰ないし少量の血液そのものの喀出である。結核や悪性腫瘍などにともなうものや血管炎や肺胞出血によるものがあり，ときに原因不明のもの(特発性)もある。一方，喀血は相当量の純血液が喀出されるもので，拡張した気管支壁や空洞壁の血管が破綻して起こり，ときに致死的となる。

喀血とともに理解しておくべきは**吐血**(hematoemesis)である。喀血が気道・肺の呼吸器系病変に基づく出血であるのに対して吐血は食道・胃などの消化器系病変に基づき，出所の違いを反映して両者には発生状況や性状などについて**表2-9**にみるような違いがある。咳で出るか嘔吐で出るかという違いの他に，概観のうえで喀血は鮮紅色で泡状，吐血液は暗赤色で泡立ちがないという相違点がある。

3 呼吸困難・息切れ

ⓐ 息切れの起こり方

呼吸困難(dyspnea)は呼吸が楽にできない状態，あるいは呼吸の際に苦痛を感じる状態で，その内容として呼吸運動そのものがスムーズにいかないために苦しい場合と，呼吸ができても苦しく感じる場合とがある。前者としては気管支喘息でみられるような気道閉塞のために息が吸えなくて苦しい状態や肺気腫でみられる呼気時の気道閉塞(dynamic compressionによる狭窄)により息が吐きにくくて苦しく感じる場合などがある。肺気腫ではさらにガス交換障害に

よる低酸素化も加わり労作時の呼吸困難感が増強する。このようにひとくちに"呼吸困難"といっても内容には微妙な違いがある(**表2-10**)。

さらに**労作時息切れ**(dyspnea on exertion：DOE)という表現もある。これは文字通り運動時に息切れを感ずる状態で，安静時には症状がないか軽いこともある。"息切れ"の程度を示す方法としては英国で提唱されたFletcher-Hugh-Jones分類(**表2-11**)があり，同様な分類としてMRC(Medical Research Council)scaleの質問表(**各論表14-3**参照)がある。いずれも5段階分類で，I・II度が軽度，III度が中等度，IV・V度が高度である。

ⓑ 息切れの原因疾患

息切れや呼吸困難を来す原因病態として**表2-12**に示すようなものがある。経過からは急性と慢性に，原因臓器別にみると肺病変と肺外病変によるものに大別される。肺および心疾患によるものが多く，まれに代謝性疾患，内分泌疾患によるものや心因性に起こるものがある。

肺疾患では**肺炎**の他に，閉塞性・拘束性**換気障害**にともなうものや**肺循環障害**にともなうものなどがある。気管支喘息でみられる呼吸困難はもっぱら気流障害によるもので，気管支拡張薬の治療で改善する。一方，慢性肺気腫では呼気がスムーズにいかないうえにガス交換障害が

表2-9 喀血と吐血の鑑別

	喀血	吐血
発生状況	咳で喀出	嘔吐とともに吐出
色	鮮紅色	暗赤色
空気含量	泡状	非泡状
酸性度	アルカリ性	酸性
混合物	喀痰	食物残渣
凝固性	易凝固性	難凝固性

表2-10 各種病態での呼吸困難感の表現

気管支喘息	息が吸えない
慢性肺気腫	呼出が困難
間質性肺炎	浅い呼吸
慢性心不全	速い呼吸，窒息感

表2-11 呼吸困難の程度の分類

I度	同年齢の健常者と同様の労作ができ，歩行・階段昇降も健常者なみにできる。
II度	同年齢の健常者と同様に歩行できるが，坂・階段昇降は健常者なみに昇れない。
III度	平地でさえ健常者なみに歩けないが，マイペースなら1マイル(1.6 km)以上歩ける。
IV度	休み休みでなければ50ヤード(約46 m)も歩けない。
V度	会話・衣服の着脱にも息切れを自覚する。息切れのため外出できない。

加わりいわば二重苦の状態にある。拘束性換気障害を来す肺線維症では浅い頻回の呼吸になる。動脈血ガス分析のデータからみると，肺気腫がⅡ型の呼吸不全(高二酸化炭素血症をともなう低酸素血症)であるのに対して間質性肺炎ではⅠ型の呼吸不全(高二酸化炭素血症をともなわない低酸素血症)の状態にある。肺循環障害によるものとして肺血栓塞栓症や肺動脈性肺高血圧および二次性肺高血圧によるものがある。肺血栓塞栓症では胸部画像での異常に乏しく診断が遅れがちになる。逆にいうと，画像や肺機能検査で異常を認めないのに息切れが続くときは肺血栓塞栓症を疑うべきである。

肺外病変による息切れとして多いのはうっ血性心不全などの心疾患によるものである。この場合，胸部画像で心陰影の拡大を認め，心疾患の既往が明らかであることから診断は比較的容易である。特殊なものとして異物吸引による上気道閉塞にともなうものもある。この場合には一般に発症経過から診断は容易であるが，高齢者ではときに本人の理解が不十分でわかりにくいこともあることに注意する。その他に，貧血による持続性の軽度の息切れも少なからずみられる。息切れを訴える症例では貧血の有無をみておかなければならない。

4 胸痛

胸痛(chest pain)は胸部(鎖骨から肋骨弓まで)に感ずる痛みで，胸壁に発するものと各種内部臓器に発するものとに大別される(表2-13)。

頻度的に多いのは**胸壁由来**のもので，その場合の発生源としては皮膚・筋肉・神経・肋骨・椎体など種々の器官がある。なかでも多いのは帯状疱疹にともなう肋間神経痛で，この場合は皮疹をともなうが，しばしば疼痛が先行する。

発生源として胸膜のほかに縦隔，心臓・大血管・食道・横隔膜などがある。頻度的に多いのは**狭心症**や**心筋梗塞**などの心疾患によるもので，さらに胸部大血管系の病変として**胸部大動脈瘤**によるものがある。これらはいずれも生命予後の点で重大な疾患である。

肺そのものは知覚神経に乏しいので胸痛の発生源になりえず，肺炎や肺癌では病変が胸膜に及ばないかぎり明らかな胸痛をみることはない。このことはこれらの疾患で発病の発見が遅れる要因でもある。呼吸器疾患で胸痛を来す病態としては**肺塞栓症**，**胸膜炎**や，**自然気胸**，**縦隔気腫**などがあり，いずれも病変が胸膜さらには胸壁などに及んで疼痛が起こる。肺塞栓症では低酸素血症を来し，血性痰をともなうことが多い点が診断の参考になる。

胸膜由来の胸痛(胸膜痛)として最も多いのは**胸膜炎**によるものである。この場合，疼痛は壁側胸膜に由来して起こり，吸気時に優位である。病初期に顕著で，胸水が貯留するとかえって減弱する。細菌性感染症によるものが多く，炎症反応の亢進や胸水貯留をともなう。**自然気胸**では，高度のときは呼吸困難とともに胸痛を訴える。ただし，軽症例では呼吸困難以外の訴えが少なく，胸部画像の異常が見逃されると診断が遅れることになる。胸痛症例の胸部画像をみるときは肺の外側境界を確認して気胸を見落とさないように注意する必要がある。

縦隔気腫は縦隔を支持する結合組織内に本来は存在しないはずの空気がみられる状態で，侵入した空気は頸部筋膜に沿って拡がり，しばしば皮下気腫をともなう。その場合，患部の皮膚に独特の握雪感(雪を握り絞めるときの感じ)がある。気管の外傷によるものや，気管支喘息の重積発作にともなうものがある。前者のように事故によるものの場合は経過から診断は容易である。一方，後者は気道内圧の異常上昇による気道損傷で起こるものである。

腫瘍による胸壁や縦隔への浸潤で疼痛を来すことがある。肺尖部発生の腫瘍が胸壁に浸潤して起こる病態は**パンコースト腫瘍**(Pancoast tumor)として知られる。肩の疼痛とともに眼瞼下垂などの症状をともなう〔ホルネル症候群(Horner's syndrome)〕。

5 嗄声

声には高さ，強さ，音質の3つの要素があるが，このなかで音質の異常に基づいて起こるのが**嗄声**(hoarseness)である(表2-14)。嗄声は喉

表2-12　呼吸困難の原因病態

急性
　肺炎
　気管支喘息
　肺梗塞
　急性呼吸窮迫症候群
　肺胞出血
　肺水腫
　肺の外傷
　異物による気道閉塞
　気胸
　胸水貯留
慢性
　気管支喘息
　肺気腫
　間質性肺炎
　肺血栓塞栓症
　胸水
　心不全
　貧血
　心因性（過換気症候群）

表2-13　胸痛を来す疾患と症状

肺・胸膜病変	
肺癌	胸壁浸潤の痛み
肺梗塞	圧迫感
胸膜炎	鋭い痛み
自然気胸	呼吸随伴性（片側）
胸壁病変	
肋間神経痛	表在痛
心臓病変	
狭心症	圧迫感と絞扼痛
心筋梗塞	圧迫感と激痛
急性心膜炎	鋭い痛み
大動脈解離	引き裂かれる痛み
縦隔病変	
縦隔炎	中央部の鋭い痛み
縦隔腫瘍	中央部の鈍痛
消化器系病変	
食道破裂	中央部の鋭い痛み
消化性潰瘍	灼熱感
椎体病変	
脊椎骨折	背部の鈍痛
脊椎腫瘍	背部鈍痛と関連痛
脊椎カリエス	背部の鈍痛・亀背

表2-14　嗄声を来す疾患

先天奇形
異物・外傷
炎症性疾患
　急性・慢性喉頭炎
　喉頭結核
　喉頭ジフテリア
腫瘍類似病変
　声帯ポリープ
　喉頭肉芽腫
喉頭腫瘍
　良性腫瘍（乳頭腫，血管腫など）
　悪性腫瘍（喉頭癌，悪性リンパ腫）
喉頭麻痺

頭疾患で最も頻度の高い症状で，発声時の声帯の振動の異常と声門の閉鎖不全によって生じるものが多い。その多くは耳鼻科の診療対象疾患であるが，呼吸器科医は腫瘍に関連する嗄声を見逃さないよう注意する必要がある。これは，腫瘍の縦隔浸潤にともなう横隔神経麻痺によって起こるものである。

　嗄声とは異なるが，気管音の異常を来す病態として腫大甲状腺の気管圧迫によるものがあり，頸部の視診・触診で発見できる。

3 呼吸器疾患における身体所見

　呼吸器疾患でみるべき身体所見として，呼吸に直接的に関連する所見と全身所見がある。前者に**呼吸音**（肺音）などがあり，後者には**ばち状指**，**チアノーゼ**や**浮腫**など視診で得られる所見がある。所見の取り方については診断学教科書にゆずり，上記所見について概略を解説する。

1 呼吸のパターンと呼吸音

　呼吸の状態や肺音は，肺におけるガス交換状態を反映する。まず視診で呼吸状態を観察し，次いで聴診で呼吸音の異常の有無をみる。胸部打診は胸水貯留や気胸を疑うときなどに行う。

ⓐ 呼吸数

　脈拍数ほどには忠実に測定・記録されてはいないのが実状であるが，15〜20秒間の呼吸数をみる心の余裕も必要である。健常成人で15回/分程度で毎分20回以上になると頻呼吸である。

ⓑ 呼吸パターン

　異常な呼吸パターンとして**図2-3**に示すようなものがあり，その把握は閉塞性換気障害の診断などで重要である。

　呼気延長：吸・呼気の両者が同程度ないし後者のほうが長くなる場合は異常である。その典型が肺気腫患者の呼吸で，無意識で行う**口すぼめ呼吸**（pursed-lips breathing）は気道閉塞を避けるために後方圧を高める行為である。

　クスマウル呼吸：糖尿病のケトアシドーシス（ketoacidosis）の際にみられ，蓄積する二酸化炭

素排出のために行われるものである。

チェーン・ストークス呼吸(Cheyne-Stokes respiration):換気量が増加・減少を繰り返すもので，心不全などでみられ，呼吸中枢の異常を反映する呼吸パターンである。

ビオー呼吸(Biot's breathing):不規則なリズムで不規則な換気量の呼吸を繰り返す状態で，外傷や脳梗塞などによって脳橋部に障害が起こり呼吸中枢機能が侵されて起こるものである。

ⓒ 呼 吸 音〔breath sound ；肺 音 (lung sound)〕

正常呼吸音と異常呼吸音とがある。前者に肺胞呼吸音・気管音があり，後者に断続性副雑音と連続性副雑音，および楽音様の連続音がある（表2-15）。

肺胞呼吸音:健常肺の聴診で聞かれる音で吸気相が呼気相より長い。

気管音:頸部気管の上で聞かれる音で，呼気相のほうが吸気相より高く(ハイピッチ)長い。

気管支音:傍胸骨部や背部の肩甲骨間の部位で健常者でも聴取する音で，他の部位で聞かれるときは異常で当該部位の病変を示唆する。

断続音:パリパリ・プツプツなどの副雑音で，性状から大水泡音(coarse crackle)と小水泡音(fine crackle)に分けられる。吸気性と呼気性とがあり，吸気性のものは気道の開口にともなうものとされる。肺炎で大水泡音が聴取され，間質性肺炎では小水泡音を聴取することが多い。一方,呼気性の断続音は気道内分泌物を反映し,気管支拡張症などで聴取する。

連続音:気道の狭窄部位を空気が通るときに生じるヒューヒュー・ギーギーなどと聞こえる音で，高音性のものを笛様音(wheeze)，低音性のものをいびき様音(rhonchus)とよぶ。後者のほうがより太い気道の狭窄で発生し，吸気相・呼気相の両相で聞かれ，一方，前者は呼気相で聞かれやすい。気管支喘息などで聴取する。

その他:胸膜炎の初期に聴取する胸膜摩擦音(friction rub)などがある。

2 呼吸器疾患と関係の深い身体所見

身体所見全般については診断学の参考書にゆずることとし，ここでは呼吸器診療で遭遇することの多い喘鳴(stridor)，チアノーゼ(cyanosis)とばち(状)指(clubbed finger)について解説する。

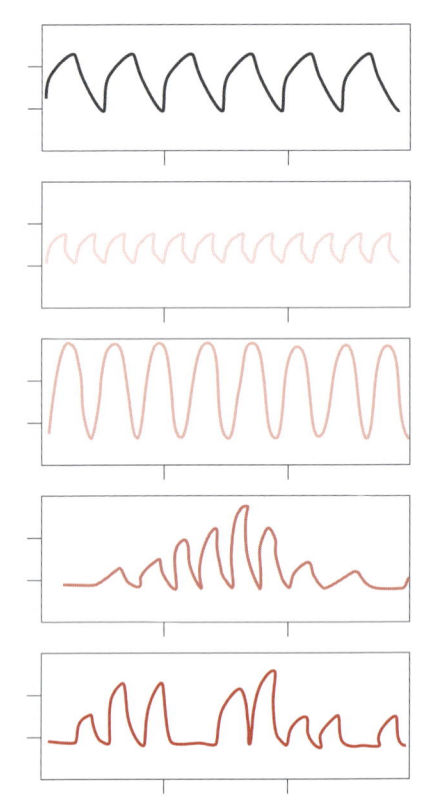

図2-3 呼吸パターン

上から健常呼吸，頻呼吸，クスマウル呼吸，チェーン・ストークス呼吸，ビオー呼吸。縦目盛りは換気量，横目盛りは時間(10，20，30秒)。

(Fitzgerald FT, Murray JF. History and physical examination. In: Murray JF, Nadel JA, editors. Murray and Nadel's textbook of respiratory medicine, 4th ed. Philadelphia: Saunders, 2005: 493-510より改変引用)

表2-15 呼吸音の分類

断続音
　小水泡音 (fine crackles)
　大水泡音 (coarse crackles)
連続音
　笛様音 (wheeze)
　いびき様音 (rhonchus)

喘鳴：呼吸にともなって"ゼーゼー"と聞こえる異常呼吸音で，患者が自覚していることもあるが，本人は明確に意識せず診察時に初めて指摘されることもある。上述のように肺聴診での連続性副雑音として"wheeze"と"ronchus"とがあるが，これらは肺由来のもので，主として呼気相で強く聴取される。これに対して喘鳴（stridor）は上気道の狭窄により発生し，主に吸気時に聴取される。気道壁の振動により起こる高調音で，上気道狭窄の原因としては異物や喉頭浮腫などがある。

チアノーゼ：皮膚や粘膜の色が紫青～暗赤色を呈する状態で，青色を意味するシアン（cyan）に由来する。チアノーゼはPaO$_2$の低下にともなって起こるが，直接的には皮膚や粘膜の毛細血管の血液中に**還元ヘモグロビン**を反映してみられる所見で，その濃度が5 g/dL以上になると指先などが紫青～暗赤色にみえるのである。チアノーゼは還元ヘモグロビン量を反映する所見なので，高度の貧血があると低酸素血症になっても出現しにくく，逆に多血症ではHb量が多いので出現しやすくなる。その例は慢性気管支炎で，多血症になりやすく"blue bloater"とよばれる状態になる。呼吸器疾患にともなうチアノーゼは口唇，頬部，耳朶，爪床など毛細血管が豊富な部位をはじめとして全身性にみられ，中枢性チアノーゼとよばれる。一方，チアノーゼは局所の圧迫などによっても起こり，この場合は末梢性チアノーゼとよばれる。

ばち状指：指・趾先の先端が腫大して太鼓のバチのようになった状態で，指先は柔らかくふくらみ，発赤をともなう。指を側方向からみたとき爪と指との間の角度がなくなり，上方にふくらんでみえる（**図2-4**）。ばち状指の発生機序としては組織低酸素にともなう局所灌流の増大，異所性ホルモンの産生，血管拡張物質の影響などの諸説がある。ばち状指がみられる病態

としては**表2-16**に示すようなものがある。呼吸器疾患では肺癌，石綿肺，気管支拡張症などにともなうものがあり，非小細胞肺癌では1/3程度に，石綿肺や特発性間質性肺炎では半数程度にみられる。

その他の症状：ばち状指とともに長管骨に**関節炎**と**骨膜下骨増殖**がみられることがあり，この3つの徴候を**肥大性骨関節症**（hypertrophic pulmonary osteoarthropathy：HPO）とよぶ。HPOは骨膜周囲の骨新生を反映する所見で，ばち状指の10～20%程度にみられ，骨シンチグラフィで病変部位に顕著な取り込み像を呈する。腫瘍随伴症候群の一種で，腫瘍病変に先行することもあり，原病が改善すると関節症も軽快する。

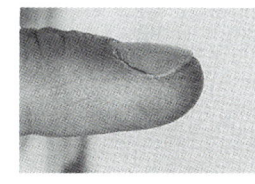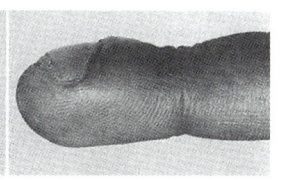

図2-4　ばち状指

健常者（左）では爪床部の皮膚・爪の角度は180°以内であるが，ばち状指では同部位が盛り上がって上面の角度が180°以上になる。

（Fitzgerald FT, Murray JF. History and physical examination. In: Murray JF, Nadel JA, editors. Murray and Nadel's textbook of respiratory medicine, 4th ed. Philadelphia: Saunders, 2005: 493-510より改変引用）

表2-16　ばち状指の原因疾患

呼吸器疾患
肺癌
石綿肺
特発性間質性肺炎
気管支拡張症
肺動静脈瘻
胸膜中皮腫
心疾患
先天性チアノーゼ症候群
感染性心内膜炎
肝疾患
肝硬変

診断では現病歴，身体所見，画像検査所見とともに検体検査の結果が大きな役割を占める。その内容としては一般的検体である血液・尿の他に呼吸器診療に特有なものとして痰があり，さらに特殊検体として胸水や気管支肺胞洗浄液などがある。本章ではこれらを検体とする諸検査についてその概略を解説する。

1 痰

痰（sputum）はさまざまな呼吸器疾患でみられるが，とりわけ感染症では原因菌特定のための重要な情報源となる。

1 検体の採取法

痰は気道分泌物なので容易に採取できることが多いが，ときにはよき検体の取得に難儀することもある。負担の軽い一般的な採痰を原則としつつも，状況に応じて他の方法を講じる。後者として，経気道的に刺激を与えて出させる“誘発痰”，および気管支鏡下などで採取する“吸引痰”がある。

自然痰：入院例では起床後にうがいをした後に大きな咳をして出る唾液の少ない痰を採取し，これを無菌容器に移す。外来受診者でもうがい後の痰を採取する。痰の性状（膿性か否かなど）も記録する。

誘発痰：明らかな肺病変があるが検査に供する十分な痰が出ないとき，高張食塩水を吸入して得る痰である。結核疑いの症例などでは咳で菌が放散して感染が拡がるのを防ぐため「採痰ブース」内で行う（**図3-1**）。

侵襲的採痰：上記方法で痰を採取できないとき行う方法。挿管していないとき鼻腔からチューブを挿入して採取するのが一般的な“**吸引痰**”で，その他に気管支鏡下にチューブを挿入して行う“**気管支鏡下採痰**”がある。後者では病変部位から純な検体を採取できるという利点がある。

2 微生物学的検査

呼吸器感染症では原因菌の解明が治療に直結する。肺炎が疑われる症例では起因菌の同定前に経験的治療が開始されることも多いが，なるべく事前に痰を調べるべきである。基本的検査法は塗抹法と培養法に大別される。

塗抹法：形態をもとに菌を同定でき，簡便で有用な検査である。染色法として**表3-1**に挙げるようなものがあり，疑われる細菌に応じて検査法を決める。一般細菌による肺炎を疑うときはグラム染色を行い，画像所見などから結核な

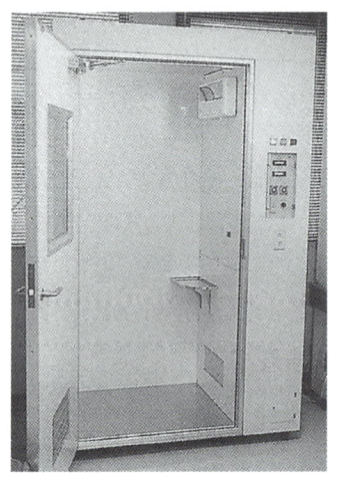

図3-1 採痰ブース

電話ボックス大のブース内で高張食塩水を吸入して咳を誘発し痰を採取する。菌の飛散を防ぐためにブース内で行い，室内気はダクトを通じて外部に排出される。
（大気社の提供による）

表3-1 痰の染色法と主な病原菌

グラム染色
グラム陽性菌
肺炎球菌，ブドウ球菌など
グラム陰性菌
インフルエンザ菌など
チール・ネールセン染色
結核菌
非結核性抗酸菌
特殊染色
ヒメネス染色
グロコット染色
墨汁染色

どの抗酸菌症の可能性があればチール・ネールセン染色を併用する。これらが陰性でレジオネラ肺炎が疑われるときはヒメネス染色を，クリプトコッカス症が疑われるときはグロコット染色を行う。肺感染症の診断では痰の検査が正攻法であるが，むしろ簡便性の観点から尿中の病原微生物に由来する抗原物質の検出が繁用されるようになった。

分離培養法：菌を増殖させて確認する方法で，菌量が少ないときの起因菌の確認と薬剤感受性の把握に利点がある。ただし，胸水や血液と異なり，痰では混入菌が検出される危険性もある。結果の判明に要する時間は，一般細菌では2〜3日であるが，結核菌では2週間以上かかる。

核酸増幅法：結核菌の場合は培養法では長時間を要し，これを補うのがpolymerase chain reaction（PCR）法などの核酸増幅法で，数日以内で菌の有無が培養法と同程度の感度で判明する。PCR法などの遺伝子診断は結核菌と非結核性抗酸菌の識別にも用いられ，抗酸菌の塗抹法陽性の場合はこれにより菌を同定する。ただし，結核菌では薬剤感受性を知るために分離培養法による菌株の取得が必要である。

3 病理検査

細胞診：悪性腫瘍細胞の有無をみるための検査で，集団検診および肺癌が疑われる症例で行われる。直接塗抹法とホモジナイズ（均質化）法がある。後者は集団検診に用いられ，保存液の入った容器に3日間蓄痰してこれを検体とする。パパニコロウ法染色（Papanicolaou stain）標本などで悪性細胞の有無を調べる。

2 血液

初診時および入院時に行う血液の検査項目として，血算（complete blood count：CBC），血液生化学検査，およびCRPなどの炎症反応検査がある。これらは症例提示の際に必ず示すべき項目で，本書の各論編でも原則としてこれらを示した。さらに必要に応じて各種抗原・抗体検査，腫瘍マーカー，および酵素検査などの特殊検査を追加して行う。

1 血液一般検査

基本的項目として白血球系，赤血球系，および血小板の諸項があり，さらに必要に応じて凝固系検査などを行う。

白血球：基準値と範囲は**表3-2**に示す。基本的な異常所見として細胞数の増加と核の左方偏移〔分葉核球（segmented neutrophils）における桿状球（banded neutrophils）の増加〕があり，さらに好酸球の増加がある。前者は感染症を，後者はアレルギー性疾患を示唆する。一方，HIV感染症ではリンパ球数とりわけTリンパ球数が減少する。

赤血球：貧血はさまざまな病態でみられ，呼吸器関係ではまれながら肺胞出血にともなうものがある。一方，慢性息切れが貧血によることもある点に注意する。逆に，呼吸不全ではときに多血症がみられる。

血小板：播種性血管内凝固（disseminated intravascular coagulation：DIC）などで減少する。一方，胸膜中皮腫でしばしば増加がみられる。

凝固系検査：肺血栓塞栓症が疑われるときはD-ダイマー，トロンビン-抗トロンビン複合体（thrombin-antithrombin complex：TAT）などを測定する。前者については，敗血症などの重症感染症でも上昇することがあり，非特異的である点に留意する。

2 血液生化学検査

総タンパク，アルブミン値は必須の検査項目で，後者の低下は低栄養状態を示唆する。また，両者間の差はグロブリン値で，これが増加して

表3-2　白血球の基準値と範囲

白血球数：4,000〜8,000 /mm³
白血球分画
好中球：30 〜 70%
好酸球：0 〜5%
単球：3 〜 10%
好塩基球：0 〜 2%
リンパ球：20〜50%

いるときは異常タンパク症の可能性を考える。グロブリン値は必ずしも示されないので，注意しておくべき点である（異常タンパク症ではこれを反映して赤血球沈降速度が上昇するがこの有用な検査は最近では行われる機会が減少した）。

肝酵素（トランスアミナーゼ）値は肝機能障害を反映するが，マイコプラズマやレジオネラ感染症のように全身性に拡がりうる疾患では上昇することがあり，その場合は病変の拡がりを把握するのに役立つ。また，肝酵素は抗菌薬などによる肝障害の症例ではこれを反映して上昇するので，副作用チェックに欠かせない。

LDH〔乳酸脱水素酵素（lactate dehydrogenase）〕値は細胞障害時に上昇するが，肺胞蛋白症でしばしば高値を示し，間質性肺炎でも高値になることがある。アルカリホスファターゼ（AlP）値の上昇は肝・胆道系疾患によるものが多いが，播種型（粟粒）結核では肝病変を反映して半数近くで上昇する。尿素窒素・クレアチニン値や電解質は腎機能の低下や抗利尿ホルモンの異常分泌（syndrome of inappropriate antidiuretic hormone：SIADH）の有無を把握するのに必要な項目である。

3 血清の炎症反応検査

検査法として**CRP**（C-reactive protein）と**赤血球沈降速度**（赤沈：erythrocyte sedimentation rate：ESR）がある。

CRP：肺炎球菌菌体のC多糖体とよばれる成分に反応するタンパクとして発見され，各種炎症でその値が上昇する。感染や組織傷害の際に産生される急性期タンパクの典型で，自己免疫疾患などのマーカーとしても用いられる。高感度法では極めて低値の上昇を検出でき，冠動脈疾患の診療などにも用いられている。

ESR：かつて炎症反応の検査法としてCRPと双璧をなし結核症では必須の検査法であったが，近年，非特異的であることや検査法が他の血液検査のように自動化されていないことから用いられる機会が減少した。ただし，ESRのほうが鋭敏に反映する病態もあり，膠原病の診療

などでは必須の検査である。また，異常タンパク症ではESRは著明高値を呈し，病態のよきマーカーになる。

4 血液の特殊検査

上記項目は血液のルーチン検査であるが，この他に病態により追加して行うべき検査がある。その内容として，各種抗体，腫瘍マーカー，タンパク成分や自己抗体，酵素などの検査がある（**表3-3**）。

ⓐ 抗体価検査

血清抗体価の測定は感染症の診断に有用である。本来，肺感染症の診断は痰の検査によるべきであるが，マイコプラズマ肺炎などではこれが困難で，血清検査が行われてきた。その際には，急性期と発症2～3週間後の時点のペア血清で比較して4倍以上の上昇があるとき陽性とする。抗体のグロブリン分画としては，慢性期を反映するIgG分画ではなく急性期に上昇するIgM成分をみるべきである。やや特殊な検査であるが**寒冷凝集素**（cold agglutinin）がマイコプラズマ感染症で上昇し参考になる。寒冷凝集素はびまん性汎細気管支炎でも上昇する。

ⓑ 腫瘍マーカー

悪性腫瘍が疑われる症例で検査する。マーカー値の上昇がみられれば悪性腫瘍の疑いが高まり，悪性腫瘍で高値を呈するときはその推移は治療効果などの判断材料に利用できる。

表3-3 血液の特殊検査と疾患

微生物抗体
  マイコプラズマ
  アスペルギルス
腫瘍マーカー
  CEA：腺癌
  CYFRA：扁平上皮癌
  NSE：小細胞癌
  proGRP：小細胞癌
  SCC：扁平上皮癌
タンパク成分
  KL-6・SP-A・SP-D：間質性肺炎
  抗白血球抗体（ANCA）：多発血管炎性肉芽腫症など
  抗基底膜抗体：グッドパスチュア症候群
酵素
  アンジオテンシン変換酵素：サルコイドーシス
病原微生物抗原
  マイコプラズマ
  クリプトコッカス

CEA (carcinoembryonic antigen)：分子量約180,000の膜結合糖タンパクで，胎児期腸粘膜に強く発現されており，正常では粘膜上皮の管腔側の表面に存在するが，癌組織ではこれが細胞膜に全周性に現れて一部が血中に流出する。カットオフ値はRIA法で2.5 ng/mL，EIAで5.0 ng/mL。腺癌の約60%で陽性であるが，病初期には正常範囲内に止まることが多い。一方，喫煙者や高齢者で高くなることがあるがその場合はEIA法で10 ng/mL以下が多く，これを超えるときは悪性腫瘍の可能性が高い。陽性率は肺癌，大腸癌，膵癌などで50〜70%であるが，食道癌，胃癌，乳癌などでも30〜50%で陽性である。

CYFRA (cytokeratin 19 fragment)：サイトケラチンは細胞骨格を形成する分子量40,000〜80,000のフィラメント・タンパクで，扁平上皮で多量に産生される。19フラグメントは正常組織では不溶性タンパクとして存在するが，扁平上皮癌ではタンパク分解酵素で溶解されて血中に溶出する。カットオフ値はRIA法で2.0 ng/mL，EIAで3.5 ng/mLで，扁平上皮癌の60〜80%で陽性となる。ただし組織型の特異性は高くなく，肺癌全体でも同様の陽性率である。一方，肺の良性疾患での陽性率は高くない。

SCC (squamous cell carcinoma related antigen)：扁平上皮で産生される分子量約46,000のタンパクである。扁平上皮で産生され，肺扁平上皮癌の30〜40%で陽性となる。カットオフ値はRIA法で1.5 ng/mL。血中の半減期が短いので術後にただちに正常化し，手術療法の成否判定に利用可能である。

SLX (sialyl Lewis^x)：分子量100万を超える高分子ムチン型タンパク質で，糖鎖抗原をなす。肺腺癌の40〜50%で高値になるが，間質性肺炎などでも上昇する。カットオフ値はRIA法で38 U/mL。

NSE (neuron-specific enolase)：解糖系酵素エノラーゼで，神経組織や神経内分泌細胞に特異的に存在する。小細胞癌などで上昇し，その陽性率は60〜80%である。カットオフ値はRIA法で10.0 ng/mL。

proGRP (gastrin-releasing peptide 前駆体)：神経内分泌顆粒に含まれる脳腸ホルモンの前駆体で，小細胞癌の増殖因子として作動している可能性があり，SCLCの半数以上で上昇する。

ⓒ タンパク成分および抗原

SP-D (surfactant protein D)：肺のⅡ型上皮細胞から分泌されるタンパクで，界面活性作用を有する。間質性肺炎などで高値となる。

KL-6：肺胞Ⅱ型上皮細胞に由来するタンパクである。細胞傷害で漏出して血清値が上昇し，間質性肺炎のマーカーとして用いられる。もともと腫瘍マーカーとして開発され，腺癌，扁平上皮癌で上昇することが知られるが，現在ではむしろ間質性肺炎のマーカーとして用いられる。

ANCA (antineutrophil cytoplasmic antigen：好中球細胞質抗体)：P-ANCAとC-ANCAがあり，多発血管炎性肉芽腫症（ウェゲナー肉芽腫症）などの診断に有用である。

抗基底膜抗体：肺間質の血管基底膜に対する抗体で，グッドパスチュア症候群で上昇する。

血清酵素：アンジオテンシン変換酵素（angiotensin converting enzyme：ACE）の酵素活性やリゾチーム（lysozyme）量の測定が行われ，サルコイドーシスの補助診断に用いられる。

ⓓ 抗原物質

従来から血清クリプトコッカス抗原などが感染症の診断に用いられたが，近年，マイコプラズマについても咽頭ぬぐい液を用いた抗原検査がイムノクロマト法により可能になった。

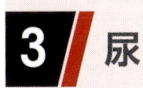 尿

検尿はすべての疾患で行うべきルーチン検査で，pHをみて，糖・タンパク・潜血やウロビリノーゲンの有無を調べる。糖・タンパクや潜血反応の陽性所見は基礎疾患の存在を示唆し，肺病変の診断の参考になる。また，肺炎球菌やレジオネラ菌の**尿中抗原検査**は肺炎の診断に有用である。

4 / 胸水

1 胸水の貯留機序

　胸水は胸壁・肺間に健常時にも少量(15〜20 mL)存在していて呼吸運動の際に臓側・壁側胸膜間で潤滑油的な機能を果たしている。壁側胸膜で産生されて胸膜中皮細胞を経由して臓側胸膜側に吸収され，リンパ路を通じて静脈系に還流しているが，毛細血管の静水圧の上昇や血液の浸透圧の低下が起こると圧バランスが崩れて貯留することになる(**漏出性胸水**)。いま一つは胸膜の炎症性病変などで胸水が処理能を超えて貯留するものである(**滲出性胸水**)。胸水貯留は画像所見で判明するが，当初は肺と横隔膜間に肺下胸水(subpulmonary effusion)の形で貯留するのでわかりにくく，増量してはじめて外側に高い弧を描いて明瞭な異常所見を呈するようになる(**図3-2**)。漏出性胸水は原則として両側性であるが，心拍動の影響で右側優位である。

2 胸水の検査

　十分量の胸水貯留がある例では，通常，穿刺採液して性状を調べ，諸検査でその異常内容を探求する。ただし，心不全などの背景病変が明らかなときはあえて検査せず，原病の治療効果をみるのが現実的である。なお，感染症にともなう胸水では排液に治療効果があるので必要に応じて行う。一方，血気胸(血性胸水)では排液は増悪を来すので禁忌で，その疑いのあるときは当初から外科的処置を目指す。まれに穿刺時に(胸膜)ショックが起こることがあり，ときに致死的になることさえある。これは穿刺針が炎症病変のある臓側胸膜に達したときの神経性反射によるもので，その点に注意して穿刺すれば避けることができる。胸水の細菌学的検査は結核菌や嫌気性菌を意識して行うことが多く，それに応じて染色法や培養法を選択する。嫌気性菌については専用のポーターに試料を採取する。

ⓐ 漏出性・滲出性胸水

　漏出性か滲出性かは**表3-4**に示す基本検査項目所見に基づいて識別する[1]。原因疾患別には，漏出性胸水では**心不全，低アルブミン血症**(ネフローゼ症候群，肝不全など)や**粘液水腫**などが，滲出性胸水では**炎症性病変**(結核，肺炎，嫌気性菌膿胸など)，**腫瘍性病変**(肺癌，胸膜中皮腫)，**アレルギー性病変**(吸虫症)，**膠原病**〔関節リウマチ，全身性エリテマトーデス(SLE)〕，肺梗塞，腹部臓器病変(横隔膜下膿瘍，膵炎，腹水，メイグス症候群)などが挙がる。滲出性が多く，その場合，感染症・腫瘍性病変によるものが多い。前者では微生物学的検査，後者は細胞診などにより原因を同定する。

ⓑ 胸水の特殊検査

　結核性胸膜炎や中皮腫は比較的よくみられる病態であるが，その鑑別診断に用いられる検査項目に以下のものがある。前者では胸水中からの菌を検出は困難なことが多く，胸水の**グルコースの低値，ADA活性**の高値や**リンパ球比率**

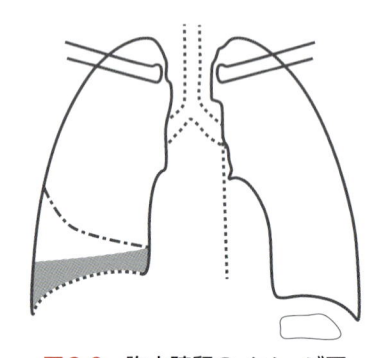

図3-2　胸水貯留のイメージ図

　胸水は初期には"肺下胸水"の形で肺・横隔膜間に貯留し，肺の下界は水平化して上昇する(網かけ部分)。増量すると濃厚影の上縁は外側に向かって高くなる(破線部)。

表3-4　胸水の漏出液と滲出液の識別

	漏出液	滲出液
外観	淡黄色	黄〜褐色
比重	≦1.015	>1.015
pH	≧7.3	<7.3
タンパク量	≦3.0 g/dL	>3.0 g/dL
LDH	≦200 U/L	>200 U/L
細胞数	少数	多数(>1,000/L)
細胞成分	中皮細胞・組織球	好中球・リンパ球
線維素	微量	多量

の上昇などの所見の組み合わせで診断する。一方，画像所見から中皮腫が疑われるときは胸水中のヒアルロン酸値の測定が有用である（ただし肉腫型では上昇は少ない）。胸水の諸検査で確診に至らないときは，経皮的，ないし胸腔鏡下の**胸膜生検**を行う（詳細は他書に譲る）。

グルコース値：結核や関節リウマチで低下（< 40 mg/dL）。

ADA活性：結核や細菌性胸膜炎で上昇（> 50 U/mL）。

ヒアルロン酸値：中皮腫（特に上皮型）で上昇（> 100 μg/mL = 10万 ng/mL）。

5 / その他の検体

呼吸器系疾患の診断では，血液，尿の他に，上気道のぬぐい液や気管肺胞洗浄液などの検体検査もある。さらに気管支鏡検査，胸腔鏡検査やこれにともなう病理検体検査もあるが，これらについては他書に譲る。

1 上気道のぬぐい液

鼻腔や咽頭ぬぐい液は，インフルエンザやマイコプラズマ診断のための検体として用いられる。とりわけ前者の簡易検査法の検体として，鼻腔ぬぐい液ないし吸引液が繁用される。15～20分でA・B型を含めて結果が判明し，陽性率は6割程度である。発症から2日後頃に陽性率が高い。一方，発症直後にはウイルス量が少ないので陰性のことが多く，数日後には陽性率は低下する。治療薬の効果は発症早期に高いので，感染の有無については臨床症状を勘案して総合的に判断すべきである。

2 気管支肺胞洗浄液

気管支肺胞洗浄液（bronchoalveolar lavage fluid：BALF）は気管支鏡検査で病変部近傍にアプローチし生理食塩水で気管支・肺胞を洗浄して得る液体である。BALFは肺の感染症，腫瘍や間質性病変の診断に有用で，それぞれの病態に応じた検査内容がある（**表3-5**）。検査の基本項目として，総細胞数（total cell count：TCC；$\times 10^4$/mL），マクロファージ，リンパ球，好中球，好酸球，その他の細胞比率の分析がある。わが国で得られた成績を総合したものでは，TCCは12.7×10^4/mL，細胞比率の概略平均値はMφ 87.8%，リンパ球10.7%，好中球0.9%，好酸球0.3%である[2]。以下に，各種病態におけるBALFの特徴を示す。

感染症：痰などの検体で診断できない症例で行い，特にニューモシスチス肺炎など免疫不全状態の症例の診断で有力である。

悪性腫瘍：組織診断が優先しBALFの検索は二次的な手段であるが，生検が困難なときは有用である。リンパ腫ではBALF中にしばしば異常細胞を認める。

サルコイドーシス：リンパ球比率の上昇をともなう総細胞数の増加がみられ，Tリンパ球のCD4/CD8比は高値になる。

夏型過敏性肺炎：サルコイドーシスと同様にリンパ球は増加するが，CD4/CD8比は低値のことが多い。

ランゲルハンス細胞組織球症：総細胞数の増加とCD4/CD8比の低値がみられる（喫煙の影響によるもの）。BALF中にS100タンパク陽性のランゲルハンス細胞を認めれば診断の助けになる。CD1a陽性細胞の増加も参考となる。

石綿肺：石綿曝露歴があり胸膜肥厚像を認め

表3-5　気管支・肺胞洗浄液の検査法と対象疾患

検査法と疾患	対象疾患	検査法と所見
細菌学的検査	抗酸菌（結核菌・非結核性抗酸菌）	塗抹法・培養法・核酸増幅法
	ニューモシスチス	塗抹法・核酸増幅法
洗浄液の性状	肺胞蛋白症	肉眼観察　白濁液体
	肺胞出血	血性液
回収液の細胞分析	悪性腫瘍	細胞診　悪性細胞の検出
	リンパ増殖性疾患	回収液の細胞分画　リンパ球比率の上昇
	サルコイドーシス	リンパ球比率の上昇・CD4/CD8比の上昇

るものでは，胸部画像で異常所見に乏しくても BALF でしばしば総細胞数の増加やリンパ球比率の上昇がみられる。BALF 中に石綿小体（＞1本/mL）を認めれば診断を確定できる。

間質性肺炎：関節リウマチにともなう肺病変ではリンパ球や好中球の比率の上昇がみられ，特発性間質性肺炎では総細胞数の増加や好中球比率の上昇がみられる。ただし，いずれも診断の際の参考所見に止まる。

肺胞蛋白症：白濁した BALF が得られ，静置すると混濁物は沈殿する。気管支肺胞洗浄が最も診断に寄与する病態である。

肺胞出血：BALF が血性のときは，手技上の問題がなければ，肺胞出血と診断できる。肺胞蛋白症とともに BALF が診断に大きく寄与する病態である。

参考文献
1) 長瀬隆英. 胸水. Medical Practice 編集委員会, 編. 臨床検査ガイド 2013〜2014. 東京：文光堂, 2013：1022.
2) 倉島篤行, 米田良蔵. 気管支肺胞洗浄液について. 日胸疾会誌 1974；49：808-12.

4 /// 呼吸機能とその検査法

第1章でみたように，肺は「換気」・「血流」と両者間での「ガス移動」により外呼吸器官としての機能を果たしている（図4-1）。呼吸機能の評価にはこれら諸機能のすべてを分析するのが理想であるがそれは実現不可能で，実際には主として「換気能力」を検査し，ガス交換効率を調べる「拡散能検査」やその他の検査でこれを補う。本章では換気能検査を中心に種々の肺機能検査の原理とその実際を解説する（表4-1）。

1 / 換気能力とその検査法

1 各種肺気量

換気は肺の拡張と収縮，すなわち胸郭呼吸筋と横隔膜筋の収縮で発生する**胸腔内陰圧**で肺が受動的に拡張し，続いてこれら諸筋肉の弛緩による陰圧の消失にともなって自らの**弾性収縮力**で収縮すること，により行われる。"肺機能検査"では，主としてこのような換気の際の肺の動きの適切さを種々の"気量"を測定することにより行う。気量とは各種換気レベル間のガス量を意味し，これらを測定することにより肺の「ふいご運動能」を評価する。

気量は「通常換気」で得られる量と「努力換気」で得られる量に大別され，前者の基本量が**一回換気量**（VT），後者のそれが**肺活量**（VC）である（図4-2，4-3，表4-2）。VT と VC はそれぞれ「歩行距離」と「走行距離」に例えることができるが，換気能力は一般に後者で評価される。さらに，通常の肺機能検査では測定されない気量の一つに**残気量**があり，これは換気障害にともなう二次的な肺気量異常の有無を知るために調べる項目である。

一回換気量：安静時の換気量で，最も基本的な気量であるが，換気能力の判定に用いるには不十分である（やさしすぎる問題は能力評価に不適なのと同類）。

肺活量：一回換気量とこれを挟む2種類の予

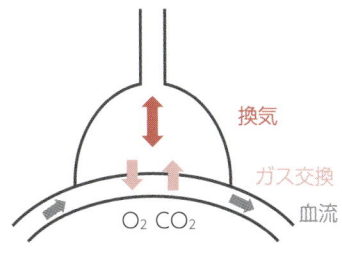

図4-1　肺におけるガス交換

肺におけるガス交換効率は，「換気」・「血流」の適切さと両者間の「ガス移動の効率」に依存する。

表4-1　呼吸機能に関する検査法

換気能力の検査法
　肺活量などの各種肺気量
　肺活量と1秒量
　フローボリューム曲線
　残気量とその検査法
　換気の不均等分布
ガス交換能の検査法
　拡散能検査
その他の特殊検査
　換気力学検査(呼吸抵抗など)
　換気応答検査
　運動負荷検査
　睡眠時呼吸モニター検査
動脈血ガス分析

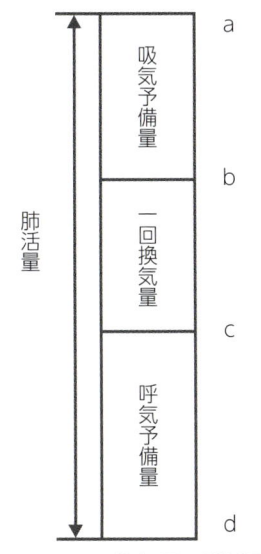

図4-2　一回換気量と肺活量

前者は"通常換気"，後者は"努力換気"で得られる気量で，この下に残気量がある。

　a. 最大吸気位，b. 安静吸気位，c. 安静呼気位（FRCレベル），d. 最大呼気位。

備気量すなわち**吸気・呼気予備量**(IRVとERV)の和で，肺の容器としての大きさを示す基本気量である。測定法としては，最大吸気位から最大呼気位まで自然のままゆっくりと呼出させて（ないしその逆方向で）得る方法（本来のVC）と，最大吸気位から一気に呼出させて求める方法〔**努力肺活量**(FVC)〕がある。両者は通常同様の値であるが，閉塞性換気障害（慢性肺気腫など）では"VC＞FVC"となる。

残気量：最大呼気のレベルでも肺内にはその状態では残っているものの換気を続けると徐々に呼出されるガス量があり，この気量が**残気量**(RV)である。VCにRVを加えた気量が**全肺気量**(TLC)，安静呼気位の気量が**機能的残気量**

（FRC）である（**図4-3**）。後者はホッと一息ついた状態の気量位で，FRCレベルともよばれる。残気量は肺活量計などの通常法では得られず，後に解説する特殊な検査法で測定する。

2 各種肺気量とその関係

図4-3は各種気量を古典的な気量計で測定する様子を示したものである。気量は"mL"ないし"L"で示し，データは**BTPS**(37℃，大気圧，水蒸気飽和状態；body temperature ambient pressure, saturated with water vapor)に変換して表す。実際の測定値は**ATPS**(室温，大気圧下に水蒸気で飽和された状態；ambient temperature, ambient pressure, saturated with

表4-2　各種気量

一回換気量(tidal volume：TV)：安静時の換気量
肺活量(vital capacity：VC)：最大吸気位から最大呼気位までの気量
全肺気量(total lung capacity：TLC)：肺活量＋残気量
吸気予備量(inspiratory reserve volume：IRV)：安静吸気位から最大吸気を行った気量
呼気予備量(expiratory reserve volume：ERV)：安静呼気位から最大呼出を行った気量
機能的残気量(functional residual capacity：FRC)：安静呼気位からの肺内気量
残気量(residual volume：RV)：最大呼気位で肺内に残る気量

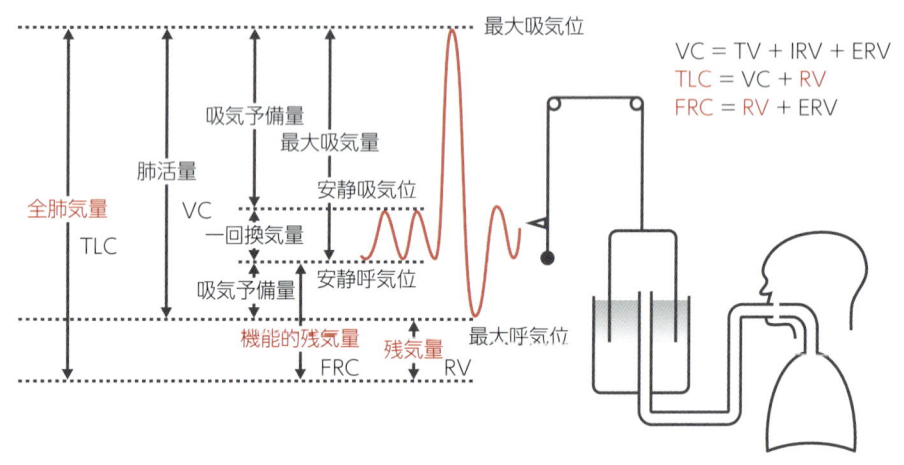

$$VC = TV + IRV + ERV$$
$$TLC = VC + RV$$
$$FRC = RV + ERV$$

図4-3　換気機能検査で得られる各種気量

　古典的タイプの換気能検査機(ベネディクト・ロス型機)で各種気量が得られる様子を示す。極めて軽い筒を水槽中の水に逆さに浮かべた構造で，筒は"呼吸気"の出入りで上下運動をし，その動きが一定速度で回転する円筒に巻かれた記録紙に逐次描かれて刻々の気量位が記録される。「通常の呼吸」を繰り返して得られる換気量が"一回換気量 (TVまたはVT)"，「最大努力での呼吸」(マイペースで精一杯吸って精一杯吐き出すとき)で得られる換気量が"肺活量(VC)"である。一方，"最大呼気時"にも肺内には相当度量の (交通はあるが努力換気量に反映されない) ガスが残っており，その量が"残気量(RV)"である。RVや全肺気量(TLC：最大吸気位の肺内ガス量)など赤字で示した量はこの検査法では得ることができず，後述の方法で測定する。なお現在では各種気量はこのように量を直接的に測定する方法ではなく後述の"気流速度(フロー)"を測定する"フローボリューム曲線法"によることが多い。

　(West JB, Ventilation. In: Respiratory physiology: the essential, 8th ed. Baltimore: Williams & Wilkins, 2008; 13-23より改変引用)

water vapor）で得られ，これをいわば"標準状態"の値（BTPS）に変換して表示するのである。これは温度および圧因子についての基準化で，注に示す式*で変換する（P_B：大気圧，t：温度，P_{H_2O}：水蒸気圧）。量の示し方としては，英文ではこれ以上細分化できない量を"volume"，volumeの和を"capacity"としているが，日本語ではいずれも"量"と表記する。

3 肺活量と努力肺活量

　上述のように肺活量には2種類のもの，すなわち，ゆっくりした"マイペース"の最大換気で得られる肺活量（VC）と"一気の呼出"で得られる**努力肺活量（forced vital capacity：FVC）**がある（図4-4）。前者が本来の肺活量であるが，閉塞性換気障害では後者がより著明に低下し，両者の間に乖離が生じる。閉塞性障害の患者では，ゆっくりした呼出では相当の換気量があるものの一気の呼出では気道狭窄が起こって十分量の排気ができなくなるのである。FVCの測定はこのような異常の検出に有用であるが，この種の異常を検出するために考案されたのが努力呼吸の時間当たりの量を調べる検査，すなわち**時間肺活量**の測定である。各種時間肺活量のなかでも呼出初期の1秒間の排気量である1秒量

（forced expiratory volume$_1$：FEV_1；図4-5）がその代表的な検査法で，その肺活量に対する比率"**1秒率**（forced expiratory volume$_1$%：FEV_1%）"が「換気の円滑さ」の指標として用いられる。

4 肺活量による換気能力評価

　上述のように，肺の"ふいご運動機能"は「換気量（肺容量）の大きさ」と「換気運動の円滑さ」の両者で評価し，前者は"**肺活量（VC）**"に，後者は最大努力時の1秒間呼出量（**1秒量**）の肺活量に対する割合すなわち**1秒率**（FEV_1%）に反映される（図4-5）。その判定法と基準は以下のとおりである。

ⓐ 肺活量と時間肺活量（1秒量）

　換気能力は，基本的に**肺活量**と**1秒率**で評価し，前者は予測値に対する割合，後者はFEV_1のFVLに対する割合。なお，1秒量の予測値に対する割合による評価法も用いられる。

　肺活量：上述の方法で測定し，「性」・「年齢」と「身長」をもとに作成したノモグラムに準拠して得られた予測値に対する実測値の割合を"%肺活量"として算出する。通常，80%以上を正常，それ以下を「**拘束性換気障害**」とする。なお，上述のように肺活量にはVCとFVCとがあり，

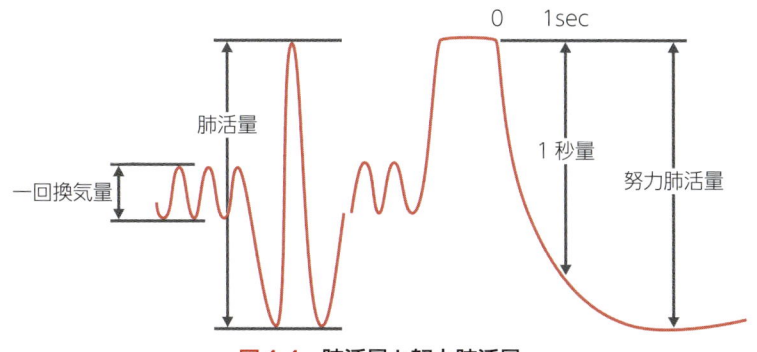

図4-4　肺活量と努力肺活量

　元来の肺活量（VC）はマイペース呼吸で得られる最大呼出気量（図左）で，これに対して一気の呼出で得られる量が努力肺活量（forced vital capacity：FVC）である（図右）。両者は通常はほぼ同様の値であるが，閉塞性換気障害では後者が前者より有意に小さい値になる。努力肺活量を時間量で示すのが"時間肺活量"で，その1秒間の呼出量が1秒量（FEV_1）である。換気の円滑さは1秒量の肺活量に対する比率である1秒率（FEV_1%）に反映される。なお，記録紙は肺活量検査（左）では早送りで，努力肺活量検査（右）ではより遅い速度で送られる。

*　$V_{BTPS} = V_{ATPS} \times (273 + 37) / (273 + t) \times (P_B - P_{H_2O}) / (P_B - 47)$

健常者では両者間に大きな違いはないが，閉塞性肺疾患ではしばしば後者が前者より小さくなる。これを"**空気とらえ込み現象**"とよび，これを利用したのが"$(VC - FVC)/VC$"のパーセント値"**空気とらえ込み指数**"で，5%以上を異常とする。閉塞性換気障害ではしばしば上昇する。

1秒率：70%以上を正常とし，それ未満を「**閉塞性換気障害**」とする。両者がともに基準値以下のものを「**混合性換気障害**」とする（**図4-6**）。前述のように肺活量にVCとFVCとがあることから1秒率にも2種類のものが存在する。母数として前者を用いるものと後者をあてるもので，それぞれティフノー（$FEV_1\%T$）およびゲンスラーの1秒率（$FEV_1\%G$）とよぶ（**図4-6説明文**）。上述のように閉塞性換気障害ではFVCがVCより小さくなり結果的に$FEV_1\%G$が$FEV_1\%T$より大きくなる（正常値に近づく）。したがって，このような病態では必ずFVCとVCの両者を示す必要がある。

ⓑ 1秒量を用いた吸入負荷検査

1秒率は気道過敏性などを検出するための負荷検査にも用いられる。これらは気管支喘息などでの気道アレルギーの有無を調べるためのもので，刺激物質の吸入にともなう換気量などの変化を調べる検査法である。内容として気管支拡張薬による改善の有無を調べる**可逆性テスト**と，刺激物質で誘発される気道攣縮をみる**誘発テスト**があり，気管支喘息では前者の陽性所見が診断要件である。一般に1秒量の変化を指標とする。

気道可逆性テスト：β刺激薬を吸入して換気量の改善率をみる検査法で，指標としては，通常，1秒量を用いる。検査前後で比較して12%以上の改善があるときもしくは絶対値で200mL以上の改善を可逆性あり（陽性）と判定する。

改善率（%）＝（吸入後の1秒量−吸入前の1秒量）／吸入前の1秒量×100

気道過敏性テスト：気道の過敏性を調べる検査法で，アセチルコリンなど気道攣縮を誘発する物質による発作の発現の有無を調べる。通常，1秒量の変化で判定し，前値の20%以上低下し

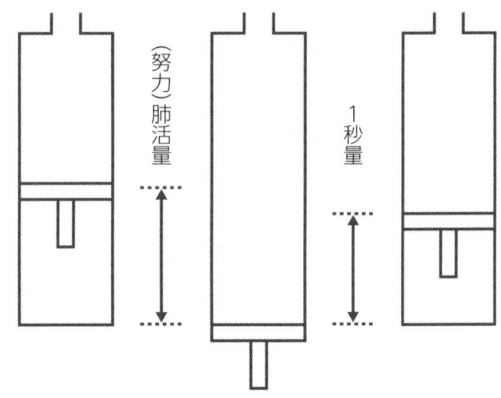

最大呼気位　　　最大吸気位　　　1秒間呼出位
（肺の容量の評価）（呼気の円滑さの評価）

図4-5　肺活量と1秒量

肺の容量を肺活量で，換気の円滑さを1秒量の肺活量に対する割合で評価する。

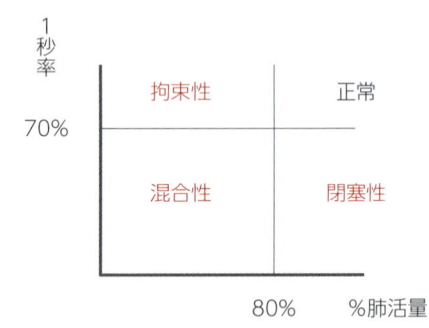

図4-6　換気能力の判定

正常：%肺活量 ＞80%，1秒率 ＞70%。
%肺活量：実測肺活量／予測肺活量。
1秒率：1秒量／（努力）肺活量。
$FEV_1\%T = FEV_1 / VC$
$FEV_1\%G = FEV_1 / FVC$

たとき陽性とする。重篤な発作の発現に注意する必要がある〔呼吸抵抗の変化で調べる方法（アストグラフ法）もあり，この場合は安静換気下にメサコリンを漸増濃度で連続吸入させて後述の呼吸抵抗を測定する〕。

5　流量・量曲線を用いた換気能評価

先にベネディクト・ロス型器による各種肺気量の古典的な測定法を紹介したが，これらの換気能検査で得られる諸検査値は気量とそれに関連したものに限定される。明らかな閉塞性換気障害はこの種の検査で得られる1秒率の低下に反映されるので古典的な換気能力検査値は現在

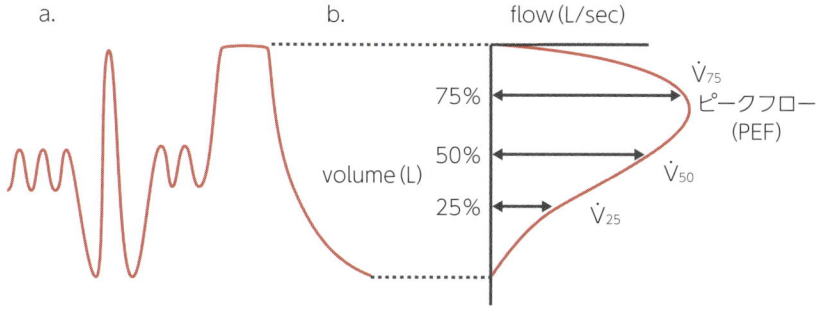

図4-7a　努力呼気曲線とフローボリューム曲線の関係

最大吸気位から一気に呼出したときの肺気量の推移を"a"に，これに対応する各気量位の流速を"b"に示している。左が強制呼出曲線，右がフローボリューム（流量・量）曲線で，前者の曲線の"折線傾き"が後者の流量で，後者は前者の"微分"，前者は後者の"積分"の関係にある。図に示していないが，努力肺活量における中間の1/4～3/4の傾きである最大呼気中間流量比率（maximal midexpiratory flow rate：MMFR）は比較的太い気道の狭窄の有無を知るための指標として用いられる。なお，これらの検査では十分な努力をしていることが前提で，これは呼気終末に曲線が十分に伸びきっていることで判断する（中断していれば不適切検査）。

でも重用されるが，これらは初期の気道閉塞を検出するには感度が低く，そこで考案されたのが流速（フロー：flow）を調べる検査法である。

ⓐ フローボリューム曲線とその検査法

換気能検査におけるフローは流量で，その大きさは呼出曲線の傾きに一致する。**図4-7**でこの関係をみると，左図の曲線の傾きの大きさは右図の曲線の背丈（流量）にあたり，両者は微分と積分の関係にあたる。フローボリューム曲線〔flow-volume（FV）curve〕検査では，流量をもとに気量を算出して示し，さらに流量と量の関係をパターン化して示す。流速は一般に**熱線流量計**や**ニューモタコグラフ**とよばれる機器で測定し，得られた流量を積分して各種気量を算出する。項目としては，通常の検査値である一回換気量，肺活量や1秒量などの気量とともに，最速流速（ピークフロー）などの各種流速を示し，さらに曲線を示して換気障害のパターン認識に供する。

ⓑ 各種流速とフローボリューム曲線の波形

フローボリューム検査では肺活量や1秒量（1秒率）とともに各種気量位における流量が得られるが，本検査のいまひとつの利点は，その波形パターンから閉塞性・拘束性換気障害の有無を検討できることである。

よく用いられる検査値として以下のものがあ

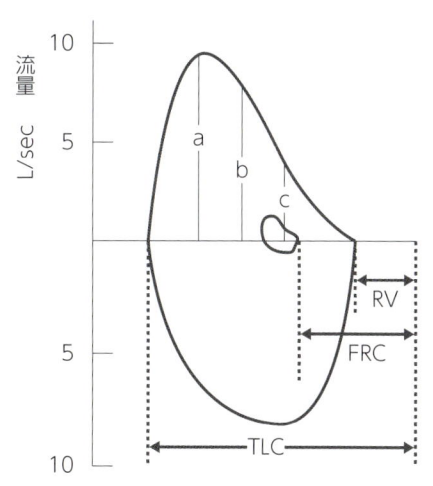

図4-7b　吸気および呼気時のF-V曲線

吸気時と呼気時のフローボリューム曲線を気量位とともに示す。呼出時流量の最大値（a），50%呼出時（b），75%呼出時の流量（c）がそれぞれ$\dot{V}peak$，$\dot{V}_{50}$，$\dot{V}_{25}$である。下方の曲線は吸気時のフローボリューム曲線で，お椀様の曲線を示している。上気道狭窄の症例では下方の突出がなくなり全体として矩形の形状（⬡）を示す。

り，疾患と波形の関係は**図4-8**に示すとおりである。

ピークフロー値：努力呼気時の気流速度の最大値で，値は"L/sec（lps）"で示す。通常，呼出開始直後に現れ，気管支喘息などの上気道狭窄で顕著に低下する。ピークフローメーター（peak flow meter）は気管支喘息の状態の自己

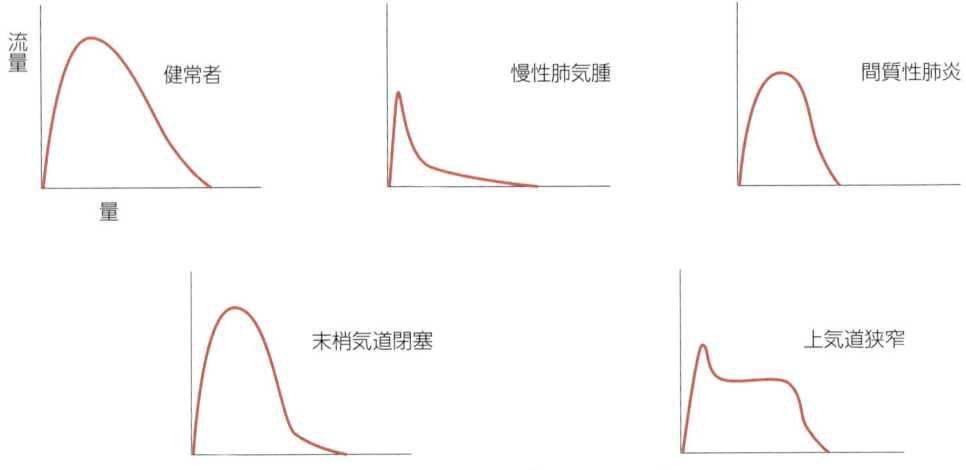

図4-8　疾患とフローボリューム曲線

フローボリューム曲線のパターンは呼吸器疾患の診断の参考になる（縦軸が流量，横軸が量）。慢性肺気腫では上方にとがった"スパイク状"に，間質性肺炎では"伏せたお椀状"になる。閉塞性換気障害の初期には低肺気量位の流速が小さくなり，一方，上気道閉塞では台形状の曲線になる。

把握などのために用いられ，ピークフロー値のみを検出する。この場合，値は"L/min"で表現し，気管支喘息の患者では朝方に自験して気道閉塞の状況を把握できる。

$\dot{V}_{25}$：努力肺活量の25%呼出時点（呼出開始後75%時点）の気流量で，初期の閉塞性換気障害のよい指標である。50%呼出時の気流量である$\dot{V}_{50}$との比の$\dot{V}_{50}/\dot{V}_{25}$で判定し，これが"3.0"を超えるときに異常（$\dot{V}_{25}$低下）とする。なお，$\dot{V}_{25}$は，"完全な呼出努力"さえしていれば一気に吐ききる努力の有無と無関係に（呼出スピードに無関係に）同一値になる。これは低肺気量位（70%肺活量以下の気量位）における呼気流量の"努力非依存性（effort independency）"によるもので，FV曲線の下行脚の傾きが肺の機械的時定数の逆数〔1/（気道抵抗×肺コンプライアンス）〕であることを反映する所見である。

最大呼気中間流量（maximal midexpiratory flow rate：MMFR）：は努力肺活量（FVC）の25%〜75%呼出ポイント間，すなわち呼出中間部分の傾斜で，比較的初期の閉塞性換気障害の指標である。forced expiratory flow 25-75%（FEF 25-75%）ともよばれ，個人差が大きいが，予測値の65%以上を正常とする。閉塞性換気障害による異常は，単純化すると，$\dot{V}_{25}$→MMF→1秒率の順序で現れる。しかし同じ順でばらつき

も大きく，最も信頼性の高い指標は1秒率である。

疾患におけるF-V曲線パターン：慢性肺気腫では上に凸のスパイク状パターン，間質性肺炎ではお椀を逆さにしたような丸いパターン，初期の閉塞性換気障害では末梢気道の閉塞による低肺気量位の流量減少，上気道狭窄では曲線前半部の台形化，の所見がみられる（**図4-8**）。

⑥ 残気量とその測定法

上述のように最大呼気位レベルでも肺には含気が残っており，このうち一気の努力呼気では呼出されないものの（外気との間に交通があり）数分間呼吸を繰り返すと排気される量があり，これが「残気量」である。

ⓐ 画像でみる残気量

胸部X線写真を，最大吸気位（a），安静呼気位（b），最大呼気位（c）で撮影すると，それぞれの肺内気量が「全肺気量」，「機能的残気量」，「残気量」に対応する（**図4-9**）。

ⓑ 残気量の測定

ヘリウム希釈法：不活性ガス（肺に吸収されないガス）のヘリウム（He）を含む混合気で呼吸し，Heの薄まり方（希釈度）で機能的残気量を算出する方法である（**図4-10**）。安静換気を数分間続けて呼気のHe濃度が平衡状態（横ばい状態）

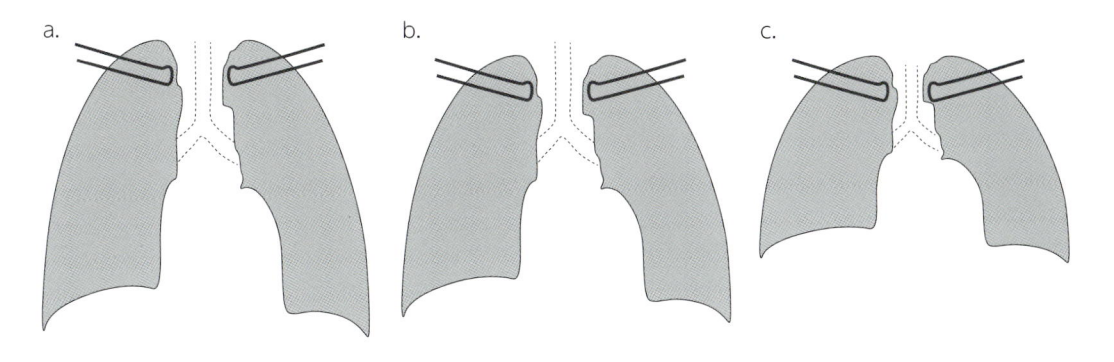

a.	b.	c.
呼吸レベル：最大吸気位	安静呼気位	最大呼気位
肺気量位： 全肺気量（TLC）	機能的残気量（FRC）	残気量（RV）
成人男子 6,000 mL	4,500 mL	TLCの25%前後

図4-9　3種類の吸気位での胸部X線写真

　胸部X線写真は最大吸気位（TLC）で撮影するが, 最大呼気位（c）でも肺内に相当量の含気が残る。その量がほぼ残気量（RV）に相当する。各気量などは成人男子の概略値。

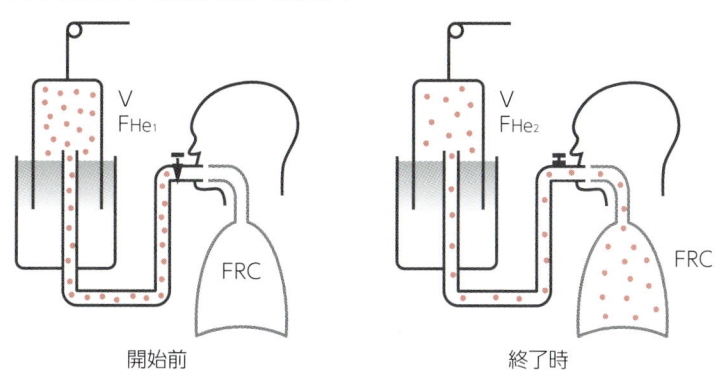

開始前　　　　　　　　　　　　　終了時

図4-10　ヘリウム希釈法によるFRCの測定

　ヘリウム（He：赤色粒）を含む混合気の安静換気を数分間行い, 平衡（安定）状態になったときのHe濃度（F_{He_2}）を初期濃度（F_{He_1}）と比較して算出する。希釈度が大きい（Heが薄まっている）ほど容量（FRC）は大きくなる。

（West JB, Ventilation. In: Respiratory physiology: the essentials, 8th ed. Baltimore: Williams & Wilkins, 2008; 13-23より改変引用）

になったときの濃度をもとに呼気位の肺容量, すなわち機能的残気量（functional residual capacity：FRC）が算出される。残気量は呼気予備量を除いて求める。

　ボディボックス法：電話ボックス様の気密箱内で安静呼気位（FRC）レベルで"閉口（圧力計を装着）・気道解放"の状態で"浅い努力換気（パンティング）"を続ける（**図4-11**）。このとき, いきみ時に肺容量（V）は少し減少し, 気道内圧（P）は少し上昇する。等温状態ではボイルの法則（P・V積は一定）を適用でき, 下記式から近似計算（ΔV×Δを無視）で"V"すなわち"FRC"値を得ることができる〔左項のPとVは当初の気道内

圧（肺胞内圧）と肺気量で, 右項はいきみ時のそれぞれの値〕。

$$P \times V = (P + \Delta P) \times (V - \Delta V)$$

　このときの容量（V）はTLCに対して"thoracic gas volume"（V_{TG}）とよばれる。本法の利点は肺内の外気と交通しない含気部分, すなわち嚢胞（bulla）部分の容積も含めた肺内含気量を測定できる点などである。

C 換気障害時の機能的残気量位

　上述のように拘束性換気障害では肺活量が, 閉塞性肺疾患では1秒率が減少するが, これらの病態では肺気量位も変化する。**図4-12**はそ

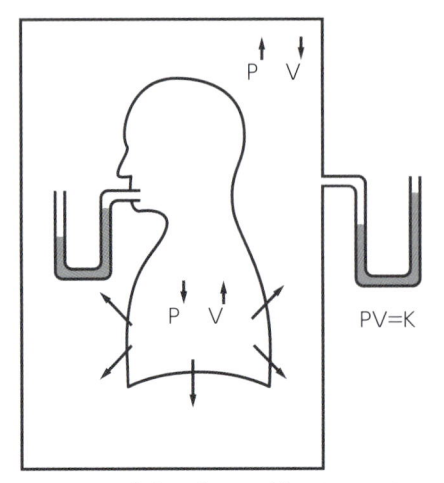

図4-11　ボディボックス法によるFRCの測定

FRCレベル(安静呼気位)で気道を開いて口を閉じた状態で"いきみ"運動を行い，箱内の微妙な圧と容積変化(ΔP, ΔV)をもとに"V"すなわち機能的残気量を求める。

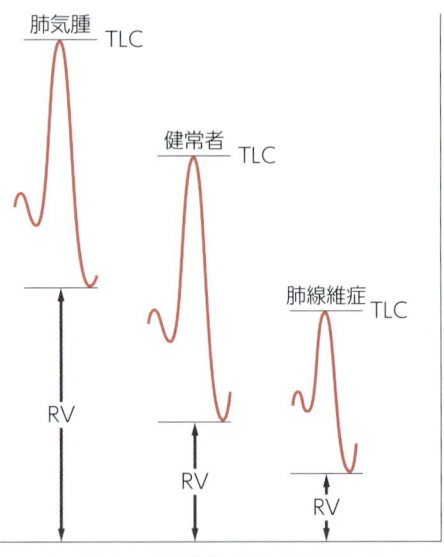

図4-12　肺気腫での残気量の増大

慢性肺気腫では残気量(RV)が大きくなって残気率(RV/TLC)が増大して呼吸効率が低下し，高肺気量位で"肩呼吸"をすることになる。

の状況を図示したもので，ここにみるように，慢性肺気腫では残気量が増加して残気量／全肺気量(RV/TLC)の割合が増加し，その値が50%にもなる。このような状態では安静呼気位(FRCレベル)が高くなり，換気のための運動エネルギーが増加して呼吸困難を増強する。一方，肺線維症(間質性肺炎)ではRV，TLCとも低値となる。

7　換気の均等性の検査：N_2単一呼出曲線検査

換気障害を別な角度から調べる方法として換気の不均等性分布の検査がある。換気の際にガスは肺内各部位で均等に吸入・呼出されるわけではなく，特に上・下肺間では分布に不均等性がある。健常者ではこのような不均等性はガス交換障害を来すことはないが，閉塞性換気障害ではこれが増強して悪影響を及ぼす。これを調べる方法として開発されたのが**N_2単一呼出曲線検査**で，補助的検査法であるが換気のメカニズムを理解するのに役立つ。

ⓐ 肺内における換気の不均等性

検査は純酸素をゆっくり吸入した後にゆっくり呼出して呼気の窒素濃度を経時的に測定して

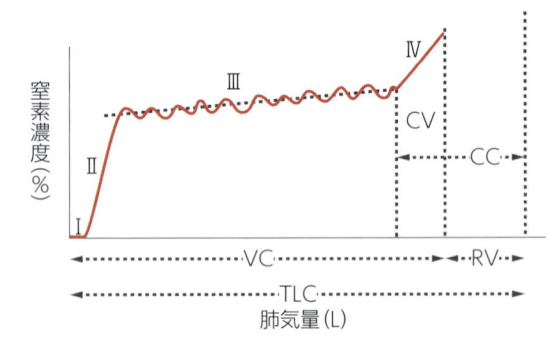

図4-13　N_2単一呼出曲線検査

純酸素をゆっくり吸入・呼出し，呼気の窒素濃度を経時的に測定してプロットする。第1相は純酸素部分，第2相は死腔ガスと肺胞気の混合気部分，第3相は肺胞気ガス部分，第4相がクロージング・ボリューム(closing volume：CV)で，CV+RVがCC(closing capacity)である。第3相の傾きとCVで判定する。

調べ，比較的負担の少ない検査である(**図4-13**)。このような不均等性の起こる理由は以下のように説明される。渦巻き状に巻いた軟らかいコイルを平面に置き中心部分を上下させると，上向き運動ではまず上部が，次いで下部が伸展し，下向き運動ではまず下部が，次いで上部が収縮する。同様に，肺は深吸気時にまず上方部分が拡張して外気は上葉に向かい，次いで下肺部分が拡張してそこに吸入される。次いで

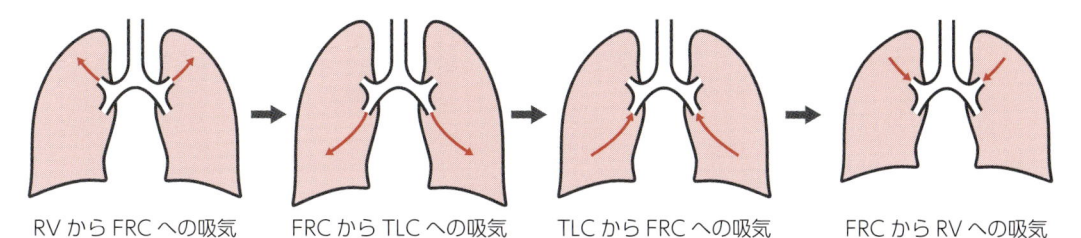

| RV から FRC への吸気 | FRC から TLC への吸気 | TLC から FRC への吸気 | FRC から RV への吸気 |

図4-14　換気の位相のずれ

最大呼気位からの吸入気は上肺，次いで下肺に向かい，呼気時にはガスはその逆の順で呼出される。

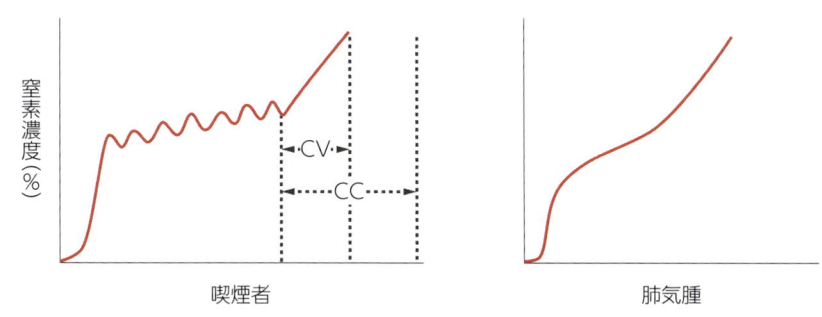

図4-15　換気障害者のN₂単一呼出検査

閉塞性換気障害では初期には第4相の傾きが大きくなって第4相が目立つようになり，慢性肺気腫ではこの傾向がいっそう顕著になって両相が一体化する。なお，第3相の曲線の揺れは心拍の影響によるもの。

呼気時には，これと逆に下肺，次いで上肺の順で排気される（"first in, last out"，**図4-14**）。換気順序にいわば"地域差"があり，障害時にはこれが増悪する。

❺ 閉塞性換気障害におけるN₂呼出曲線の異常

第3相の傾斜と第4相の量について基準値と比較して評価する。健常者では第3相がほぼ平坦で，第4相は若干量みられる程度の量であるが，喫煙者では第4相が顕著になり，肺気腫では第3相の傾きが急峻になって第4相と一体化する（**図4-15**）。第4相部分をクロージングボリューム（closing volume：CV）とよび，呼気末に末梢気道がつぶれて肺胞が閉じてしまう容積を反映する量である。

2 ガス交換機能：拡散能検査

前述の肺機能検査はもっぱら肺の容積やその変化を測定する換気力学的検査であるが，拡散能検査は肺におけるガス交換能を調べるという

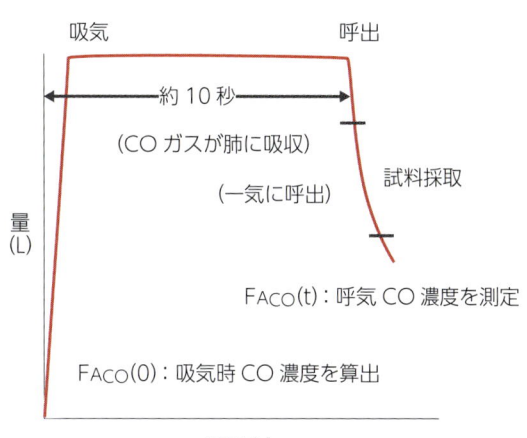

図4-16　拡散能の計算法

以下の計算式で算出する。

V_A：肺胞気量，$(PB - 47)$：肺胞の水蒸気圧を除くガス分圧，t：時間（10秒前後），60：分への換算因子。

$F_{ACO}(0)$：拡散開始時の肺内CO濃度（算出），

$F_{ACO}(t)$：拡散終了時（10秒後）の呼気CO濃度（実測）。

$$D_{LCO} = \frac{V_A \times 60}{(PB - 47) \times t} \times \ln\frac{F_{ACO}(0)}{F_{ACO}(t)}$$

点で異色である（換気・血流間の適合の適正さについては**換気・血流の不均等分布の項**で解説）。肺胞気の酸素と赤血球中のヘモグロビンとの結合は酸素の肺胞と毛細血管膜間，および血清・

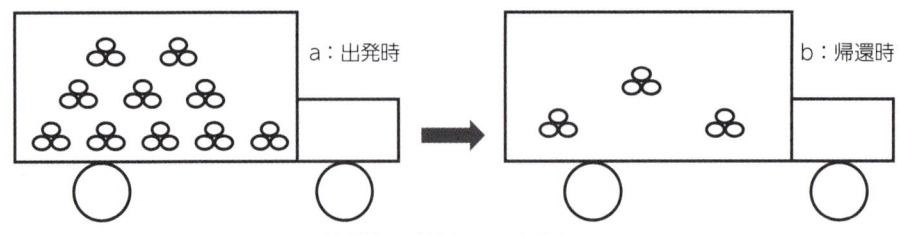

図4-17　拡散能を「輸送・販売能」にたとえる

出発時 "a" に比べて帰還時 "b" の積み荷（COガス）量が減っているほど処理能力が高いことになる。ただし，それが必ずしも受け側（毛細血管のヘモグロビン）に荷が適切に渡されたことを示す保証はなく，途中過程で停滞したために帰還量が減るときも良好な結果になり得ることに注意する必要がある。ここで，肺胞気量は車の台数，圧勾配は積み荷量に対応する。

血球における拡散を経て行われる。これらは拡散の"膜因子"と"血球因子"とよばれ，この過程は通常は0.25秒程度で終了するが，病的状態では平滑な移行が妨げられて拡散に要する時間が延長する。このガス移行効率を調べるために考案されたのが拡散能検査で，COガス（およびHeガス）を含む混合気を一気に吸い込み，10秒間"息こらえ"した後に一気に呼出して呼気のCOガス濃度（およびHeガス濃度）を測定して算出する（**図4-16, 4-17**）。息こらえ間に吸入ガス中のCOが肺内で血流に移行し，その効率がよいほど呼気に残るCO濃度は低くなる原理に基づいている。混合気中のHeガスはその希釈度で肺胞内気量（VA）を算出するためのものである。検査には"一気の吸・呼気"と"10秒間の息こらえ"能力が求められ，さらに1 L程度の死腔気を捨てるので1.3 L程度以上の肺活量が必要である。

検査値の単位は"mL/min/mmHg"（standard temperature and standard pressure, dry：STPD）で若年男性で20 mL/min/mmHg程度である。

判定：1分間当たりmmHgあたりのCOガス移行量として測定値を算出し，予測値に対する実測値の割合で判定する。常識的に80%以上が正常。なお，下記の計算式に示すように肺胞気量の因子（VA）が含まれ，この実測値を考慮した"DLCO/VA"（KCO）も参考にする（肺気腫で低下）。低下する病態としては間質性肺炎や肺気腫などがあり，特に前者の診断・評価に有用である（後者は換気能検査で診断）。

3 呼吸機能の特殊検査

肺機能検査では"換気能検査"が中心で，間質性肺疾患などではこれを"拡散能検査"で補うが，その他にも種々の検査法が考案されている（**表4-3**）。その多くは「生理学的研究」全盛期に発達した分析法で，現在では対費用効果の高くない検査とみなされているが，肺の機能を理解するうえで有用である。また，そのほかに睡眠呼吸モニターのような比較的近年に登場した検査法もある。これら諸検査のうち運動負荷検査は後述の**動脈血ガス分析の節**で紹介することとし，ここでは換気力学的検査を中心に解説する。

1 特殊な換気力学検査

換気力学を要素の面から捉え直すと，「量」・「気流量」とその背景の「圧」の3要素を挙げることができる。これを電気の"電流・電圧・抵抗"に対応させると「流量」・「圧」と「抵抗」にあたり，その検査法として以下のものがある。

ⓐ 肺の抵抗とその測定法

抵抗は"流量と圧の比（V/P）"で表される。"気流量"は電気の"電流"に対応するもので，肺の"ふいご運動機能"を反映する基本項目である。その低下は導線である気道における抵抗の上昇などにより起こり，抵抗の把握には一定の臨床的意義がある。呼吸器系における抵抗はその発生部位別に"気道抵抗"，"肺の粘性抵抗"と"呼吸抵抗"の3種類に分類される（**表4-4, 図4-18**）。

以下にその測定法の概略を示すが，このなかで比較的簡単に測定できるのは呼吸抵抗である。

気道抵抗：気道を通過する空気の通りにくさを示す指標である（Ⓞ−ⓐ間の抵抗；Raw）。Rawはbody box（体プレチスモグラフ）のなかで口唇部のシャッターを閉じた状態と開いた状態でパンティング呼吸（浅い呼吸）を繰り返してボックス内圧に対する口腔内圧（閉鎖時）および気流量（解放時）の比を反映する二つのループを描かせ，その傾きの比をもとに算出する。下記の式にみるように共通項目であるボックス内圧が打ち消されて求める口腔内圧と流量の比，すなわち抵抗値が得られる。単位は$cmH_2O/L/sec$で，健常者の値は$0.6 \sim 2.4\ cmH_2O/L/sec$とされる。気道狭窄で上昇し，抵抗のなかでは最も意義あるパラメータであるが，体プレチスモグラフが必要でどこでも実施できる検査ではない。

$$\begin{aligned}\text{Raw} &= (\text{Palv} - \text{Pao}) / \dot{\text{V}}\\ &= (\Delta \text{Pm} / \Delta \text{Pbox})(\Delta \text{Pbox} / \Delta \dot{\text{V}})\\ &= \Delta \text{Pm} / \Delta \dot{\text{V}}\end{aligned}$$

粘性抵抗：肺胞・気道を含めた粘性抵抗（Ⓞ-ⓑ間の抵抗）。胸腔内圧と気流量をもとに算定し，気道抵抗よりも広い概念。食道内圧の測定が必要で一般的な検査ではない。

呼吸抵抗：気流に対する肺全体（気道・肺・胸壁）の抵抗（Ⓞ-ⓒ間の抵抗；Rrs）で，抵抗成分だけでなく弾性・慣性成分も含まれ呼吸インピーダンスともよばれる。マウスピースを通じて複数周波数を含む振動波を被験者の口腔内に送り込み，口腔内の気流と圧力を測定して算出する。原理的には，"圧波"と"流量波"がサイン波となって描かれ，その位相差（圧/流量振幅比）で抵抗を算出するのである。安静換気で短時間のうちに実施できるので被験者の負担が軽く，小児，高齢者や呼吸困難症例でも可能であり，3種類の抵抗のなかで容易に施行できる唯一の検査法である。抵抗を決定する最大因子は気道径で，呼吸抵抗は相対的に比較的太い気道の狭窄を反映するので気管支喘息などの評価に利用される。1秒量が努力呼出で得られる検査値であるのに対して，呼吸抵抗は通常の換気状態を反映するという利点もある。なお，"アストグラフ"は安静換気下に漸増濃度のメサコリンを連続吸入させながらオッシレーション法で呼吸抵抗を連続的に測定する装置である。

近年普及しつつある広域周波オシレーション法（MasterScreen™ IOSおよびMostGraph®）では，安静換気下で$5 \sim 35Hz$のパルス波，雑音波を用い，呼吸抵抗と呼吸リアクタンスの呼吸周期および周波数依存性を評価する。気管支喘息やCOPD患者の呼吸機能の経時的評価に有用である。

❻ 圧−量曲線

肺の弾性特性〔拡がりやすさ；コンプライアンス（compliance）〕は圧に対する容量の変化で表される。本検査は日常臨床の場で一般的に行われるものではないが，換気力学の特性を理解するうえで重要である。

肺を拡げる応力は胸腔内圧（陰圧）と肺胞内圧

表4-3　呼吸機能の特殊検査

換気力学検査
　抵抗の検査
　圧量曲線
換気応答検査
換気・血流比分布
運動負荷検査
睡眠呼吸モニター

表4-4　肺の抵抗

気道抵抗：Ⓞ-ⓐ間の抵抗
肺の粘性抵抗：Ⓞ-ⓑ間の抵抗
呼吸抵抗：Ⓞ-ⓒ間の抵抗

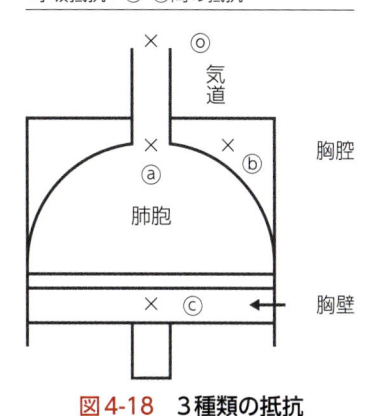

図4-18　3種類の抵抗

肺胞-気道系を一つの系に単純化して，①"気道"，②"気道＋肺"，および③"気道＋肺＋胸郭"の3つの部分の抵抗を検討する。

（陽圧）の圧差で，圧量曲線はこの圧変化に対する肺容積の変化を示すものである。ところで図4-19の左（b）は摘出肺を生理食塩水で洗浄してサーファクタントを除いた状態で得られる圧－量曲線で，この場合，吸気と呼気で曲線はほぼ同一の軌跡を示している。これに対して右（a）は生理的状態で得られる圧量曲線で，この場合は両曲線の軌跡は異なり，呼気時に曲線は左にずれる。この違いは，生理的状態では呼気時に肺胞が表面張力（内向き圧）により潰れようとするのに対してサーファクタント（外向き圧）がこれを防ぐ方向で働いて生じるもので，これをヒステレーシス（hysteresis）とよぶ。

図4-20は被験者を箱内に入れてボックス内圧を低下させて肺を受動的に拡張させ，TLCレベルから徐々に陰圧の程度を減らしたときの肺容量と口腔内圧の関係をプロットして作成した図である（実線）。

検査法の内容として**動肺コンプライアンス**（dynamic lung compliance：Cdyn）と**静肺コンプライアンス**（static lung compliance：Cst）とがあり，前者は換気中の，後者は呼吸運動を中断しながら得た圧・量関係である。換気力学の理解の参考のために，ボディボックスで検査できる後者について説明する。

静肺コンプライアンスの検査法：最大吸気位（TLCレベル）から小刻みに段階的に呼出し，各時点での気量位と胸腔内圧をプロットして作成するもので，図4-20の実線のような屈折する曲線が得られる（単位はL/cmH$_2$O）。ここで，圧は経肺圧（trans-pulmonary pressure），すなわち口腔内と胸腔内圧差（Pao − Ppl）として求める（胸腔内圧は食道バルーンで測定）。この傾斜は安静換気でのコンプライアンスを反映するが，「曲線」なので傾斜数値は呼吸レベルごとに異なり，コンプライアンス値は呼気曲線のFRCレベルにおける傾きで表現する。ΔV/ΔPの正常値は0.15〜0.3 L/cmH$_2$Oで，人工呼吸器での換気の際に与える10 L/cmH$_2$O程度の圧に比べて相当に低圧である。これは生理的状態では肺は胸腔内の陰圧により拡張することによる相違で，人工呼吸器管理の際には高い圧が加わって

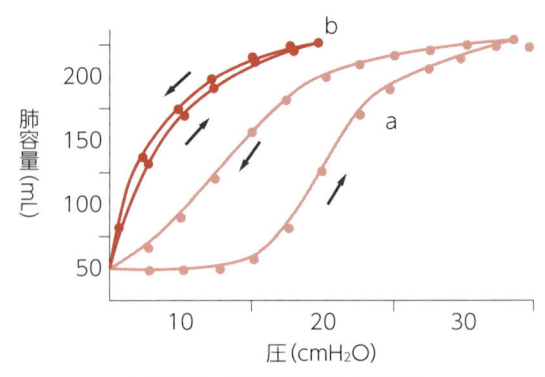

図4-19　摘出肺の圧−量曲線

摘出肺に空気あるいは生理食塩水を経気道的に出し入れして肺の容量と圧の関係をプロットした図で，上向き曲線は流入時，下向きのそれは除去時のものである。左側（サーファクタント欠如状態）では肺のコンプライアンスは右側の生理的状態の場合より大きく，かつ，両曲線が重なっている。後者では脱気（呼気）時の前半では吸気時より緩やかな軌跡をたどっており，呼気時に肺はゆっくり縮小する。

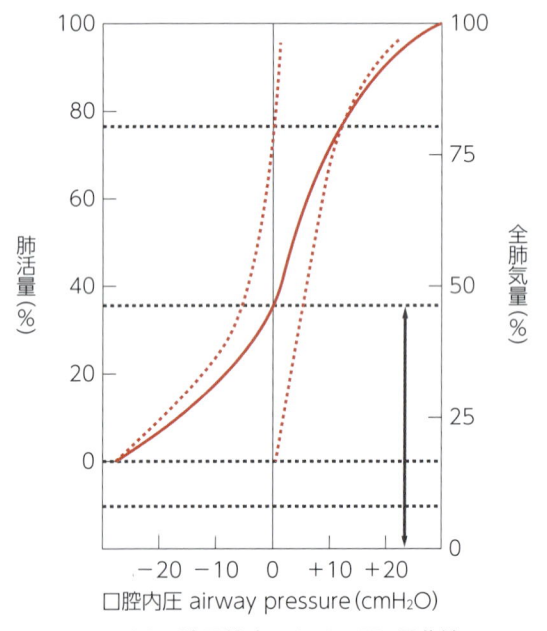

図4-20　除圧箱内における圧−量曲線

陰圧にした箱のなかで最大吸気位から呼出して口腔内圧と肺容量の関係をみた図。左の点線は胸郭の，右の点線は肺そのもののコンプライアンスを想定しており，呼吸器全体のそれ（実線）は両者の合成によるものであることを示す（縦の線分はFRC）。

（West JB. Mechanics of breathing. In: Respiratory physiology: the essentials, 8th ed. Baltimore: Williams & Wilkins, 2008; 95-122より改変引用）

おり肺損傷を来す危険性があることを示唆している。

　疾病肺における圧−量曲線：健常者と疾患の圧−量曲線を比較すると，肺気腫では肺が拡がりやすくなっているのを反映して曲線の傾きは急峻であり，一方，肺線維症では肺が硬くなっているので傾きは小さくなる（**図4-21**）。これを気量位との関係でみると，肺気腫では％TLCが大きくなりFRCレベルが高くなっているが，その結果，安静換気が高気量位で行われて呼吸運動に要するエネルギーが大きくなり効率が低下する（**図4-12**も参照）。

　ところで，コンプライアンスが大きいことは肺が加圧で膨らみやすいことを意味するが，肺気腫の際の急峻化は肺の構造破壊によるもので，それが換気（呼出）に有利に働くというわけではない。伸びきって膨らみやすい風船よりも，固く膨らみにくい風船のほうがより勢いよく縮むのと同類で，縮む弾力性が肺気腫では低下するので呼出が困難になるのである。

2 呼吸の制御と換気応答検査

ⓐ 呼吸の制御システム

　換気は，胸郭拡大にともなう胸腔内圧の陰圧化による肺の受動的拡張とそれに続く胸腔内陰圧低下にともなう肺自らの弾性収縮による縮みで行われる。このような肺の拡張・縮小の反復運動は延髄にある**呼吸中枢**からの指示に基づく自動的運動であるが，同時に呼吸は動脈血中の酸素分圧や二酸化炭素分圧の変化を感知する**化学受容体**（chemoreceptor）によるフィードバック系制御も受けている。**図4-22**に**呼吸調節システム**の構成を示す。求心回路には二つの化学受容体すなわち**頸動脈小体**（carotid body）と**大動脈小体**（aortic body）があり，とりわけ前者のPa_{O_2}に対する感受性の要素が大きく，検出された変動は神経伝達物質により呼吸中枢に伝えられる（軽度ながらPa_{CO_2}やpHに対する反応性もある）。一方，中枢の化学受容体は延髄のそれ（central chemoreceptor）で，髄液のPa_{CO_2}およびpH（H^+）の変動を検出し必要に応じて換気を増大させる。病的状態ではこの調節系に異常が

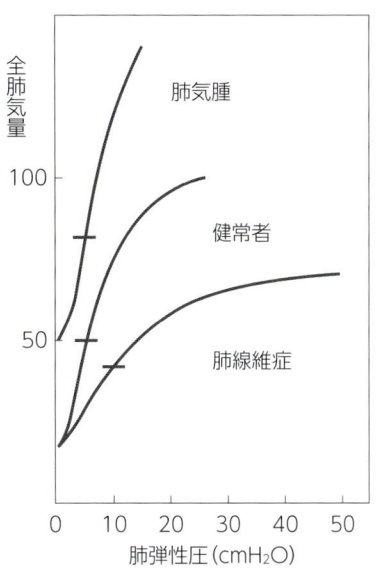

図4-21　疾患における圧−量曲線

肺気腫と肺線維症の圧−量曲線を健常者のそれと比較して示す。

（縦軸：％TLC，横軸：肺弾性圧，横線：FRC）

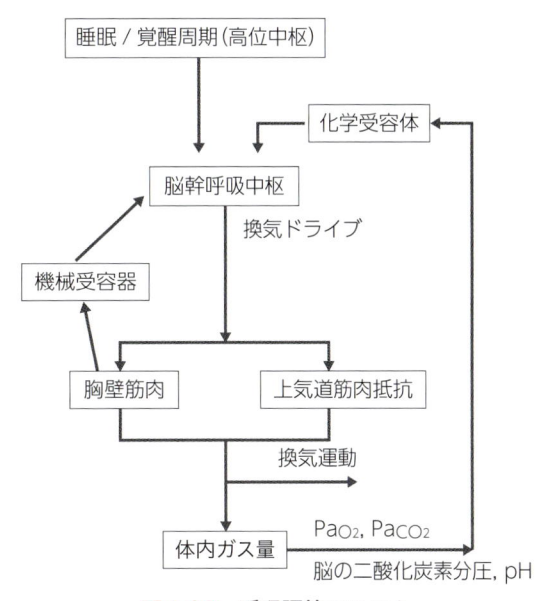

図4-22　呼吸調節システム

　呼吸は化学受容体と機械的受容体などを含むフィードバック系で制御されている。

　(Cherniack NS. Control of ventilation. In: Fishman AP, Elias JA, Fishman JA, et al, editors. Fishman's Pulmonary diseases and disorders, 4th ed. New York: McGraw-Hill, 2008: 161-72より改変引用)

起こり呼吸パターンの変調が生じる。

❺ 換気応答検査

呼吸調節システムの変調を調べる方法として，"低酸素刺激"あるいは"高二酸化炭素ガス刺激"を与えて呼吸調節系の機能を調べる検査がある。前者はもっぱら末梢化学受容器（頸動脈小体・大動脈小体）を介して，後者は延髄の中枢化学受容器を介して感知される。実用性に乏しい検査であるが，呼吸調節の観点から重要な内容を含んでいて原理的な理解が必要である。"低酸素刺激"と"高二酸化炭素ガス刺激"は，前者ではPaO_2が40 mmHg程度まで，後者では$PaCO_2$が検査前値より20 mmHg上昇する程度までの範囲で行う。高二酸化炭素血症では頭痛，発汗や血圧の上昇をみるもののさほどの危険性はなく，一方，低酸素血症はより危険性が高い。いずれの方法でも吸入気の酸素・二酸化炭素濃度（SaO_2；$PaCO_2$）に対する換気量（V_E）の変化の割合で評価する（L/min/% fall）。回帰直線の傾きが大きいほど反応が良好ということになる。

① 高二酸化炭素ガス換気応答

バッグ中の7%CO_2 + O_2混合気を数分間呼吸してPO_2, PCO_2や分時間気量（V_E）などを計測し，呼吸パターンを分析して換気応答の妥当性を評価する。換気量の変化が主な指標であるが，$P_{0.1}$とよばれる指標もあり，これは吸気の始めに吸気弁をひそかに100msec閉じてその間の口腔内圧の変動で呼吸中枢の出力を評価する。"息止め外力"に対抗する力（口腔内圧の変化）が大きければ健全と判断する。その際に，呼吸中枢などの指令のみならず，呼吸筋力の関与もあることに留意する。

② 低酸素換気応答

5〜10分間かけて徐々にPaO_2を40 mmHg程度にまで低下させ，これに対する応答を動脈血酸素飽和度/V_Eの関係などで評価する。両者の関係に直線性が認められれば反応は良好と判断できる。

③ 呼吸調節異常の原因病態

肺胞換気量増加："中枢性過換気"，"代謝性アシドーシス"や"過換気症候群"など。

肺胞換気量低下："呼吸筋の異常"，"神経筋接合部の異常"や"原発性肺胞換気異常"など。

3 換気・血流の不均等分布

前述のように外呼吸器官としての肺機能は，①「換気」，②「血流」と，③両者間での「ガス交換効率」の3要素で規定される。このうち③に関しては，肺胞・毛細血管間での"ガス移行効率"が拡散機能で評価されるが，その他の要素として換気・血流間の"**マッチング**"の問題があり，これを分析するために考案されたのが"換気血流比"（ventilation perfusion ratio：V/Q ratio）の概念で，その異常が**換気・血流比の不均等分布**である。この不均等性の両極端は"シャント"と"死腔"で，前者は血流の，後者は換気の「空回り」である。この間に種々の程度の不均等性があり，その増加は低酸素血症の原因として大きな割合を占める。これを直接的に調べる簡便な方法はなく，"換気・血流シンチグラフィ"などでその様子を垣間みることができる程度であるが，ガス交換障害の成り立ちを理解するうえで重要な概念である。

❷ 健常肺におけるV/Qの不均等性と疾患での増加

図4-23は肺底から肺尖への各部位での換気・血流量とその比率（V/Q比）をみたものである。換気量・血流量は両者ともに下肺に優位で上肺にいくにつれて低下するが，その減少率は血流量においてより顕著で，そのために換気-血流比は上肺でより大きくなる。この値は"0"から"∞"の間の値で，前者が**死腔**，後者が**シャント**である。下肺でのV/Q比は"1.0"前後で，このことはガス交換における下肺の重要性を示している。

図4-24は種々の高さの肺区域における肺胞のO_2-CO_2分圧を結ぶ曲線（**O_2-CO_2ダイアグラム**）を上図の各部位と対応させて示したものである。V/Q比は下肺から上肺までの間で種々の値をとっているが，各部位のPaO_2と$PaCO_2$の値をみると，下肺区域に比べて上肺区域でPaO_2がより高く，$PaCO_2$はより低い。ここで"理想点"であるO_2 100 mmHg，CO_2 40 mmHgの点は換気・血流の不均等性のない箇所で，この近傍で十分な換気があることが望ましいことになる。

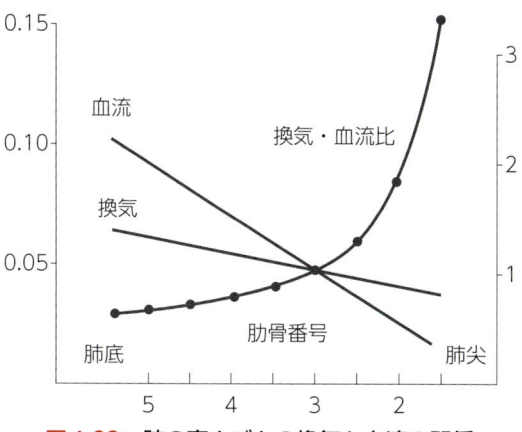

図4-23　肺の高さごとの換気と血流の関係

　健常者の立位状態における換気, 血流と換気/血流比を肺の高さ (肋骨番号で表示) に対応させてみたもの 〔左縦軸は肺容量に対する流量 (L/min/lung volume), 右縦軸はV/Q比〕。

　(West JB. Ventilation-perfusion relationship. In: Respiratory physiology: the essentials, 8th ed. Baltimore: Williams & Wilkins, 2008; 13-23より改変引用)

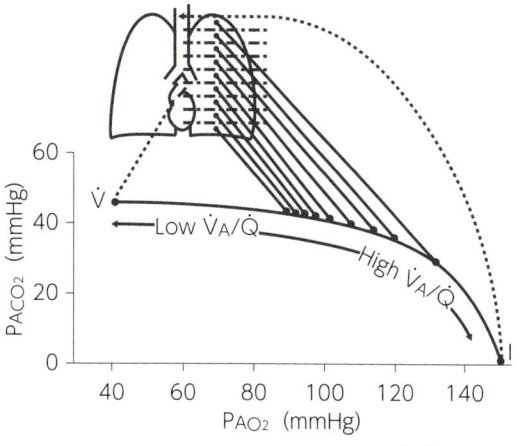

図4-24　O_2-CO_2ダイアグラムと$\dot{V}/\dot{Q}$比

　立位における種々の高さの肺各部位 (上図の9か所) に対応する部位の肺胞の酸素・二酸化炭素分圧。肺の高さにより肺胞気のO_2・CO_2は異なり, $\dot{V}/\dot{Q}$比の高い上肺では$O_2$130 mmHg, $CO_2$30 mmHg程度に対して$\dot{V}/\dot{Q}$比の低い肺底部ではそれぞれ85 mmHg, 42 mmHg程度である。

　(West JB. Ventilation-perfusion relationship. In: Respiratory physiology: the essentials, 8th ed. Baltimore: Williams & Wilkins, 2008; 13-23より改変引用)

　健常者の肺全体としての換気血流比は, 肺の各種部位における差異を反映しておよそ "0.8" である。

　先に, 肺気腫でクロージングボリュームが増加し, これが下肺における気道の早期閉鎖の反映であることを紹介したが, この所見は下肺におけるシャント血流部分(低ガス交換効率部分)の発生を示唆している。閉塞性換気障害の症例ではこのような低換気・血流比部分が増大し, これがガス交換障害の大きな要因になる。

4　睡眠時呼吸モニター

　睡眠時無呼吸症候群(sleep apnea syndrome：**SAS**) をはじめとする**睡眠時呼吸障害**(sleep disordered breathing：SDB)は日常生活に支障を来し社会的問題になっているが, その診断のために考案されたのが**ポリソムノグラフィー**(polysomnography：**PSG**)などの睡眠時呼吸モニター検査である。

　ポリソムノグラフィー：睡眠時における呼吸状態をはじめとして四肢・あご・胸壁・腹壁の運動や眼球運動(レム睡眠とノンレム睡眠), 体位・体動, および酸素飽和度や脳波・心電図, 血圧などをモニターする検査法である。睡眠中の異常呼吸とその起こり方およびこれにともなう低酸素血症の程度がわかるとともに, 不整脈や血圧変化などの循環系の異常の有無, さらに睡眠の深さや構築状況などについての詳細な情報が得られる。一泊二日で行う。

　かつては10秒以上の無呼吸(口・鼻の気流停止)が一晩に30回以上, あるいは1時間に無呼吸の回数(apnea index)が5回以上をSASと診断したが, 現在では, 換気量が50%以下に低下し, 酸素飽和度が3%低下する状態を低呼吸(hypopnea)と定義し, 1時間当たりの無呼吸・低呼吸の回数の和(apnea-hypopnea index：**AHI**)が5を超えるものをSASとする。SASの多くは肥満にともなう閉塞型無呼吸症候群(obstructive apnea syndrome：OSAS)であるが, わが国では1/3程度が非肥満者とされる。

　簡易型無呼吸モニター：家庭でも実施できる睡眠呼吸障害のスクリーニング検査法として考

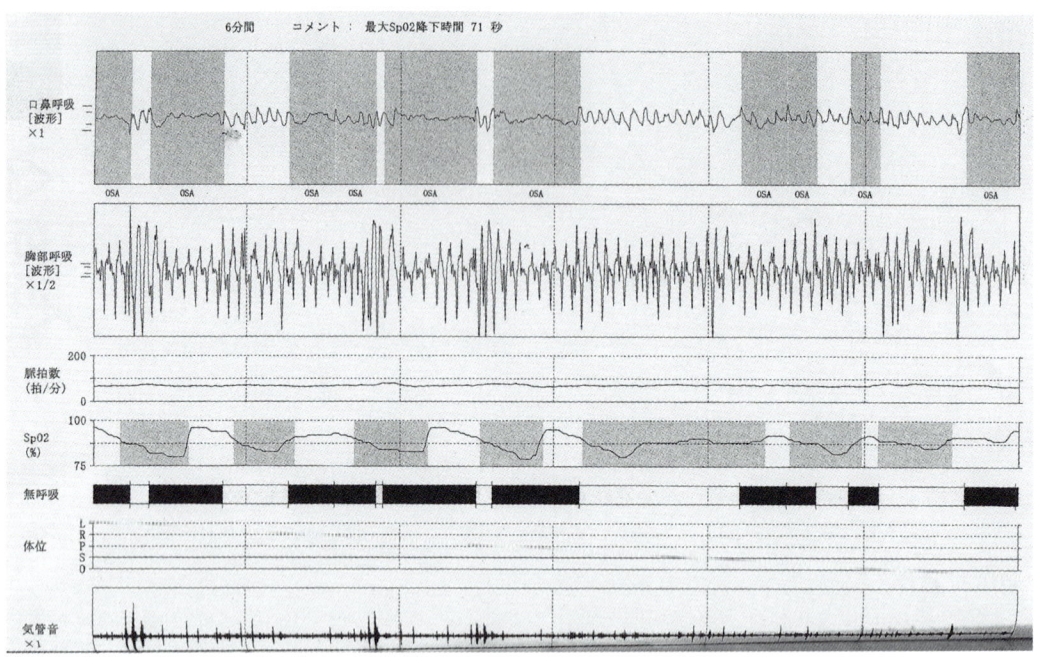

図4-25　簡易型無呼吸モニター

　日中の傾眠傾向で受診した37歳男性のPSG。上から口・鼻呼吸，胸部呼吸，脈拍数，酸素飽和度，無呼吸状態（白抜き部分），体位と気管音が記録されている。閉塞型無呼吸が頻発しており，その間に中枢型無呼吸が散発性にみられる。

案されたもので，脳波などの煩雑な検査を除いた簡易法である。代表的機種では，①「口・鼻気流」，②「酸素飽和度」，③「胸・腹部の呼吸運動」，④「心電図」，⑤「いびき音」を記録するが，この中で①〜③が診断の必須項目である。夜間の呼吸モニターとして機能はほぼ十分であるが，脳波や筋電図などが記録されないので睡眠状態を把握できないという限界があり，無呼吸状態が酸素飽和度の低下をともなっていることを確認する必要がある。本法で明らかな異常（たとえばAHIが30以上）を認めたときはPSGによる検討を行う。図4-25は簡易型で得られた各種所見で，呼吸状態が末梢動脈血酸素飽和度などとともに示されている。

4 動脈血ガス分析

　呼吸と代謝の状況は究極的に動脈血ガス分析（blood gas analysis：BGA）に反映される。BGAで評価する基本項目は"pH"，"Pa_{O_2}"，"Pa_{CO_2}"，"HCO_3^-"の4項目で，その代表的値は表4-5,4-6にみるとおりである（このうちpHはPa_{CO_2}とHCO_3^-により規定される）。以下に，各項について内容と検査法，および正常値と異常の発生機序などを解説する。

1 二酸化炭素

ⓐ CO_2の代謝

　先にみたように二酸化炭素は「内呼吸」でピルビン酸などが水と反応することにより産生され，肺はその除去器官である。酸素には後述するような組織毒性があるが，二酸化炭素は生体

表4-5　動脈血ガス分析

pH：7.40
Pa_{CO_2}：40 mmHg（年齢で不変）
Pa_{O_2}：100 mmHg（高齢で低下）
HCO_3^-：24.0 mEq/L

表4-6　血中二酸化炭素の運搬様式

血漿中の溶解CO_2
Hbなどとのカルバミノ複合体
血漿中のHCO_3^-（動脈血で約90%）

にとってやや"親和的"なので，その組織浸透性はより高く，血液-肺胞間における移行障害は起こりにくい。そこで，Pa_{CO_2}の上昇（CO_2の体内蓄積）はもっぱらCO_2の体外除去能の低下，すなわち，換気能低下によることになる。

血中においてCO_2は下記の反応で変化する。

$$CO_2 + H_2O \rightleftharpoons H_2CO_3 \rightleftharpoons H^+ + HCO_3^-$$

第1段階の反応〔CO_2の水和化（hydration）〕は，血漿中では極めてゆっくりしか進まないが，赤血球中では炭酸脱水素酵素（carbonic anhydrase）の働きで速やかに進む。第2段階は炭酸からの水素イオンの解離で，酵素なしで速やかに進行する。

ⓑ CO_2の運搬

血中でのCO_2運搬は上記の3形態，すなわち**溶解CO_2**，**重炭酸イオン**（HCO_3^-），および**カルバミノCO_2**（血漿タンパクやヘモグロビンとの結合物）の形で輸送され，そのなかで最も大きな比重を占めるのはHCO_3^-である。血液中でCO_2の溶解度は酸素のそれに比べて20倍と大きいので溶解型はCO_2運搬に一定の位置を占めるが，動脈血でのその割合は5%程度，静脈血では2倍程度にとどまる。カルバミノ化合物の全CO_2含量に占める割合は動脈血で5%程度，静脈血でも30%程度である（カルバミノ複合体の形成は酵素の助けなしに速やかに進み，相手方タンパクのなかで最も重要なのはHb中のグロビンである）。結局，CO_2輸送の主体をなすのは重炭酸塩の形によるもので，動脈血では90%程度，静脈血で60%程度を占める。

ⓒ Pa_{CO_2}はどのように決定されるか

血液中に存在する二酸化炭素の多くはHCO_3^-の形で存在するが，CO_2は組織浸透性が高いのでその分圧（Pa_{CO_2}）は基本的に換気量により決定される。吸気中濃度は無視できるほど低いので呼気中CO_2のほとんどは肺胞気由来と考えてよく，単位時間当たりの呼出CO_2量（$\dot{V}_{CO_2}$）は肺胞換気量（$\dot{V}_A$）とCO_2分画濃度の積になる。これをゴミの排出にたとえると，CO_2排出量は，ゴミ量×ゴミ収集の回数に対応することになる。

$$\dot{V}_{CO_2} = \dot{V}_A \times \%CO_2/100$$

これを肺胞換気量の側からみると

$$\dot{V}_A = \frac{\dot{V}_{CO_2} \times 100}{\% CO_2} \quad \text{すなわち}$$

$$\%CO_2 = \frac{\dot{V}_{CO_2} \times 100}{\dot{V}_A}$$

健常者では肺胞気P_{CO_2}は動脈血のそれにほぼ一致するので，

$$Pa_{CO_2} = \frac{\dot{V}_{CO_2}}{\dot{V}_A} \times K$$

となり，Pa_{CO_2}が肺胞換気量に依存していることがわかる（Kは常数）。単純化すると，二酸化炭素排出量（$\dot{V}_{CO_2}$）が一定のとき，換気量半減の低換気状態になるとPa_{CO_2}は通常の2倍の値（80 mmHg）に上昇し，逆に換気量が倍量の過換気状態になるとPa_{CO_2}は半分の値（20 mmHg）に低下することになる。このようにPa_{CO_2}が基本的に換気量により決定されて換気・血流比や拡散能の影響を受けないのを解離曲線の側からみてみよう。

ⓓ CO_2の解離曲線

血中の二酸化炭素の解離曲線（**図4-26**；含有量を分圧に対してプロットした図）をみると，酸素のそれ（下方の破線）が半S状を呈し生理的な状態におけるPa_{O_2}の範囲では傾斜の小さい曲線を描くのに対して傾斜は相当に急峻で，動脈血でみられる圧区域（40 mmHg前後）では直線に近い軌跡を描いている。このように圧・含量非の曲線が直線的でかつその傾斜が急峻であることと，気相・液相間での移行が障害を受けにくいことから，間質性肺炎などの場合のように肺末梢に広汎な病変があっても，そのために二酸化炭素の移行が障害されてPa_{CO_2}の上昇が起こることはない。CO_2の除去能はもっぱら換気量（$\dot{V}_A$）によっているのである。

ⓔ Pa_{CO_2}の異常とpHへの影響

Pa_{CO_2}の正常範囲は35〜45 mmHgである。これを超えた状態は高二酸化炭素血症で，上述のようにPa_{CO_2}の上昇は肺胞低換気によって起こ

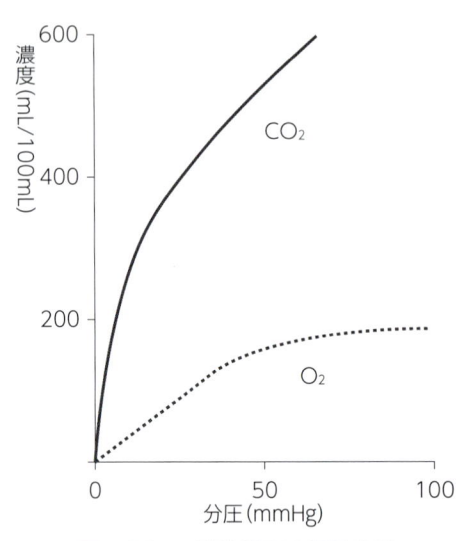

図4-26　二酸化炭素の解離曲線

二酸化炭素の解離曲線（実線）は酸素のそれ（点線）に比べてより急峻で直線的である。これは，二酸化炭素が血液内を主として重炭酸塩の形で輸送され，酸素の輸送の際におけるヘモグロビンとの結合のような複雑な因子が関与しないことによる。

（Hughes JMB. Gas exchange. In: Hughes JMB, Pride NB, editors. Lung function tests. Edinburgh: WB Saunders, 1999: 75-92より改変引用）

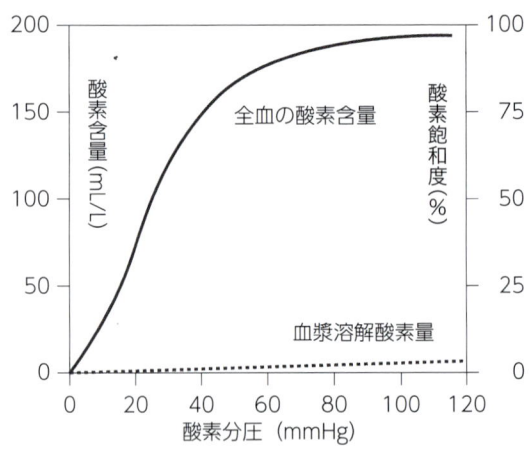

図4-27　酸素の解離曲線

酸素は主としてHbで輸送されるが，その結合はPa$_{O_2}$に影響され，60 mmHg以上の領域では飽和度は90％を超えなだらかな曲線を描き，それ以下の酸素分圧領域では飽和度は急峻に低下する。

（West JB. Gas transport by the blood. In: Respiratory physiology: the essentials, 8th ed. Baltimore: Williams & Wilkins, 2008; 75-93より改変引用）

る。一方，35 mmHg以下の低二酸化炭素血症は過換気症候群でみられる。後で述べるように，これらの状態では付随的にpHの異常（呼吸性アシドーシス，アルカローシス）が併発する。

2　動脈血の酸素とその異常

液体中のガスは分圧に依存して溶解し存在する（ヘンリーの法則）が，酸素には電子付与による過酸化物などの有害物質産生という組織毒性があり，これを避けるため血漿中にはごく微量しか溶解していない（図4-27）。それを補うため血液中では酸素の大部分はヘモグロビン（Hb）に結合して末梢組織に運ばれ，そこで濃度勾配に従って遊離し，内呼吸に消費されて含有量が低下する。酸素含量が減少した血液は静脈を経由して肺に戻り，そこでHbが肺胞から拡散した酸素と結合することで血液は再び動脈血化する。以下に，酸素・Hb間結合を反映する酸素の解離曲線の特徴を解説し，次いで低酸素血症を

来す病態について触れる。

ⓐ 酸素の飽和度と解離曲線

動脈血の酸素飽和度（Sa$_{O_2}$）は基本的にHbと酸素との結合状態を反映し，最大結合能に対する割合で示される。飽和度と含量はほぼ等価であるが，それらの分圧との関係は曲線的である。これは酸素の解離曲線で示され，この関係は二酸化炭素の場合と異なり半S字状を示す。すなわち，酸素分圧が60 mmHg（飽和度約90％）を超える領域で曲線は横ばいになっているが，一方，低圧部分ではその傾斜は急峻である。前者は肺での酸素の取り込みの際に肺胞気酸素分圧（PA$_{O_2}$）が若干低くても酸素取り込み量の減少が少なくて済むことを意味し，一方，後者は末梢組織でPa$_{O_2}$が若干程度低下していてもそれなりの酸素供給量を確保できることを意味している。目的論的にいうと，前者は酸素受給時に，後者はその供給時に好都合に働いているのである。このような酸素の肺における取り込みと組織における放出に有利な現象は，酸素輸送装置としてのHbの優秀さによるものである。

ここで酸素含量を酸素分圧との関係で具体的にみると以下のようになる。縦軸の酸素含量は

Hbの濃度と酸素飽和度によって決まり，1 gの Hbが完全に酸素で飽和するとその量は1.34 mL（あるいは1.39 mL）であることなどから，酸素含量は下式で計算される（SaO_2：酸素飽和度，0.0031：酸素の溶解係数）。

$$CaO_2 = 1.34 \times Hb濃度 \times SaO_2 + 0.0031 \times PaO_2$$

たとえば，Hb濃度を15 g/dL，酸素飽和度を97%とし溶解酸素を無視すると，酸素含量は約19.5 mL/dL（195 mL/L）と計算され，1Lの血液により200 mLに近い量の酸素が運ばれることになる。

酸素の解離曲線は体温，二酸化炭素分圧，pHの影響を受け，発熱，高二酸化炭素血症，アシドーシスで右方に偏位し，これらはHbが酸素を手放しやすい状態になることを意味する。上述のようにHbは二酸化炭素の輸送にも役割をはたしており，Hbの酸素化・脱酸素化は二酸化炭素の解離曲線と影響しあい，脱酸素化（末梢組織での還元Hb化）で上方への移動（CO_2含量の低下＝CO_2を放出しやすい）が，酸素化（肺胞での反応による酸化Hb化）で下方への移動（CO_2含量の低下＝CO_2を取り込みやすい）が起こる。一方，PCO_2はpHを介して酸素の飽和曲線に影響し，PCO_2が上昇すると解離曲線は右方へ移動する（酸素を放出しやすくなる）。これらはHaldane効果，Bohr効果とよばれ，それぞれに生体にとって合目的的な意義がある。

❻ 低酸素血症とその発生機序

PaO_2の正常値は実用的には80 mmHgで，これ以下を低酸素血症とし，60 mmHg以下を呼吸不全とする。低下の原因としては，上述の3要素，すなわち肺胞気の酸素分圧（PAO_2）低下，肺胞から毛細血管への拡散能の低下，および広義の換気・血流比の異常（究極がシャント）がある。なお，呼吸不全のうち二酸化炭素分圧が正常範囲にあるものがⅠ型，高二酸化炭素血症をともなうものがⅡ型呼吸不全である。

① 肺胞気酸素分圧の低下

供給源の酸素濃度（分圧）低下は必然的に PaO_2の低下をもたらす。吸入気酸素分圧（PAO_2）低下の原因としては，高地における大気圧低下

などの外部条件もあるが，臨床現場で問題になるものの多くは肺胞低換気にともなう $PaCO_2$上昇である。Ⅱ型呼吸不全では肺胞低換気による $PaCO_2$上昇があり，そのPaO_2低下への影響の有無を以下の計算式で検討する。1気圧（760 mmHg）の大気圧下では，吸入気酸素分圧（PIO_2）は以下の式で示される（47 mmHgは飽和水蒸気圧；FIO_2は吸入気酸素濃度）。

$$PIO_2 = (760 - 47) \times FIO_2$$

一方，PAO_2については全身から還流する混合静脈血から移行するCO_2の影響を勘案する必要があり，その成分は肺胞気式から概略値は以下のようになる。

$$PAO_2 = PIO_2 - PaCO_2/R \quad （Rは呼吸商）$$

呼吸商とFIO_2をそれぞれ"0.8"，"0.209"としてこれらを代入すると，

$$PAO_2 = (760 - 47) \times 0.209 - 40/0.8 \fallingdotseq 99$$

正常では肺毛細血管入口部での赤血球のPO_2は40 mmHg程度で，この状態の静脈血が100 mmHg以上の酸素分圧の肺胞気に接すると酸素は圧勾配に従って肺胞から血液側に移行してPaO_2は上昇する（図4-28）。ところが，$PaCO_2$が

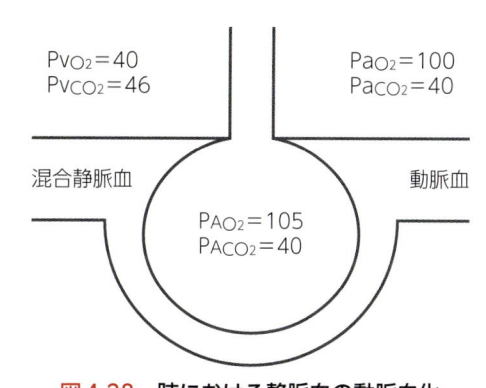

図中：
- $PvO_2 = 40$　$PvCO_2 = 46$
- $PaO_2 = 100$　$PaCO_2 = 40$
- 混合静脈血　動脈血
- $PAO_2 = 105$　$PACO_2 = 40$

図4-28　肺における静脈血の動脈血化

健常者では混合静脈血の酸素および二酸化炭素分圧（$PO_2 \cdot PCO_2$）はそれぞれ40 mmHg，46 mmHgであるが，これが肺胞気に接するとそれぞれ100 mmHg，40 mmHgとなる。これらの変化はガス分圧の勾配により起こる。この気相・液相間のガス輸送の異常が生じると，二酸化炭素はその影響を受けないが，酸素の移動は影響されて低酸素血症を来す（数値は記憶しやすい値を示す）。

80 mmHgの高二酸化炭素血症の状態になると，"$P_{AO_2} = (760 - 47) \times 0.209 - 80/0.8 \fallingdotseq 49$"となり，$Pa_{CO_2}$上昇の影響で肺胞気酸素分圧は約半分に低下して，低酸素血症を来すことになる。

拡散能の低下：肺胞気の酸素が赤血球中のHbと結合するまでには，肺胞・毛細血管膜を介する拡散と血清・血球における拡散の両者がある。

拡散能低下は単独で低酸素血症の大きな要因になることは少ないが，間質性肺炎などでは低酸素血症の一因になる。

換気血流比の異常：換気血流比（V/Q比）は臨床の場でこれを測定することはできないが，ガス交換効率を理解するうえで重要な概念である。V/Q比は"シャント"（V/Q比"0"の無効血流）と"死腔"（V/Q比"∞"の無効換気状態）の間のさまざまな値をとる。シャントについては，健常者でも2〜3%程度の生理的シャントがあるが，肺炎などで広範な領域で換気が障害されて低V/Q比の部分が出現し，著明な低酸素血症を来すことがある（これらの低血流部位で気道の収縮が誘発されて気流量が減少しV/Q比が戻る"復元機序"もある）。

② 肺胞気・動脈血間の酸素分圧較差

低酸素血症を来す上記各項のうち肺胞低換気以外の要素として"肺胞毛細管におけるガス交換障害"の状況を知るために考案されたのが両者間の酸素分圧較差（alveolar-arterial oxygen difference：A-a difference：$A\text{-}aDO_2$）を調べる方法である。これは，Pa_{CO_2}をもとにP_{AO_2}を算出してそのPa_{O_2}との差で両相間のガス移行の円滑さをみるものである。

$$A\text{-}aDO_2 = P_{AO_2} - Pa_{O_2}$$

ここで $P_{AO_2} = 150 - Pa_{CO_2}/0.8$ と近似計算してこれを代入すると，

$$A\text{-}aDO_2 = (150 - Pa_{CO_2}/0.8) - Pa_{O_2}$$

となる。健常者でも心拍出量の5%程度以下の量の生理的シャントがあるので肺胞気・動脈血間には若干程度のガス分圧差が存在するが，ガス交換障害が起こるとこの差異が拡大する。$A\text{-}aDO_2$の許容範囲は20 mmHgで，これを超え

るときに異常（ガス交換障害あり）とみなす。具体例を示すと，Pa_{CO_2}が40 mmHgのときにP_{AO_2}は"$150 - 40/0.8$"から100 mmHgと計算され，健常者のPa_{O_2}100 mmHgは肺胞気・動脈血間の較差が小さく，ガス交換効率がよい状態にあることがわかる。もしPa_{CO_2}が40 mmHgでPa_{O_2}が70 mmHgなら，P_{AO_2}は$150 - 40/0.8 = 100$（mmHg）で$A\text{-}aDO_2$は30 mmHg（$100 - 70$）となりガス交換障害が起こっていることがわかる。

③ シャント率

Pa_{O_2}低下の原因として血流シャントの関与が疑われるとき，下記の式で示されるシャント率の式でこれを評価することができる。

$$Q_S/Q_T = (C\bar{c}_{O_2} - Ca_{O_2}) / (C\bar{c}_{O_2} - C\bar{v}_{O_2})$$

ここでQ_S（quantum；shunt）とQ_T（total）はそれぞれシャント血流量と肺循環の総血流量で，$C\bar{c}_{O_2}$，Ca_{O_2}，$C\bar{v}_{O_2}$はそれぞれ肺毛細管終末（capillary），動脈血（arterial），混合静脈血（venous）の酸素含量である。この式は肺で取り込まれる酸素総量が肺循環血液量（Q_T）と毛細管終末の酸素量（$C\bar{c}_{O_2}$）の積（$Q_T \times Ca_{O_2}$）で表され，これがシャント血流の酸素含量（$Q_S \times C\bar{v}_{O_2}$）と非シャント血の酸素含量〔$(Q_T - Q_S) \times C\bar{c}_{O_2}$〕の和であることから導かれる。ここで$C\bar{c}_{O_2}$は$P_{AO_2}$を計算して求められ，$Ca_{O_2}$は$Pa_{O_2}$の値をもとに飽和度から算出され，$C\bar{v}_{O_2}$の混合静脈血の酸素分圧を得るには肺動脈カテーテル検査が必要になる（**図4-29**）。

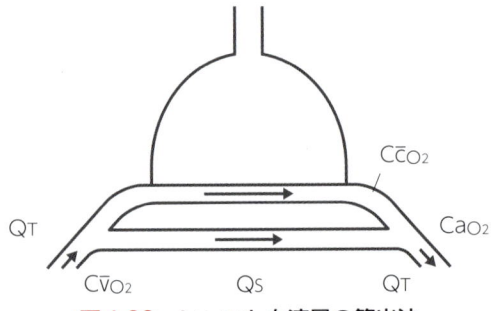

図4-29　シャント血流量の算出法

シャント率はシャント血流量の総血流量に占める割合で，この率は基本的に肺胞毛細血管の酸素含量（P_{AO_2}の反映）と動脈血酸素含量（Pa_{O_2}と同義）との差に基づいている。

一方，100%酸素を十分な時間（20分程度）吸入させて吸入気の窒素ガスを除いた状態でPa_{O_2}の上昇程度からシャント率を判断する方法もある。ここでは$P_{AO_2} = 760 - P_{ACO_2} - P_{AH_2O}$と表され，$Pa_{CO_2}$を40 mmHg（$P_{ACO_2}$：40/0.8=50 mmHg），$P_{AH_2O}$を47mmHgとすると$P_{AO_2}$はほぼ673 mmHgとなる。若干程度（数mmHg）の生理的シャントによる低下を勘案しても，この値より大幅にPa_{O_2}が低いときは"血流シャント"が関与しているものと判定できる。純酸素を一定時間吸入することの影響を考慮する必要があるが，シャントの有無をみるうえで有力な方法である。

④ 酸素飽和度

BGAのデータをみるとき酸素化の状態は基本的にPa_{O_2}で把握し，酸素飽和度は参考にする程度であるが，パルスオキシメーターでは飽和度のみが表示されるのでこれをもとに酸素分圧を推定することになる。両者の関係は**図4-27**にみたとおりで，健常者ではPa_{O_2}が95 mmHgのとき飽和度は97%程度である。95%以下は低値で，90%程度の場合はPa_{O_2}が60 mmHg以下の低酸素血症の状態とみなければならない。

● 酸塩基平衡の異常の発生機序

血液の水素イオン指数（pH）は基本的に血中のCO_2溶解とH_2CO_3（炭酸）の分解状態で決定される。これらの関係はHenderson-Hasselbalchの式で示され，以下の平衡状態に基づいている。

$$H_2CO_3 \rightleftharpoons H^+ + HCO_3^-$$

ここで炭酸の解離指数Kaは以下の式で示される。

$$Ka = \frac{[H^+] \times [HCO_3^-]}{[H_2CO_3]}$$

分母の炭酸濃度は溶解CO_2に依存するのでこれをもとに書き換えると

$$Ka = \frac{[H^+] \times [HCO_3^-]}{[CO_2]}$$

となり，対数を用いて変形すると

$$\log Ka = \log[H^+] + \log\frac{[HCO_3^-]}{[CO_2]}$$

$$pH = pKa + \log\frac{[HCO_3^-]}{[CO_2]}$$

ここで$[CO_2]$は$P_{CO_2} \times 0.03$に置き換えることができ，pKa（炭酸の解離指数）の6.1を代入すると，

$$pH = 6.1 + \log\frac{[HCO_3^-]}{P_{CO_2} \times 0.03}$$

となる。ここで，健常者のHCO_3^-として24（mmol/L）を，Pa_{CO_2}として40（mmHg）を与えると，

$$pH = 6.1 + \log\frac{24}{0.03 \times 40} = 6.1 + \log 20$$
$$= 6.1 + 1.3 = 7.4$$

血液の酸性度は重炭酸イオン（HCO_3^-）と二酸化炭素（CO_2）濃度に依存しており，対数内の比は"代謝性因子"と"呼吸性因子"の比率とみることができる。pHの正常範囲は7.35〜7.45で，7.35以下を酸血症（acidosis；アシドーシス），7.45以上をアルカリ血症（alkalosis；アルカローシス）とよぶ。それぞれに代謝性と呼吸性のもの，すなわち代謝性・呼吸性アシドーシスと代謝性・呼吸性アルカローシスがある。

たとえば急性の換気能低下でPa_{CO_2}が通常の2倍の値になると上記式の対数部分の中身は10になり，pHは6.1 + 1.0で7.1に低下する。ただし，高CO_2血症が持続する慢性期にはHCO_3^-の腎臓からの排泄が抑制されて血中値が増加してこれを補正するという側面もある。**表4-7**は急性酸-塩基平衡異常の起こり方の概略を示したもので，pHの異常は"呼吸性"ではPa_{CO_2}因子により，"代謝性"では重炭酸イオン（HCO_3^-）の

表4-7 急性の酸−塩基平衡異常の機序

	Pa_{CO_2}	HCO_3^-
呼吸性アシドーシス	↑	→
呼吸性アルカローシス	↓	→
代謝性アシドーシス	→	↓
代謝性アルカローシス	→	↑

異常によって起こり，呼吸性アシドーシスは高二酸化炭素血症により，呼吸性アルカローシスは過換気にともなう低二酸化炭素血症により起こることを示している。一方，代謝性アシドーシスは重症の糖尿病の際の代謝異常による"ケトアシドーシス"などでみられ，代謝性アルカローシスは低ナトリウム血症などにともなって起こる。

d 動脈血ガス諸因子の測定法

歴史的にみるとPaO_2と$PaCO_2$の測定には①化学法（Van Slyke-Nail法など），②ガラス電極法，③質量分析法（マススペクトメトリー：ガスの分子量を測定）の3法があり，現在，広く行われているのは②の方法である。以下に検査法の概要を示す[1]。

$PaCO_2$：ガラス電極内の電極計で検体のガス濃度に比例した電位を測定することによる。テフロン膜を透過したCO_2ガスがガラス管内の電極（Ag/AgCl）に接触して水素イオンが生成され，その量をもとに分圧を算出する。

PaO_2：ガラス電極（Clark管）により測定。ポリエチレン膜を透過して還元電極（Ag/AgCl陽電極とプラチナ陰電極）に達したO_2ガスが電子と反応して還元されると電流が発生し，その量をもとにガス量を算出する。

SaO_2（動脈血酸素飽和度）：Hbと酸素との結合能を示し，最大結合能に対する割合として求められる。分光分析で全Hb中の酸化Hbの割合でみる方法などもあるが，多くの自動血液ガス測定機では実測したPaO_2とpHをもとに算出する。後述の**パルスオキシメーター**は末梢の酸素飽和度を簡便にみる方法である。

pH：$PaCO_2$のときと同様にガラス電極で行う。CO_2ガスがスペーサー中の電解質と反応して生成する水素イオン（H^+）を測定することによる。正常値は7.35〜7.45。

HCO_3^-：$PaCO_2$とpHの値をもとに算出する。正常値は22〜26 mEq/L。

労作時息切れ（dyspnea on exertion：DOE）を訴える人のなかには安静時の動脈血ガス分析では異常がみられず運動負荷ではじめてこれが明らかになる人がある。また，運動順応性の評価はDOEの症例において日常生活の改善を図るうえでも重要である。検査方法としてエルゴメーターやトレッドミルを用いる心肺運動負荷検査のような本格的検査（cardiopulmonary exercise testing：CPX）と，6分間歩行（six-minute walk test：6MWT）のような簡易検査がある。臨床の場で行われるのはもっぱら後者であり，前者はスポーツ医学などの限られた分野で行われる検査であるが，運動時の（心）肺機能を理解するうえで重要である。

a CPX

呼吸数・心拍数などの基礎データとともに，分時換気量（$\dot{V}E$），経時的な動脈血ガス分析（BGA）などを調べる。運動負荷の方法としては負荷量を厳密に規定できる自転車エルゴメーターやトレッドミルを用い，呼気をダグラス・バッグに集め，自覚症状，呼吸数や心拍数などの身体所見，換気量や血液ガスを測定し，酸素摂取量などを計算してそれらの経時的な変化を図示する（**図4-30**）。主な項目の特徴は以下のとおりである。

酸素摂取量（$\dot{V}O_2$）：図にみるように健常者では運動時に直線的に増加し，その最大運動時量（$\dot{V}O_2max$）が運動能力の客観的な指標となる。

二酸化炭素排出量（$\dot{V}CO_2$）：$\dot{V}O_2$と同様に運動で直線的に増加し，ある時点以降で傾斜がより急峻になる。これが好気的解糖から嫌気的解糖に切り替わり乳酸の産生が起こる時点，すなわちanaerobic threshold（AT）で，動脈血のpHもこの時点から低下している。ATは運動能力の重要な指標であるが，労作時息切れの症例ではそこまで運動を続けるのは一般に困難とされる。

分時換気量（$\dot{V}E$）：肺胞換気量（$\dot{V}A$）＋死腔量

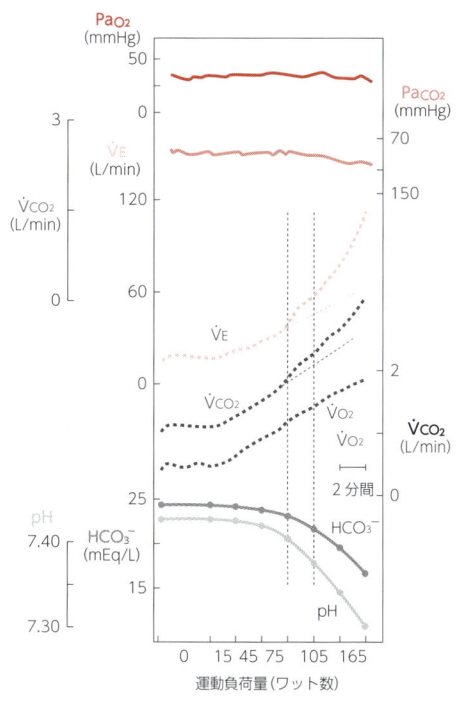

図4-30　運動負荷検査と各種パラメーター
　運動負荷時の換気量や血液ガス所見などの変化を経時的に追跡する。好気的解糖が終わる時点（AT）でpHの急激な下降が起こるが，症例でここまで検査するのは困難である。

（$\dot{V}_D$）で，運動負荷で$\dot{V}_{CO_2}$と同様の経過をとって上昇する。

　Pa_{O_2}・Pa_{CO_2}：健常者では運動負荷で前者が軽度に上昇し後者が若干低下するが，労作時息切れの症例ではいうまでもなくPa_{O_2}が低下する。

❺ 6分間歩行試験（6-minute walk test：6MWT）

　屋内の平らな場所をできるだけ早く6分間歩行し，息切れ症状の発現状況，歩行距離，および酸素飽和度の低下などをみる。簡便でわかりやすく有用な検査である。COPDでは歩行距離が短縮し，間質性肺炎では酸素飽和度の低下が起こりやすい。歩行距離の基準値の計算式がいくつか示されているが，実用的には70歳前後の健常者の約500 mが参考になり，200 m以下は自立困難な状態である。

　自覚症状による評価として，呼吸困難感を段階分類して自己表現をもとに評価する方法（Borg scale）がある。これは運動を負荷したときの疲労困憊度を20段階で評価する心理的尺度表で，「"非常にきつい"：19，"かなりきつい"：17，"きつい"：15，"ややきつい"：13，"楽である"：11，"かなり楽である"：9，"非常に楽である"：7，"安静時状態"：6」となっている。

6 パルスオキシメーター

　末梢動脈血の酸素飽和度（Sp_{O_2}）は動脈血酸素分圧（Pa_{O_2}）を反映し，これを非観血的に測定するパルスオキシメーターは臨床的に極めて有用である。酸素飽和度と酸素分圧の関係を代表値で示すと，100 mmHgで約97%，60 mmHgで約90%となる。85 mmHg程度以上で飽和度が95%になり，この領域での微妙な分圧の変化は飽和度ではわからない。

❶ 酸素飽和度とは

　血液中の酸素の大部分はヘモグロビン（Hb）に結合して体内を移動し，その結合状態の指標が酸素飽和度（O_2 saturation：Sa_{O_2}）である。Sa_{O_2}は下の式で示される。

$$Sa_{O_2} = (Hb \cdot O_2 + 溶解O_2) / (Hb \cdot O_2 + Hb)$$

　ここで溶解酸素の量は少ないので無視すると，全ヘモグロビンにおける酸化ヘモグロビンの割合が酸素飽和度の大部分を占めることになる。ここで，Sa_{O_2}の"a"は動脈血を意味し，末梢血の場合は"Sp_{O_2}"と表示する（"percutaneous"ないし"pulse"由来）。

❷ パルスオキシメーターの測定法

　酸素飽和度を測定するには酸化Hbと還元Hbを識別すればよく，これを両者の赤色光（660 nm）と赤外光（940 nm）の吸収度の違いを利用して測定するのがパルスオキシメーターである（図4-31，図4-32）。

　光源は発光ダイオードで，波長の異なる2つの光を一定周期で送り，受光部で透過光を測定して両波長の比をもとに飽和度を算出する。なお，ここで"パルス"とあるのは，"脈拍"を利用して組織中の動脈血のHbのみを反映する情報

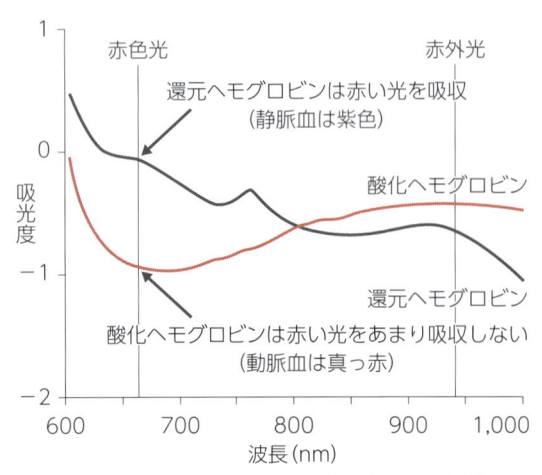

図4-31　酸化・還元ヘモグロビンの吸光性

ヘモグロビンは酸化と還元状態で赤色光と赤外線に対する吸光度が異なる。前者で吸光度はより低く，色覚的には赤く見える。

（宮本顕二，川村泰明．呼吸機能検査 6) パルスオキシメータ．呼吸 2011；30：37-45より改変引用）

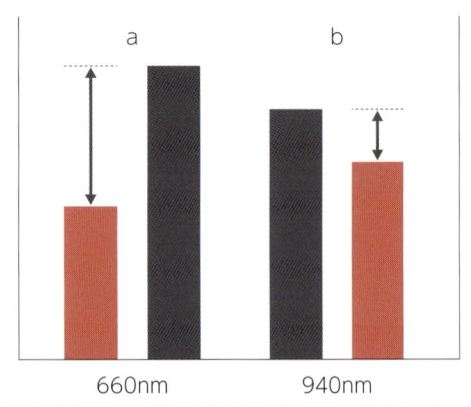

図4-32　2波長に対する両Hbの吸光度の差異

種々の飽和度における両波長光に対する吸光度の違いを記録しておき，実測データをこれに対比させて資料の飽和度を計算する。

を得ることによるものである（拍動しない静脈血や組織Hbに結合する酸素成分を除く）。拍動が減弱した末梢循環障害のある部位では使用できないし，マニキュアも透過性に影響するので不可である。なお，血液中のHbにはこの他にも微量の他のHb，すなわち一酸化炭素Hbとメ

トヘモグロビンがある。後者はごく微量にしか存在しないので（メトヘモグロビン血症を除いて）影響はないが，喫煙で一酸化炭素ヘモグロビンが増加するとその影響で飽和度が高く算出されることになる〔多波長の光を用いてこれを検出（除外）する機器も開発されているという〕。機種としては設置型，ハンドヘルド型，フィンガータイプがあり，乾電池で使用できるフィンガータイプが繁用される。

参考文献

1)　松田俊明，山本滋樹，井上博雄．呼吸機能検査 4)血液ガス．呼吸 2010；29：1088-95.

5 /// 胸部画像検査

1 X線画像

呼吸器疾患の診断では画像検査の果たす役割が極めて大きい。歴史的にみても肺は骨とともに早くからX線検査の対象になった臓器である。肺では基本的に“水”成分のX線吸収性をもつ各種病変が“空気”成分の肺胞・気道部分を背景にいわば影絵的に描出され，肺はX線検査の対象として好都合な臓器なのである。

胸部X線検査は歴史的にはまず平面写真（古い呼称；本書では“胸部X線写真”をあてる）に始まり，次いで任意の深さの断面像を示す断層写真（tomography）が考案され，さらに各区域のX線吸収度をもとにそれぞれの部位の画像をコンピュータで作図するコンピュータ断層写真（computed tomography：CT）が開発された。CTで肺の構造と病変が精細に描出されるようになり，画像検査の診断能力は飛躍的に向上した。現在ではCTが画像解析の中心であるが，画像診断の第一歩は胸部X線写真の読影なので，まずそこでみられる異常を概説し，次いでCT所見について触れる。

1 胸部X線写真でみられる異常所見

X線検査の一般的事項の詳細については画像検査の参考書に譲り，ここでは胸部異常影の概略を解説する。

胸部画像の読影では“過剰な異常所見”の指摘に意識が向かいがちであるが，同時に気道や血管など既存構造の“正常からのズレ”の有無を検討することも重要である。これらが本来的な位置・形状・走行し，不自然な左右差がないことを確認し，さらに肺以外の器官の**心臓**，**骨**や**軟部組織**などについても異常の有無をみる。心陰影については，その拡大は心不全を示唆し，肺気腫では逆に滴状心の傾向を示す。一方，肋骨の走行異常（水平化）から漏斗胸（鳩胸；funnel chest；pectus excavatum）などを指摘できる。

さらに，胸部の**透過性の左右差**から乳房切断術（mastectomy）後の状態を指摘できることがあり，また，軽度の気胸に気づくこともある。

以下に胸部X線写真でみられる代表的な異常所見を列挙し，そのスケッチを**図5-1**に示す。

濃厚影（consolidation）：濃厚な陰影が不特定の大きさに拡がる像。肺炎などの炎症性病変によるものが多いが，腫瘍でもみられる。大葉性肺炎では炎症性病変が肺葉のほぼ全域に拡がり，これを反映して均等影が一葉を埋めるような拡がりでみられる（**均等影**）。その際にしばしば内部に気管支透亮像（air bronchogram sign）がみられるが，これは広範囲の細胞に拡がる水濃度吸収度の病変を背景に含気が残る気道が影絵的に描出されてできる像である。これに対して気管支肺炎では濃厚影がまだらに拡がる像（**不均等影**）がみられる。一方，無気肺は虚脱肺が濃厚影を呈し，各区域・各肺葉についてそれぞれ独特の形状を示す。

すりガラス影（ground glass opacity：GGO）：血管陰影などの既存構造が透見できる程度の淡い陰影で，通常，辺縁不整に拡がる。感染症や過敏性肺炎などでみられ，前者では局所性に後者では広範な拡がりを呈する。

結節影（nodule）：3 mm以上の大きさの円形陰影。読影の際には内部濃度とともに辺縁の所見などにも注意する。孤立性と多発性のものがあり，前者の場合，腫瘍によるものでは内部が均一で辺縁は不整のことが多く，しばしば胸膜からの引き込み像（indentation）をともなう。炎症性疾患では，肉芽腫を形成する結核などが孤立性（および多発性）結節影を呈することがある。多発結節影は転移性肺癌によるものが多く，その場合，病変は広範に拡がり，下肺優位である。クリプトコッカス症やヒストプラズマ症などの感染症による多発結節影もある。さらに，珪肺症では高濃度で大小様々な大きさの結節影が多数みられ，ときに石灰化した肺門リンパ節腫大をともなう。

多発粒状影（micronodular pattern）：径1〜

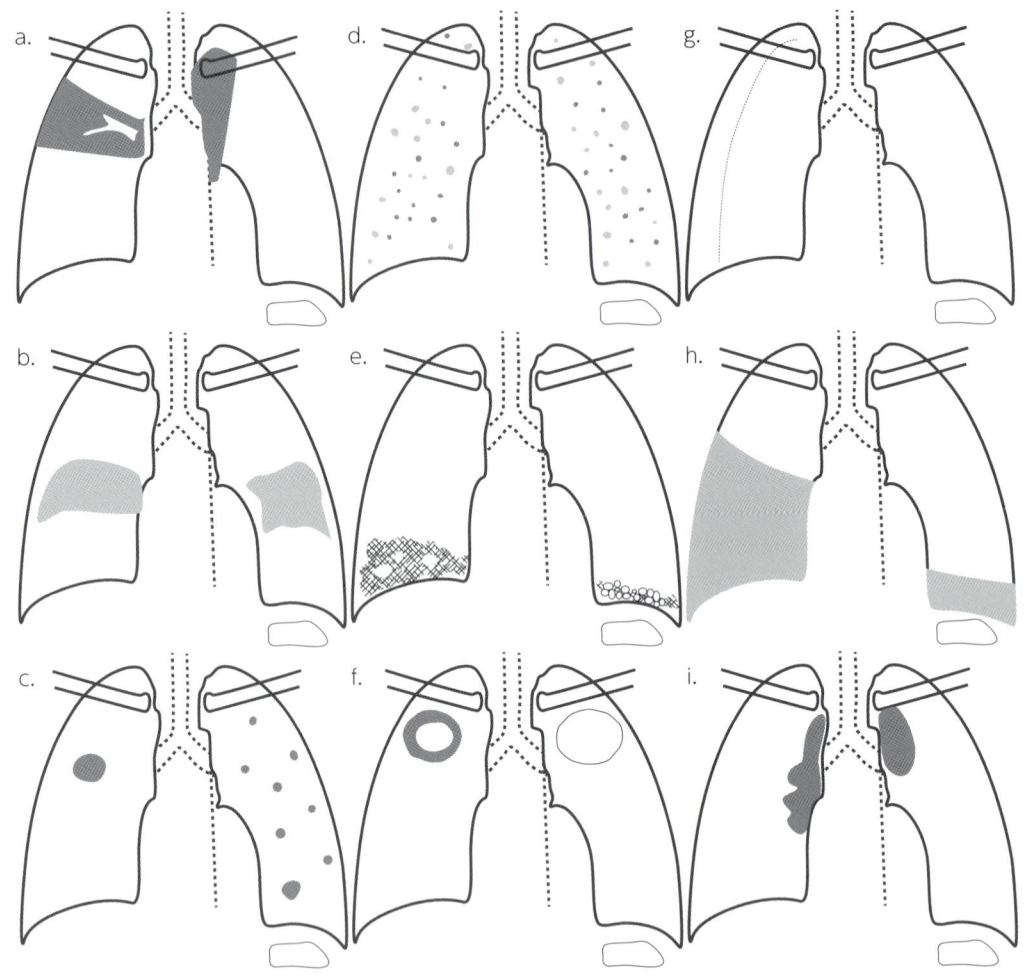

図 5-1　胸部 X 線写真でみられる画像パターンの概略

　胸部平面写真でみられる基本的な異常画像をシェーマ的に示す。

　a．濃厚影：肺の既存構造が認識できなくなる程度の濃厚な陰影で，様々な拡がりを示す。肺炎などの炎症性病変によるものが多く，大葉性肺炎ではしばしば内部の気管支透亮像をともなう。好酸球性肺炎ではまだらな形状で拡がり，細気管支肺胞上皮癌や悪性リンパ腫のような腫瘍にともなうものもある。一方，無気肺（図の左肺の陰影）ではそれぞれの部位（右上・中・下葉；左上・下葉）で特有の形状の均等な濃厚影がみられる。

　b．すりガラス影：肺の既存構造を透見できる程度の淡い陰影。マイコプラズマ肺炎や過敏性肺炎などでみられる。病変は，前者では気道に沿った局所的な拡がりを，後者では全肺野の広範な拡がりを示す。

　c．結節影：3 mm 以上の大きさの円形陰影。孤立結節影（図の右肺）は悪性および良性腫瘍によるものが多いが，結核などの肉芽腫を形成する炎症性疾患によるものもあり，その場合は内部に石灰化を，周囲に複数の小粒状影（随伴陰影）をともなうことが多い。多発結節影（図の左肺）は転移性肺癌によるものが多いが，珪肺などのじん肺症によるものなどもある。

　d．多発粒状影：粒状影（1〜3 mm 程度大）が多発性にみられるもの。粟粒結核が代表的な疾患で，その場合, 極めて微細で見逃されるおそれのあるものから明瞭なものまで種々の濃度段階がある。まれにサルコイドーシスによるものもある。悪性腫瘍の肺内転移ではより大きな結節影のことが多い。

　e．網・顆粒状影：小粒状影や網状影が入り交じって広範にみられるもの。CT で分布や性状がより明確になる。末梢の多発輪状影（蜂巣肺）は特発性間質性肺炎や石綿肺などでみられる。

　f．空洞影（右肺）：内部が透亮で壁の厚い円形陰影。結核などの感染症によるもが多いが，扁平上皮癌などの腫瘍や多発血管炎性肉芽腫症（ウェゲナー肉芽腫症）によるものもある。輪状影（左肺）：薄壁の輪状影で，囊胞（ブラ）によるものが多い。気胸との鑑別に注意する。ランゲルハンス細胞組織球症などでは多発性の小輪状影と小結節影が混在してみられるが，X 線写真では肺野の透過性亢進を認める程度で詳細な分析は CT による。

　g．気胸：ブラが破れることなどによって肺が縮小して胸壁との間にガスが貯留する状態。病側の透過性亢進とともに虚脱肺の外縁を示す弧状の陰影がみられるが，軽症の場合にはわかりにくい。

h. 胸水：均等な濃厚影という意味ではa. と同一であるが，肺外の病変という意味で別に掲げる（右肺側）。ここに示すような大量胸水の場合は横隔膜のシルエットが消失する。一方，初期の場合は左肺側に示すように淡い陰影が胃胞との間に介在し，横隔膜面は水平化する。

i. 縦隔・肺門リンパ節腫大（右肺）：サルコイドーシスで多くみられ，この場合は一般に両側性腫大である。その他にリンパ節結核や悪性リンパ腫によるものがある。縦隔腫瘍（左縦隔）：縦隔の種々の部位にさまざまの程度の腫瘤影を呈する。胸腺腫などの縦隔腫瘍によるものが多い。

3 mm程度の粒状影が極めて多数みられるもの。悪性腫瘍の血行性転移や粟粒（播種型）結核などの感染症によるもの，および珪肺などのじん肺によるものなどがある。

びまん性輪状・網状影（reticular pattern）：小さな輪状・網状影が広範囲にみられるもの。特発性間質性肺炎や石綿肺では胸膜直下に多数の小さな輪状影を呈し**蜂巣肺**とよばれる。

空洞影・嚢胞影（cavity, cyst）：空洞は一定程度の厚さの壁を有し内部が透亮な円形陰影。結節性病変の内部が崩壊してできるものが多く，結核などの炎症性病変や腫瘍によるものがある。嚢胞は薄壁で内部が透亮な円形陰影で，大きさはさまざまである。ブラによるものが多い。

透過性亢進（hyperlucency）：X線透過性が亢進して黒くみえる状態。肺気腫がその代表で，その場合は肺の血管影が目立たなくなり，肺の過膨張をともなう。一方，気胸や乳房切断術でも透過性亢進を呈する。前者は虚脱肺の外側の胸腔内ガスによるものであり，後者は胸郭外の軟部組織の減少によるものである。

構造の形状の異常・偏位：気道や血管影の拡大・縮小・欠如や走行異常など。気道や血管の異常で起こる。

肺外の異常所見：胸水，胸膜腫瘍，肺門・縦隔リンパ節腫大や縦隔腫瘍などによるさまざまな所見がある。

ⓐ 読影で用いられる"サイン"

① 一般的な"サイン"

胸部X線写真の読影で用いられる"サイン（所見）"としては多数のものがあるが，汎用性の高いサインとして**シルエット・サインとエア・ブロンコグラム**がある（**図5-2**）。

シルエット・サイン（silhouette sign）：病変によって心臓や横隔膜，大動脈の辺縁の線が消失するもので，病変がこれらの臓器・組織に接して連続的に存在することを意味する。病変と既存組織との間でX線吸収度が同程度のときお互いの間の境界線が消失することによる。

エア・ブロンコグラム（air bronchogram

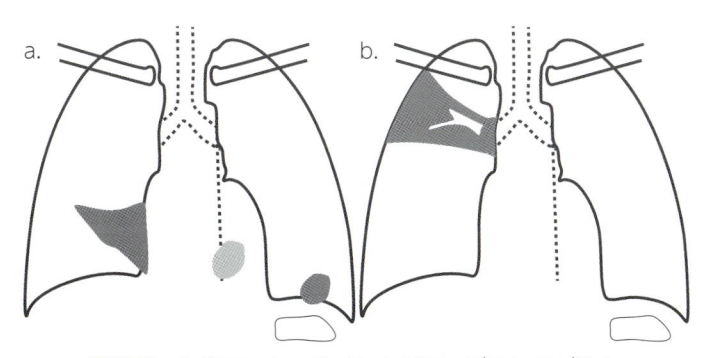

図5-2　シルエット・サインとエア・ブロンコグラム

ともに胸部X線写真の読影の際に極めて有用な所見である。

a. シルエット・サイン：右肺では心臓右縁の輪郭が部分的にみえなくなっており，濃厚影を反映する病変が心臓と接する右中葉のものであることがわかる。一方，左肺では結節影のために横隔膜の一部輪郭が消失しており，病変が下葉前方区域のものであることを示している。

b. エア・ブロンコグラム：濃厚影の内部に気管支の透亮像がみられるもの。肺胞の滲出性病変によるものが多いが，クリプトコッカス症，器質化肺炎のような炎症性疾患や悪性リンパ腫などの腫瘍性病変でみられることもある。

sign)：通常はみえない気管支が，濃厚影の内部に透亮な気管支樹としてみられるもの。肺胞性病変を示唆し，大葉性肺炎，肺水腫などでみられる。肺炎などの炎症性疾患によることが多いが，細気管支肺胞上皮癌などの腫瘍性病変でもみられる。

② その他の"サイン"

メニスカス・サイン（アスペルギローマ），ウェスターマーク・サイン（肺塞栓），ハンプトン・ハンプ・サイン（肺梗塞にともなう肺胞出血）などのサインや"Kerley B line"（肺水腫）などの所見がある（**図5-3**）。また，後述するCTでみられる所見として，"tree-in-bud appearance"（結核など），"comet tail sign"（円形無気肺），"crazy paving pattern"（肺胞蛋白症）などがある。

参考までに胸部X線写真を撮影するためのX線管の構造を**図5-4**に示す。X線は熱電子を陽極に衝突させることで発生する。

2 胸部CTでみられる所見

CTは，対象臓器を数mm径前後の立方型の区域に細分し，それぞれの部分のX線吸収性に基づいて画像をつくる検査法である。横断面が元来の呈示像であるが，得られたデータをもとに縦断面などその他の断面像をつくることもできる。

CTはもともとコントラスト分解能（濃度差検出能）に優れていたが，近年，空間分解能も改善され，肺病変の部位・性状・拡がりが詳細に描出されるようになった。通常は10 mm四方の立体区域の吸収度をもとに作像する（conventional CT）が，高分解能CT（high resolution CT：HRCT）では1〜2 mm程度のスライス幅で肺のルーペ像に近いほどの精細な像をつくる（空間分解能の改善）。

CTではX線吸収性をCT値（Hounsfield unit：HU）で表し，水のそれを0 HU，空気のそれを−1,000 HUと定義する。X線吸収性の高い骨（カルシウム）のCT値は1,000 HU程度で，骨と空気間の吸収度差，すなわちプラス・マイナス1,000 HU間の差異に基づいて像がつくられていることになる。ちなみに，HUはCTを考案した

Godfrey N. Hounsfieldに因んで命名された単位である。

画像の表示法としては肺条件と軟部条件の二つがあり，前者は−50 HU前後レベルを中心に，後者は50 HU前後のレベルを中心に表示する。

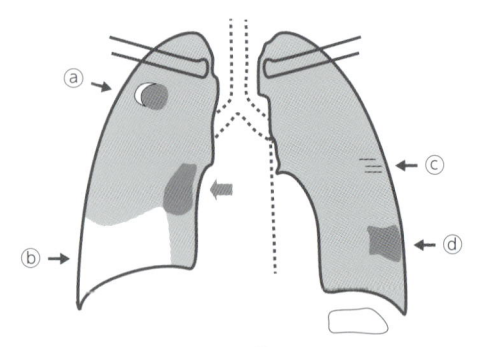

図5-3　その他のサイン

a. air-crescent sign：空洞内の三日月様の透亮像で，アスペルギルスの菌球と空洞壁との間隙を反映する所見。新月に似るのでmeniscus signともいう。

b. Westermark's sign：肺塞栓により血管影が乏しくなって当該部位の透過性が亢進した状態。中枢血管が拡張・途絶して"拳状"になる（knuckle sign ⬅）。

c. Kerley B line：肺末梢外側の横走する細くて短い線。小葉間間質の肥厚を反映する所見で，肺水腫などでみられる。

d. Hampton's hump sign：肺胞出血などによる末梢肺の楔型の濃厚影。

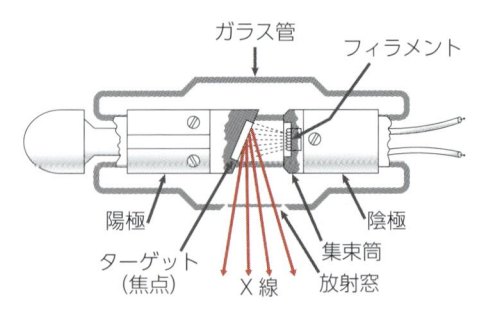

図5-4　エックス線管の構造

X線は電磁波の一種で，高温に熱したフィラメントから熱電子を発生させ，これを高電圧で加速して金属ターゲット（陽極）に衝突させることによって発生させる。X線管は，熱電子2極管の構造をもつ真空管の一種で，W. D. Coolidgeが実用化したことからクーリッジ管ともよばれる。発生するX線のエネルギースペクトルには連続スペクトルとターゲット金属に特有の線スペクトル（特性X線）とがある。現在の高圧撮影では150 kV程度の電圧を用いる。

（有水昇・高島力，編．標準放射線医学（第4版）．東京：医学書院，1992より改変引用）

肺条件の画像は肺内病変を描出するためのもので，感度を上げコントラストを下げた表示法である。これに対して軟部条件画像は縦隔や胸壁などに存在するX線吸収性のより高い対象を検出するためのもので，感度を下げてコントラストを上げた表示法である。（図5-5）。この両者で上肺から下肺にかけてそれぞれ20数コマ程度の画像を表示する。

3 胸部CTでみられる異常所見

以下に胸部CTでみられる異常所見について例を示しながら解説する（図5-6〜5-12）。CT所見は胸部X線写真の所見とおおむね重なるが，すりガラス影などでは両者間で所見の記載が微妙に異なることがある。

● 胸膜の異常

胸水貯留や腫瘤性病変などさまざまな所見があるが，ここでは胸膜プラークと胸膜中皮腫を示す（図5-13）。

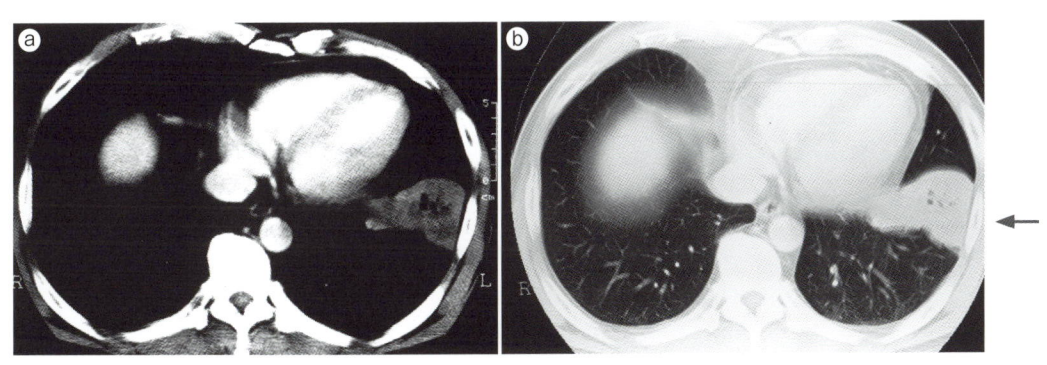

図5-5 軟部条件と肺条件のCT

左下葉外側区域の肺癌を軟部組織条件（a）と肺の条件（b）で示したもの（←部が腫瘍）。

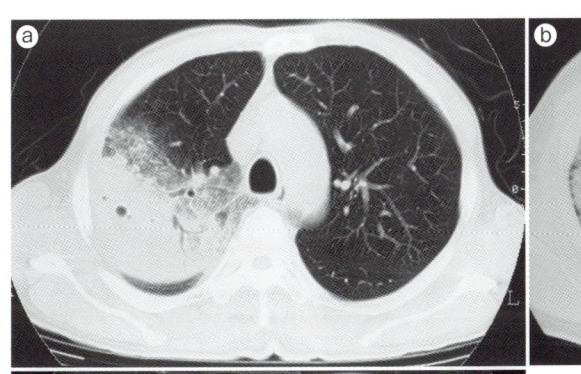
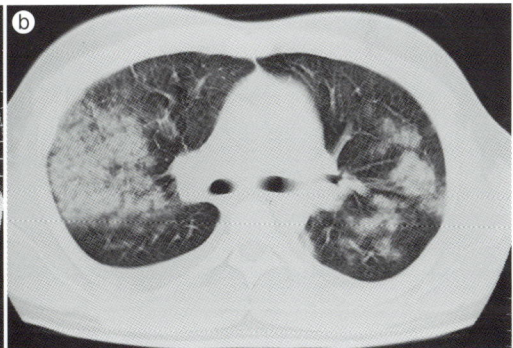
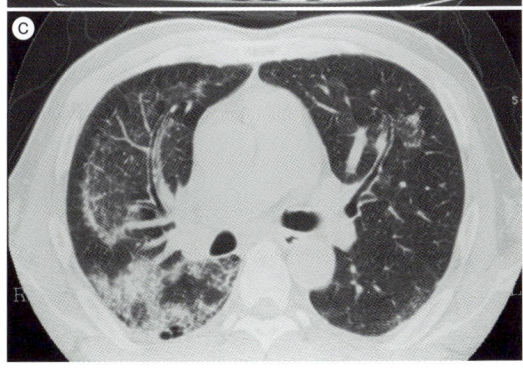

図5-6 濃厚影

a. 細菌性肺炎，b. 急性好酸球性肺炎，c. 慢性好酸球性肺炎。

a. はエアブロンコグラムをともなうほぼ均等な陰影であるが，b. やc. にみるようにまだらに斑状影が拡がるものもある。

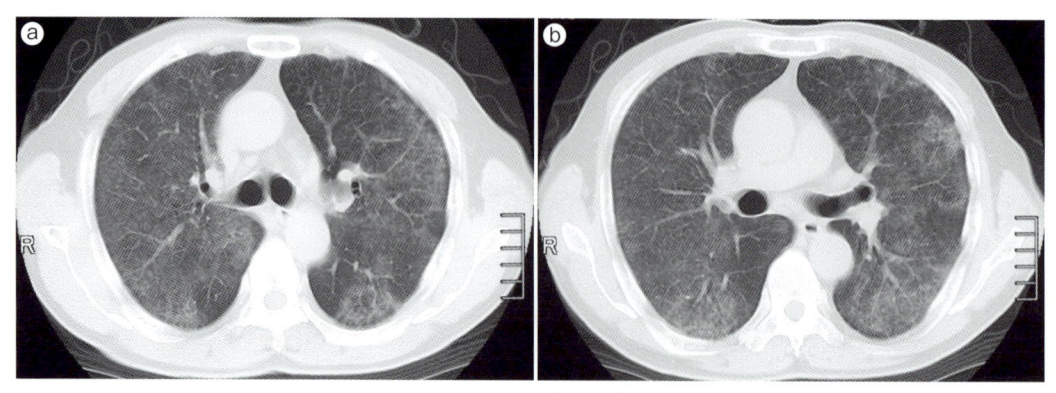

図5-7 すりガラス陰影

鳥飼病の上・中肺のCT。小粒状影が極めて密に拡がっているようにも見えるが，全体としては淡いベール状の陰影で，既存の血管陰影などの構造を透見できる。*

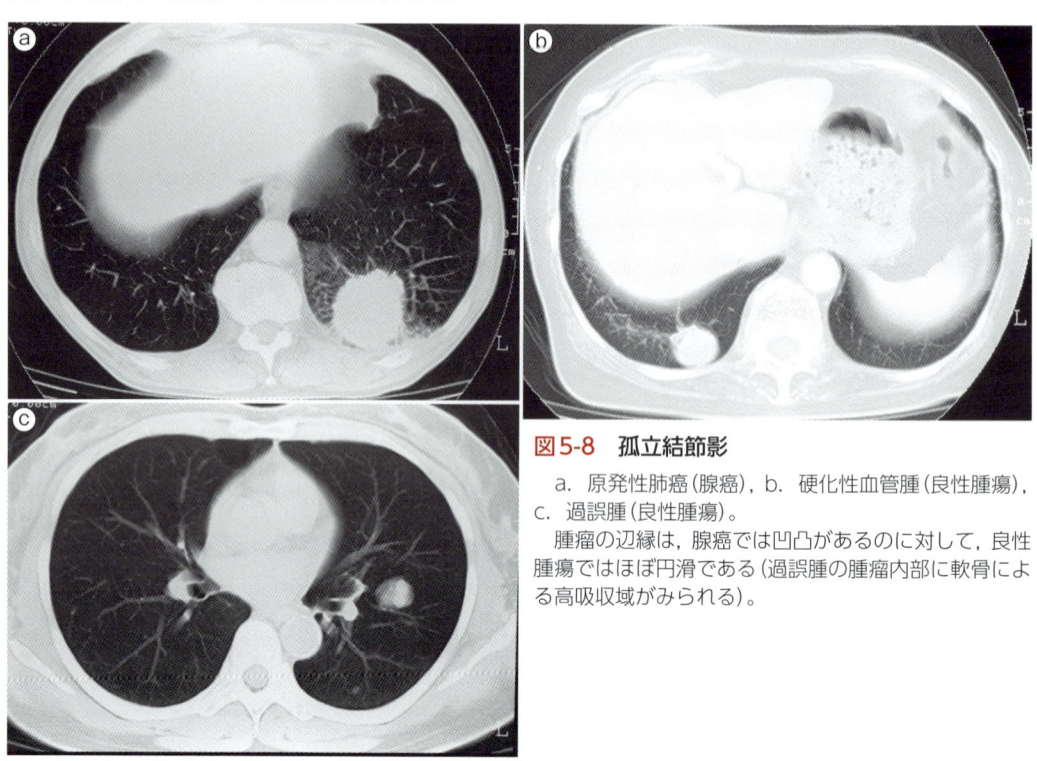

図5-8 孤立結節影

a. 原発性肺癌（腺癌），b. 硬化性血管腫（良性腫瘍），c. 過誤腫（良性腫瘍）。

腫瘤の辺縁は，腺癌では凹凸があるのに対して，良性腫瘍ではほぼ円滑である（過誤腫の腫瘤内部に軟骨による高吸収域がみられる）。

---

* すりガラス影の対照的な所見としてモザイクパターンがある。これは，血流の減少・途絶のために当該区域のX線吸収度が低下して（mosaic perfusion；透過性亢進）黒っぽくみえるものである。

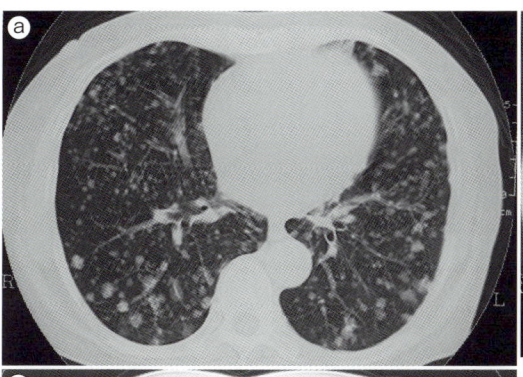

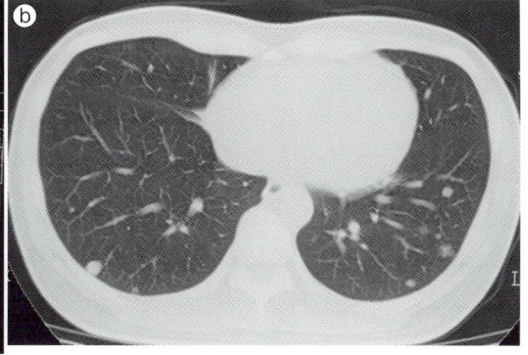

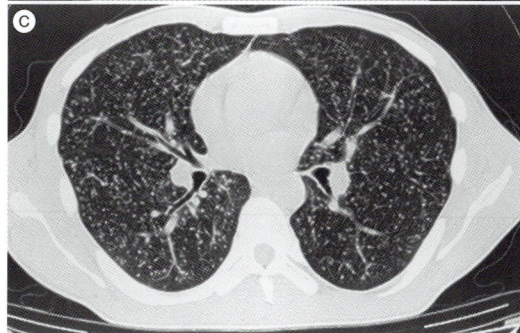

図5-9　多発結節影と多発粒状影

　a．転移性肺癌（腺癌），b．類上皮性血管内皮腫，c．播種型結核（粟粒結核）。

　多発結節影（a，b）は腫瘍によるものが多く，多発粒状影（c）は結核などの炎症性疾患や珪肺などのじん肺症でみられる。

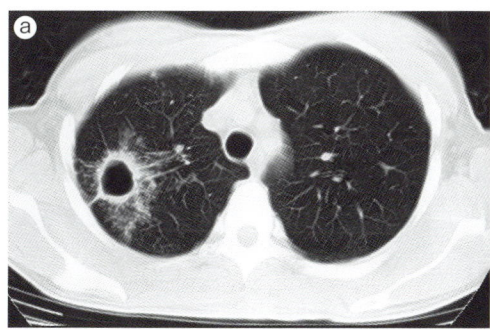

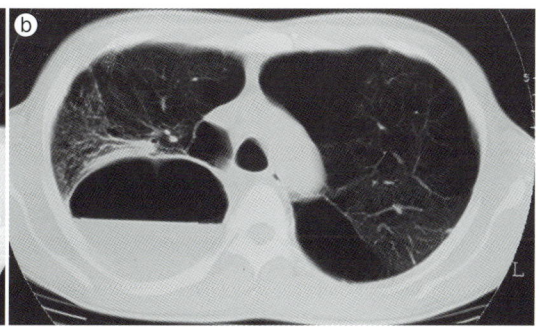

図5-10　空洞影と輪状（囊胞）影

　a．空洞影（肺結核），b．囊胞影（多発性囊胞；滲出液によるニボー形成をともなっている）

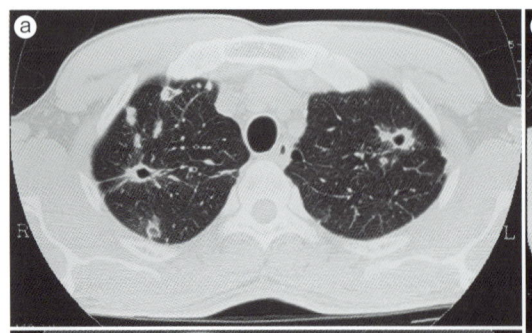
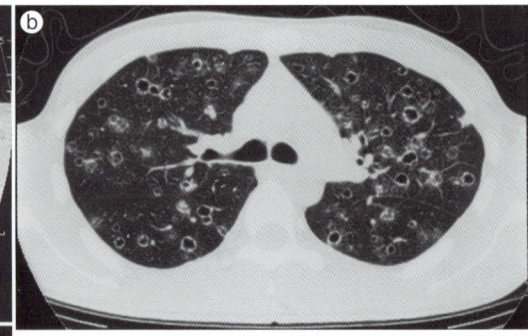
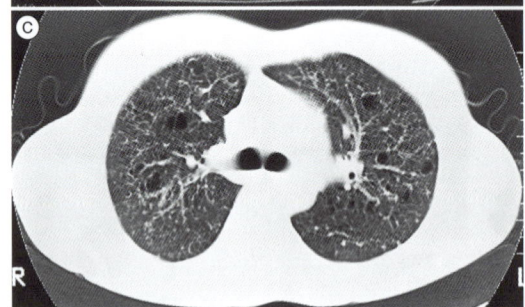

図5-11　多発空洞影と多発輪状影

a．複数の空洞影が結節影と混在してみられる (*M. kansasii*症)。

b．多発輪状影 (ランゲルハンス細胞組織球症)：ほぼ大きさの揃った壁の薄い多数の輪状影が気道と無関係に分布している。

c．肺の構造を背景に極めて壁の薄い囊胞影が多数みられる〔リンパ脈管筋腫症 (LAM)；群馬大学症例〕。

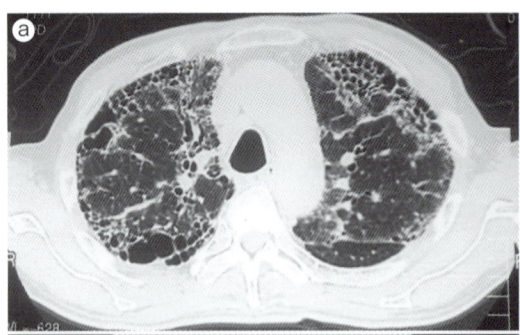
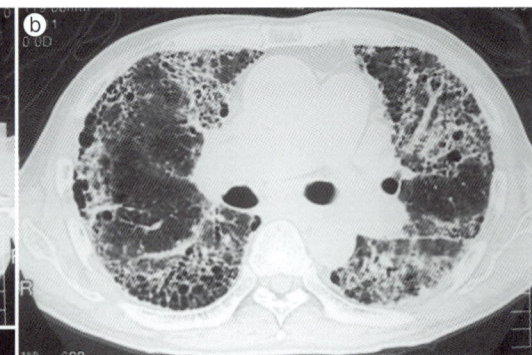
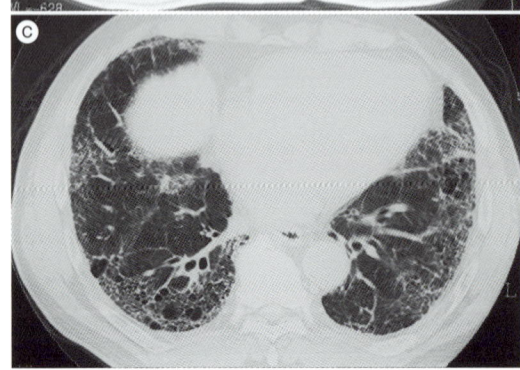

図5-12　網状・輪状影

a，b．上・中肺の末梢部および気道に沿う部位に網状・輪状影を認める。輪状影は集合して蜂巣肺の所見を呈している部位もある (石綿肺)。

c．下肺の胸膜直下に優位の蜂巣肺 (特発性間質性肺炎)。

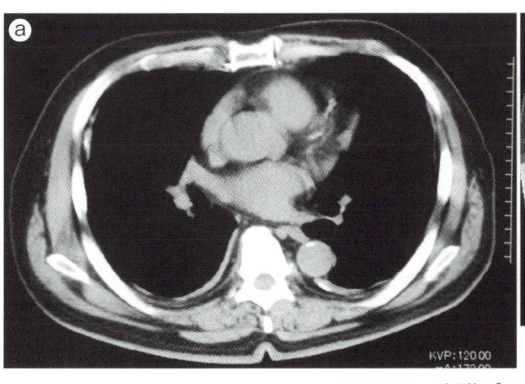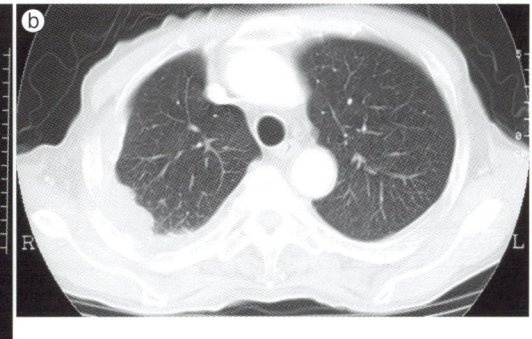

図5-13　胸膜プラークと胸膜中皮腫

a. 石灰化をともなう胸膜プラークと，b. 胸膜中皮腫。
いずれも石綿曝露にともなって起こる。

2 / シンチグラフィ（核医学検査）

　微量の放射性同位元素（radioisotope：RI）を標識物（トレーサー）として体内に注入し，一定時間後にこれを検出して画像をつくる検査法で，検査をシンチグラフィ，得られた図をシンチグラムとよぶ。内容としては，換気と血流の状態を調べるための換気・血流シンチグラフィと，腫瘍や炎症性病変を調べるためのガリウムおよび骨について調べるテクネシウム・シンチグラフィなどがある。

ⓐ 換気・血流シンチグラフィ

　肺の換気と血流の状態を調べるための検査法で，両者を対比させて判定する。換気シンチグラフィではキセノン（^{133}Xe）ないしクリプトン（^{81m}Kr）などの放射性物質を吸入して平衡状態に達した後に安静換気を繰り返して大気による標識ガスの肺からの洗い出し状態をもとに図をつくる。正常時のRI分布は坐位では容積比などを反映して下肺が上肺よりやや大きい程度で肺内にほぼ均一であるが，肺気腫などでは換気がない部分が欠損像をつくる（**図5-14**）。

　一方，血流シンチグラフィではテクネシウム（^{99}Tc）を凝集アルブミンと結合させた標識物を静脈注射して肺内の血流状態を調べる。正常者ではRI分布は肺内にほぼ均等である（この場合も容積比を反映して肺尖部でやや少ない）が，肺梗塞では換気シンチグラフィで正常な部位に欠損像ができる（**図5-14b**）。肺梗塞や血栓・塞栓症の最も確実な診断法は肺動脈造影であるが，血流シンチグラフィでより軽い負担でほぼ確実に診断できる。肺血栓・塞栓症は胸部X線写真では異常に乏しく見逃されやすい。呈示症例は息切れを主訴とする中年女性で，胸部X線写真では右中肺に結節影を認めるのみであったが，造影CTで右主肺動脈に異常を認め，血流シンチグラフィで右肺の梗塞と多発性の血栓・塞栓症の所見を得た。

ⓑ ガリウムおよびテクネシウム・シンチグラフィ

　換気・血流シンチグラフィが生理的にあるべき換気や血流の低下や欠如を検出するために行う検査法であるのに対して，ガリウムシンチグラフィ，テクネシウムシンチグラフィは，炎症や腫瘍によってRIの取り込みが亢進した状態にある部位を検出するために行う検査法である（**図5-15**）。

　ガリウムシンチグラフィではガリウム（^{67}Ga）を静脈注射し，2〜3日後にガンマカメラで線量を測定して撮像する。ガリウムはアルブミンなどと結合するので肝臓への取り込みが大きく，肺では正常時には淡い背景の取り込み像を呈する程度であるが，炎症ないし腫瘍性病変では病変局所にRIの集積像がみられる。**図5-15a**に示すのはサルコイドーシスのガリウムシンチグラフィで，両側肺門と肺内に異常集積がみられる。

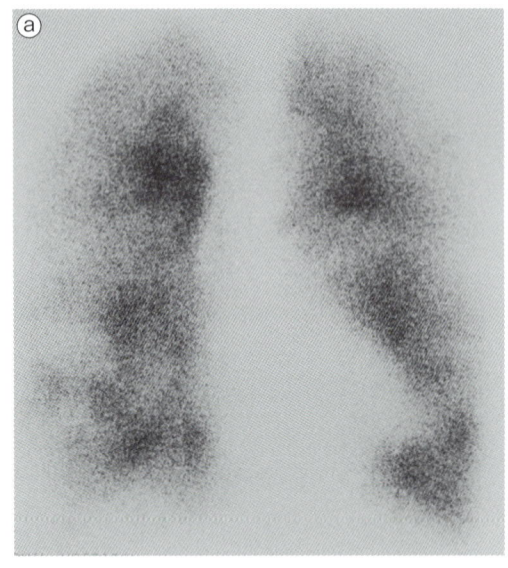

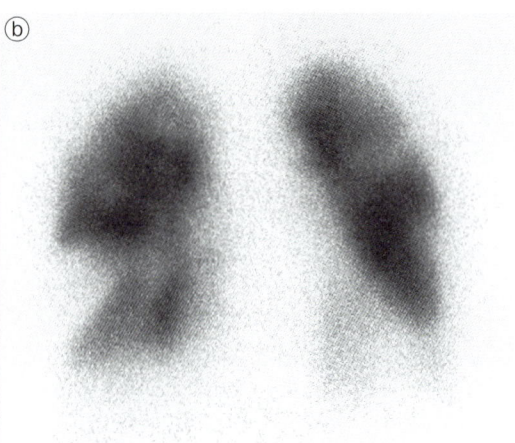

図5-14　換気および血流シンチグラフィ

　a. 83歳・男性の慢性肺気腫症例の換気シンチグラフィ。両側の上・中肺でRIの集積が全体的に低下している。これは肺の気腫性変化の強い部分で，換気が不十分なことを反映したものである。

　b. 51歳・男性の肺血栓塞栓症の血流シンチグラフィ。右下肺野と左中肺野でRIの集積欠損の所見がみられる。

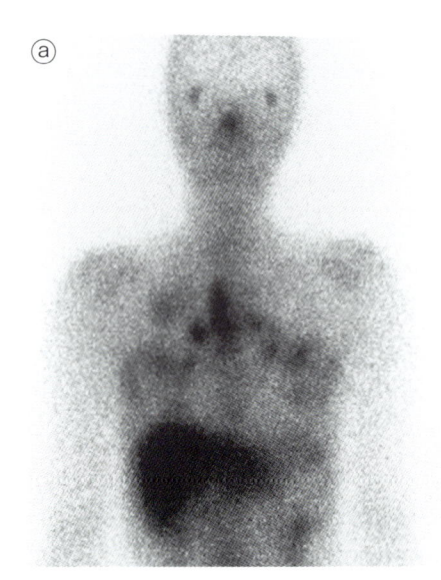

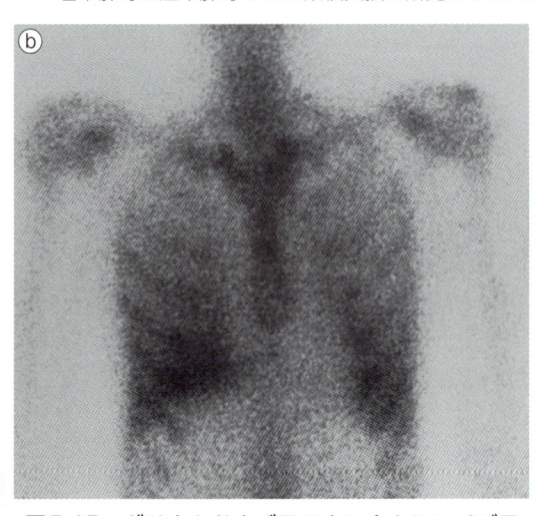

図5-15　ガリウムおよびテクネシウムシンチグラフィ

　a. サルコイドーシス（23歳，男性）のGaシンチグラム：両側肺門部と肺内の異常集積像がみられる。

　b. 肺胞微石症（25歳，男性）の胸部Tcシンチグラム：下肺優位に同位元素の取り込みが亢進している。Tcシンチグラフィは肺癌の骨転移などの検出にも用いられ，本例は特殊な使用例である。

　一方，テクネシウムシンチグラフィはテクネシウム（^{99m}Tc-MDP）を用いて行う核医学検査。リン酸化合物が骨の主成分であるハイドロキシアパタイトに吸着する性質を利用したもので，骨シンチグラフィともよばれる。呼吸器の診療では肺癌の骨転移の診断に用いられるが，図5-15bに示すのは肺胞内に骨成分が沈着する肺胞微石症のテクネシウムシンチグラムである。

ⓒ PET（positron emission tomography）

　陽電子（ポジトロン）を放出する短寿命の核種

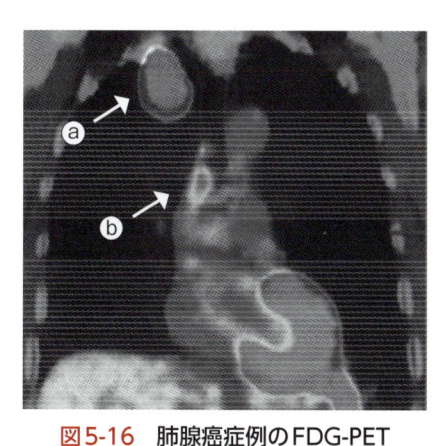

図5-16　肺腺癌症例のFDG-PET
　肺腺癌（54歳，男性）のFDG-PET。右肺尖部の集積(a)は原発巣を，右肺門部の集積(b)はリンパ節転移巣を示す。

を用いる核医学画像検査法で，核種にはフッ素（^{18}F），炭素（^{11}C），窒素（^{13}N），酸素（^{15}O）の4種類がある。FDG-PETは糖を加工したデオキシグルコースを^{18}Fに結合させ，悪性腫瘍細胞で糖代謝が亢進していることを利用して腫瘍を描出するものである。^{18}Fの半減期は約110分なので，サイクロトロン（加速器）で核種をつくった後に運搬を含めて数時間内に検査を終了できればよく，加速器をもたない施設でも検査可能である。空間分解能に関しては，CTの1程度に対してFDG-PETのそれは5程度である（低い）。最近ではPETとCTを同時に検査して（PET/CT検査）融合画像を得ることで，機能（PET）と形態（CT）をあわせ診断能力を高めている。

　糖代謝は腫瘍細胞だけでなくマクロファージなどの炎症細胞でも亢進しているのでこれらの細胞も陽性所見を示し，一方，腺癌系の肺胞上皮癌では糖代謝が亢進していないので異常集積はみられない。このような事情で腫瘍の診断におけるFDG-PETの特異度は50%前後にとどまるが，感度は80〜90%と良好で，CTで検出困難な微小肺癌がFDG-PETで明かなホットスポットを呈する例も少なくない。このような腫瘍の存在診断の他に，FDG-PETは肺癌でみられるリンパ節腫大が腫瘍によるものか否かの判断の助けになる。さらに，肺癌の経過観察の際に出現する新規病変の早期発見にも役立つ。肺胞上皮癌などではFDT-PET所見が陰性である

ことが多いが，これはこのような分化型腺癌腫では腫瘍の進展速度が遅いことを反映しており，一方，腫瘍径が小さくても強い集積を示すものは発育速度の早い腫瘍であることを示唆する。図5-16は肺腺癌症例のFDG-PETで，右肺尖部の3 cm×5 cm大の集積と右肺門部の小さな集積を認める。前者が原発巣，後者がリンパ節転移巣である（下方の集積は心筋への取り込み像）。

3 超音波検査

　ヒトの耳に聞こえる音の周波数は20〜200,000ヘルツで，これより高い周波数の振動が超音波である。超音波はもともと通信と動力に応用され，前者として魚群や潜水艦など海中のみえない物体の探知があった。これは短いインパルスの超音波を発射してその反響の有無と所要時間で対象を探知し距離を測定する技術であるが，医学の分野の超音波利用はこの系列から発展した。ある種の結晶は外部から電界が加わると機械的な力（歪み）を生じ，この振動によって超音波が発生する。そして，逆に外部から超音波による力が加わると電界を生じる。超音波検査（ultrasonography）ではこの原理を利用して発射した超音波が反射して戻ってくるのを受信して作像する。生体内では超音波は液体内で減衰することが少なく，一方，骨組織などでは内部に伝わらず強い反射を起こすが，超音波検査法はこの性質を利用して液体・個体内の病変を検出する。発射装置〔探触子（プローブ：probe）〕は圧電材料とよばれ検出器も兼ねる（図5-17a）。

　超音波検査の利点は，X線のように生体に対して有害な影響を及ぼさないこと，非侵襲的であること，検査機器として手軽であること，かつ，検査に要する費用が安いことなどである。一方，弱点は空中では振動粒子が少ないので吸収されて伝わりにくいことで，空気を多く含む肺は検査対象にならない。そのために，当初，呼吸器診療の分野での超音波検査の利用は胸壁

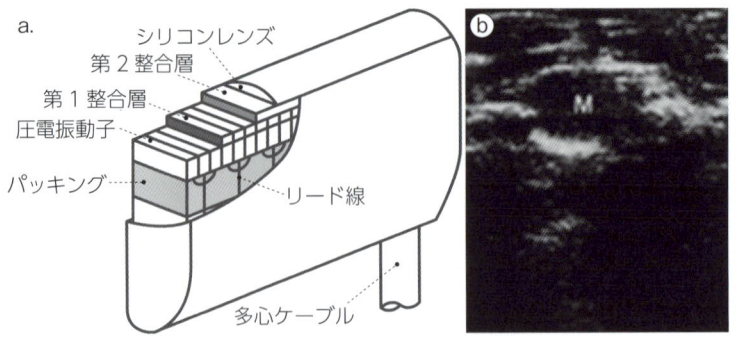

図5-17　超音波検査の検出器

a. 直列走査用配列探触子はセラミック材料でつくられた圧電振動子で，その上下面に電圧を加えると圧が変化して振動し，その厚さの変化で超音波が発生する。受信装置としても働き，送信した超音波が組織から反射されて伝わる振動を電気信号にかえてこれをもとに画像をつくる。
　（大槻茂雄．探触子の基礎知識．超音波診断（第2版）．東京：医学書院，1994：11-2より改変引用）

b. 肺尖部腫瘍（M；神経鞘腫）の超音波検査像（下方が肺）。

に直接接する病変や胸水などの検索に限られていたが（図5-17b），後に気管支腔内に小型プローブをおいて気管支壁や周囲の腫大リンパ節をターゲットにする検査法〔気管支腔内超音波検査（endobronchial ultrasonography：EBUS）〕も開発された。本法により胸腔鏡で到達困難な縦隔リンパ節へのアプローチが可能になり，その利点は大きい。

　一方，関連分野としては心疾患の診療における心臓超音波検査（「心エコー」）があり，心臓の形状のみならずその機能を調べるための検査法として循環器の臨床において一分野となった。呼吸不全（低酸素血症）が続くと心臓に負担がかかって右心不全を惹起するが，その評価にはドプラー法が有用である。この方法で簡易的に推定平均肺動脈圧などの値を得ることができ，肺高血圧の有無の判断に用いられる。

4　磁気共鳴画像（MRI）

　MRI（magnetic resonance imaging）は核磁気共鳴（nuclear magnetic resonance：NMR）を利用して作成する画像である。肺の画像検査法としてはすでにコントラスト分解能と空間分解能に優れたCTがあるので出番は少ないが，MRI

は肺癌の他臓器転移の評価や縦隔腫瘍の解析に用いられ，また，血管造影法も開発されている。以下にその基本的事項を紹介する。

ⓐ NMRと緩和現象

　NMRは磁場の中に置かれた陽子・中性子の数がともに偶数でない原子に特定周波数のラジオ波を照射したときに起こる現象で，生体の場合，これに該当する原子は主に水素陽子（プロトン）である〔肺では（窒素・酸素原子からなる）空気が大部分を占めるので健常部分からの信号に乏しくMRIのターゲット臓器になりにくい〕。強磁場中のプロトンは荷電されて「スピン（磁化）」とよばれる磁気的モーメントを生じる。このスピンはコマのような歳差運動を行うが，その方向は安定性の理由で上向きが下向きより若干多く，総体として磁場方向に沿う巨視的モーメントができる。いわば極微の磁石（磁化）が産み出されていることになるが，そこにスピンの回転数に同期する周波数のラジオ波を照射すると磁化は次第に横向き方向に倒れ，かつ，軌道上のスピンの位相の一致（共鳴現象）が起こる。照射を続けるとある時点で磁化は真横方向になりこれを90度パルスとよぶ（図5-18）。ラジオ波の照射を中断すると磁化は縦方向に戻り，かつ，揃っていた横方向の位相がばらける。励起状態から平衡状態にもどるこの現象を**緩和**

（relaxation）とよび，その内容にベクトルの縦方向（z軸）の戻りにともなう**縦緩和**と横方向（x-y軸）の位相復帰にともなう**横緩和**がある。

ⓑ MRIの撮像法

緩和現象にともなって生じるエネルギー量をもとに画像をつくる。**時定数**（time constant）は励起状態から平衡状態にもどる過程の評価の際に用いられる概念で，たとえば倒したバネが加力前の約63%（1−1/e）に戻るのに要する時間である。時定数は戻りやすさの指標で，大きいほど戻りにくく，小さいほど戻りやすいことを意味する。緩和現象にも時定数の概念が用いられ，各種物質の緩和の時定数がそれぞれのT1値・T2値である。前者では短いほど，後者では長いほど発生エネルギーが大きい。MRIの信号強度はプロトンの密度や移動速度とともにT1値・T2値を反映し，両緩和の特徴がうまく反映するようにT1・T2強調画像をつくる。その工夫は基本的にパルスを与える時間（time of repetition：TR）と信号を検出するまでの時間（echo time：TE）の操作により，TR，TEともにT1強調画像で短い。たとえばTRについてはT1強調画像では0.3〜0.5秒であるのに対して，T2強調画像では3〜5秒，TEについてはそれぞれ10ミリ秒，100ミリ秒である。なお，感度を高めるには磁場を強くして信号収集時間を長くすればよく，1.5テスラ以上の強磁場装置が好まれる。信号収集法の工夫としては位相のズレを補正する方法〔スピンエコー（SE）法〕があり，また，造影効果を得るためにガドリニウム（Gd-DTPA）を用いてT1時間を短縮させる方法がある。

ⓒ MRIの所見

画像は基本的に対象のプロトンの"量"と"状態"を反映してつくられ，その構成物の分子組成に基づいているところに特色がある。そのためCTの場合のように対象がどのような信号を示すかを直感的に想像することは難しく，対象物の信号の特徴や程度を把握したうえで判断することになる。T1強調画像ではプロトンに富みT1値が短い組織が高信号（白）を，その逆のものは低・無信号（黒）を示す。前者の例が脂肪で（**図**

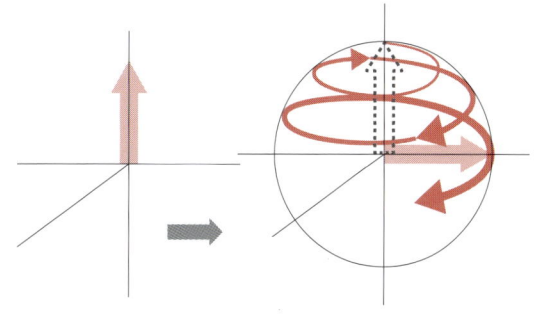

図5-18　スピン系に対するラジオ波照射

磁場中のスピン系に同期するラジオ波を照射するとある時点で上向きと下向きのスピン数が一致して巨視的磁気モーメントが真横方向になり（➡：90°パルス），さらに照射を倍時間続けると逆向き方向（180°パルス）になる時点もある。（稲田陽一．MRIの物理学的基礎．多田信平，荒木　力編，誰にもわかるMRI（画像診断別冊）．東京：秀潤社，1995：15）

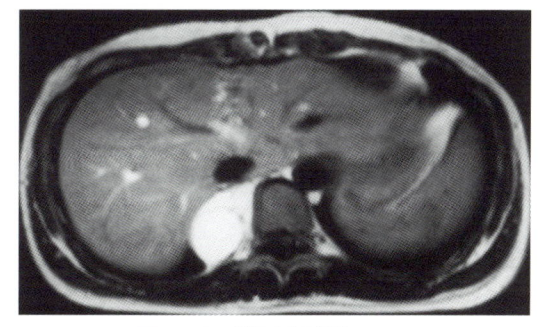

図5-19　縦隔奇形種のMRI

T1強調画像（体壁の脂肪部分が高信号，脊髄液部分が低信号）で，胸椎右側の高信号は脂肪成分からなる縦隔奇形腫によるものである。

5-19），出血巣や高タンパク部分（肺胞蛋白症）も高信号を呈する。炎症や腫瘍などの病変は水分に富むが，そのT1時間は長く低信号である。一方，T2強調画像ではT2時間の長い水分が高信号を呈し，炎症や腫瘍などは白色となる。血管は血流のために低信号を示すので，腫瘍による侵襲の有無の判定にT2強調画像の所見を利用することができる。

付録　めずらしい画像

ときにみかけるめずらしい画像を紹介する。

一目瞭然のものもあれば，見逃されてしまうような所見もある。

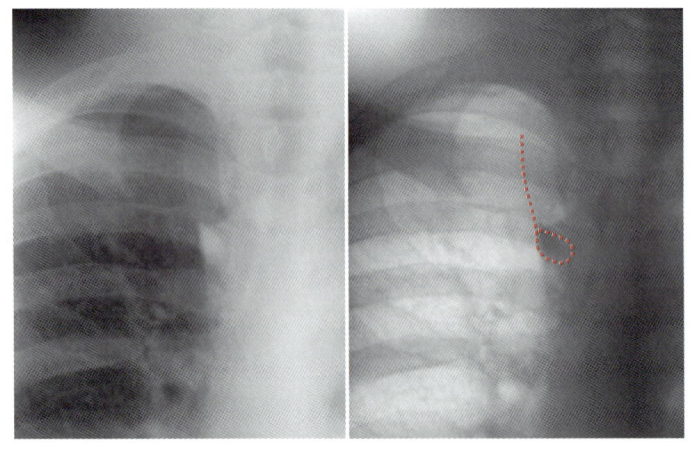

図 5-20　奇静脈葉の奇静脈断面

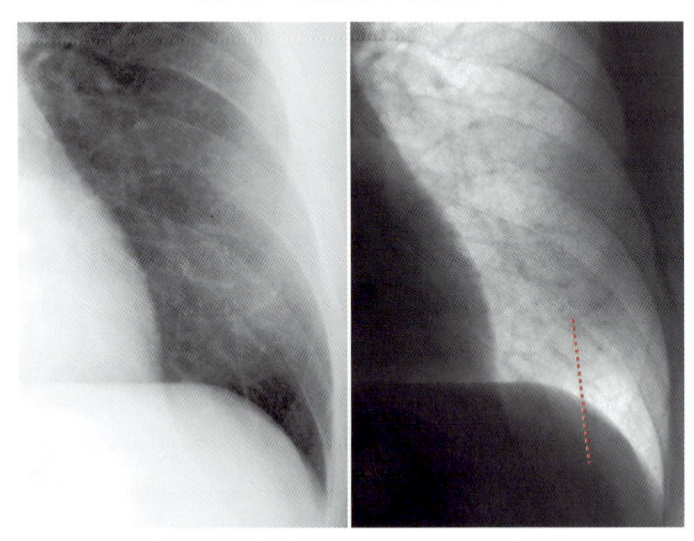

図 5-21　健診着によるアーチファクト線

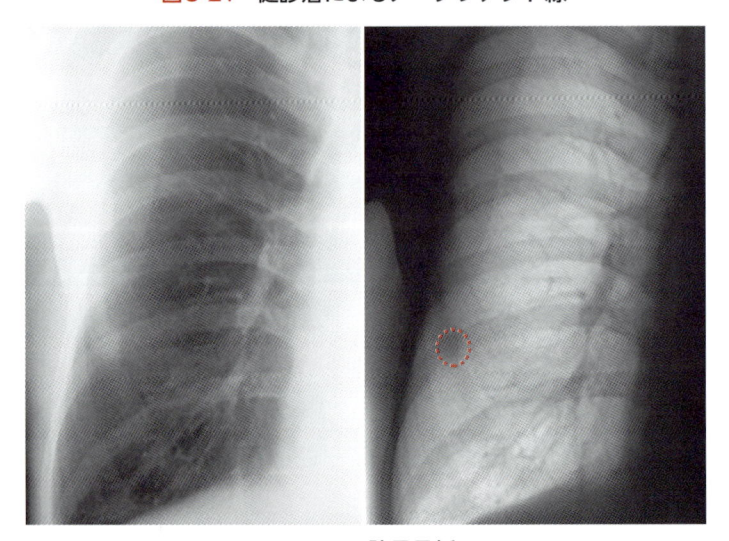

図 5-22　肋骨骨折

肺腫瘍でも同様の所見がみられることがある。

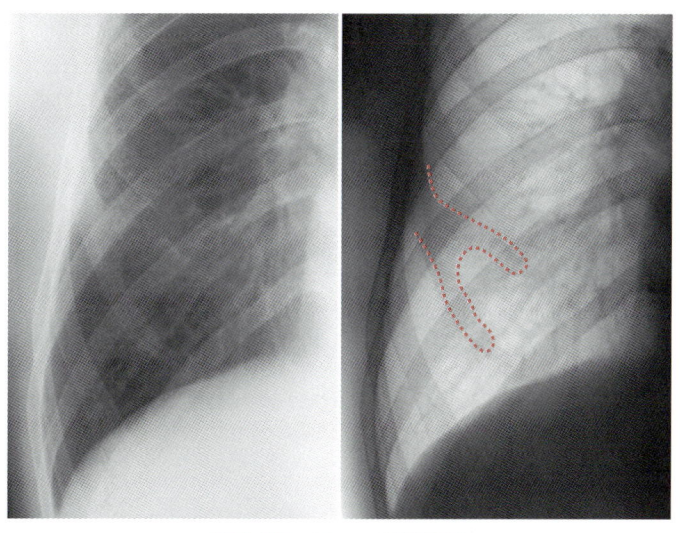

図5-23　フォーク状肋骨

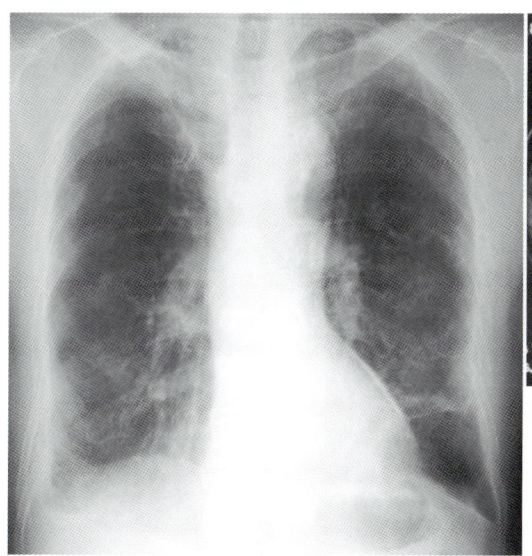

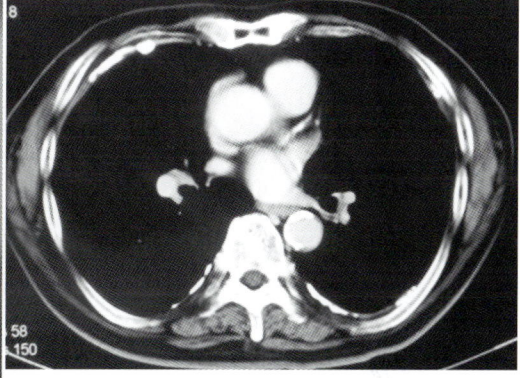

図5-24　石綿曝露による石灰化をともなう胸膜プ
ラーク（軟部条件CT）

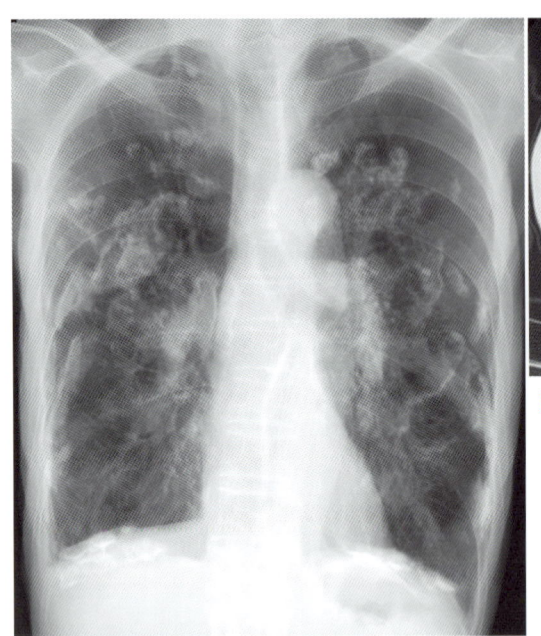

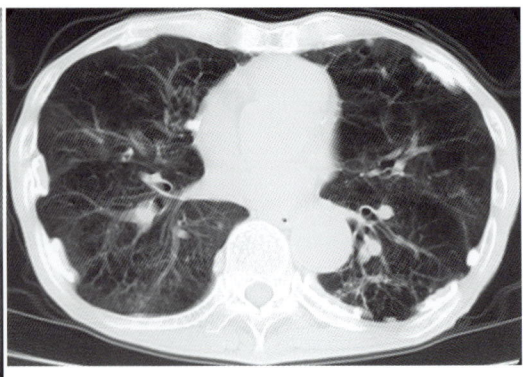

図5-25　石綿肺をともなうより高度の胸膜プラーク（肺条件CT）

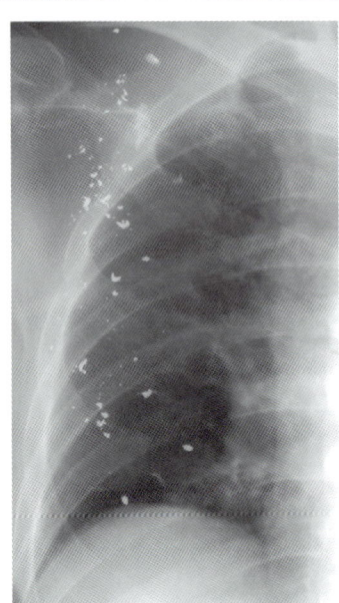

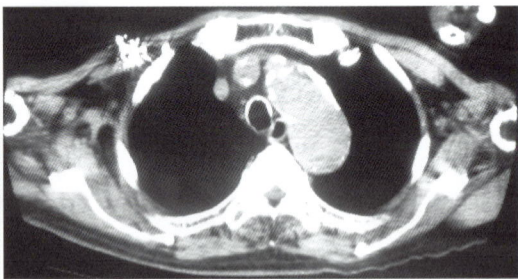

図5-26　胸壁の遺残銃弾

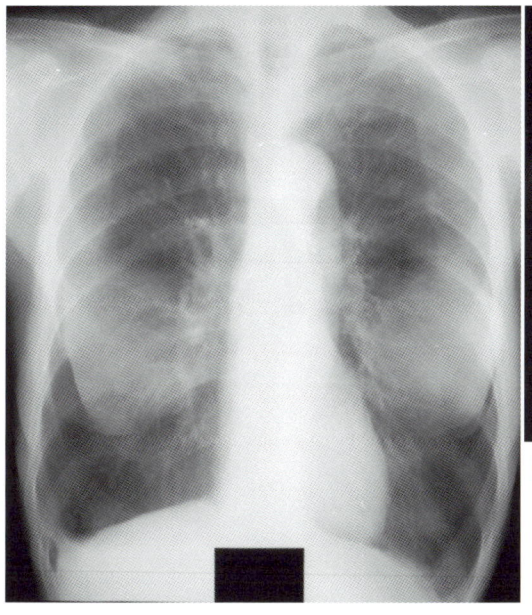
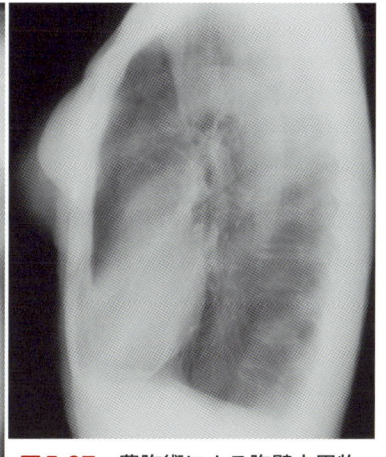

図5-27　豊胸術による胸壁内異物
　　　　（シリコン）

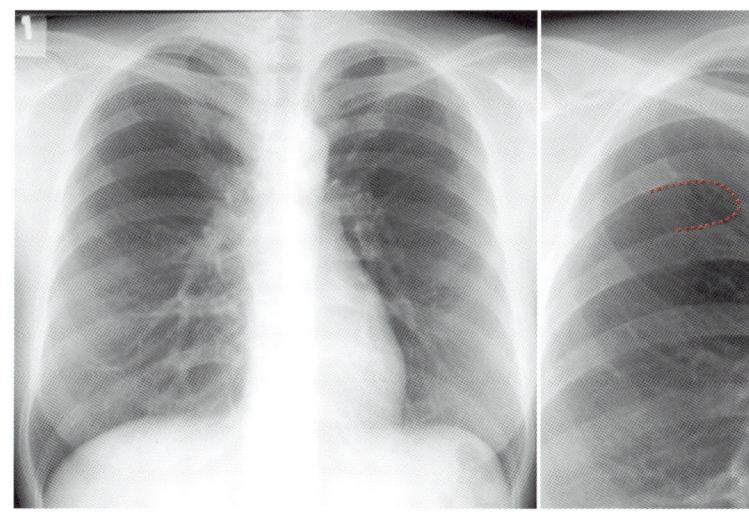

図5-28　肋骨架橋

呼吸器疾患の治療薬と治療法の概略

疾患の多様性を反映して，呼吸器領域の治療内容は多岐にわたる。本章では，①感染症に対する抗菌薬，②腫瘍に対する抗癌薬など，③閉塞性障害に対する気管支拡張薬，④呼吸不全における酸素療法と人工呼吸などを中心に，呼吸器疾患の治療の概略を解説する。

ここでは薬物の種類など基本的な事項を示すので，具体的内容については専門書を参照されたい。

1 感染症とその薬物

呼吸器感染症の原因病原体としては，ウイルス，一般細菌，抗酸菌，真菌などがあり，それぞれに対して抗ウイルス薬，抗菌薬，抗結核薬，抗真菌薬などが開発されている。

1 ウイルス感染症

ウイルス感染症には，インフルエンザウイルス感染のように高頻度に発生するが一般に予後良好なものから，ヒト免疫不全ウイルス(human immunodeficiency virus：HIV)感染のように頻度は低いものの致命的になるものなど，さまざまなものがある。抗ウイルス薬の作用機序は対象ウイルスにより異なるが，抗菌薬の場合のように"殺ウイルス的"作用というわけにはいかず，増殖の抑制をはかるものが多い(**表6-1**)。

以下にインフルエンザウイルスおよびHIV感染についてその内容と治療薬の概略を示す。

ⓐ インフルエンザウイルス

オルソミクソウイルス科に分類される一本鎖RNAウイルスで，A・B・Cの3型があり，毎年流行するのはAおよびB型で，パンデミックな流行を来すのはA型である。膜成分としてエンベロープを有し，そこに赤血球凝集素(hemagglutinin：HA)とノイラミニダーゼ(neuraminidase：NA)の2種類の糖タンパク質があり，そのアミノ酸変異で種々の亜型が出現する。感染はHAスパイクが宿主細胞表面にあるシアル酸を受容体として結合することで始まり，吸着したウイルスは細胞内に侵入して増殖する。増殖ウイルスが宿主細胞から遊離するには細胞膜での"出芽"とそれに続く"放出"が必要で，後者にはNAが重要な役割を果たす。抗インフルエンザ薬としてはNA阻害薬(オセルタミビル)やキャップエンドヌクレアーゼ阻害薬(バロキサビルマルボキシル)があり，いずれもウイルスの増殖をそれぞれの機序で抑制する。

ⓑ HIV

レトロウイルス科のRNAウイルスで，CD4陽性Tリンパ球の表面抗原に結合して細胞内に侵入し，逆転写酵素でDNAに転写されて宿主のDNAに組み込まれ増殖する。主な治療薬として**逆転写酵素阻害薬**(核酸系と非核酸系)と**プロテアーゼ阻害薬**があり，治療は前者の2種類(核酸系＋非核酸系)，あるいは非核酸系逆転写酵素阻害薬＋プロテアーゼ阻害薬の組み合わせによる多剤併用療法(highly active anti-retroviral therapy：HAART)を行う。HAARTによりHIV感染の予後は大いに改善したが，耐性化などの

表6-1　代表的な抗ウイルス薬とその作用機序

薬物名	対象ウイルス	薬物の作用機序
オセルタミビル	A・B型インフルエンザV	NA阻害薬；感染細胞からのウイルス遊離を阻害して増殖を抑制
バロキサビルマルボキシル	A・B型インフルエンザV	(ウイルス固有の)キャップエンドヌクレアーゼを阻害してmRNA合成を抑制
逆転写酵素阻害薬	HIV	逆転写酵素に結合してウイルス増殖を抑制
プロテアーゼ阻害薬	HIV	ウイルス由来のプロテアーゼを阻害して増殖を抑制
ガンシクロビル	CMV	ウイルスのDNAポリメラーゼを阻害して増殖を抑制
アシクロビル	HSV	ウイルスのDNAポリメラーゼを阻害して増殖を抑制

CMV：サイトメガロウイルス，HSV：単純ヘルペスウイルス。

問題があり完治・治癒に至るのは困難である。

HIV感染はAIDSの発症を契機に発見されることが多いが，その際の感染症の起こりやすさはCD4陽性リンパ球数によるところが大きい。すなわち，同細胞の比率低下にともなって(高いほうから)帯状疱疹，結核，カポジ肉腫，ニューモシスチス肺炎，クリプトコッカス症，サイトメガロウイルス肺炎，の順で感染症が発症する。AIDSの状態で発見された際には原則として(HIVではなく)合併感染症の治療を優先し，たとえば結核で発見された例では，まず抗結核薬による治療を行う。その場合，感受性菌なら広範進展例でも結核は比較的短期間で改善する。一方，薬物同士間の干渉の問題もあり，リファマイシン系抗結核薬のリファンピシンは非核酸系逆転写酵素阻害薬やプロテアーゼ阻害薬の血中濃度を低下させるので，その働きのより少ないリファブチンを用いる。

2 細菌・真菌感染症

感染症は高頻度にみられることから呼吸器診療で大きな割合を占める病態である。細菌感染症では肺炎球菌などによる通常型の肺炎とマイコプラズマなどによる異型肺炎が多く，その他に結核菌などの抗酸菌による抗酸菌症がある。一方，真菌症としてはクリプトコッカスやアスペルギルスなどによるものがある。

ⓐ 抗菌薬

ペニシリン(PC)系薬物をはじめ多くの薬物がある(表6-2)。PCはアオカビから抽出された最初の抗生物質で，βラクタム系に属し，細胞壁の合成阻害により細菌分裂を抑制する。一方，後に開発された各種薬物はタンパクやDNAの合成阻害により菌の増殖を抑える。薬効と微生物との関係でみると，PC系薬物は肺炎球菌に有効で，一方，細胞壁を欠くマイコプラズマにはβラクタム系薬物は無効で，マクロライド系ないしニューキノロン系の薬物を用いる。

ⓑ 抗結核薬

最初に開発されたストレプトマイシン(SM)は放線菌から取り出されたアミノグリコシド系薬物で，タンパク合成阻害薬である。現在の主

力薬物(表6-3)であるイソニアジド(INH)とリファンピシン(RFP)はそれぞれ細胞壁の合成阻害およびRNA合成阻害作用により結核菌の増殖を妨げ，病初期にはこの主戦両薬物にエタンブトール(EB)ないしSMおよびピラジナミド(PZA)を併用する。SMとEBの効果は同等であるが，SM〔またはカナマイシン(KM)〕は注射薬なのでEBのほうが好まれる。多剤耐性結核ではニューキノロン薬も用いられるが，2014年に保険適用になった新薬のデラマニドの使用は多剤耐性結核に限定される。副作用としてはアレルギー反応や細胞毒性などによる肝障害がある。結核の治療は数か月以上の長期に及び，副作用対策と服薬の励行が重要であるが，脱落者も少なくない。なお，薬物間の相互作用の問題として抗ウイルス薬のシトクロム誘導作用によるRFPなどの血中濃度の低下や，逆にRFPによる副腎皮質ホルモン薬の血中濃度低下などがあり，これらの組み合わせの場合は投与薬物量の工夫などが必要となる。

ⓒ 抗真菌薬

わが国で多い真菌症はアスペルギルスやクリ

表6-2　抗菌薬の分類と作用機序

抗生物質
　βラクタム系(細胞壁の合成阻害)
　　ペニシリン系(PC・半合成PC)
　　セフェム系
　　カルバペネム系
　　モノバクタム系
　　ペネム系
　テトラサイクリン系(タンパク合成の阻害)
　アミノグリコシド系(タンパク合成の阻害)
　グリコペプチド系(タンパク合成の阻害)
　マクロライド系(タンパク合成の阻害)
　クロラムフェニコール(タンパク合成の阻害)
化学療法薬
　ニューキノロン系(DNA合成の阻害)
　サルファ剤(葉酸合成の阻害)
　抗結核薬

表6-3　主要抗結核薬の一覧

イソニアジド(INH)
リファンピシン(RFP)
エタンブトール(EB)
ストレプトマイシン(SM)
カナマイシン(KM)
ピラジナミド(PZA)
パラアミノサリチル酸(PAS)
デラマニド(多剤耐性結核に限定使用)

表6-4　使用頻度の高い抗真菌薬と作用機序

ポリエン系薬物：細胞膜阻害
　アムフォテリシン
ピリミジン誘導体薬物：DNA合成阻害
　フルシトシン
アゾール系薬物：シトクロム阻害
　フルコナゾール
　イトラコナゾール
　ボリコナゾール
キャンディン系薬物：細胞壁合成阻害
　ミカファンギン
　カスポファンギン

表6-5　細胞障害性の抗癌薬とその作用機序

アルキル化薬：DNAと結合して複製を阻害
　シクロフォスファマイド
　イフォスファマイド
　メルファラン
白金製剤：DNAと結合して複製を阻害
　シスプラチン
　カルボプラチン
　オキサリプラチン
代謝拮抗薬：核酸塩基の類似構造で複製を阻害
　プリン代謝：アザチオプリン
　ピリミジン代謝 (5FU)
微小管重合阻害薬：細胞分裂を阻害
　Taxol (パクリタキセル)
　Taxotere (ドセタキセル)
トポイソメラーゼ阻害薬
　Ⅰ型トポイソメラーゼ阻害：イリノテカン
　Ⅱ型トポイソメラーゼ阻害：エトポシド

プトコッカスによるもので，一方，米国などではヒストプラズマやコクシジオイドなどによる真菌症が散発性にみられる。真菌は真核生物 (eukaryotes) に属し細胞膜脂質の大部分はリン脂質とグリセリドであるが，その他に主としてエルゴステロールからなるステロールも数％程度存在している。古典的な抗真菌であるポリエン系薬物は細胞膜のエルゴステロールの合成経路に働いて真菌の分裂を抑制し，他の薬物は核酸合成の阻害などで薬効を発揮する (**表6-4**)。その効果は一般細菌に対する抗菌薬ほどではなく，治療はしばしば長期化する。なお，ニューモシスチス肺炎は真菌症に分類されるが，この場合はトリメトプリムとスルファメトキサゾール (サルファ剤) の合剤のST合剤が有効である。

d 寄生虫・原虫の駆除薬

寄生虫による呼吸器病変として時に出会うのは肺吸虫症で，これに対してはプラジカンテル (praziquantel) を用いる。同薬は細胞膜のカルシウム透過性を上昇させることにより寄生虫の収縮を来すことなどで効果を発揮するとされる。その他の寄生虫としてはエキノコッカス症や糞線虫症などがあり，一方，原虫の肺病変としては赤痢アメーバによるものもある。抗原虫薬としてはアルベンダゾール (albendazole) などがある。

2 ／ 肺腫瘍に対する治療

肺腫瘍の対処法としては，薬物・外科・放射線療法があり，組織型，進展度および年齢や全身状態などを勘案して方針を決定する。手術対象になるのは原則として非小細胞癌 (non-small cell lung cancer：NSCLC) の摘除可能例であるが，肺癌は進展状態で発見されることが多く，抗癌薬などの内科治療を要することが多い。

1 肺癌の内科療法

従来，小細胞癌をはじめとする進行肺癌に対する治療の中心は**細胞障害性薬物** (**表6-5**) であったが，これらの薬物は作用が健常細胞にまで及び，少なからぬ副作用がみられる。これに対して，近年，腫瘍細胞の増殖を"個別的"に抑える薬物が開発され，大きな成果を挙げている。これらは腫瘍が遺伝子異常に起因して発生するといういわば当然の原理に基づくもので，種々の個別的な遺伝子異常に対して選択的に作用する薬物で，**分子標的薬**とよばれている。一方，腫瘍細胞には宿主免疫細胞の攻撃から逃れる機序があることも知られるようになり，これに対応する免疫的手法 (**免疫療法**) も開発されている。さらに，癌細胞の転移や組織における進展の際に腫瘍細胞から血管新生のための増殖シグナルが発せられていることが判明し，これを抑制する**血管新生阻害薬**も利用されるようになった (**表6-6**)。

a 細胞障害性薬物

アルキル化薬 (alkylating agents)，白金化合物，代謝拮抗薬 (anti-metabolites)，微小管阻害

表6-6　肺癌に対して用いられる非殺細胞性薬剤

キナーゼ阻害薬
　EGFRキナーゼ阻害：ゲフィチニブなど
　ALKキナーゼ阻害：クリゾチニブなど
免疫細胞療法
　抗PDI抗体：ニボルマブ・ペンブロリズマブ
　抗PDL-1抗体：アテゾリズマブ
　抗CTLA4抗体：イピリミマブ
血管新生阻害薬
　抗VEGF抗体：ベバシズマブ

薬，トポイソメラーゼ阻害薬などがある。感染症の場合と同様に悪性腫瘍に対する殺細胞薬は細胞増殖の抑制を図るものであるが，対象が自己細胞と同類であるのが感染症の場合との相違点で，その影響は自己細胞にまで及び甚大である。さらに耐性化の問題があり，また，治療が長期にわたることによる困難さもある。

❺ 分子標的薬

　腫瘍細胞の発生に関与する責任遺伝子の影響を標的にする治療法である。一般の抗癌薬のように細胞増殖の各種過程においてこれを阻害するいわば"絨毯爆撃"ではなく，変異遺伝子に合わせて異常部位を"ピンポイント攻撃"する方法である。

　キナーゼ阻害薬：変異遺伝子による酵素活性の異常な上昇を阻害する上皮成長因子受容体（epidermal growth factor receptor：EGFR）に対するものと，*EML4-ALK*融合遺伝子（*EML4-ALK* fusion gene）の影響に対するものなどがある。前者では*EGFR*遺伝子の過剰発現にともなうチロシンキナーゼの恒常的活性化が，後者では第2染色体上にある*ALK*（anaplastic lymphoma kinase）遺伝子と*EML4*（echinoderm microtubule associated protein 4）遺伝子の逆位融合による2量体形成が発癌に寄与する。これらの遺伝子異常を確認できた症例で，前者では EGFR キナーゼの阻害薬すなわち EGFR-TKI（EGFR-tyrosine kinase inhibitor）を，後者では ALK キナーゼ阻害薬を用いる。これらは癌遺伝子の発現による肺癌症例で有効なので，いずれにおいても遺伝子変異の存在の確認が前提になり，非小細胞肺癌におけるその陽性率は前者では半数程度，後者では数％程度である〔両変異

はお互いに排除的（非共存）〕。なお，これら薬物の有効性が実証されているのは腺癌で，扁平上皮癌では陽性でも対象から外れる。使用にあたっては間質性肺炎などの副作用に注意する。基本的にキナーゼ阻害薬なので作用はその全般に及び各種影響は避けられず，また耐性化の問題もあるが，耐性変異の検査法も開発されて技術的進化が図られつつある。

　免疫チェックポイント阻害薬：immune checkpoint inhibitor（ICI）と総称され，その内容としてTリンパ球表面にある細胞性免疫の過剰機能の制御装置である**PD-1**（programmed cell death protein 1）や細胞障害性Tリンパ球（cytotoxic T lymphocyte-associated protein 4）を抑制する受容体の**CTLA-4**などに関連するものがある。これらは免疫系のいわば自動制御装置として働く機構で，その変調により自己免疫疾患が惹起されたりするが，一方，癌細胞に対する抑制力としてその発生を抑えて機能する側面がある。肺癌では癌細胞表面にTリンパ球受容体（PD-1）に対するリガンドが発現してこれが受容体と結合してTリンパ球の細胞障害機序を阻害して攻撃回避に働くことがある。抗PD-1抗体〔ニボルマブ（nivolmab；opdivo®）〕はこの受容体（PD-1）に対する抗体で，この部位を塞ぐことにより癌細胞のリガンド（PD-L1）がこれに結合するのを防いで免疫細胞の癌細胞に対する攻撃力保持を図る。一方，癌細胞側のリガンドに対する抗体（抗PD-L1抗体；Lはリガンド）も作成されており，さらにCTLA-4に関連する薬物も開発されている。

　血管新生阻害薬：腫瘍は既存の血管から栄養の供給を受けるが，腫瘍の増大にともなって酸素や栄養分の需要が増大して低酸素・飢餓状態に陥る。腫瘍はこれに対し血管新生の増殖シグナルの活性化で対応する。この場合も血管増殖因子のVEGF関係の因子が関与し，ICIへの相乗効果も期待されている。これらの薬物には一定の効果が実証されているが，有効対象例の検出に関する技術的問題や価格上の問題などが残されている。

ⓒ 進行肺癌の治療戦略

基本的に下記の方針に沿って治療を進める。腺癌では活性化遺伝子変異の有無が方針を大きく左右し，これらが陽性の場合は分子標的薬による治療を優先する。

腺癌：上述の遺伝子変異の陽性を確認できた手術不能の腺癌症例では原則として**分子標的薬**による治療を優先する。ただし耐性細胞の存在による再発の問題などもあり，しばしばシスプラチン（CDDP）などの細胞障害性薬物の後治療が必要になる。進行癌でこのいずれの変異も認めない症例では，一般状態が良好で顕著な基礎疾患がなければ**細胞障害性薬物**を用いる。基軸になるのはCDDPなどのプラチナ（白金）製剤で，これに葉酸代謝拮抗薬のペメトレキセドやパクリタキセル（PTX）などの微小管阻害薬を加えた併用療法を3〜4コース行う。CDDPを含む併用療法の奏効率は30%程度である。

扁平上皮癌：遺伝子変異を確認できなかった腺癌の場合と同様に**細胞障害性薬物**の併用が主体となる。

小細胞癌：シスプラチン＋エトポシド（CDDP＋etoposide）の併用療法が主体で，同時に脳転移を想定して全脳照射を行う。

2 肺癌の外科療法

やや古い成績であるが2004年のわが国の全国集計では手術療法を受けた肺癌症例数は10,000を超え，その5年生存率は全体として70%程度であった。肺癌の年間罹患患者数は13万を超えるので，10%弱が外科療法を受けていることになる（表6-7）。

外科療法の対象になる原発性肺癌は原則として第Ⅱ病期（腫瘍径が3 cm以下で周囲臓器への浸潤および遠隔転移がなく，かつ，リンパ節病変が同側肺門部以内）までの非小細胞肺癌症例のうち手術に耐えうる状態（心肺機能のうえで大きな問題がなく，かつ，一般状態が良好）のものである。通常，開胸下に肺葉切除と所属リンパ節郭清を行う。なお，パンコースト腫瘍では周辺臓器に病変が浸潤していても術前の放射線療法で十分な効果が得られれば積極的に手術を行う。

一方，転移性肺癌は一般に手術対象にならないが，大腸癌などの消化器系癌の肺内転移では可能なかぎり外科切除を行う。小細胞癌は原則として手術の対象にならず，抗癌薬治療ないし放射線療法が行われるが，孤立性病変の症例では時に内科治療前に腫瘍切除術を行うことがある。

3 肺癌の放射線療法

放射線（radial rays）はX線，ガンマ線のような高エネルギー電磁波などの総称で，放射線療法（radiation therapy；radiotherapy）はこれら電磁波を照射して癌細胞内DNAを損傷することによりその増殖を抑制する治療法である。周囲の健常組織への傷害を最小限に抑えつつ腫瘍の破壊効果を高めるための種々の工夫がなされている。病巣の内部・近傍に照射源を置く方法もあるが，肺腫瘍ではリニアックなどを用いた外部照射法による。肺癌は食道癌や前立腺癌などとともに比較的放射線感受性が高い腫瘍で，切除不能例などで抗癌薬治療を補完するために用いられ，とりわけ小細胞癌で有力である。NSCLCではⅠ・Ⅱ期の状態ながら低肺機能などのため手術できない症例も適応になり，小細胞癌では病変が片側胸郭内にとどまっていて他臓器転移のない状態の症例が対象になる（**表6-8**）。時に症状軽減のための緩和療法として行われることもある。小細胞癌では脳転移が起こりやすいので予防的照射を行う。放射線療法の副作用としては，局所皮膚の皮膚炎や宿酔などの全身的な症状の他に放射線肺炎がある。後者の発生は照射法の工夫により著減した。

放射線療法の治療効果を高める方法として**定位放射線療法**（stereotactic radiotherapy:SRT）がある。これは数cm程度の小さな区域に対して高エネルギー照射を行うことで健常組織への影響を減らしつつ対腫瘍効果を高める方法である。さらに，陽子線療法や重粒子線を用いた治療も試みられている。"重粒子線"は電子より重い粒子線（原子核線）を意味し，水素原子核（陽子；プロトン）のビーム（陽子線）などヘリウム以

表6-7 本邦の肺癌手術と5年生存率

臨床病期	症例数(%)	5年生存率
ⅠA	6,925 (54.0)	82.0
ⅠB	2,339 (20.1)	66.1
ⅡA	819 (7.0)	54.5
ⅡB	648 (5.6)	46.4
ⅢA	1216 (10.4)	42.8
Total	11,663	69.6

(澤端章好, 奥村明之進, 淺村尚生, ほか. 肺癌登録合同委員会による肺癌登録の成果. 呼吸 2010；29：1075-81より改変引用)

表6-8 本邦における肺癌放射線療法の概略

病型	病期・状態	線量
非小細胞癌		
手術不能	T1〜2, N0〜1	40〜60 Gy
術前	パンコースト腫瘍	45〜50 Gy
術後	N2, T4	50〜66 Gy
緩和	Ⅲ・Ⅳ期	20〜50 Gy
小細胞癌	限局型；一般状態良好	45〜55 Gy

下の各種元素に対応する原子核ビームがある。本邦では炭素イオン線を用いた治療法の開発が進められ**重粒子線療法**として臨床応用されている。これは，重粒子線では（X線と異なり）体表面から10 cm程度の深さで相対線量がピークに達するという性質（Bragg peak）があり，かつ，高エネルギー性であることを利用したもので，脳腫瘍のように固定臓器の悪性腫瘍で手術が困難・不可能なものがよい対象になる。理想的にいくと手術に比べて軽い負担で腫瘍を除去できるが，病変の位置や拡がりにどこまで対応できるかという点や高額医療であることなどが問題点である。

3 閉塞性障害を来す肺疾患の治療

気管支喘息と閉塞性肺疾患（COPD）が代表的疾患で，前者では好酸球主体の気道の慢性炎症性病変により気道収縮が起こり，後者は喫煙などの影響で肺胞壁の破壊が起こり末梢気腔が異常に拡大し気道の脆弱性で閉塞性換気障害を来す。治療の主体は**気管支拡張薬**（bronchodilator）と**副腎皮質ステロイド薬**で，その他に**抗アレルギー薬**がある。

ⓐ 気管支拡張薬とステロイド薬

気管支喘息では気管支拡張薬とステロイド薬の両者を用い，COPDでは前者を中心に喘息の因子があるときは後者を併用する（表6-9）。吸入薬では両者の合剤もある。

気管支拡張薬：β_2受容体刺激薬には短時間作用型および長時間作用型があり，適宜使い分ける。一方，抗コリン薬はCOPDで繁用される。かつては経口薬が主体であったが，現在では吸入薬が多く用いられ，その適切な使用で予後が著しく改善した。副作用としては，交感神経系刺激薬では動悸，不整脈など，副交感神経遮断薬（抗コリン薬）では緑内障，便秘，前立腺肥大など，キサンチン誘導体では頭痛，嘔気などがある。

副腎皮質ステロイド薬：経口薬と吸入薬があり，気管支喘息では後者を主体として気管支拡張薬と併用する。副作用としては感染症の合併，糖尿病や骨粗しょう症などがある。

ⓑ 鎮咳薬と去痰薬

咳と痰は肺炎などの炎症性疾患や慢性気管支炎，気管支拡張症，間質性肺炎などでみられ，呼吸困難とあわせて呼吸器診療の分野では最も多い症状である。これに対する薬物として鎮咳薬と去痰薬がある。

鎮咳薬：咳はもともと生体防御反応のひとつなので安易に抑制すべきではなく，多量の痰をともなう湿性咳では鎮咳薬は痰の排出を妨げるので使用を避ける。ただし激しい咳が続くと安静が妨げられ，体力を消耗し，ときに骨折をみることさえある。乾性咳が長期に続くときなどは鎮咳薬を適宜使用する。内容として中枢性に作用するものと末梢性に働くものとがある。中枢性鎮咳薬としてはコデインがあり，これはケシから得られ"オピオイド"系統に属する物質で，延髄の咳中枢を直接抑制して強力な鎮咳作用を示す。これを加工したリン酸コデインは，原末は麻薬扱いなので100倍散を用いる。副作用として便秘，眠気，めまいなどがあり，長期に使用すると習慣性・依存性が生じる。非麻薬性鎮咳薬としてはノスカピン，臭化水素酸デキストロメトルファンなどに属するものがある

表6-9　気管支喘息・慢性閉塞性肺疾患で用いられる薬物

薬物	商品名®	経路など
β_2受容体刺激薬		
アドレナリン	ボスミン	注射薬(短時間作用型)
イソプロテネノール	プロタノール	経口薬(短時間作用型)
メチルエフェドリン	メチエフ	経口薬(短時間作用型)
サルブタモール	ベネトリン	錠剤・吸入薬(短時間作用型)
サルメテロール	セレベント	吸入薬(長時間作用型)
インダカテロール	オンブレス	吸入薬(長時間作用型)
ツロブテロール	ホクナリン	経皮吸収薬
キサンチン誘導体		
アミノフィリン	ネオフィリン	注射薬・経口薬
	テオドール	経口薬
抗コリン薬		
イプラトロピウム	アトロベント	吸入薬(短時間作用型)
チオトロピウム	スピリーバ	吸入薬(長時間作用型)
副腎皮質ステロイド薬		
プレドニゾロン	プレドニン	経口薬
ベクロメタゾン(BDP)	キュバール	吸入薬(エアゾール)
ブデソニド(BUD)	パルミコート	吸入薬(ドライパウダー)
フルチカゾン(FP)	フルタイド	吸入薬(エアゾール)
合剤(ステロイド+拡張薬)		
BUD+ホルモテロール(FM)	シムビコート	吸入薬(長時間作用型)
FP+SM	アドエア	吸入薬(長時間作用型)
合剤(β_2刺激薬+抗コリン薬)		
グリコピロニウム／インダカテロール	ウルティブロ	吸入薬(長時間作用型)
チオトロピウム／オロダテロール	スピオルト	吸入薬(長時間作用型)
抗アレルギー薬		
ロイコトリエン(LT)受容体拮抗薬	オノン	経口薬
	シングレア	OD錠

(ノスカピン®, メジコン®など)。末梢性鎮咳薬としては気管支拡張薬などが用いられる。なお, 気管支喘息の咳には中枢性鎮咳薬は無効で, 気管支拡張薬や吸入薬を用いる。

去痰薬：炎症性病変では気道粘膜の粘液分泌細胞からの粘液糖タンパクの分泌が亢進して粘液の粘稠度が増加する。そのため痰は喀出できにくくなり, 閉塞性換気障害では呼吸困難が増悪する。去痰薬の機序としては, ①粘液線毛輸送系の賦活化, ②ムチンの粘稠度の低下, ③ムチンの分泌の抑制などがある。粘液調整薬としてカルボシステイン(ムコダイン®), ブロムヘキシン(ビソルボン®), アンブロキソール(ムコソルバン®)などがあり, 粘液溶解薬としてはシステイン薬(チスタニン®, ムコフィリン®)などがある。

4 / 呼吸不全とその治療法

1 呼吸不全の起こり方と判定

　呼吸不全(respiratory failure)は肺機能が種々の疾患で高度に障害されて低酸素血症($Pa_{O_2} < 60$ mmHg)を来した状態である。その結果, 生体は正常な機能を営むことが困難になり, とりわけ心臓と脳は顕著な影響を受け, 持続すると組織は壊死に陥る(**図6-1**)。発症機序や原因疾患にさまざまなものがある(**表6-10**)。

　組織への酸素の供給：酸素供給量(D_{O_2})は動脈血酸素含量(Ca_{O_2})と心拍出量(cardiac output:CO)の積である($D_{O_2} = Ca_{O_2} \times CO$)。酸素含量は若干量の溶解酸素量とHbと結合している酸素量により, その量は酸素飽和度に依存し($Hb \times 1.34 \times Sa_{O_2} + Pa_{O_2} \times 0.003$), その低下にともない組織酸素量が低下する。

呼吸不全の判定：組織の低酸素状態を直接的に測定・把握することはできないので他の指標を代用して判定する。理論的には組織での酸素消費の結果としての混合静脈血の酸素分圧（$P\bar{v}_{O_2}$）がよい指標であるが日常臨床でこれを算出するのは煩雑で，これに代えて動脈血酸素分圧（Pa_{O_2}）をあてる。組織の混合静脈血酸素分圧 35 mmHg 以上を基準とし，これが動脈血酸素分圧（Pa_{O_2}）としては 60 mmHg にあたり，おおむね酸素飽和度 90 % に相当するので，日常臨床では Sp_{O_2} 90 % を呼吸不全の判定基準とする。

呼吸不全の発症機序：肺機能障害のタイプのうえからは，①肺胞低換気，②換気血流比の不均等性，③シャント，④拡散障害によるものがある（表6-11）。

急性型と慢性型：発症経過のうえからは，呼吸不全は急性型（**急性呼吸不全**）と慢性型（**慢性呼吸不全**）に分けられる。前者は表6-11 に挙げたような肺その他の疾患により急性に低酸素状態を来した状態で，後者は閉塞性換気障害などで呼吸不全状態が少なくも 1 か月間持続した状態で，その際には高二酸化炭素（炭酸ガス）血症が持続し，これを是正するために HCO_3^- の再吸収が増加しその上昇をともなう呼吸性アシドーシスを示す。

2 呼吸不全の対処法；吸入法・人工呼吸器とNPPV

呼吸不全状態（酸素飽和度 90 % 以下）からの脱却には原因疾患の治療が必須であるが，それにはある程度の時間を要するので，組織傷害を免れるには対症療法的に酸素化で低酸素血症を迅速に改善する必要がある。そのための広義の酸素療法（oxygen therapy）として以下の 3 法がある。それぞれ後述するが，概略は以下のとおりである。なお，呼吸不全の治療では酸素化の改善を優先するが，高二酸化炭素血症をともなう 2 型呼吸不全では，換気量を増やしてその改善

を図る必要もある。

吸入療法：換気能が一定程度保たれているとき行う方法で，経鼻ルートなどでカテーテルを介して高濃度酸素を吸入する。簡易な方法であるが高度の低酸素状態では不十分である。

人工呼吸器法：自発的換気がないときに行う方法で，酸素を機械的に陽圧的に肺に送り込む方法である。気管挿管などの侵襲的手技が必要となる

非侵襲的陽圧換気（noninvasive positive pressure ventilation：NPPV）：前二者の中間的方法で，フェイスマスクなどを用いて陽圧換気を行う。急性呼吸不全における導入期や，慢性呼吸不全の急性増悪が適応になる。

ⓐ 酸素吸入療法

チューブを介して室内気より高い酸素濃度のガスを吸入する方法で，ルート的に，①フェイスマスク，②鼻腔カニューレ，③ベンチュリマスクなどがあり，酸素供給量の観点からは "低流量系" と "高流量系" がある。前者では部分的

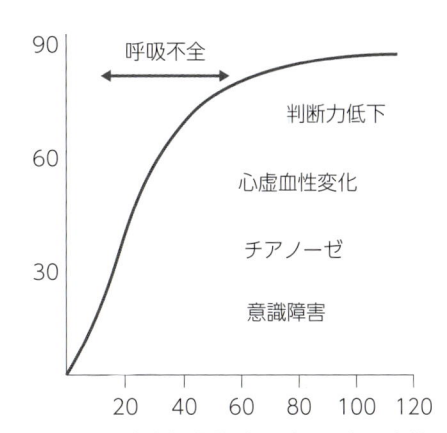

図6-1　酸素解離曲線と呼吸不全の症状
飽和度低下にともない各種症状が起こる。縦軸は酸素飽和度（%）；横軸は酸素分圧（mmHg）。

表6-10　肺機能からみた呼吸不全の発症機序

肺胞低換気：閉塞性換気障害，神経・筋疾患
換気血流比不均等：気道疾患，肺血管疾患
シャント：肺炎，無気肺，肺動静脈瘻
拡散障害：間質性肺疾患，肺気腫，心不全など

表6-11　基礎疾患に基づく呼吸不全の分類

肺・心・神経・胸郭に基礎疾患なく 1 次的に発症：重症肺炎，急性肺血栓塞栓症，ギラン・バレー症候群など
肺・心・神経・胸郭に基礎疾患はないが 2 次的に発症：ARDS（敗血症，ショック，誤嚥性肺炎などに続発）
慢性呼吸不全の増悪：閉塞性肺疾患・間質性肺炎の急性増悪，慢性心不全の増悪など

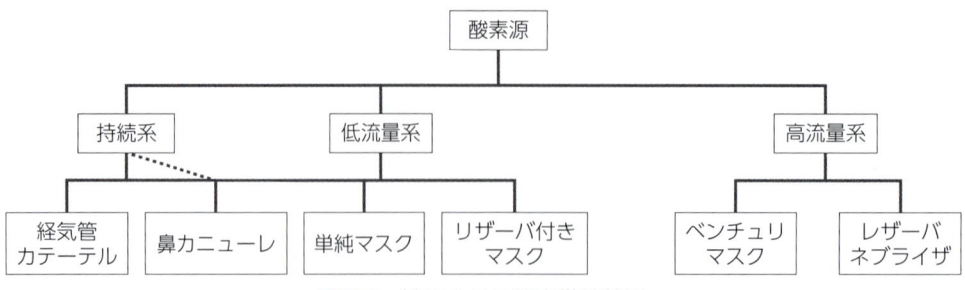

図6-2　繁用される酸素供給装置

酸素の供給法として，鼻カニューレなどの低流量系とベンチュリマスクなどの高流量系装置がある。
(Beers MF. Oxygen therapy and pulmonary oxygen toxicity. In: Fishman AP, Elias JA, Fishman JA, et al, editors. Fishman's pulmonary diseases and disorders, 4th ed. New York: McGraw Hill, 2008: 2613-31 より改変引用)

表6-12　よく用いられる酸素吸入装置の酸素流量と酸素濃度の関係

鼻カニューレ		酸素マスク		リザーバ付きマスク	
100%酸素流量	F_{IO_2} (%)	100%酸素流量	F_{IO_2} (%)	100%酸素流量	F_{IO_2} (%)
1	24	5	40	6	60
2	28	6	50	7	70
3	32	7	60	8	80
4	36			9	90

酸素流量：L/min

に，後者では全面的に酸素供給を図るが，ここで"部分的"とは「空気」に「酸素」を加えることを，"全面的"とは「酸素」に「空気」を加えることを意味する（**図6-2**）。ルートとしてよく用いられる方法の特徴は以下のとおりで，その際の酸素流量と吸入酸素濃度の関係は**表6-12**に示すとおりである（酸素流量：L/min）。

鼻カニューレ：2本の短い管を両鼻腔に浅く挿入して酸素を投与する方法。違和感が少なく，加湿できるので広く用いられる。鼻粘膜の乾燥などの理由で投与量としては4〜5 L/min（F_{IO_2} 40%程度）が限界である。患者が口呼吸すると有効性が損なわれる。

リザーバ付きマスク：補助袋に酸素を充満させて高いF_{IO_2}を保つことができるマスクを使用する方法。

ベンチュリマスク：大きな気流量での酸素を一定濃度（20〜40%）で供給できるマスクを用いる方法。

ネーザルハイフロー（ハイフローセラピー）：鼻腔内に加温加湿した高流量の酸素空気混合ガスを投与することで，経鼻的に高濃度酸素の投与が可能となり，死腔換気量の低下と若干のPEEP効果も期待できる。

● **酸素療法の注意点と副作用**

作業の際の注意すべき点と副作用の注意点として以下のようなものがある。

引火：酸素濃度40%以上では可燃性があるので火気に注意する。

酸素中毒：高濃度酸素は生体に有害で，70%以上の酸素を長時間吸入すると肺組織に不可逆的な障害が生じ，高度の場合は肺水腫に至る。また，未熟児などでは網膜症を来すことがある。

炭酸ガスナルコーシス：慢性呼吸不全で高二酸化炭素血症がある状態にある者では呼吸中枢のCO_2に対する感受性が低下して低酸素血症が換気ドライブになっているが，これが酸素療法で是正されると自発呼吸が減弱しPa_{CO_2}上昇を来す。呼吸性アシドーシスの状態では意識障害などの脳神経症状がみられる。

ⓑ 人工呼吸器

自発呼吸がないか呼吸状態が極めて不良の症例では，生命維持などのために機械的方法でガス交換を行う必要が生じる。「呼吸管理」は一般に気管挿管ないし気管切開により確保した気道を通じてガスを肺内に強制的に圧入して換気を行う手技で，そのための装置が人工呼吸器〔ventilator（respirator）〕である。人工呼吸器に

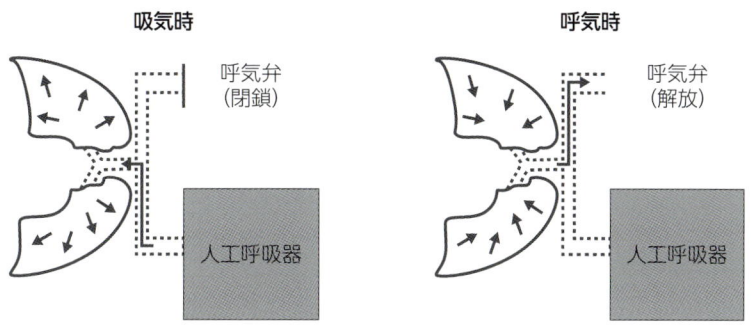

吸気時　　　　　　　　　　　呼気時

呼気弁
（閉鎖）

人工呼吸器

呼気弁
（解放）

人工呼吸器

図6-3　人工呼吸器の基本的な作動原理

送気時に呼気弁は閉じられており，肺は圧入ガスにより受動的に拡張し，呼気弁が解放されると弾性収縮力により自動的に縮小して肺内ガスが排気される。

よる換気の際には，肺は送り込まれたガス圧で受動的に拡張する。生理的状態では肺は胸腔内陰圧によっていわば引っ張られて拡張するが，機械的陽圧換気では肺は圧入ガスにより押し拡げられて拡張し，これが通常換気との相違点である（**図6-3**）。機械的換気はこのように"非生理的"であるため肺や血管系にさまざまな影響を与えるが，人工呼吸ではこのような弊害を避けるための種々の工夫が考案されている。

① 人工呼吸器による換気の吸・呼気相

人工呼吸器の強制換気の理解を助けるため，陽圧換気の際の気道内の圧曲線の例を**図6-4**に示す。基本的動作は4相からなり，吸気・呼気両相（phase）の"**flow-phase**"に弁を閉じて通気を遮断する"停止相（**pause-phase**）"（②，⑤）が設定されている。肺内には呼吸自定数の異なる領域のため換気の不均等分布が存在するが，吸気終末停止（end-inspiratory pause：EIP）は吸気ガスの不均等分布を是正するための工夫である。一方，呼気末に起こる気道の"虚脱"を防ぐために呼気終末圧を陽圧にする方法が**PEEP**（positive end-expiratory pressure）である。気道の虚脱が起こると無気肺によるシャント血流が増えて低酸素血症を来すが，その防御は酸素化改善のために重要である（PEEPは虚脱した気道を開通させるものではなく気道の開通状態を維持するためのもの）。

さらに患者の吸気努力を拾い上げこれを認知して呼気から吸気に転ずる"**トリガー**"機能もある。これは患者・人工呼吸器間の"fighting（ファ

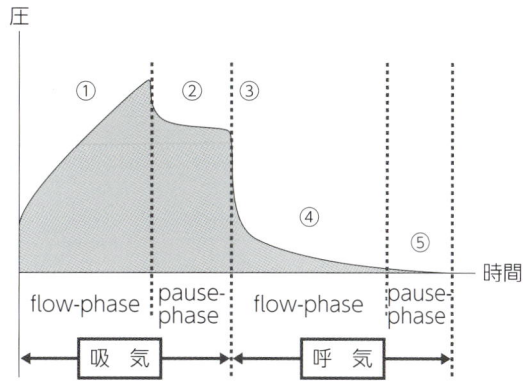

図6-4　人工呼吸器による換気の圧曲線

人工呼吸器換気の際の気道内圧変化の一例で，吸気相の網掛け部分が送気量を反映する。

①：吸気相，②吸気終末プラトー，③呼気相への転換，④呼気相，⑤呼気終末プラトー。

イティング）"を避け，自発呼吸を助けるための工夫である。

吸気相：送気が開始されてから呼気弁が解放されるまでの相。後半にガスを圧入せずいわば平衡状態で経過するEIPを設定する。通常，呼吸サイクルの10%程度をあてる。

呼気相：呼気弁が解放されると肺は自らの弾性収縮力で自動的に縮小し，それにともなって肺内気が呼出される。気道狭窄などの呼気の阻害因子がなければ気道内圧は弧状に減少する。

② 人工呼吸器の各種換気モード

人工呼吸器による換気には種々のモードが工夫されている。その基本項目として，「調節換気か補助換気」かと，送気を「量と圧」のいずれで規定するか，の二大要素があり，それにともなって**表6-13**に示すような種々のモードが考案さ

れている。

調節換気と補助換気：人工呼吸は基本的に自発呼吸のないものを対象としており，その観点からは呼吸全般を制御する調節換気（controlled mechanical ventilation：**CMV**）が主流を占めそうであるが，実際には若干の自発呼吸があることが多く，呼吸努力を拾い上げる部分的補助換気（patient-triggered ventilation：**PTV**）も必要ということになる。

圧か量か：換気の制御基本的方法として"送気圧"で規定するか"換気量"で規定するか（"圧"か"量"か）の2法がある。

調整要素：換気の効率化と患者への負担軽減のために，人工呼吸器には種々の工夫が考案されている。代表的なものに，どのような時間サイクルにするかという"時間要素"と，どのような波形で圧・量負荷を与えるかという"パターン要素"がある。

③ 各種モードの特徴

調節換気の方式をとる場合，通常，量規定型を用いるが，圧規定型には圧外傷の発生が少ないという利点がある。そこで，現実にはいずれかを優先し，他の因子については柔軟に変更して肺障害を避ける方式が用いられる。以下に改めて両者の方法と基本的特徴，および問題点を示す。

量 規 定 換 気（volume-controlled ventilation：VCV）：あらかじめ設定された量のガスを送り込む方式で，回路にリークがなければ1回換気量（tidal volume：VT）の変動は少なく低換気に陥る心配はないが，気道内圧とは無関係に送気するので状況によっては気道内圧が上昇して肺損傷を来す可能性がある。また，

表6-13　人工呼吸器の換気モードの概略

種類／規定因子	量	圧	両者	その他
調節換気 （CMV）	VCV	PCV	CPPV	HFV
部分的補助換気 （PTV）	SIMV	CPAP PSV BIPAP	VSV	PAV

（安本和正．人工呼吸とその適応・離脱．呼吸療法士認定講習テキスト．3学会合同呼吸療法士認定委員会，2010より改変引用）

回路内でガスが圧縮されると実際に肺胞に達するガス量は設定量を下回ることもある（compression volume）。

圧 規 定 換 気（pressure-controlled ventilation：PCV）：気道内圧が設定圧に達すると送気を中止して呼気弁が解放する様式。コンプライアンスの低い肺〔間質性肺炎などの固い肺（stiff lung）〕では同一設定圧であっても一回換気量が低下するのが欠点である。

④ 各種換気モードの内容

各種モードに種々の調整のための工夫があり，その内容として以下のようなものがある。

CPPV（continuous positive pressure ventilation；持続的陽圧換気）：虚脱を防ぐために呼気終末に気道内圧を陽圧にする方法（その陽圧がPEEP）。

SIMV（synchronized intermitted mandatory ventilation；同期的間歇的強制呼吸）：呼吸努力を検知すると換気補助し，一定時間以上それがない場合には強制換気する。

CPAP（continuous positive airway pressure ventilation；持続的気道陽圧）：自発呼吸にPEEPを加えた換気様式で気道内圧はCPPVの場合より低い。

HFV（high frequency ventilation；高頻度振動換気）：一定の気道圧を中心に少量のガスを高頻度（15〜20Hz程度）に出し入れさせて行う換気。

PSV（pressure support ventilation；圧支持換気）：自発呼吸に合わせて吸気努力を感知して送気。

PAV（proportional assist ventilation；比例補助換気）：呼吸筋の動きを感知し気道内圧を制御して行う換気。

BIPAP（biphasic positive airway pressure；二相性気道陽圧）：高圧相と低圧相の2つの圧を設定したCPAP。

⑤ 人工呼吸器からの離脱

ウィーニング〔weaning（離脱）〕は，補助換気的要素の大きいIMVなどを用いながら慎重に行う方法と，一気に自発呼吸に移る方法に大別される。いずれの場合も患者本人の意欲を高め

ることが必要である。

⑥ 人工呼吸にともなって起こりやすい問題

機械的陽圧換気で起こりやすい問題として以下に挙げるような事項がある。一部はカテーテルなどによる酸素療法の項で述べた副作用である。

肺損傷(ventilator-associated lung injury：VALI)：不適切な圧で起こるもの(barotrauma)である。気道内圧が高い状態のときは一回換気量を少なくし低換気による高炭酸ガス血症を許容する方策をとるべきである。

感染症(ventilator-associated pneumonia：VAP)：人工呼吸管理中には誤嚥などによる肺炎が起こりやすい。とりわけ緑膿菌やクレブシエラ菌などの多剤耐性菌によるものでは対処が困難であり，常に清潔を保持するように注意する必要がある。

酸素中毒(oxygen toxicity)：70%以上の高濃度酸素を長時間吸入すると肺組織に非可逆的な損傷が起こる。可能なかぎりF_{IO_2}は50%以下に抑えるべきである。

CO_2ナルコーシス(CO_2 narcosis)：高二酸化炭素血症は低換気によって起こるが，強制換気の際のみならず酸素吸入時にも起こりうる。これは低酸素血症が是正されると呼吸中枢への換気刺激が低下して自発的な換気量が減ることによって起こるものである。

ⓒ 非侵襲的陽圧換気(noninvasive positive pressure ventilation：NPPV)

1980年代半ばに，外力による換気法として気管挿管によらず鼻マスクやフェイスマスクを用いる方法が開発され，これが改良されて簡便な人工換気法としてのNPPVが生まれた。NPPVは慢性閉塞性肺疾患の急性増悪時における換気法の第一選択になったが，その後，適応は他疾患の急性期にも拡大し，さらに慢性肺疾患などの夜間睡眠時の換気状態改善のための方法とし

ても広く用いられるようになった。

方法的には，専用のマスクを用いて吸気圧(inspiratory positive airway pressure：IPAP)と呼気圧(expiratory positive airway pressure：EPAP)の2つの圧レベルを用いた二段階陽圧方式(bilevel PAP)である。外部回路は1本のチューブで，呼気はマスク近傍の排出口から除かれる。マスクとしては一般に鼻マスクを用い，開口が著しいときのみフェイスマスクを用いる。

設定すべき条件として，①吸気および呼気の圧，②換気回数，③吸気時間，④吸入酸素量，および⑤換気モードがある。モードとしては，自発呼吸のみを補助するSモード(spontaneous mode)，呼吸数，吸気時間率を設定する調節換気モード(Tモード；timed mode)，主として自発呼吸を補助しこれがないときに設定した呼吸数でバックアップするSTモード(spontaneous timed mode)の3種類がある。

NPPVの利用法としては**急性期**と**慢性期病態**に対する使用がある。前者については侵襲的人工呼吸と同程度の成功率で合併症の頻度も低かったとする報告が多く，慢性の閉塞性・拘束性換気障害の急性増悪時や心原性肺水腫では第一選択となっている。慢性閉塞性肺疾患の増悪時にNPPVの使用に踏み切る基準は**表6-14**にみるとおりで，適応は肺胞低換気のためにアシドーシスを来している状態，ないし閉塞性換気障害のために呼吸に難渋している状態である。ただし，開始後に気管挿管が必要になることもあり，そのような場合は移行時期を逸さないように注意する。一方，慢性期も閉塞性・拘束性換気障害の場合が多く，とりわけ高二酸化炭素血症をともなう(Ⅱ型)呼吸不全では生命予後を改善する方法として有用である。長期にわたって器具を装着するのでうっとうしさはあるが，NPPBの使用によって睡眠の質の改善，起床時

表6-14 慢性閉塞性肺疾患の急性増悪時におけるNPPVの適応基準

以下のうち，1項目以上
　呼吸性アシドーシス(動脈血：pH ≦ 7.35かつ/あるいはPa$_{CO_2}$ ≧ 45mmHg)
　呼吸補助筋の使用，腹部の奇異性動作，または肋間筋の陥没など，呼吸筋の疲労または呼吸仕事量の増加あるいはその双方が示唆される臨床徴候をともなう重度の呼吸困難

の頭痛の消失，日中の眠気の軽減などが得られ，総合的にみて満足度は高い。

5 / その他の治療法

以上の各種治療法のほかに，「吸入療法」や「呼吸リハビリテーション」などがある。

1 吸入療法

吸入療法では薬物が局所に高濃度に急速に沈着し，一方，全身への影響が比較的少ないので，気道や肺病変のように到達が比較的容易な器官ではとりわけ有効である。気管支拡張薬やステロイド薬の吸入療法については，閉塞性肺疾患などの項で紹介したとおりである。なお，エアロゾルの粒子径と沈着部位の関係については，5 μm 以上では上気道（咽頭・喉頭）に沈着し，そ

れ以下の大きさのものでは，2〜5 μm では気道に，0.8〜3 μm では気道〜肺胞に沈着し，0.8 μm 以下の粒子では呼気から大気に呼出される。そこで，気管支拡張薬やステロイド薬の吸入薬では1〜5 μm 径のエアロゾル粒子を用いることになる。

2 呼吸リハビリテーション

リハビリテーションの目的は“障害された呼吸機能の回復による社会復帰”で，呼吸器領域の外科手術後などの急性期のものと，慢性呼吸不全からの回復を目指す慢性期のものとがある。

運動療法：呼吸筋訓練（inspiratory muscle training：IMT），口すぼめ呼吸，四肢・体幹筋力トレーニングなど。

生活指導：栄養，感染予防（ワクチン接種など），禁煙指導，など。

II 各 論

1 /// "炎症性病変"と "感染症"

「炎症性病変」は，腫瘍とともに，各種臓器で高頻度にみられる病態である。その病名はそれぞれの臓器名に"炎"をつけて表され，脳炎（encephalitis），心筋炎（myocarditis），胃炎（gastritis），腸炎（enteritis），肝炎（hepatitis），腎炎（nephritis）などとなる。接尾語"-itis"は炎症を意味するのでこの群はいわば病理学的に分類されており，感染症のみならずその他の炎症性疾患も含まれることになる。

2 /// 呼吸器系の炎症性病変の内容

呼吸器系の上気道から下気道，さらに肺に至る部位の炎症性疾患として図1に示すようなものがある。上気道の炎症性病変としては副鼻腔炎（sinusitis），咽頭炎（pharyngitis），気管炎（tracheitis）などがあり，下気道のそれとして気管支炎（bronchitis）がある。これらのほとんどはウイルスないし細菌による感染症であるが，下気道の炎症性病変であるびまん性汎細気管支炎や一部の細気管支炎（bronchiolitis）のように非感染性の病変もあり，また，慢性気管支炎（chronic bronchitis）や気管支拡張症（bronchiectasis）のように喫煙や感染症による二次的病変もこの範疇に含まれる疾患である。

一方，肺の炎症性病変の主体は肺炎（pneumonia）である。"pneumonia"は，本来，"肺の病変"を意味しており正確に「肺炎」に対応しているわけではないが，肺病変の代表格は肺炎なのでこの術語が用いられる。これに対して"pneumonitis"という用語もあり，これには，通常，「肺臓炎」があてられる。両者の違いの一つは病変部位のそれで，病変は前者では"肺実質"領域に，後者では"肺間質"領域優位にみられる。本章の「肺感染症は基本的に前者であるが，後

者にはアレルギー機序で起こる"過敏性肺〔臓〕炎（hypersensitivity pneumonitis）"などがあり，これらについてはアレルギー疾患などの章で解説する。また，広く呼吸器系器官の炎症性病変という観点からは胸膜（さらには縦隔）の炎症性病変もあるが，これらは肺外病変の項で解説する。

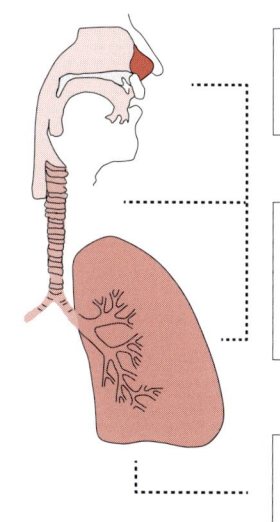

上気道
　急性上気道炎
　慢性上気道炎

下気道
　急性気管・気管支炎
　慢性の下気道の炎症性病変
　慢性気管支炎・気管支拡張症
　びまん性汎細気管支炎

肺胞・肺間質，胸膜
　肺炎・肺臓炎
　胸膜炎

図1　呼吸器系の炎症性病変の部位による分類
呼吸器系の炎症性疾患を上・下気道および肺胞・胸膜に分けて示す。

3 /// 呼吸器系感染症を来す病原体

上述のように気道・肺の炎症性病変の主体は感染症で，肺は間接的に外界と接しているのでその影響で感染症が起こりやすい。病原体としてはウイルス，細菌，真菌，原虫，蠕虫（寄生虫）があり（表1），これらによる気道・肺の病変は部位別には上気道炎，気管支炎，細気管支炎，肺炎とよばれ，原因別にみるとウイルス性・細菌性肺炎や抗酸菌症，真菌症などがある。以下に，病原体についてその特徴を示す。

ⓐ ウイルス（virus）

タンパク質殻（カプシド；capsid）の内部に核酸がある微小構造体で，いわば情報のかたまり

である。細胞を構成単位としていないので生物というよりむしろ"生物学的存在"であるが，感染すると病原体としてふるまい宿主の恒常性に影響を及ぼす。細菌の1/10以下程度の大きさでミトコンドリアより小さくリボソームと同程度の大きさである（表2）。リケッチアやクラミドフィラと同様に生存細胞中でしか生息できず，宿主細胞を利用して自己複製する。ゲノムとしてDNAかRNAのいずれかをもち，DNAウイルスには天然痘などのポックスウイルス，水痘などのヘルペスウイルスや咽頭熱などを起こすアデノウイルスなどがあり，RNAウイルスにはインフルエンザウイルスなどのオルソウイルス，SARSウイルスなどのコロナウイルス，麻疹ウイルスなどのパラミクソウイルスなどがある。肺・胸膜に病変を起こしやすいのは以下のウイルスである。

インフルエンザウイルス：A・B・Cの3型があり，冬季にウイルス性肺炎および細菌混合性肺炎を惹起する（RNAウイルス）。

パラインフルエンザウイルス：乳児に下気道炎症を惹起する（RNAウイルス）。

アデノウイルス：欧米の軍隊の新兵間などでの集団生活で肺炎が知られる（DNAウイルス）。

麻疹・水痘・帯状疱疹ウイルス：ときに成人で血行性散布による肺炎を惹起する（DNAウイルス）。

コクサッキーウイルス：強い胸痛をともなう胸膜炎を惹起することがある（RNAウイルス）。

サイトメガロウイルス：免疫不全者で肺病変を惹起する（ヘルペスウイルス科DNAウイルス）。

❺ 細菌（bacterium）

エステル型脂質で構成される細胞膜をもつ1〜10μm大の微小生物で，古細菌とは核をもたない点では似るが細胞膜を有する点で異なる。形状のうえからは球菌・桿菌・らせん型菌（図2）に，染色性のうえからはグラム陽性・陰性菌に分類される。

細菌の同定には各種染色法が用いられ，**グラム染色**（Gram staining）は代表的な染色法である。本法は痰などの検体を火焔固定した後に塩基性の紫色色素液（クリスタル・バイオレットまたはゲンチアナ・バイオレット）で染色し（この段階ではグラム陽性・陰性にかかわらず紫色に染まる），これをエタノールで脱色する方法で，陽性菌が紫色に染まる（**グラム陽性**）のに対して陰性菌では紫色色素が脱色される（**グラム陰性**）。これは細胞壁の構造の違いによるもので，前者の細胞壁はペプチドグリカン層が厚く脂質が少ないので脱色に抵抗性であり，一方，後者の細胞壁は脂質に富むもののペプチドグリカン層が薄いのでアルコールで脱色されやすい。病原性の観点からみると，グラム陰性菌では細胞壁の外側に莢膜があり，これが細胞の抗原性を隠して宿主の抵抗性から逃れやすくしており，かつ，この部位が毒性を発揮するので宿主にとっていっそう有害である。一方，グラム陽性

表1　病原体の種類

ウイルス（virus）：タンパク質の殻に核酸が囲まれた微小構造体で細胞寄生性。
細菌（bacteria）：細胞膜を有する原核生物でマイコプラズマ（*Mycoplasma*），リケッチア（*Rickettsia*），クラミドフィラ（*Chlamydophila*），抗酸菌（mycobacteria）などがある。
真菌（fungi）：細胞寄生性の真核生物（eukaryote）で担子菌類，子嚢菌類などがある。
原虫（protozoa）：単細胞動物。
蠕虫（helminth）：蠕動によって移動する小動物。

表2　病原体の大きさの比較

細菌			
ブドウ球菌：0.8〜1.0	大腸菌：0.4〜0.7×1〜3	結核菌：0.5×1〜4	ジフテリア菌：0.3〜0.8×1〜8
リケッチア：0.3×0.5〜2			
ウイルス			
ヘルペスウイルス：120〜200	ヒト免疫不全ウイルス：100	インフルエンザウイルス：90〜120	
アデノウイルス：80〜90			

単位：細菌はμm，ウイルスはnm

菌では(ペプチドグリカンの)細胞壁は厚いが外膜がない。さらに，ヒトはペプチドグリカンを欠くのでグラム陽性菌の細胞壁に障害を与える酵素をつくりやすい面があり，ペニシリンのターゲットとしても好都合である。それぞれに属する菌として**表3**に挙げるものがある。

リケッチア：*Rickettsia* はウイルス，クラミドフィラと同様に生きた細胞の中でしか増殖できない小型細菌(偏性細胞内寄生菌)である。細胞壁を有するがグラム陰性菌で，1～4μmの大きさで球状や繊維状などのさまざまな形態をとる。約25種類の菌が知られており，血管内皮細胞などで増殖して血栓や組織壊死を引き起こす。シラミ，ダニやツツガムシに寄生し，感染症として本邦ではツツガムシ病などがあり，米国ではロッキー山紅斑熱(*Rickettsia rickettsii*)などの重症感染症がある。

マイコプラズマ：*Mycoplasma pneumoniae* はゲノムサイズが極めて小さい微生物で，当初はウイルスと考えられたが，後にいわゆるPPLO(pleuropneumonic organism)培地で培養されて細菌の仲間入りをした。ペプチドグリカンの細胞壁を欠くのでその形は不定で可塑的である。細胞膜は真正細菌のそれに比べて強度が高い。グラム陰性で，大半が合成培地では増殖せず，自然条件では特定の真核生物に寄生して増殖する。*M. pneumoniae* は細胞吸着器官で線毛上皮に付着して気管支炎・(異型)肺炎を惹起し，市中肺炎の代表的な原因菌である。マクロライド薬が有効でペニシリン(PC)は無効である。

クラミドフィラ：*Chlamydophila* はRNA・DNAを有しているので細菌に属するが，純培養型では増殖できず，動物細胞内に侵入してはじめて増殖する偏性細胞内寄生菌である。細胞壁を欠くグラム陰性菌で，2属9種に分類されている。肺病変を来すものとして *C. pneumoniae* と *C. psittaci* がある。マクロライド薬およびニューキノロン薬が有効で，PCは無効である。以前はクラミジアとよばれていたが，1999年分類が変更され，肺病変を起こす2種はクラミドフィラ属に移された。

肺炎連鎖球菌：*Streptococcus pneumoniae* はグラム陽性の双球菌で，コロニーの菌では中央に自己融解によるくぼみを呈する。健康なヒト

表3 グラム染色による細菌の分類

グラム陽性菌
 球菌
  ブドウ球菌属：ブドウの房状に配列する。黄色ブドウ球菌など。
  レンサ球菌属：直鎖状に配列し双球菌，4連，8連球菌など。肺炎球菌，溶血連鎖球菌など。
 桿菌
  芽胞をつくる菌：バシラス属(炭疽菌など)とクロストリジウム属(破傷風菌など)。
  コリネバクテリウム属：ジフテリア菌など。
  放線菌：アクチノミセスやノカルジアなど。
グラム陰性
 球菌
  ナイセリア属：淋菌など(双球菌)。
  モラクセラ属：モラクセラ・カタラーリスなど。
 桿菌
  シュードモナス属：緑膿菌など。
  腸内細菌科：大腸菌，サルモネラ，赤痢菌，ペスト菌，クレブシエラ属など。
  レジオネラ：グラム染色では染色性がよくないので微生物学同定はヒメネス染色による。
  ヘモフィルス属：インフルエンザ菌など。
  ブルセラ属：ウシで精巣炎を起こす。
  ボルデテラ属：百日咳菌など。
 らせん状桿菌
  ビブリオ属：コレラ菌，腸炎ビブリオなどで，コンマ状の形態をとる。
  スピロヘータ：梅毒，回帰熱などの原因で，コイル状の形態をとる。
  リケッチア：ツツガムシ病や発疹チフスなどの原因菌；細胞壁にペプチドグリカンを欠く。
  クラミドフィラ：オウム病などの原因菌；細胞壁にペプチドグリカンを欠く。
  マイコプラズマ：細胞壁そのものをもたないので染まらない。
グラム不定性菌
 抗酸菌(結核菌・らい菌など)：分類上は放線菌に近くグラム陽性。

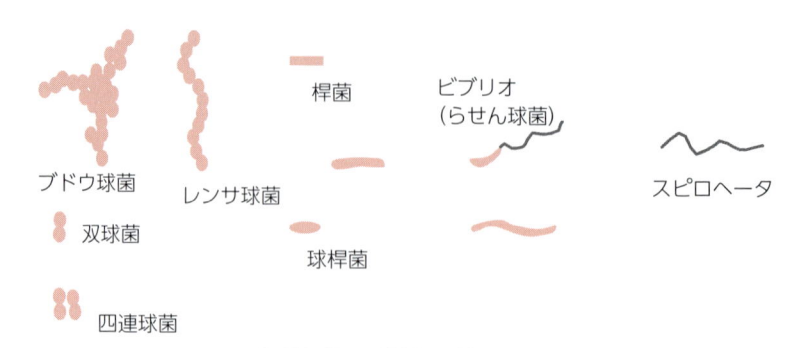

図2　各種細菌の形態的な特徴による分類

細菌を形態的に分類したもの。球菌としてブドウ球菌，レンサ球菌などがあり，桿菌として結核菌や大腸菌などがある。

の上気道に常在しているが，細菌性肺炎の代表的な起因菌で，大葉性肺炎を惹起し，かつ，髄膜炎を合併することもある。PCやセフェム系抗菌薬が有効である。

黄色ブドウ球菌：*Staphylococcus aureus* はグラム陽性の球菌で，不規則に配列するクラスターを形成して増殖し，その形状が"ブドウの房"に似るのでその名がある。気管支肺炎の像をとり，しばしば空洞を形成する。メチシリン耐性黄色ブドウ球菌（methicillin-resistant *Staphylococcus aureus*：MRSA）はときに院内感染症として広がる。

インフルエンザ菌：*Haemophilus influenzae* はグラム陰性桿菌で，19世紀初頭のインフルエンザ流行の頃に誤ってその起因病原体として分離されてこのように命名されている。1995年に最初に全ゲノム配列が明らかにされた細菌で，1,830,138塩基の環状染色体からなり，染色体上には1,657のタンパク質配列がコードされていることが示された。PCが有効である。

クレブシェラ（肺炎桿菌）：*Klebsiella pneumoniae* はグラム陰性の桿菌で口腔や腸管の常在菌であるが，アルコール多飲者などに肺炎・胸膜炎を起こす。セフェム系抗菌薬やニューキノロン薬が有効である。

放線菌：広義にはグラム陽性の分枝状桿菌で，呼吸器診療の分野では通性嫌気性のアクチノミセス（*Actinomyces*）属と好気性のノカルジア（*Nocardia*）属が重要である。アクチノミセスは口腔内に存在しており，真性細菌であるものの病変の病理像は真菌症に似た所見を示す。PC

に感受性があるが，深在病変の場合は外科手術が必要になることがある。ノカルジアは土壌などに存在しており，ときに日和見感染としての肺炎を惹起する。サルファ薬やミノサイクリンが有効である。

抗酸菌：一般に細菌はアニリン系色素で容易に染色され，酸・アルカリやアルコールで脱色されるが，抗酸菌（acid-fast bacillus）は色素水溶液に染まりにくく，染色には前処理として石炭酸などの媒染剤を加えての加熱が必要である。そのため結核菌（*Mycobacterium tuberculosis*）の実証は一般細菌に比べて遅れたが，この難染色性は菌体膜に多く含まれる脂質（ミコール酸）によるものである。染色には工夫が必要であるが，いったん染まると酸による脱色操作で容易に脱色されず，それが抗酸菌と称されるゆえんである。本群に所属する菌として結核菌，非結核性抗酸菌および癩菌などがあるが，結核菌は細胞寄生性の好気性菌で，そのために肺や骨髄などの酸素に富む臓器に病変を引き起こしやすい。

ⓒ 真菌（fungus；fungi）

俗にいう「カビ」を主体とし，酵母やキノコも含み総数8万種にものぼる巨大微生物群である。核と細胞膜があるので動物界・植物界と同じく真核生物（eukaryote）群に属し，明瞭な核膜をもたない細菌（原核生物 prokaryote）とは構造的に異なる（**表4**）。その細胞的特徴は表層構造の細胞膜（cell membrane）と細胞壁（cell wall）にある。前者はリン脂質，グリセリドおよび若干量のステロールと酵素群からなり，細胞内外間

の物質の輸送と細胞の浸透圧調節にあずかっている。後者はキチンとグリカンで構成され，その編み目構造は細胞に高い機械的強度を与えている。大多数の真菌は生活環のすべての時期を通して「菌糸（hypha）」とよばれる分岐性フィラメント状の多細胞性構造物であり，外観から糸状菌（filamentous fungi）あるいは菌糸状真菌（mycelial fungi）とよばれる。一方，生活環の大部分を単細胞の状態で過ごす菌種もあり，これらの単細胞性真菌は酵母（yeast）または酵母状真菌（yeast-like fungus）とよばれる。さらに，発育条件によって菌糸形と酵母形のいずれか，または両者の発育形態をとる二形性のもの（dimorphic fungi）もある。真菌の栄養形の発育は無性的過程の有糸細胞分裂で起こり基本的に無性生殖（asexual reproduction）であるが，有性生殖を行う能力を兼ね備えているものもあり，これを有するものを**完全菌**（perfect fungi），これが確認されていない菌を**不完全菌**（imperfect fungi）という。

病原真菌としては，前者には**接合菌**（Zygomycota），**子囊菌**（Ascomycota），**担子菌**（Basidiomycota）があるが，これらの分類はその有性胞子のタイプ（接合胞子，子囊胞子，担子胞子）に基づくものである。

真菌の多くは腐生菌として土，水，動物死体など自然環境中に広く生息し，有機物・無機物を栄養源として繁殖する。ヒトに寄生し，浅在型（皮膚病変）あるいは**深在性真菌症**を惹起する。後者は特定の臓器または全身性に播種して病変が起こるもので，肺はその標的になりやすい臓器である。真菌症はその起こりかたから地域流行型真菌症（endemic mycosis）と日和見真菌症（opportunistic fungal infection）に二分類される。前者はわが国では輸入感染症である。

上述のように主な病原真菌には接合菌，子囊菌，担子菌と不完全菌があり，それぞれの群の病原菌として**表5**に示す菌種がある。接合菌に属するムーコル目は白血病などの基礎疾患を有する者において肺ないし全身に病変を引き起こす。子囊菌に属する真菌では，アスペルギルス（*Aspergillus fumigatus*）は遺残空洞などに寄生

表4　真菌と細菌の比較

	真菌	細菌
細胞体制	真核性	原核性
栄養形	菌糸（酵母では単細胞）	単細胞（放線菌では菌糸）
細胞壁骨格多糖	β-D-グルカン	ペプチドグリカン
細胞壁主要ステロール	エルゴステロール	ステロール欠如
生殖様式	無性・有性生殖	無性生殖
繁殖体	無性胞子	栄養形細胞

（山口英世．真菌学．平松啓一，山西弘一，編．標準微生物学（第7版）．東京：医学書院，1999：328より改変引用）

表5　主要な病原真菌

分類（門）	目	代表的な病原真菌
接合菌 子囊菌	ムーコル目	*Mucor* *Aspergillus fumigatus* *Histoplasma caspsulatum*
担子菌 不完全菌類		*Cryptococcus neoformans* *Candida albicans* *Coccidioides immitis* *Tricosporon*

（山口英世．真菌学．平松啓一，山西弘一，編．標準微生物学（第10版）．東京：医学書院，2009：342より改変引用）

して侵襲型の肺真菌症を，ヒストプラズマ（*Histoplasma capsulatum*）は米国の砂漠地帯などに生息してその吸入で比較的軽微な肺病変を惹起する。担子菌類に属するクリプトコッカス（*Cryptococcus neoformans*）はトリの糞などに存在して健常者にもしばしば病変を起こし，健康診断で発見される例もある。不完全菌に属する真菌では，カンジダ（*Candida albicans*）とトリコスポロン（*Tricosporon*）は免疫不全状態のものに肺病変を惹起し，*Coccidioides immitis*は米国の砂漠地域などに生息してその吸入で難治性の肺病変を起こす。カンジダ，*Coccidioides immitis*およびヒストプラズマは二形性真菌（dimorphic fungi）である。ヒストプラズマ症とコクシジオイデス症はわが国では輸入感染症である。

ⓓ 原虫（protozoa）

原虫は真核単細胞の微生物で，細菌や真菌よりは大きい細胞からできており，動物的なものうち病原性のあるものが問題になる。寄生性で，種類により特有の宿主と生活環を有している。病原体としては梅毒スピロヘータ，赤痢アメーバ，トキソプラズマ，クリプトスポリジウムなどがあり，赤痢アメーバの場合は肝膿瘍から肺に病変を惹起することがある。

ⓔ 蠕虫（parasite）

蠕虫はミミズのように細長く蠕動によって移動する虫（worm）の総称で，寄生生物のうち動物に分類されるものである。多くの種類があるが，肺病変を来すものとして下記のものがある。

肺吸虫：宮崎およびウェステルマン肺吸虫があり，サワガニなどが宿主で，腹腔から肺に侵入して移動性病変を形成する。

エキノコックス：キツネが宿主で，肝臓から肺に囊腫を形成する（エキノコックス症；包虫症）。

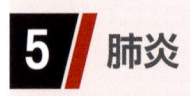

4 気道の炎症性病変

上気道・下気道の炎症性病変として急性上気道炎，急性気管支炎などがある。その内容については "CASE0" で紹介する。

5 肺炎

ⓐ 肺炎の各種分類

病理・画像・原因などさまざまな観点からの分類法がある（**表6**）。病原体からみたウイルス性肺炎，細菌性肺炎，画像所見のうえからみた "大葉性肺炎" と "気管支肺炎"，発生場所からみた "市中肺炎"，"医療・介護関連肺炎"，"院内肺炎"，病変や症状のタイプからみた "通常型肺炎" と "非定型肺炎" などがあり，さらに発症様式の特徴からみた呼称に誤嚥性肺炎，人工呼吸器関連肺炎（ventilator-associated pneumonia：VAP）がある。誤嚥性肺炎は高齢者でしばしば反復してみられる病態であり，一方，VAPはICU患者の10％程度に発生し致死率約50％と予後不良の肺炎である。

治療の点からは原因病原体の確定が重要で，痰，血液，その他を対象として細菌学的，血清学的手法で診断を進める。

ⓑ 肺炎の重症度分類

肺炎の重症度の判定は，対処法の決定や予後の推測をするうえで重要である。一般には，発

表6 肺炎のさまざまな観点からの分類・表現法

原因体からみた分類：細菌性，非細菌性など
 ウイルス性肺炎：インフルエンザ肺炎など
 一般細菌性肺炎：肺炎球菌肺炎など
 肺抗酸菌症：結核症など
 肺真菌症：肺アスペルギルス症など
病理所見からみた分類：病変の主体は肺胞か間質か
 肺炎：細菌性肺炎などによる肺実質領域主体の病変
 肺臓炎：薬剤性肺障害などによる肺間質領域主体の病変
画像所見からみた分類：病変の拡がりが広範か気管支局所性か
 大葉性肺炎：肺炎球菌肺炎など
 気管支肺炎：ブドウ球菌肺炎など
発生場所からみた分類：市中か病院内か医療・介護施設か
 市中肺炎：マイコプラズマなどによる
 院内肺炎：MRSAなどによる
 医療・介護関連肺炎：嫌気性菌などによる
病型・薬効（起因菌）からみた分類：抗菌薬が有効か否かなど
 通常型肺炎：肺炎球菌肺炎など（痰が多くセフェム系有効）
 非定型肺炎：マイコプラズマ肺炎など（咳が多くマクロライド有効）
特殊な発症様式に基づく分類：起こりかたからみた呼称
 誤嚥性肺炎：咳反射の低下などにともなう肺炎
 日和見肺炎：免疫不全にともなう肺炎
 人工呼吸器関連肺炎：ICUで気管挿管中に発症する肺炎

熱の程度や呼吸困難の有無，炎症反応の亢進の程度，胸部画像での病変の拡がりの程度，および他臓器症状（脳症，消化器系症状，骨症状，その他）の有無などをもとに総合的に判断する。入院の要否などの指標としてA-DROP法に基づく簡潔な分類がある（**表7**）。これは年齢および呼吸・循環・意識障害の有無に基づくもので，1項目該当すれば1点，2項目該当で2点と計算し，5点満点である。重症度は，スコア1〜2が中等症，3が重症，4〜5は超重症となる。各指標は等価というわけではなく呼吸不全は他項目より重視されているが，最近では敗血症か否かが重視されている。

ⓒ 肺炎とその対処法

臨床的には，肺炎は市中肺炎（community-acquired pneumonia：CAP）と院内肺炎（hospital-acquired pneumonia：HAP）とに分類される。前者は社会生活を送っている人たちに起こる肺炎の総称で，院外肺炎あるいは市井肺炎ともよばれる。一方，後者は入院中の患者に起こる肺炎で，その半数はグラム陰性菌，次いでブドウ球菌（多くはMRSA），ヘモフィルス菌，

緑膿菌などによるものである。また，CAPと
HAPの中間に位置する介護を要する高齢者な
どの肺炎は医療・介護関連肺炎（nursing and
healthcare-associated pneumonia：NHCAP）と
分類される。

CAPは健全な生活を営んでいる人たちにみ
られる肺炎であるが，高齢者や糖尿病など基礎
疾患の治療中の者の肺炎も含まれる。発熱，咳，
痰のある者が胸部画像で肺の異常影を呈する状
態を指し，胸痛や呼吸困難をみることもある。
冬期に多く，インフルエンザ感染に併発して起
こることもある。古典的な市中肺炎は肺炎球菌
やブドウ球菌などによるもので，古くは重症化
して"大葉性肺炎"になりやすかったが，抗菌薬
の普及にともなってむしろ気管支肺炎が多く
なった。起因菌としては肺炎球菌の他にインフ
ルエンザ桿菌などペニシリン（PC）やセフェム
系抗菌薬が有効な菌によるものがある。一方，
PC系抗菌薬が無効な市中肺炎も多く，その場
合，痰が少ないことと淡い斑状影などの画像所
見から**非定型肺炎**（atypical pneumonia）とよば
れる。その代表がマイコプラズマ肺炎で，他に

オウム病などのクラミドフィラ肺炎やわが国で
は珍しいがQ熱の肺炎などもこの範疇に入り，
広く解釈するとレジオネラ肺炎も含まれる。60
歳未満に多く，基礎疾患に乏しく，頑固な咳が
あるものの痰は少なく，胸部聴診での異常や末
梢血白血球増多が欠如する，などの特徴がある。
βラクタム薬やセフェム系抗菌薬は無効なの

表7 A-DROPシステム

指標

A (Age)：男性70歳以上・女性75歳以上
D (Dehydration)：BUN＞21mg/dL，または脱水あり
R (Respiration)：$SpO_2$90%以下（PaO_2＜60 mmHg）
O (Orientation)：意識変容あり
P (blood Pressure)：収縮期血圧　＜90mmHg

重症度

Score	重症度	治療場所
0	軽症	外来
1・2	中等症	外来か一般病棟
3	重症	一般病棟
4	超重症	一般病棟かICU
5	超重症	ICU

ただし，ショックがあれば1項目のみでも超重症とする。
（日本呼吸器学会市中肺炎診療ガイドライン2017作成
委員会，編．成人市中肺炎診療ガイドライン2017．東
京：日本呼吸器学会，2017より改変引用）

表8 市中肺炎のエンピリック治療抗菌薬

外来患者群	一般病棟入院患者群	集中治療室入室患者群
内服薬 ・β-ラクタマーゼ阻害薬配合 　ペニシリン系薬[*1] ・マクロライド系薬[*2] ・レスピラトリーキノロン[*3, *4] **注射薬** ・セフトリアキソン ・レボフロキサシン[*4] ・アジスロマイシン	**注射薬** ・スルバクタム・アンピシリン ・セフトリアキソン or セフォタキシム ・レボフロキサシン[*4] ※非定型肺炎が疑われる場合 ・ミノサイクリン ・レボフロキサシン[*4] ・アジスロマイシン	**注射薬** A法：カルバペネム系薬[*5] or 　　　　タゾバクタム・ピペラシリン B法[†]：スルバクタム・アンピシリン or 　　　　セフトリアキソン or 　　　　セフォタキシム C法：A or B法＋アジスロマイシン D法：A or B法＋レボフロキサシン[*4, *6] E法：A or B or C or D法＋抗MRSA薬[*7]

＊1：細菌性肺炎が疑われる場合：スルタミシリン，アモキシシリン・クラブラン酸。
＊2：非定型肺炎が疑われる場合：クラリスロマイシン，アジスロマイシン。
＊3：慢性の呼吸器疾患がある場合には第一選択薬：ガレノキサシン，モキシフロキサシン，レボフロキサシン，
　　シタフロキサシン，トスフロキサシン。
＊4：結核に対する抗菌力を有しており，使用に際しては結核の有無を慎重に判断する。
＊5：メロペネム，ドリペネム，ビアペネム，イミペネム・シラスタチン。
＊6：代替薬：シプロフロキサシン[*4] or パズフロキサシン[*4]。
＊7：MRSA肺炎のリスクが高い患者で選択する：リネゾリド，バンコマイシン，テイコプラニン，アルベカシン。
　†：緑膿菌を考慮しない場合。
（日本呼吸器学会市中肺炎診療ガイドライン2017作成委員会，編．成人市中肺炎診療ガイドライン2017．東京：日
本呼吸器学会，2017より改変引用）

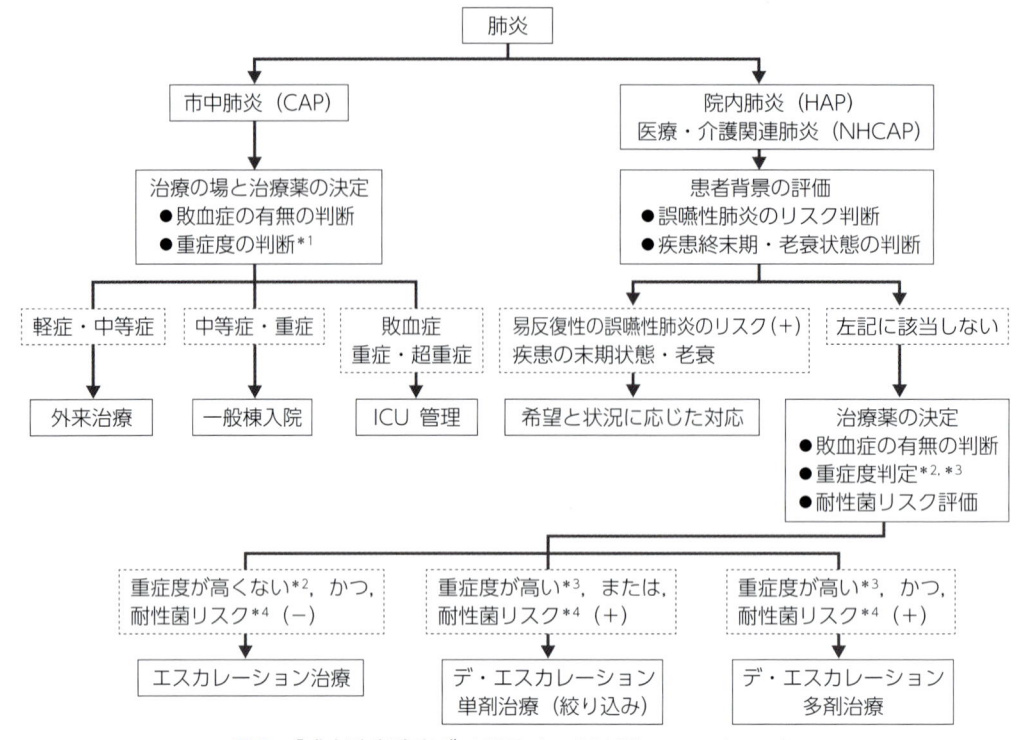

図3 『成人肺炎診療ガイドライン2017』フローチャート

*¹：市中肺炎の重症度判定：市中肺炎ではA-DROPにより重症度を判定する。
*²：敗血症の状態ではなく，医療・介護関連肺炎ではA-DROPで中等症以下，院内肺炎ではI-ROADで軽症。
*³：敗血症の状態，または，院内肺炎ではI-ROADで中等症以上，医療・介護関連肺炎ではA-DROPで重症以上。
*⁴：耐性菌リスクあり：①過去90日以内の経静脈的抗菌薬の使用歴，②過去90日以内に2日以上の入院歴，③免疫抑制状態，④活動性の低下，のうち2項目を満たす。
(日本呼吸器学会市中肺炎診療ガイドライン2017作成委員会，編. 成人市中肺炎診療ガイドライン2017. 東京：日本呼吸器学会，2017より改変引用)

で，上記項目による鑑別は治療方針の決定に際して重要である。わが国の某地域の5年間の集計では原因微生物が同定された市中肺炎のなかではマイコプラズマ肺炎とクラミドフィラ肺炎があわせて80%以上を占めたとされ，通常の生活を送っていた人が肺炎になったときはマクロライド系抗菌薬が有効な場合が多いということになる。表8に市中肺炎のエンピリック治療抗菌薬を示す。

上記の市中肺炎のガイドラインでは肺炎球菌か否かを重視したが，改訂された呼吸器学会の『成人肺炎診療ガイドライン2017』は肺炎全般を対象としており，そこでは敗血症か否か（qSOFAスコア：呼吸数＞22回/分，意識変容，血圧＜100 mmHgの2項目以上で陽性）を重視し

ている（図3）。敗血症は菌が血行性に全身に散布された状態で，他臓器病変による症状の消長とあわせて治療効果を評価する必要がある。改訂ガイドラインは院内肺炎も対象としており，そこでは耐性の有無の判断とともに反復性誤嚥および末期性の肺炎か否かについての記載があり，後者の場合は不必要な治療を避けることを示唆している。起因菌の同定は重要であるが，これが明らかにならないこともあり，このような場合はしばしば経験的治療によることになる。"エスカレーション治療"は狭域抗菌薬から必要に応じて広域抗菌薬に変更する方式であり，一方，敗血症では診断を絞り込んで最終的には狭域抗菌薬で処置する（デ・エスカレーション治療）。

CASE

0 膿性痰をともなう咳を訴える中年の男性

Q1	胸部画像の特徴は？
Q2	診断のための検査は？
Q3	治療は？

症例　45歳の男性喫煙者で，5日前から咽頭痛，鼻汁，乾性咳嗽が出現し，前日から咽頭痛と鼻汁は軽減したものの膿性痰をともなうようになった。前日まで熱はなかったが，当日の朝から熱感があり，咳が多くなったので外来を受診した。

　営業職で，仕事は休みにくい状態にあった。喫煙指数560の喫煙者で，アルコール摂取は機会飲酒程度。粉塵吸入歴はない。

　意識鮮明で，身長168cm，体重64kg，体温は37.4℃。身体所見では咽頭に発赤はなく，頸部リンパ節は触知しない。胸部聴診では心音・呼吸音に異常を認めなかった。

表0-1　受診時検査成績

RBC 561×10⁴/mm³	Alb 4.4 g/dL
WBC 8,700/mm³	T-Bil 0.5 mg/dL
Neut 78%	AST 23 U/L
Lymph 20%	ALT 20 U/L
Mono 1%	BUN 15.4 mg/dL
Eos 0%	Cr 1.01 mg/dL
Baso 1%	Na 142 mEq/L
Hb 15.8 g/dL	K 4.0 mEq/L
Hct 51%,	Cl 104 mEq/L
Plt 26.6×10⁴/mm³	Ca 9.6 mg/dL
TP 8.2 g/dL	CRP 1.34 mg/dL

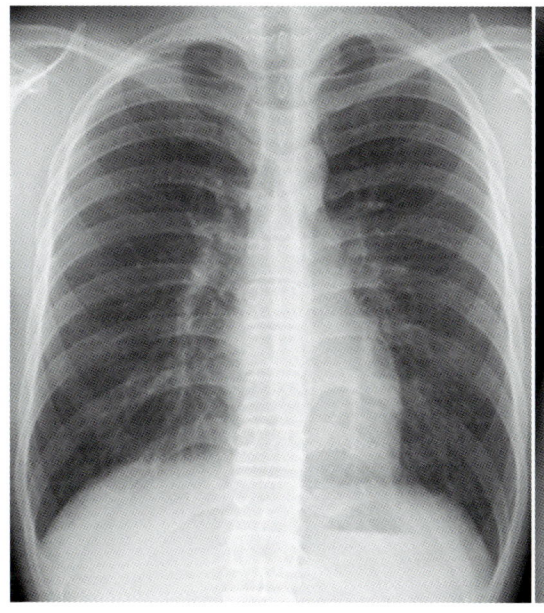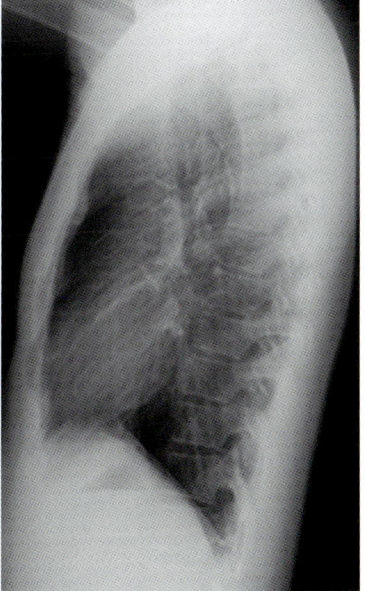

図0-1　受診時の胸部正面（PA）と側面写真（RL）

A1	胸部画像では異常所見を認めない。
A2	肺炎を除外し症状から急性気管支炎と診断。
A3	レスピラトリーキノロン薬を投与し経過を観察。

本例の経過：急性上気道炎症状で発症し数日間で徐々に膿性痰をともなう咳が出るようになった中年男性。胸部画像・胸部聴診での異常所見や炎症反応の亢進はみられず，肺炎を除外して細菌感染をともなう急性気管支炎と臨床診断した。禁煙を勧め，レスピラトリーキノロン薬を数日間投与して膿性痰と咳は消失した。本症の軽症例である。

/// "かぜ"と"かぜ症候群"

■ かぜとかぜ症候群とは

普通感冒（かぜ；common cold）は鼻閉・鼻汁，咽頭痛，軽度の咳嗽を症状とする軽症の上気道感染症で，大半はウイルス性であり1〜2週間で自然軽快する（**表0-2**）。一方，より広い概念として**急性気道感染症**があり，**普通感冒**を含む4病型に大別される（**表0-3**）[1]。これら病型は病変部位と程度をもとに分類されて身体所見と自覚症状で識別するが，病型間には移行や重複もみられる。健常な若・成年者の上気道炎症の症例では一般に画像・血液検査は不要で，抗菌薬投与も行わない。一方，本例のように下気道病変のある**急性気管支炎**では胸部X線写真を撮影する（本症の詳細は後述）。**鼻・副鼻腔炎**は副鼻腔症状が主体で，ときに中耳炎を合併する。**咽頭炎，扁桃炎**では咽頭痛が主症状で，A群β溶連菌が原因の15%を占める。**喉頭炎**は嗄声を呈するので診断は容易である。小児に多い急性喉頭蓋炎はときに成人にも発症し，急性の上気道閉塞を来して致死的経過をとることもあり注意を要する。

■ 診断

急性気道感染症の鑑別疾患を**図0-2**に挙げ

表0-2　普通感冒（かぜ）の定義

・軽症の上気道感染症
・鼻閉・鼻汁，くしゃみ，咽頭痛，咳
・1〜2週間で自然軽快

表0-3　急性気道感染症（かぜ症候群）とその症状

病名	鼻閉・鼻汁	咽頭痛	咳・痰
普通感冒	△	△	△
急性鼻・副鼻腔炎	◎	×	×
急性咽頭炎，喉頭炎	×	◎	×
急性気管支炎	×	×	◎

（日本呼吸器学会呼吸器感染症に関するガイドライン作成委員会，編．成人気道感染症診療の基本的考え方．東京：日本呼吸器学会，2003より改変引用）

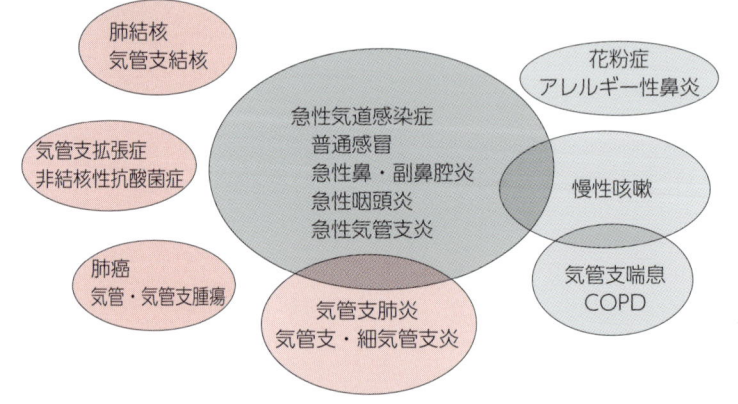

図0-2　かぜ症候群と誤診されやすい病態
左から下色の枠内に示す疾患では原則として胸部画像で異常所見がみられる。ただし，異常が見落とされることも少なくない。

る。全身状態不良のときや，高熱，咳が続くときは下気道や肺の病変が疑われ胸部X線写真を撮影する必要がある。図の左から下側の疾患では胸部X線写真でなんらかの異常所見がみられる。抗酸菌感染症や腫瘍などでは特異的な治療が必要となる。気管支結核や一部の腫瘍では病変が気道に限局しているために胸部画像の異常を見落とされることがあり，また，異常が心陰影・縦隔陰影や横隔膜と重なるときも見落とされやすい。咳嗽が長引く症例ではこれらの可能性も考慮して読影する必要がある。一方，すりガラス影（ground glass opacity：GGO）を呈する肺癌などはCTでないと異常の指摘は困難である。ただし，この場合は一般に咳嗽などの症状に乏しい。気管支肺炎と気管支・細気管支炎に関しては，マイコプラズマやインフルエンザによるものが代表的である。病型として急性気管支炎にとどまる場合と細気管支炎や気管支肺炎にまで進展する場合とがある。一方，図の右側に挙げた疾患は胸部X線写真では異常を認めないことが多いが，いずれも慢性もしくは季節性の経過をとり，急性気道感染症とは病歴のうえから鑑別可能である。慢性咳嗽の中には感染後咳嗽のように急性気管支炎から移行したものや，咳喘息のような気管支喘息の一病型が含まれる（後述）。

■ 急性気管支炎

　気管・気管支の炎症（下気道炎）を呈する病態で，その臨床像は**表0-4**に示すとおりである[1]～[3]。臨床現場では，咳や膿性痰を主症状として胸部X線写真で異常影がみられないときに本症と診断する。当初から急性気管支炎として発症する場合と，普通感冒などの上気道炎が下気道に進展する場合とがある。いずれの場合も，初発病変はウイルス感染のことが多い。急性気管支炎の咳嗽はときに重篤で，遷延し，3週間を超える遷延性咳嗽や，まれに8週間を超える慢性咳嗽に至ることもある。感染の原因微生物の関与が少なくなった咳を"感染後咳嗽"とよぶ。炎症後の気道損傷にともなうもので半年程

表0-4　急性気管支炎の臨床像

定義	急性気道感染症で咳を主症状とするもの
発症	急性気管支炎としての発症もあるが，多くは上気道感染症に続発
症状	咳，痰，前胸部痛，ときに喘鳴
基礎疾患	喫煙者，COPDなどが多い
経過	咳は5日以上続き，しばしば3週間を超える
病型	初期は活動性感染性咳嗽を呈し，その後感染後咳嗽に移行
原因微生物	健常非喫煙者では大半がウイルス性，高齢者，喫煙者，慢性呼吸器疾患例では細菌感染が多い
痰	しばしば膿性痰をともない，寛解と増悪をみる
聴診	多くは正常でときに気管支呼吸音を聴取
胸部X線	異常なし

（文献1）～3）より改変引用）

表0-5　急性気道感染症の抗菌薬の適応

① 高熱の持続（3日間以上）
② 膿性の喀痰・鼻汁
③ 扁桃腫大と膿栓・白苔付着
④ 中耳炎・副鼻腔炎の合併
⑤ 強い炎症反応（白血球増多，CRP陽性，赤沈亢進）
⑥ ハイリスク患者

度に及ぶこともある。

　遷延性咳嗽ではまず**気管支・肺結核**を除外する必要がある。それ以外の原因疾患として**マイコプラズマ・クラミドフィラ**や**百日咳**によるものを考慮する。肺炎にともなうものでは当然ながら肺病変が明らかであるが，ここで問題にするのは肺炎を欠き気道病変が顕著なものである。

　一方，高齢者，喫煙者，COPDなどの患者では急性上気道炎罹患後にインフルエンザ菌，肺炎球菌，モラクセラなどが二次感染を起こして急性気管支炎の状態になることがあり，しばしば抗菌薬治療の適応となる（**表0-5**）。COPD患者ではこれが急性増悪の原因になり，また，肺炎に移行することもあるので注意を要する[1][4]。

　感染性咳嗽では，咳嗽と感染症の時期的関係についても理解しておく必要がある（**図0-3**）。すなわち，咳嗽は当初はウイルス感染症などによる気道上皮傷害の刺激で起こり，後にはその修復期に起こる。後者は咳嗽が高度であるが徐々に軽症化する（後者の咳嗽が**感染後咳嗽**）。

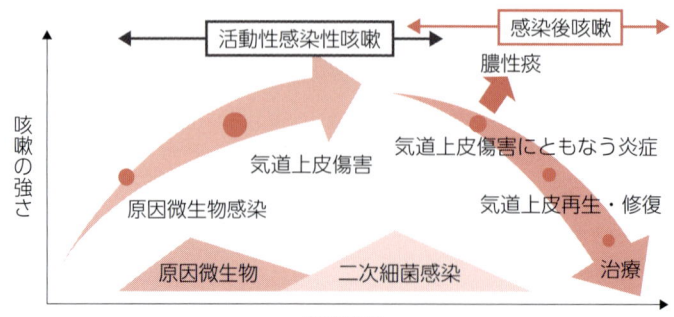

図0-3　感染性咳嗽の病態と経過の概念図

(日本呼吸器学会咳嗽に関するガイドライン第2版作成委員会, 編. 咳嗽
に関するガイドライン第2版. 東京:日本呼吸器学会, 2013より改変引用)

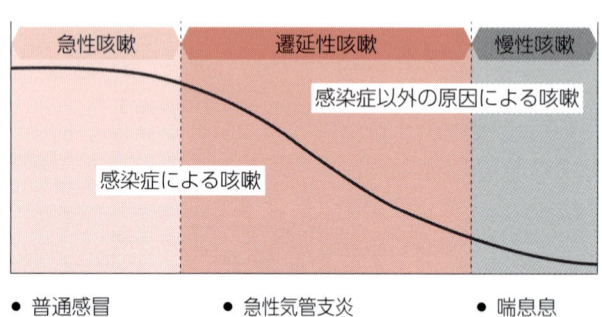

図0-4　咳の鑑別診断

(日本呼吸器学会咳嗽に関するガイドライン第2版作成委員会, 編. 咳嗽
に関するガイドライン第2版. 東京:日本呼吸器学会, 2013より改変引用)

上気道のウイルス感染後に細菌による二次性感染症が起こることも多く, その際には膿性痰をみるようになる。しばしばこのようにして寛解と増悪を繰り返す。咳嗽を訴える外来患者では急性期は感染性のものが多数を占めるので, 特に発症早期の上気道炎症状の有無が他の咳疾患と鑑別するうえで重要なポイントとなる(**図0-4**)。図には挙げていないが, 咳嗽の鑑別診断としてはCOPD, 非結核性抗酸菌症, 間質性肺炎, 喘息, 単純性慢性気管支炎(喫煙者の咳)など器質的病変によるものもある。

■ 症状・検査所見

　上述のように急性気道感染症の4病型は症状

によって分類し, 一般に**膿性痰**や**膿性鼻汁**の症状があればこれを根拠に細菌感染症の合併と判断する。その際の主症状は**膿性痰**をともなう咳嗽で, 細菌感染のために遷延化しやすい。血液検査では**炎症反応**亢進の有無を調べるが,通常, 顕著な異常はみられない。慢性副鼻腔炎では副鼻腔の画像診断(Waters法などのX線画像)を撮影し, 重症例や手術適応例ではCTをとるが, 一般成人の急性副鼻腔炎の症例ではこれらは不要である。急性気管支炎で咳が2週間以上続くときは胸部X線撮影が必要であるが, これが正常ならCT撮影は行わない。原因微生物の迅速診断については, インフルエンザの迅速診断,

A群β溶連菌の**咽頭ぬぐい液迅速検査**，肺炎球菌とレジオネラI型の**尿中抗原検査**および**遺伝子抗原検索**として肺炎マイコプラズマとレジオネラ・ニューモフィラが保険適応になっている。

■ 治療法

感染症としての気管支炎に対しては原因療法としてインフルエンザに対する**抗インフルエンザ薬**，マイコプラズマ・クラミドフィラ感染に対する**マクロライド薬**，さらには**テトラサイクリン薬**による治療を行う。百日咳が疑われるときは発症4週間以内，可能ならば2週間以内にLAMP法（栄研化学）で抗原確定診断を行い，陽性ならマクロライド薬を投与するのが望ましい（2016年11月保険収載）。高齢者や喫煙者の慢性気道疾患例ではインフルエンザ桿菌，肺炎球菌，モラクセラなどによる下気道の二次感染が多く，**抗菌薬による経験的治療**を行う。これらの菌種はマクロライド薬に耐性のことが多く，一方，経口βラクタム薬も治療効果が十分でないのでやむなく**レスピラトリーキノロン薬**を用いることが多い。COPD，気管支拡張症，結核後遺症などの症例では緑膿菌やMRSAの関与することがあり，個体の菌保有歴や培養結果を参考にして抗菌薬を選択する必要がある[4]。

参考文献

1) 日本呼吸器学会呼吸器感染症に関するガイドライン作成委員会，編. 成人気道感染症診療の基本的考え方. 東京：日本呼吸器学会，2003.

2) 日本呼吸器学会咳嗽に関するガイドライン第2版作成委員会，編. 咳嗽に関するガイドライン，第2版. 東京：日本呼吸器学会，2013.

3) 日本呼吸器学会成人肺炎診療ガイドライン2017作成委員会，編. 成人肺炎診療ガイドライン2017. 東京：日本呼吸器学会，2017.

4) DAID/JSC感染症治療ガイド・ガイドライン作成委員会，呼吸器感染症ワーキンググループ，編. 呼吸器感染症治療ガイドライン. 東京：日本感染症学会・日本化学療法学会，2014.

1 咳・高熱と呼吸困難で急性発症した53歳の男性

Q1	胸部画像の特徴は？
Q2	診断のための検査は？
Q3	治療は？

症例 　急性の発熱と咳で発症した中年の男性。11月上旬に39℃台の発熱があり，次第に湿性咳がでるようになった。インフルエンザの迅速検査は陰性だったので気道系細菌感染の診断で抗菌薬を投与されたが奏功せず，次第に呼吸困難も加わったので入院となった。

　タクシー運転手で，20歳頃からの20～40本/日の喫煙歴と，ビール2本/日の飲酒歴がある。ペット飼育歴や最近の温泉入浴歴はない。既往歴として43歳時に肺結核があり，抗結核薬による治療を受けて完治したという。

　意識清明で赤褐色の痰があった。体温37.3℃，血圧186/86mmHg，脈拍113回/分，呼吸数18回/分。黄疸・貧血なく，顔面は赤紫色。頸静脈の怒張はない。肺音では吸気全体にわたって大水泡音を聴取した。表在リンパ節腫大はなく，腹部に異常所見はない。著明な酸素飽和度低下を認める。

表1-1　入院時検査成績

RBC 370×10⁴/mm³	T-Bil 0.4 mg/dl
WBC 2,800/mm³	Na 138 mEq/L
Neut 71.2%	K 3.4 mEq/L
Lymph 15.7%	Cl 99 mEq/L
Mono 12.7%	Ca 7.9 mg/dl
Eos 0%	Amy 42 U/L
Baso 0.4%	Glu 143 mg/dl
Hb 13.6 g/dl	CRP 10.61 mg/dl
Hct 38.7%	SpO₂ 87%（酸素リ
Plt 8.4×10⁴/mm³	ザーバー10 L/分）
TP 5.9 g/dl	尿中肺炎球菌抗原・
Alb 3.0 g/dl	レジオネラ抗原陰性
BUN 11 mg/dl	喀痰の抗酸菌検査陰性
Cr 0.9 mg/dl	

表1-1　入院時検査成績

RBC 370×10^4/mm³	T-Bil 0.4 mg/dl
WBC 2,800/mm³	Na 138 mEq/L
Neut 71.2%	K 3.4 mEq/L
Lymph 15.7%	Cl 99 mEq/L
Mono 12.7%	Ca 7.9 mg/dl
Eos 0%	Amy 42 U/L
Baso 0.4%	Glu 143 mg/dl
Hb 13.6 g/dl	CRP 10.61 mg/dl
Hct 38.7%	SpO₂ 87%（酸素リ
Plt 8.4×10^4/mm³	ザーバー10 L/分）
TP 5.9 g/dl	尿中肺炎球菌抗原・
Alb 3.0 g/dl	レジオネラ抗原陰性
BUN 11 mg/dl	喀痰の抗酸菌検査陰性
Cr 0.9 mg/dl	

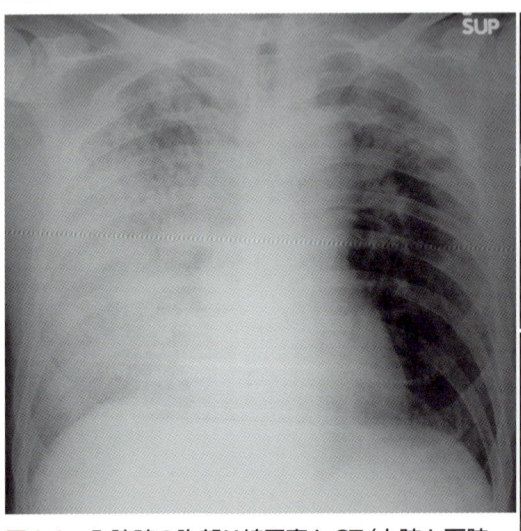
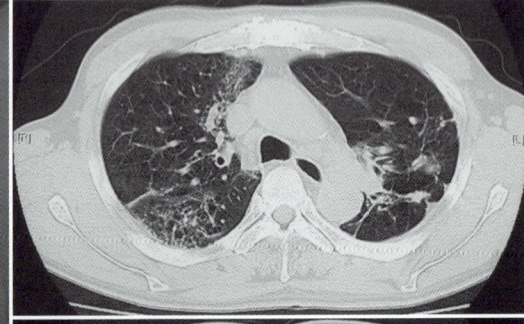
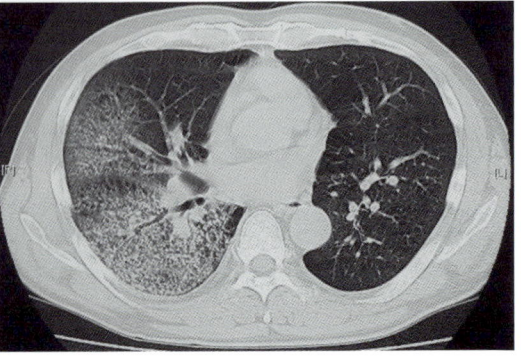

図1-1　入院時の胸部X線写真とCT（上肺と下肺：肺の条件）

A1 胸部X線写真で右肺の全域にわたってやや濃厚なすりガラス陰影がみられ，左肺で肺門から外側上方に拡がる索状影などの不均等陰影を認める。CTではすりガラス陰影が気道に沿って拡がっている。

A2 咽頭ぬぐい液のインフルエンザA抗原検査。

A3 抗ウイルス薬。

本例の経過：呼吸不全が急速に進行した中年男性で症状，白血球増多を伴わない炎症反応の中等度亢進と画像所見からインフルエンザ肺炎を疑い，インフルエンザ抗原再検陽性所見でインフルエンザ肺炎の診断を確定したものである。抗ウイルス薬による治療を開始し4日後に解熱し，動脈血ガス分析所見も改善した。

インフルエンザウイルスと感染の起こり方

■ インフルエンザウイルス

オルソ（正統）ミクソウイルスに属する一本鎖**RNAウイルス**で，麻疹（はしか）や流行性耳下腺炎（おたふくかぜ）を起こすパラミクソウイルスと同族関係のウイルスである。核タンパクと細胞膜タンパクの構造に基づいてA型，B型，C型の3種類に分けられるが，冬期にはまず**A型ウイルス感染**が，次いでより軽症のB型感染が流行する。A・B型インフルエンザウイルスの表面には**赤血球凝集素**（hemagglutinin：**HA**）と糖鎖末端のシアル酸を切断する**ノイラミニダーゼ**（neuraminidase：**NA**）がスパイク状に存在し，これらは感染防御免疫の標的抗原になる（**図1-2**）。

HAとNAには血清型で分類される亜型がそれぞれ15および9個あり，A型インフルエンザウイルスでは**H1N1，H2N2，H3N2**の3種類がある。20世紀の大流行として1918年の**スペインかぜ**，1957年の**アジアかぜ**，1968年の**香港かぜ**などがあるが，これらの原因ウイルスはトリのウイルスが変異してヒトに対して感染力を獲得したり，トリ・ヒトのウイルス間で表面タンパクのHAやNA遺伝子を交換したりして出現したものと思われる。なお，かつてはトリのウイルスが直接的にヒトに感染することはなく，ブタなどの中間宿主で増殖する過程で変異してヒトへの感染能とそこでの増殖能を獲得するものと考えられていたが，最近，トリのウイルスが直接的にヒトに感染することが明らかになった（**新型ウイルス**）。

■ 本症の特徴

感染はHAが宿主細胞表面の受容体（レセプター）に結合することで始まるが，受容体は**シアル酸**を末端にもつ糖タンパク質である。ヒトの上部気道にはシアル酸がガラクトースに結合したいわゆるヒト型受容体が多数存在しており，ウイルスはここで受容体に結合してエンドソームに取り込まれ，外被とエンドソームが膜融合してウイルス粒子内部のゲノムが宿主細胞内に

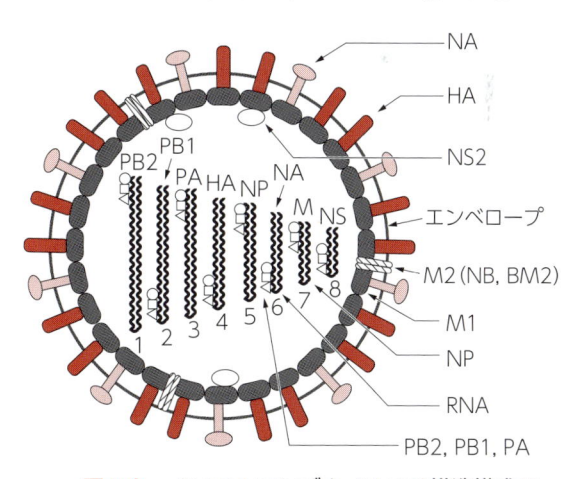

図1-2　インフルエンザウイルスの構造模式図

インフルエンザウイルスには核タンパク質（NP）と細胞膜タンパク質（M1）の構造の違いでA，B，Cの3タイプがある。表面は膜（エンベロープ）に包まれ，その表面にスパイク構造物としてHAとNAとがある。A，B型には図に示すような共通性があり，ゲノムの一本鎖RNAは8分節に分かれている。これらは，3つのポリメラーゼ（PB1・PB2・PA）HA，NAおよびNPと非構造タンパク質（NS）をコードしている。

〔平松啓一，中込治，編．標準微生物学（第10版）．東京：医学書院，2009より改変引用〕

放出されて細胞内増殖が始まる。感染はくしゃみなどで飛び散るしぶきで拡がり（**飛沫感染**），伝播性が強いのでときに爆発的流行を引き起こす。A型は広範な地域に世界的（汎）流行（**pandemic**）を引き起こすのに対して，B型は散発的・局所的流行（**epidemic**）にとどまることが多い。一方，C型感染は幼児に起こり軽症である。感染後，インフルエンザウイルスは気道や肺の上皮細胞内で増殖し，2日前後の潜伏期の後に高熱・頭痛・筋肉痛などの全身症状を惹起する。

■ 症状・検査所見

高熱・頭痛・筋肉痛や倦怠感などの**全身症状**で始まり，遅れて鼻汁や咽頭痛，咳などの**呼吸器症状**が現れ，肺炎を併発すると咳・痰がでるようになる。全身症状は免疫応答に関与するインターフェロンγなどの細胞間伝達物質（**サイトカイン**）によるもので，これらは生体防御機能を担って抗ウイルス的に働くが，各種症状の原因にもなる。肺炎としては純粋にインフルエンザ感染のみによるものと細菌の二次感染による混合性肺炎があり，若年者では生体反応が顕著に起こる結果として**サイトカインストーム**による肺病変を来しやすい。胸部聴診でしばしば副雑音を聴取するが，続発性肺炎がなければ異常を認めないこともある。純粋型ウイルス肺炎ではしばしばガス交換障害による低酸素血症を来す。他の病変として脳炎・脳症，心筋炎・筋炎などがあり，筋炎で横紋筋融解により呼吸障害や腎不全を来すこともある。

■ 画像所見

ウイルス肺炎の画像所見は，気道病変を反映する所見（気管支血管鞘の不整な増強など）と肺胞の浸出性病変による斑状影・濃厚影の両者がある。純粋型のインフルエンザ肺炎では両側性に広範なすりガラス陰影や淡い斑状影がみられ，混合感染では一般細菌肺炎と同様に濃厚影を認める。

■ 診断

迅速診断キットが重用され，咽頭ぬぐい液や鼻腔内洗浄液を検体としてA・B型ウイルスを15分程度で検出できる。本法はウイルス抗原に対するモノクローナル抗体を用いた免疫クロマトグラフィ法によるが，感度は80%程度で偽陰性があることに注意する。**PCR法やウイルス分離**は特殊な場合に限られる。

■ 治療法

かつてウイルス感染症の対処法の主体は安静と対症療法が中心であった。根本的治療薬として1950年代に膜タンパクのイオンチャンネル作用を阻害によりA型インフルエンザウイルスの増殖を抑制するアマンタジンが開発されたが，耐性を生じやすいことや副作用のためにさほど使われなかった。近年，世界的蔓延に対応するためにA・B両型に有効な薬物が開発され，積極的治療で本症の予後が改善した（**表1-2**）。汎用されるオセルタミビルはNAの活性部位に競合的に作用して増殖ウイルスの宿主細胞からの出芽を抑えるもので，分裂の盛んな発病2・3日以内に使用すると有効である。ウイルス感染時には一般細菌による肺炎を併発しやすいので抗

表1-2　抗インフルエンザ薬の概要

	オセルタミビル（タミフル®）	ザナミビル（リレンザ®）	ラニナミビル（イナビル®）	ペラミビル（ラピアクタ®）	バロキサビルマルボキシル（ゾフルーザ®）
作用機序	NA阻害	NA阻害	NA阻害	NA阻害	Capエンドヌクレアーゼ阻害
有効ウイルス	A・B型	A・B型	A・B型	A・B型	A・B型
剤型	カプセル・DS	吸入	吸入	点滴静注	経口
用法・用量	1カプセル×2/day（5日間）	10 mg×2/day（5日間）	1回投与	1回投与	1回投与

ペラミビルは発症48時間以降でも有効とされるが，他は原則として発症後48時間以内に使用。

菌薬の併用も必要である。本邦でインフルエンザ感染にともなう死亡が少ないのは，多くの症例で迅速診断が施行され，これに基づいて抗ウイルス治療が適切に行われることによるものである。

■ 予防法

　流行は年始めにピークがあり，期間は2カ月程度。ワクチンは流行株と一致しないと効果がないが，複数のHA抗原に対するワクチンが用いられるようになって有効性が高まった。COPDなどの呼吸器疾患のある者や医療関係者は接種を受けておくべきである。抗体産生に1カ月程度かかるので流行前の11〜12月に接種する。まれに接種にともなう副作用として肺病変が起こるので接種後の経過に注意する。

変化するインフルエンザウイルス

　インフルエンザウイルスはもともと野生水禽類のウイルスに起源をもつとされ，そこから陸生の鳥類や哺乳動物に伝播して病原性を発揮するようになった（図1-3）。現在では，A・B・C型インフルエンザウイルスのうちヒト以外の動物からも頻繁に分離されるのはA型ウイルスで，しばしば大きな流行を引き起こす。A型インフルエンザウイルス感染症は**ヒト・トリ・獣共通感染症**で，トリやブタなどのウイルス感染による異常死亡が増加したときそのヒトへの適応，すなわち新型インフルエンザウイルス発生の危険性が生じるのである。その毒性は重症急性呼吸器症候群（severe acute respiratory syndrome：SARS）ウイルスほどではないにしても重症の肺病変を来す可能性が高い。

　インフルエンザウイルスの特徴は変異を起こしやすいことで，その内容として同一亜型ウイルスの遺伝子変異（**連続抗原変異**：毎年起こる）と新しい亜型ウイルスの出現（**不連続抗原変異**：10〜数十年で起こる）とがある。後者は宿主のヒト遺伝子との間に交雑が起こることによるものである。変異の機序として以下のようなもの

がある。インフルエンザウイルスは一本鎖のマイナスRNAなのでそのままではウイルスタンパクを合成できず，ウイルス遺伝子に複合体として結合するとポリメラーゼがまず遺伝子RNAを転写してmRNAを合成する。ところがウイルスのRNAポリメラーゼには修復機能がなく，これが遺伝子変異を起こしやすい一因とされる。さらに，ウイルスのハイブリッド化による変異もある。上述のようにインフルエンザウイルスのゲノムは8分節のRNAに分かれており，再合成された各遺伝子分節は宿主細胞で再集合して新たな粒子に取り込まれる。そこで異なるウイルスが同一宿主細胞に同時感染すると遺伝子再集合の際に遺伝子の交雑が起こり，**ハイブリッドウイルス**が誕生する可能性が生じるのである。このような機序で起こる変異で抗原性が変化するので，数年に一度ワクチン株の更新が必要になる。

　A型インフルエンザの抗原変異の経過についてみてみると，1918年のスペインかぜはH1N1，1968年の香港かぜはH3N2，1977年のソ連かぜはH1N1タイプによるもので，世界規模の蔓延を来した2009年の新型インフルエンザウイルス

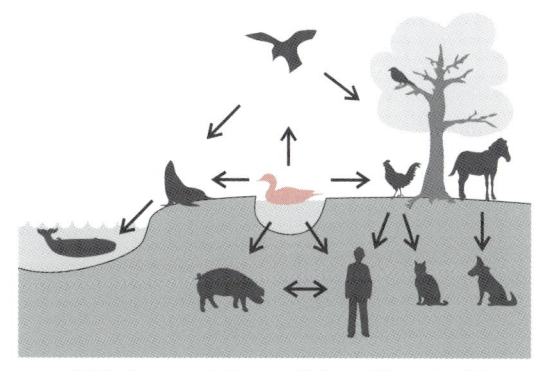

図1-3　インフルエンザAウイルスの循環
　野生の水鳥がインフルエンザAウイルスの主な貯蔵庫で，そこからアヒルなどの家禽類，あるいは水中哺乳類，ブタ・ウマおよびヒトに感染が拡がる（ウマからイヌへの感染も報告されている）。
(Wright PF, Neumann G, Kawaoka Y. Orthomyxoviruses. In: Knipe DM, Howley PM, editors. Fields virology, 5th ed. Philadelphia: Lippincott Williams & Wilkins, 2007: 1691-740より改変引用)

はH1N1タイプであった。とりわけ犠牲の大き
かった「スペインかぜ」は第一次世界大戦頃に流
行したインフルエンザ感染であるが，今世紀に
入って行われたRNA解析でトリインフルエン
ザウイルスの変異株のA型ウイルスであること
が判明した（Taubenberger JK, Reid AH,
Lourens RM, et al. Characterization of the 1918
influenza virus polymerase genes. Nature
2005; 437: 889-93）。

　患者発生時の対応について厚生労働省は2007
年春にガイドラインを示した。そこでは各地域
の基幹病院での**早期隔離診療**を重要としたが，
ハードウェア的にみて現状のままではこれを円
滑に実施するのは困難である。新型ウイルスに
対しては一般にワクチンは間に合わないので抗
ウイルス薬に頼らざるをえない。これに対する
効果は担保されていないが，オセルタミビルは
トリインフルエンザH5N1に有効だったのでま
ずこれを備蓄して堤防にすることになるであろ
う。

トリインフルエンザの ヒトへの感染

■ A/H5N1 インフルエンザ

　1997年香港でニワトリに対して高病原性の
A/H5N1インフルエンザが流行し，18名のヒト
感染者が発生し，6名が死亡した。香港政庁は
香港内で150万羽のニワトリを処分し，ヒトへ
の感染報告はいったん終息した。

　その後2004年以降A/H5N1ウイルスのヒト感
染例が報告されている。2017年9月27日現在で
感染確定例860例，死亡454例で，粗死亡率は
53％と高率である。中国南部のアヒルがウイル
スを高率に保持し，野鳥がアジア，ヨーロッパ，
北アフリカで感染を拡散していると推定され
る。野鳥の感染例はわが国でもしばしば報告さ
れ，ときに鶏舎での感染事例が起きてきた。中
国や東南アジアではニワトリを家庭の裏庭で
飼っていて，野鳥からニワトリに感染すると考
えられる。高病原性のためニワトリは発病して

死亡するが，その世話をしていたヒトに散発的
に感染する。これまでに10か国以上で感染例が
報告された。小児と若い成人の感染が多く，肺
炎やARDSを発症して予後不良である。これま
でのところヒト–ヒトに易感染性を示唆する事
例は報告されていない。2009年以降ヒト感染報
告は次第に減少して，2013年にはカンボジア，
インドネシア，中国で散発的にみられるのみと
なったが，このウイルスがヒト型へ変異して，
高病原性のヒトインフルエンザに変わる可能性
は低いとWHOはみている。A/H5N1に対して
オセルタミビル（タミフル®）は一般に有効と考
えられるが，一部にノイラミニダーゼ阻害薬に
対する耐性株も出現している。このような株に
対しては2018年3月に上梓されたバロキサビル
マルボキシル（ゾフルーザ®）はCapエンドヌク
レアーゼ阻害と作用機序の異なることから，ヒ
ト感染例に対しても有効と考えられている。

■ A/H7N9 インフルエンザ

　2013年3月中国のCDCはトリインフルエンザ
（A/H7N9）のヒト感染事例3例を認めた。その
後中国国内各地でヒト感染例が報告され10月ま
でに感染者135例，死亡45例が報告された。い
ずれも重症肺炎とARDSを合併していた。ヒト
感染例の年齢の中央値は61歳とされ，60歳以上
の患者では死亡率が高い。A/H5N1と異なり，
ニワトリには低病原性で，都市部の家禽市場で
感染したトリに気づかずに接触し人の感染を引
き起こすものと考えられている。野鳥が感染を
媒介しており，冬～春に発生する。2017年には
これまで以上の感染報告があり，2018年3月の
WHOの発表によるとヒト感染者は1,567例，死
亡は615例とされている。現在までの累計では
A/H5N1よりも感染者数が多い。感染者はほぼ
中国国内に限定され，台湾で5名の報告がある
が，マレーシア1例とカナダの2例は輸入症例で
ある。今後，遺伝子の変異によるヒト型への移
行はないとはいえない。バロキサビルマルボキ
シルはヒト感染例に対し同様に有効である。

CASE 2 咳と微熱で急性発症した若年の女性

症例 24歳の女性で，約2週間前（10月上旬）から咽頭痛と乾性咳がでるようになり，37℃台の発熱があった。近医で感冒薬を投与されたが改善せず当院を受診した。

会社の事務職で，中学生時に気管支喘息の既往がある。粉塵吸入歴はなく，喫煙歴・飲酒歴もない。数年前からインコを飼育している。

身長163cm，体重49kg，体温は38.6℃。身体所見では胸部聴診を含めて異常はなかった。血液検査では，白血球の増加はなかったが赤血球沈降速度の亢進がみられた。痰の検査では抗酸菌を含めて有意の菌を認めなかった。

表2-1　入院時検査成績

RBC 474×10⁴/mm³	AST 25 U/L
WBC 6,000/mm³	ALT 12 U/L
Neut 67%	BUN 15.4 mg/dL
Lymph 27%	Cr 0.6 mg/dL
Mono 2%	Na 142 mEq/L
Eos 1%	K 4.4 mEq/L
Baso 1%	Cl 105 mEq/L
Hb 14.3 g/dL	Ca 9.5 mg/dL
Hct 42%	Amy 109 U/L
Plt 22.6×10⁴/mm³	Glu 100 mg/dL
TP 8.0 g/dL	CRP 0.5 mg/dL
Alb 3.9 g/dL	ESR 49mm/hr
T-Bil 0.5 mg/dL	

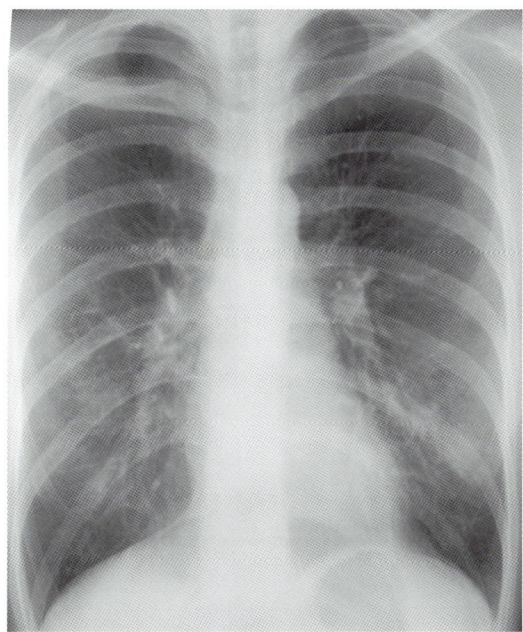

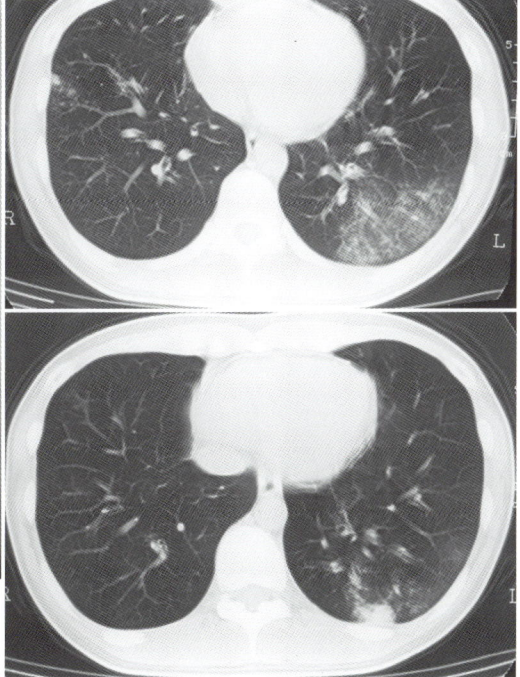

図2-1　入院時の胸部X線写真とCT（下肺：肺の条件）

A1 胸部X線写真で左下肺に淡い陰影がみられ，CTで左下葉の背側区域に淡いすりガラス状影を認め，右下葉には局所的に小結節影の散布がみられる。胸水貯留やリンパ節腫大はない。

A2 血清の抗マイコプラズマ抗体の測定（1,280倍）。

A3 経口マクロライド系抗菌薬。

本例の経過：発熱と咳があり胸部画像で異常を認める症例では肺炎や肺結核などの肺感染症を考えるが，本例の咽頭痛・乾性咳の症状と複数肺区域の局所性のすりガラス影はマイコプラズマ肺炎などの「非定型肺炎」を示唆している。クラリスロマイシン（400mg/day）の投与でただちに解熱し，経過中に血清の抗マイコプラズマ抗体の上昇を確認した。CAMを約3週間投与した時点で画像所見および血液所見は改善した。

マイコプラズマ感染症

■ マイコプラズマ

自己代謝で増殖できる最小の微生物（細菌）で0.3〜0.8μmと一般細菌より小さく，増殖速度も遅い。元来，家畜感染症などの起炎菌として知られていたが，20世紀半ばにペニシリン（PC）などが無効なことからウイルス性と考えられていたヒト**非定型肺炎**の原因微生物であることが判明し，*Mycoplasma pneumoniae*と命名された。その後，ヒトから10種類以上の同菌が分離されている。一般細菌と異なり**細胞壁を欠き**，そのためグラム染色では確認できず，PC系薬物のような細胞壁合成阻害薬は無効である。

■ 本症の特徴

感染は咳で排出される飛沫中の病原体粒子が吸引されて起こる（**飛沫感染**：定点把握が必要な第5類感染症）。細胞膜には気管支上皮細胞などの細胞膜に接着しやすい因子（P1抗原）があり，これが細胞への定着と局所でのコロニー形成に役立ち，かつ，気管支上皮細胞の線毛運動能を低下させて細菌感染の合併を誘発する。肺炎の発症機序としては，糖代謝の最終産物である過酸化水素や活性酸素の産生による直接的な**組織障害**と，生体の**免疫反応**による障害がある。前者は肺炎球菌肺炎のときほど高度ではない。後者による異常として赤血球の寒冷凝集反応の促進物質（**寒冷凝集素**）の産生や神経症状などがある。集団中での発生が多く，好発年齢のピーク

は10歳と**若年者肺炎**である。秋から冬にかけて流行し，基礎疾患のないものでの発病が多く，学童間に流行して成人に拡がる。**潜伏期間が2〜3週間と長く**，一家の間で数カ月間にわたり感染が拡がった事例もある。かつてはオリンピック開催年に大流行があるとされたが現在ではその傾向はない。

■ 症状・検査所見

頭痛，全身倦怠感，悪寒などの**全身症状**で始まり，**咽頭痛・乾性咳**などの気道症状を来す。続いて気管支炎・肺炎を併発することが多いが，自然治癒例も少なくない。消化器など肺以外の多くの臓器に病変がみられ（**肺外病変**），細胞性免疫の過剰反応による**ギラン・バレー症候群**（多発性根神経炎）のような神経病変もある。胸部聴診では異常所見に乏しい。血液検査では**炎症反応の亢進**は軽度のことが多く，白血球増多も少ない。半数程度で**寒冷凝集反応**の上昇がみられ，肝細胞障害による**肝酵素値**上昇もある。

■ 画像所見

胸部X線写真では淡い**すりガラス影**，**多発粒状影**が多く，まれに**濃厚影**を呈する。本例のような淡いすりガラス影が最も多く，非定型肺炎と呼ばれるゆえんである。CTでは気道に沿った肺胞を埋めるような小葉単位の陰影がみられ，しばしば気管支周囲間質の肥厚をともなう。多発粒状影を呈して粟粒結核との鑑別が問題になることもあるが，気道と関連した部位の病変であることが特徴である。**濃厚影**や**無気肺**像を呈するのは重症例で，ときに低酸素血症を来す。

■ 診断

現在では抗原検出（イムノクロマト法）と遺伝子検査（LAMP法）が有用。抗体検査では感染初期と2週間後のペア血清を用い，4倍以上の抗体価の上昇を確認する必要がある。IgM抗体を検出するイムノカードは1回の測定でよいが，感度が低く偽陰性が多いと報告されている。

■ 治療法

βラクタム系抗菌薬は無効で，第一選択薬物はマクロライド薬で，テトラサイクリン（TC）も有効である。これらはタンパク合成阻害作用で効果を発揮するが，DNA分裂を阻害するニューキノロン薬もある程度有効である。マクロライド薬耐性率は小児では80%にも達しており，効果不十分なときはTCを用いる。通常，治療開始とともに咽頭痛や咳などの症状は軽減し，要治療期間は2週間程度である。免疫反応による脳症状や溶血性貧血を呈する症例では副腎皮質ステロイド薬の併用が必要となる。

3 急に高熱をみた初老の男性

Q1	胸部画像の特徴は？
Q2	診断のための検査は？
Q3	治療は？

症例　63歳の男性で，1週間前（2月上旬）に38℃台の発熱があり，近医で胸部異常影を指摘された。当院を受診し，咽頭痛・鼻汁や痰はなく，咽頭ぬぐい液でのインフルエンザ反応は陰性であった。呼吸器系症状としては軽度の咳のみで，セフェム系抗菌薬の点滴静注を施行したが画像所見は改善せず，右難聴の訴えもあり入院となった。

　工場に勤務しており，ハトの多い環境で仕事をしていた。喫煙指数1,200の重喫煙者で，ビール毎日3本程度の飲酒歴がある。

　体格は中等度で意識は清明。入院時に39℃の発熱があり，胸部聴診で右上肺部に吸気終末に小水泡音を聴取した。血液検査では白血球の増加はなかったが，炎症反応の亢進を認めた。肝酵素値の上昇と動脈血ガス分析で中等度の低酸素血症がみられた。

表3-1　入院時検査成績

RBC 370×10⁴/mm³	Cr 0.7 mg/dL
WBC 3,800/mm³	T-Bil 0.4 mg/dL
Neut 78%	Na 126 mEq/L
Lymph 16%	K 4.0 mEq/L
Mono 5%	Cl 93 mEq/L
Eos 0%	Ca 7.1 mg/dL
Baso 0%	P 2.7 mg/dL
Hb 13.2 g/dL	Amy 70 U/L
Hct 36.7%	Glu 122 mg/dL
Plt 13.7×10⁴/mm³	CRP 29.6 mg/dL
TP 5.3 g/dL	ESR 65mm/hr
Alb 2.6 g/dL	BGA
AST 335 U/L	Pa$_{O_2}$ 61.9 mmHg
ALT 205 U/L	Pa$_{CO_2}$ 34.4 mmHg
BUN 16.5 mg/dL	

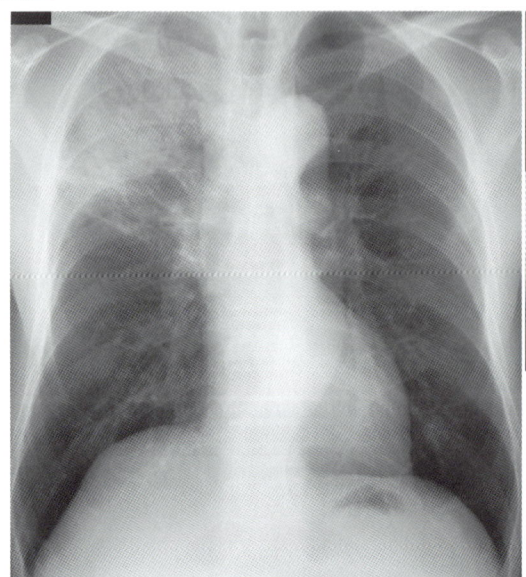

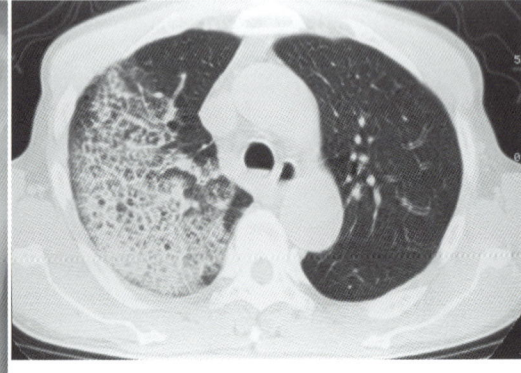

図3-1　入院時の胸部X線写真とCT（上肺：肺の条件）

A1　胸部X線写真で右上肺にすりガラス陰影を伴う濃厚影がみられ，CTでは右上葉の広範に網の目状のすりガラス陰影が拡がっている。明らかな胸水貯留像はない。

A2　血清のオウム病クラミドフィラ抗体値の測定；1,024倍と著明高値。

A3　テトラサイクリン系抗菌薬。

本例の経過：数日間にわたって高熱があり右上葉の広範な異常影を呈するものの軽度の咳のみで呼吸器症状に乏しかった症例である。検痰では抗酸菌を含めて病原菌は検出されず，セフェム系抗菌薬無効とあわせて非定型肺炎が疑われた。ハトの多い環境で生活していたことからオウム病の可能性が高く，入院当日の血清検査で診断が確定した。ミノマイシン200mgの投与でただちに解熱し，画像所見は改善し，肝酵素の異常値なども改善した。入院時よりあった右難聴は本症にともなう急性感音性難聴である。

クラミドフィラ肺炎

■ クラミドフィラ

Chlamydiaは眼球に角結膜炎を起こす病原微生物として知られ，かつては大型ウイルスと考えられたが細胞壁を有しリボソームがあることが判明してリケッチアと同様に(偏性)**細胞内寄生菌**(グラム陰性菌)に分類された。細胞壁を有するのがマイコプラズマとの相違点で，その意味でより一般細菌に近い。抗原性などをもとに4種類に分類される。トラコーマを起こすのが*Chlamydia trachomatis*で，肺炎を起こすものとして***C. psittaci***と***C. pneumoniae***があり，さらにウシ，ヒツジなどに病原性を示すがヒトからは分離されていない*C. pecorum*がある(**表3-2**)。ゲノムサイズはリケッチアより小さく原核細胞のなかで最小である。本菌は特異な増殖環を示し，菌体には三つの形態がある。第一は**基本小体**とよばれる0.3μm程度大の小型粒子で，これが細胞内で分裂・増殖して**網様体**に成長する。次いで網様体から元の基本小体に転換する過程で**中間体**が出現する。宿主細胞に結合するのは基本小体であるが，細胞との結合部位

表3-2　クラミドフィラの分類

属・種	宿主域
Chlamydia　trachomatis	ヒト
Chlamydophilia　psittaci　pneumoniae	ヒト，コアラなど　鳥類・哺乳類

とは明らかでない。網様体はエネルギー産生系を欠くので細胞内でしか増殖できない。ヒトに肺炎を起こすクラミドフィラとしてまず*C. psittaci*が同定され，その肺病変はオウムなどのトリ排泄物を吸入して起こることが多いことから**オウム病**とよばれた。健康鳥の数％は*C. psittaci*を保菌しており，オウムの他にハト，セキセイインコなどからも感染が起こるので**トリ病**(ornithosis)とよばれる(トリ-ヒト間感染)。一方，後に発見された*C. pneumoniae*は*C. psittaci*と遺伝子類似性が低いので新種として確立した。ヒト-ヒト間で感染を起こし，**クラミドフィラ感染症**を惹起する。その肺炎はオウム病のそれより軽症のことが多い。また，本菌は眼球結膜や膣などにも病変を惹起する。

■ 本症の特徴

オウム病，クラミドフィラ肺炎とも**通年性**に起こる。前者は届け出が必要な4類感染症，後者は定点把握の5類感染症である。肺炎クラミドフィラの慢性感染が動脈硬化を引き起こす可能性が指摘されているが，これは冠動脈病変の症例群でその抗体価が対照群より高かったことや，粥状動脈硬化巣の半数程度で内部に本菌の菌体成分がみられたことに基づく。動脈硬化の発症抑制についての抗菌薬治療の有効性は不明である。

■ 症状・検査所見

オウム病，肺炎クラミドフィラ感染のいずれも2週間程度の潜伏期の後に突然に38℃台の**発熱**で発症し，高率に**乾性咳**をみる。ときに**頭痛・**

めまい・**意識障害**などの中枢神経障害や**全身倦怠感**，**筋肉痛**，**関節痛**や**肝機能障害**が起こる。赤沈値・CRP 値の高値などはみられるが白血球増加は少ない。

■ 画像所見

肺門部から拡がる**すりガラス影**が典型像であるが，より濃厚な**均等影**を呈することもある。サルを用いた実験でまず細気管支周囲に炎症細胞が集積し，続いてこれに連なる肺胞に炎症が及ぶ像が観察されており，気道に沿って拡がる淡い陰影は前者を，濃厚影は後者を反映しているものであろう。肺門リンパ節腫大をともなうこともある。画像所見が消失するには，臨床症状の改善後数週間を要することもある。

■ 診断

蛍光抗体法による血清の**特異抗体**の証明が一般的である。痰などの検査材料からの抗原の検出，培養細胞でのクラミドフィラの分離・同定や PCR 法による菌遺伝子の検出法も開発されているが実用的ではない。

■ 治療

細胞壁にペプチドグリカンを欠くので，β ラクタム系抗菌薬は無効である。偏性細胞内寄生菌なので細胞内移行がよい**テトラサイクリン系抗菌薬**が第一選択で，**マクロライド系抗菌薬**もほぼ同等の効力を示す。**ニューキノロン薬**も有効で，上記 2 薬が使用できないときに用いる。多くの場合，2 週間程度で症状が改善し治療を終了できる。なお，*C. pneumoniae* 感染ではしばしば**一般細菌感染症**を併発し β ラクタム系抗菌薬の併用が必要になる。

CASE

4 急に咳と高熱をみた初老の男性

Q1	胸部画像の特徴は？
Q2	診断のための検査は？
Q3	治療は？

症例 　66歳の男性で，約3週間前（9月中旬）から膿性痰と38℃台の発熱があり，近医で経口抗菌薬の投与を受けたが奏功せず，当院に入院となった。

　数年前まで事務職に従事していた。粉塵吸入歴・ペットの飼育歴はない。既往歴には約10年前に胃潰瘍による下血があった。喫煙指数920の喫煙歴と，ビール1.5本程度／日の飲酒歴がある。

　長身・やせ型で，体温は38.6℃。身体所見では前胸部に大水泡音を聴取した。血液検査では白血球数の増加と炎症反応亢進を，動脈血ガス分析では低酸素血症を認める。

表4-1　入院時検査成績

RBC 351 × 10⁴/mm³	BUN 22.2 mg/dL
WBC 10,900/mm³	Cr 0.51 mg/dL
Neut 90%	T-Bil 0.4 mg/dL
Lymph 6%	Na 133 mEq/L
Mono 4%	K 3.1 mEq/L
Eos 0%	Cl 95 mEq/L
Baso 0%	Ca 7.9 mg/dL
Hb 12.3 g/dL	Amy 42 U/L
Hct 35.7%	CRP 25 mg/dL
Plt 22.6 × 10⁴/mm³	Glu 120 mg/dL
TP 5.1 g/dL	ESR 90mm/hr
Alb 2.4 g/dL	BGA
AST 25 U/L	Pa$_{O_2}$ 62 mmHg
ALT 12 U/L	Pa$_{CO_2}$ 34 mmHg

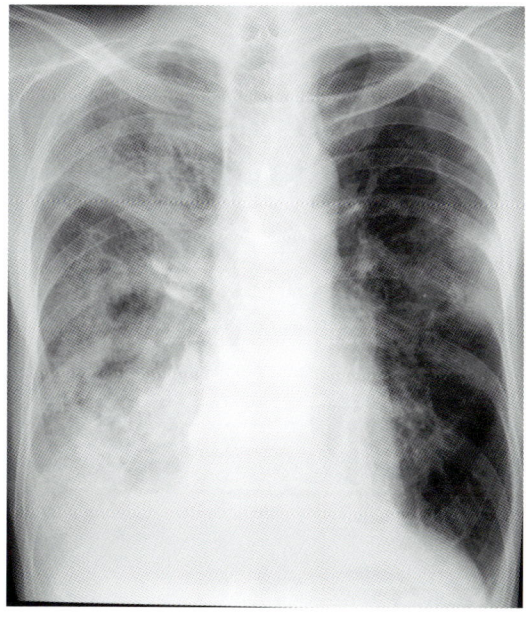
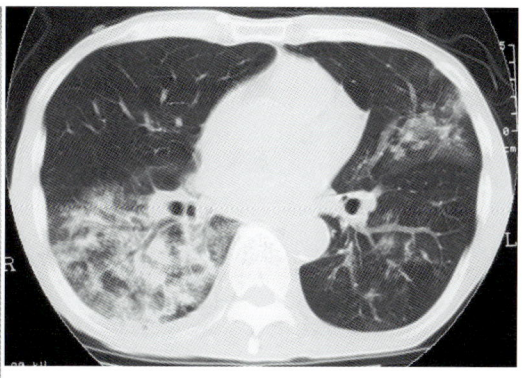

図4-1　入院時の胸部X線写真とCT（下肺：肺の条件）

> **A1** 胸部X線写真で右肺全体と左中肺に濃厚影がみられ，CTで右下葉に気管支透亮像をともなうまだらな濃厚影がみられ，左下肺にもすりガラス陰影を認める。右側で少量の胸水貯留をともなっている。
>
> **A2** 尿中肺炎球菌抗原の検査。
>
> **A3** ペニシリン系抗菌薬。

> **本例の経過：**臨床症状と胸部画像所見は細菌性肺炎を示唆しており，痰のグラム染色で肺炎球菌を認め，尿中肺炎球菌抗原陽性から肺炎球菌肺炎と診断した。ペニシリン系抗菌薬の経静脈的投与で臨床所見は改善し，第14病日に退院した。胸部画像所見も10日後に改善した。抗菌薬は約3週間投与し，血液所見も改善して日常生活に復帰した。低酸素血症を来した肺炎球菌肺炎の重症例である。

肺炎球菌肺炎

■ 肺炎球菌

Streptococcus pneumoniae は**連鎖球菌**の一種で，$0.5 \sim 1.0\mu m$ の通性嫌気性グラム陽性菌である。かつて肺炎双球菌とよばれたように球形の菌が2個向かいあうように連なった形状を示す（**図4-2**）。菌体周囲に**莢膜***とよばれる被膜がある。これは菌が産生する多糖類で構成されるゲル状物質で，菌体表層に親水性を与え，食細胞から逃れたり抗体や補体系の攻撃を避けたりするのに役立ち，病原因子にもなる。一方，菌体内毒素としては**細胞毒素**（pneumolysin）や**自己融解酵素**（autolysin）がある。前者は肺炎球菌独自の毒素で，菌体が自己融解とすると菌体外に放出され細胞融解作用を発揮する。

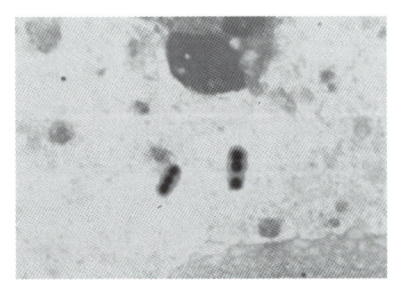

図4-2 肺炎球菌のグラム染色図
球菌が接するようにみられる。

■ 本症の特徴

本菌は肺胞のⅡ型上皮細胞の**血小板活性化因子**（platelet activating factor：**PAF**）**受容体**に特異的に結合することにより病変を起こす。肺炎球菌は健常成人の $5 \sim 10\%$ 程度で上気道に常在菌として存在しており，個体の液性免疫能低下にともなって発病を来す。菌は鼻咽頭などに付着した後に中耳，副鼻腔，気管，肺へと拡がり，しばしば菌血症を起こす。市中肺炎における肺炎球菌肺炎の割合は20%前後で，外来症例ではマイコプラズマ肺炎に次ぐ頻度である（**表4-2**）。通年性に起こるが冬および春に多い。髄膜炎の約25%は肺炎球菌によるものとされるが，これは菌血症にともなうもので，肺炎球菌感染症は**全身感染症**とみるべきである。

■ 症状・検査所見

全身倦怠感・悪寒・発熱などの全身症状や，**咳・痰・呼吸困難**などの呼吸器症状を来す。痰は典型的には「**鉄さび色**」の膿性痰である。**白血球数増多**，赤沈値・CRP値の高値がみられる。

■ 画像所見

均等な濃厚影が区域を超えて拡がる**大葉性肺炎**が典型像である。病変は末梢肺に始まりコーン孔（Kohn's pore）を介して拡がるので胸膜に接した濃厚影を呈し，しばしば空気透亮像（**air bronchogram**）をともなう。均等な濃厚影が代表的所見であるが不均等影を呈することもあり，

---

*：莢膜は菌の毒性を左右し，これを有し病原性のあるS型菌（smooth strain）とこれを欠くR型菌（rough strain）とがある。その性質は20世紀前半に精力的に検討され，英国のグリフィス（F. Grifith）は前者の死菌から後者の生菌にこの性質が移されることを発見した。これは形質転換（transformation）とよばれ，米国のエイブリー（O. T. Avery）らはこれがDNAの組み替えによって起こることを示した。

表4-2　成人市中肺炎の原因微生物頻度

病原微生物	5大学病院 (入院232例)	基幹病院 (入院349例)	大学病院 (入院400例)	大学病院 (外来106例)	欧州10カ国 (入院5,961例)
肺炎球菌	24.6	38.7	26.3	12.3	28
インフルエンザ菌	18.5	6	13	4.7	4
マイコプラズマ	5.2	11.2	9.3	27.4	8
クラミドフィラ・ニューモニエ	6.5	3.4	6.8	11.3	12
レジオネラ	3.9	1.4	1.5		4
黄色ブドウ球菌	3.4	1.4	3.3	0.9	2
クラミドフィラ・シッタシ	2.2	0.3	1.3		2
モラクセラ・カタラリス	2.2	1.7	3.5	1.9	1
クレブシエラ	1.3	1.4	2		
嫌気性菌	2.5	1.1	5.5		
緑膿菌	0.4	1.1	2		
真菌	0.4	0.3			
ウイルス	22.4	1.4	3	1.9	8
原因微生物不明	23.7	32.7	34.5	47.2*	

＊：複数菌感染を含む。
〔松島敏春. 細菌性肺炎. 北村　諭，工藤翔二，石井芳樹，編. 呼吸器疾患：state of arts. Ver.5（別冊『医学のあゆみ』）. 東京：医歯薬出版，2007：198-200より改変引用〕

背景に気腫性病変があるとそうなりやすい（本例でも不均等影）。空洞形成は少ない。小児などではまれに円形の濃厚影を呈し腫瘤との鑑別が問題になる〔**円形肺炎**（spherical pneumonia）〕。約25％で胸水貯留をみる。

■ 診断

　本例では痰に中等量の肺炎球菌を認めたが，細菌検査の陽性率は高くなく手技的にもやさしくないので，相対的に尿中の**肺炎球菌抗原検査**が有力になる。菌の莢膜多糖体を免疫クロマトグラフィ法で調べるもので結果は15分程度でわかる。米国での検討では感度約80％（41/51），特異度約97％（69/71）であった。

■ 治療

　外来治療は経口**ペニシリン**〔AMPC（アモキシシリン）〕を高用量（1,500mg/日）投与し，初期治療が無効でPC耐性菌が疑われるときは**ニューキノロン薬**を併用する。入院を要する重症例ではPCの注射薬やセフェム系抗菌薬を用いる。治療は炎症所見などの各種所見が改善するまで行い，通常，2週間程度で肺炎像は跡形を残さず消失する。高齢者や慢性呼吸器疾患を有するものに多く，これらの群では発症予防のための**不活化ワクチン**の接種が勧められている。

5 旅行後に悪寒と発熱をみた中年の男性

Q1 胸部画像の特徴は？
Q2 診断のための検査は？
Q3 治療は？

症例 　51歳の男性で，数日前（6月上旬）に悪寒をともなう39℃台の発熱があり，近医で胸部異常影を指摘された。外来でセフェム系抗菌薬の治療を受けたが改善しなかったので当院に入院となった。

　建築業に従事しており，40歳時に高血圧を指摘され，その後，降圧薬を服用している。喫煙歴・飲酒歴ともない。発症前に，数日間，新潟に旅行した。

　身長177cm, 体重97kgと肥満型。体温は37.8℃。胸部聴診で肺音の異常はなかったが，心尖部で収縮期の駆出性雑音（2/6）を聴取した。血液検査では炎症反応の亢進と中等度の低酸素血症を認めた。

表5-1　入院時検査成績

RBC 457×10⁴/mm³	BUN 10.5 mg/dL
WBC 9,100/mm³	Cr 0.95 mg/dL
Neut 77.9%	Na 134 mEq/L
Lymph 12.8%	K 3.0 mEq/L
Mono 8.6%	Cl 97 mEq/L
Eos 0.6%	Ca 7.9 mg/dL
Baso 0.1%	Amy 42 U/L
Hb 13.9 g/dL	Glu 143 mg/dL
Hct 39.4%,	CRP 24.8 mg/dL
Plt 20.9×10⁴/mm³	ESR 90mm/hr
TP 6.4 g/dL	BGA
Alb 3.4 g/dL	Pa$_{O_2}$ 60 mmHg
T-Bil 0.73 mg/dL	Pa$_{CO_2}$ 35 mmHg
AST 17 U/L	pH 7.47
ALT 27 U/L	HCO₃⁻ 24 mEq/L
LDH 174 U/L	

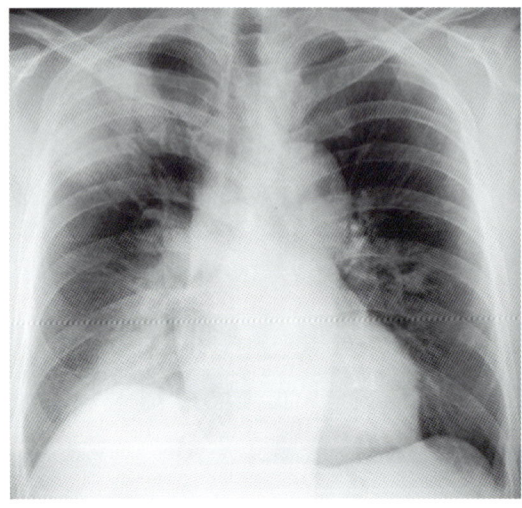
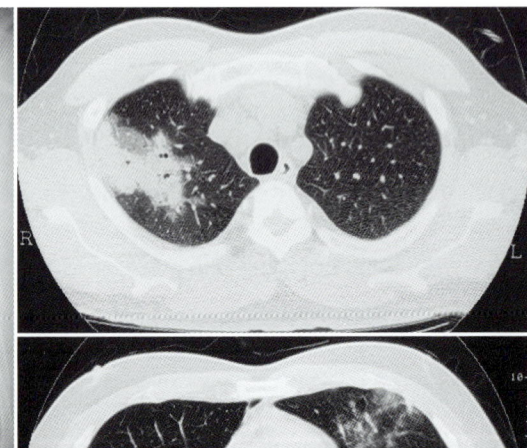
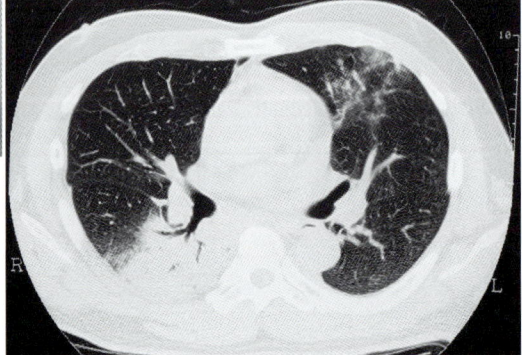

図5-1　入院時の胸部X線写真とCT（上肺：肺の条件）

A1　胸部X線写真で右上肺と下肺に広範な濃厚影がみられ，CTでは右肺に気道に沿って拡がり一部に気管支透亮像をともなう濃厚影を認め，舌区にも淡い陰影がみられる。胸水貯留やリンパ節腫大はない。

A2　尿中レジオネラ抗原の測定。

A3　マクロライド系・ニューキノロン系抗菌薬。

本例の経過：咳・痰などの症状が乏しく，セフェム系抗菌薬の無効と画像所見から非定型肺炎を疑い，尿中レジオネラ抗原陽性で診断を確定した。当初，エリスロマイシンによる治療を行ったが効果が不十分だったのでレボフロキサシンを追加し，3週間の投与で症状と画像所見の改善をみた。本症の典型例である。

レジオネラ感染症

■ レジオネラ

　建国200年を記念した1976年の米国フィラデルフィアでの在郷軍人全国大会でホテル宿泊者など多数に重症肺炎が起こり，30名近くの死者が出た。そのとき原因菌としてグラム陰性桿菌が同定され，この間のエピソードにちなんで*Legionella pneumophila*と命名された（legion：在郷軍人）。2〜5μmの大きさの好気性・グラム陰性桿菌で，結核菌と同様に**細胞内寄生菌**である。通常のグラム染色で染色されにくいのが原因菌同定に手間取った理由である。その後，血清型分類で50種類以上の菌族が発見されたが，市中肺炎としてのレジオネラ肺炎の原因菌としては*L. pneumophila*が90％に及び，なかでも**serogroup 1**が50〜70％を占める。水や土壌など自然界に広く分布し，グルコースなどの糖を利用できないので通常の細菌検査用培地には生育せず，L-システインなどの特定のアミノ酸を加えたB-CYE培地で培養する。分裂に数時間かかるのでコロニー形成には3日程度を要する。

　感染源としては老朽化した**給湯設備水**や**加湿器**，**クーリングタワー**，**循環式風呂水**などがある。**レスピレータ水**によるものもあり，**院内感染**事例もある。**温泉**での感染も多く，肺炎例では**旅行歴**を聴取する必要がある。発病に季節性はなく，喫煙者や病弱者に多いが，健常者での発病もある。潜伏期は数日程度である。4類感染症としての報告件数は年間100程度であるが，

見逃されている症例も少なくないであろう。

■ 症状・検査所見

　高熱，咳・痰を主症状とし，ときに進行性健忘症，四肢の振戦，小脳失調などの**神経症状**や横紋筋融解症などの**筋肉症状**，腹痛や水様性下痢などの**消化器症状**もあり症状のスペクトラムは広い。各種臓器に病変が起こるのはマクロファージに貪食された菌が全身に散布するためである。発熱のわりに脈拍数が少ない（**比較的徐脈**）。一方，**ポンティアック熱**は多量のレジオネラを吸い込んだ際に起こり，倦怠感，頭痛，咳などのインフルエンザ様症状を主体とする軽症型で，多くは数日間で回復する。レジオネラ肺炎では胸部聴診で病変部位に**大水泡音**を聴取する。血液検査では**炎症反応の亢進**や白血球数の増加の他に**肝酵素値**や**CK値の上昇**を認めることがある。

■ 画像所見

　すりガラス影から**濃厚影**までさまざまな所見があり，拡がりの程度もさまざまである。初期は肺末梢の肺胞性陰影に始まり，次第に病変が融合する傾向がある。当初は一葉内の部分的な病変であるが，拡大すると片側肺に広範囲に拡がり，肺炎球菌肺炎と似た像を呈する。病変が両側に急速に拡がると呼吸促迫症候群を来すことがあるが，さほどの拡がりではなくても**低酸素血症**を呈することがある。しばしば**胸水**をともなう。背景に免疫不全があると空洞化をみることがある。

■ 診断

　上述のように本菌属は一般細菌の検査で用い

表5-2　レジオネラ肺炎の検査法

検査法	症例数	陽性症例数 (%)
尿中抗原	185	117 (63.2)
血清抗体価	191	72 (37.7)
培養検査	123	40 (32.5)
PCR法	121	73 (60.3)

(村上日奈子. 尿中レジオネラ抗原検査. モダンメディア2004；50：86-91より改変引用)

られるグラム染色では検出できず，**ヒメネス（Gimenez）染色**があるが感度は高くない。培養法でレジオネラを証明するのが望ましいが，3日程度を要し，どこでもできるわけではなく，**血清抗体**や**尿中抗原**の検出法が繁用される（**表5-2**）。前者の間接蛍光抗体法ではL. pneumophilia group 1などに対する抗体価を調べ，単一血清で256倍以上；ペア血清では128以上で4倍以上を陽性とする。後者は免疫クロマトグラフィ法によるが，serogroup 1が対象で市中レジオネラ肺炎の約60%しかカバーしていないという限界がある。近年では喀痰からLAMP法でレジオネラDNAを検出する方法も保険適用となった。

■ 治療

　細胞内寄生菌なので細胞内移行が低いβラクタム薬やアミノグリコシド系薬物は無効で，第一選択薬は**マクロライド系薬**と**ニューキノロン薬**である。特に前者はマクロファージ内濃度が極めて高いのが利点であるが静菌的という制約がある。細胞内濃度は劣るが殺菌的に作用するキノロン系薬をマクロライド薬と併用することが多い。抗結核薬のリファンピシンも有効とされるが効果については必ずしも定評はない。

6 咳と微熱をみた若年の男性

症例　微熱・咳と咽頭痛をみた20歳台の男性で，4週間前（4月）に咳がでるようになり微熱もあった。近医で胸部X線写真を撮影されたが明らかな異常を認めず，対症療法を受けて症状はいったん改善した。ところが約1週間前に症状が再燃し，胸部画像で異常を認め，セフェム系抗菌薬で症状が改善せず当院に転院となった。

　現場作業に従事しており，最近，夜間勤務などがあった。特記すべき既往歴はない。喫煙歴はなく，アルコール摂取は機会飲酒程度である。

　身長165cm，体重57kgで，意識は清明。白色痰をともなう頻回の咳があった。身体所見では肺の聴診を含めて異常なかった。血液検査では炎症反応の軽度亢進がみられた。

表6-1　入院時検査成績

RBC 450×10⁴/mm³	ALT 56 U/L
WBC 7,300/mm³	AlP 269 U/L
Neut 85%	BUN 8.4 mg/dL
Lymph 7%	Cr 0.8 mg/dL
Mono 5%	T-Bil 0.4 mg/dL
Eos 3%	Na 140 mEq/L
Baso 0%	K 4.0 mEq/L
Hb 13.9 g/dL	Cl 95 mEq/L
Hct 38.7%	Ca 9.1 mg/dL
Plt 36.2×10⁴/mm³	P 2.9 mg/dL
TP 7.5 g/dL	Amy 119 U/L
Alb 3.7 g/dL	Glu 120 mg/dL
AST 33 U/L	CRP 3.1 mg/dL

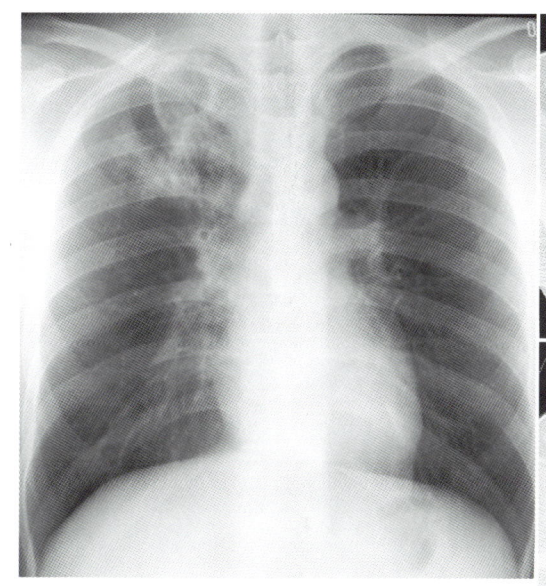
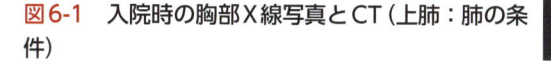
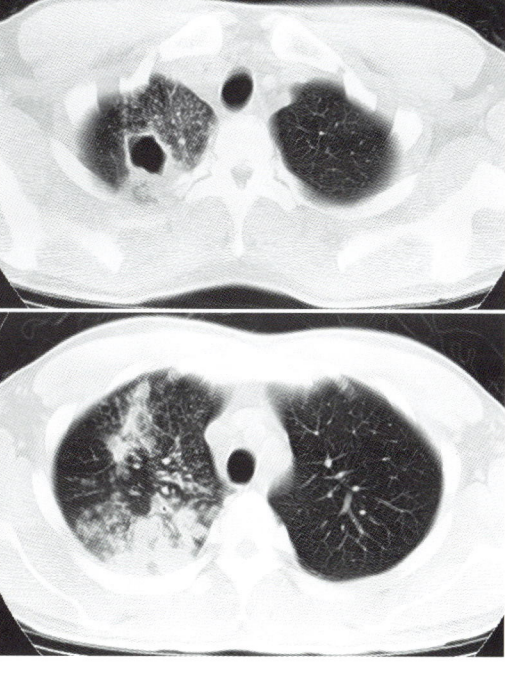

図6-1　入院時の胸部X線写真とCT（上肺：肺の条件）

A1	胸部X線写真で左肺尖部の空洞陰影とその下方の結節影がみられ，CTで薄壁空洞と複数の結節影・粒状影を認める。気道に沿った分布である。舌区に粒状影がみられる。胸水貯留やリンパ節腫大はない。
A2	痰の抗酸菌検査。
A3	抗結核薬の投与。

本例の経過：画像所見などから肺感染症が疑われ，空洞病変は結核を示唆している。痰の塗抹検査で抗酸菌を認め，核酸増幅法で結核菌を確認した。抗結核標準療法を行い，6カ月で治療を終了した。有空洞例であるが1年後に主病巣のあった右上葉に若干の瘢痕巣をみるまで回復し，明らかな後遺巣は残らなかった。

肺結核

■ 結核菌

ヒト型結核菌（*Mycobacterium tuberculosis*）はマイコバクテリウム科マイコバクテリウム属に属し，抗酸菌（acid-fast bacteria）とよばれる細菌群の一種である。抗酸菌は大きさ2〜4×0.3〜0.6μmの好気性桿菌で，芽胞，鞭毛，莢膜をもたない。細胞壁にはミコール酸とよばれる脂質が多量にあり，通常のグラム染色では染まりにくく，媒染剤を加え加温して行うチール・ネールゼン法などで染色される。いったん染色されると脱色剤（塩酸アルコール）で脱色されにくく抗酸性菌とよばれるゆえんである。抗酸菌の増殖には一般細菌より時間がかかり，培養の観点からコロニー形成に1週間以上を要する遅発育菌群（slow growers）とやや早い迅速発育菌群（rapid growers），および培養不能菌（らい菌）の3群に大別される。結核菌は遅発育菌群に属する。

抗酸菌のうちヒト型結核菌，ウシ型結核菌（*M. bovis*），マイコバクテリウム・アフリカンス（*M. africans*），ネズミ型結核菌（*M. microti*）の4菌種は耐熱性カタラーゼをもつなどの点で他の抗酸菌と区別されて結核菌群（*M. tuberculosis* complex）とよばれる。一方，結核菌群とらい菌以外の抗酸菌を非結核性抗酸菌（nontuberculous mycobacteria：NTM）とよぶ。これらは核酸増幅法で同定される。

■ 結核の感染

排菌患者が咳をしてだす"しぶき（飛沫）"中の結核菌が空中に浮遊し，これが吸い込まれて感染が起こる（**飛沫核感染・空気感染**）。気道を通過して肺に侵入した菌は肺胞に常在する肺胞マクロファージに取り込まれて処理されるが，細胞内寄生菌の結核菌にとって貪食されるのは好都合で，そこで殺菌を免れた菌は増殖してリンパ路経由で肺門〜縦隔リンパ節に運ばれる。生体側の防御能としては，この過程で菌が分解されて抗原情報がTリンパ球に伝えられ，約4週間後に菌に対する**細胞性免疫**が成立する。

■ 発病

結核菌に感染しても自然に治癒することが多いが，個体の抵抗力が低いと発病に至る。その場合，感染に連続的に発病するもの（**一次結核**）と感染の年余の後に発病するもの（**二次結核**）とがある（**図6-2**）。かつて前者は肺内の初感染巣が拡大するものと肺門リンパ節結核を指したが，現在では初感染に引き続いて起こる粟粒結核なども含むようになった。一方，二次結核は感染直後に血行性・経気道性に肺内のある部位に運ばれて潜在していた微量の**残存菌**（persister）が個体の抵抗力低下に乗じて活動を始めるものである。1年程度経過した後に発病するものを指すが，感染→発病の期間はまちまちで，高齢者では感染して数十年後に発病するものもある（潜伏期間は不定）。

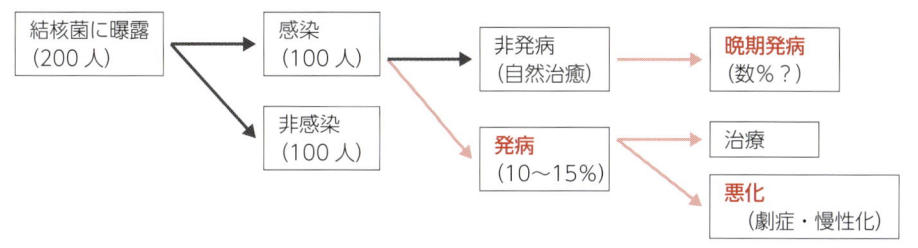

図6-2　結核の感染と発病の模式図

　ある仮想的な群が結核菌に曝露した際にたどる経過。生涯にわたってみると，一般的には感染者の10〜15％が発病すると考えられる。ただし，HIV感染者では1年間でこの程度の発病危険率がある。
（四元秀毅，山岸文雄，永井英明．医療者のための結核の知識，第4版．東京：医学書院，2013より改変引用）

結核の疫学と診断

■ 疫学

　本邦の2017年の結核年間発生率は人口10万に対して13.3で，欧米先進国の10以下（低蔓延状態）に比べて高い（中等度蔓延地域）。20世紀半ば頃まではわが国では若年者の一次結核が圧倒的に多かったが，社会の高齢化とともに二次結核が増加した。その背景には戦前の高感染率にともなう高齢層での既感染率の高さがある。既感染者が多いとそのなかから一定程度の発病があるので，罹患率が高くなるのである。加齢そのものが結核発病の危険因子であるが，さらに糖尿病・肝疾患・血液透析・胃潰瘍などの各種疾患や副腎皮質ステロイドの使用などの発病リスクが加わり罹患率が高まることになる。また，大都市では若干数の若年者結核および外国人の結核の発症があり，これを背景に20〜30歳台に罹患率の小さなピークがみられる。

■ 肺結核の発見動機

　かつては健康診断の胸部画像の異常をきっかけに発見されることが多かったが，罹患率が低下して症状を訴えて受診する者からの発見が増加した（新規肺結核患者の約80％）。症状として多いのは咳であるが，咳はありふれた症状なので結核を疑わずに経過して重症化している例も少なくない。

■ 症状と検査所見

　症状としては**咳・痰**の気道症状が最も多い。進行例では微熱や倦怠感などの全身症状を来すが，初期には症状が少ないのが結核の特徴である。肺外結核の症状は罹患臓器により異なり，胸膜炎では胸痛，脊椎結核では腰痛，脳結核では頭痛や意識障害などがみられる。検査所見としては，進展例では炎症反応の亢進を認めるが，初期には特別の異常はみられない。

■ 画像所見

　結核の画像所見は多彩である。（乾酪壊死をともなう）肉芽腫性病変を反映して病初期には末梢肺に**小結節性病変**がみられ，しばしば関連気道を埋める線状・索状影をともなう。これらの末梢肺病変は細気管支から末梢に向かって**木の芽状**に拡がり，**tree-in-bud appearance** と表現され，陰影が濃厚であるのが特徴である。進展すると区域内に複数の小結節影がみられ，融合して**濃厚影**を形成し，しばしば内部に**空洞**がみられる。一方，濃厚影が広範に拡がり肺炎様所見を呈することもある（**結核性肺炎**）。治癒機転で**線維化**すると病巣は収縮し，**線状影・索状影**をまじえて複雑な陰影を示す。一方，ときに腫瘤状の結節影を呈し，**結核腫**とよばれる。腫瘍との鑑別が問題になるが，周囲の小結節影（**衛星病変**）や内部に**石灰化**をみることが多いのが鑑別点である。病変は気道・リンパ路・血流を介して拡がり，リンパ行性に拡がると**リンパ節結核**が，血行性に全身に拡がると**播種型結核**

表6-2　画像所見学会分類（概略）

a.病巣の性状
　0型：異常所見なし
　Ⅰ型：広範空洞型
　Ⅱ型：広範空洞型
　Ⅲ型：不安定非空洞型
　Ⅳ型：安定非空洞型
　Ⅴ型：治癒型
b.病巣の拡がり
　1：第2肋骨前端上縁を通る水平線以上の高さの領域の
もの
　2：1と3の間
　3：一側肺の容積を超えるもの
c.病側
　r：右，l：左，b：両側

(disseminated TB) ないし **粟 粒 結 核** (miliary TB) が起こる。これらは気管支結核とともに**肺外結核**に分類される。

　胸部画像所見の**学会分類**は肺病変の進展度を把握するのに用いられ，「空洞」のあり・なしと「**病変の拡がり**」の程度を基にⅠ〜Ⅳ型に区分し，感染症法の書類に排菌量とあわせて記載する（**表6-2**）。本例の病型は「bⅡ3」で，これは両側性病変で，空洞を伴い，片肺以上の拡がりであることを意味する。

■ **診断**

　画像検査などで結核が疑われるときは痰の**抗酸菌検査**を行う。早朝痰を3日連続して採取し（**3連続痰**），**チール・ネールゼン染色**による**塗抹検査**を行う。陽性例では量は少量（+）〜大量（3+）に分類される。塗抹法は2〜3時間で判明するが60%と感度が低いのが難点である。同時に**分離培養法**を行う。培養は感度が高く，かつ，薬剤感受性を知るためにも必須であるが，結果がわかるのに約3週間かかるのが難点である。これを補うのがPCR法などの**核酸増幅法**で，この場合，結果は2〜3日で判明する。塗抹法で抗酸菌陽性と報告されるものの約1/5は非結核性抗酸菌なので，核酸増幅法は必須である。結核の疑いが濃厚であるのにかかわらず複数回の喀痰検査が陰性のときは**胃液**あるいは**気管支洗浄液**の抗酸菌を調べる。

結核の治療

　基本は抗結核薬による化学療法で，主要薬物はヒドラジド（**INH**）・リファンピシン（**RFP**）・エタンブトール（**EB**）・ストレプトマイシン（**SM**）・ピラジナミド（**PZA**）である。病初期に強力な薬物を3薬以上用いる「多剤併用の長期療法」で菌の殲滅を図る（**図6-3**）。単薬の治療では**耐性化**が起こり，治療の中断で**再燃**が起こる。抗結核薬への自然耐性菌は，たとえばINHの場合は結核菌10^6に1個程度存在し，これは塗抹法（+）程度の菌濃度で，単薬の治療ではすぐに耐性化するのである。感受性のある薬物を2薬以上用いるべきという観点から（治療開始時期には感受性の結果が判明していないので）重大な肝・腎障害や視力・聴力の異常がなければなるべく4薬で治療を開始する。痰の塗抹検査で結核菌陽性者（排菌者）の場合は原則として入院治療とし，塗抹検査は陰性だが画像所見から結核と診断して治療するときは外来治療とする。新規登録の肺結核症例のうち排菌を確認できた症例の割合は半数程度である。

　2018年1月日本結核病学会治療委員会は「結核

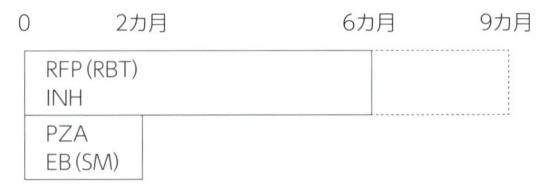

図6-3　初回治療例の標準的治療法

注1：EBとSMの選択
　1.　SMは殺菌的，EBは静菌的
　2.　薬剤耐性率はSM＞EB約5倍
　3.　腎障害，聴力低下のある場合SMは避ける
　4.　視力障害のある場合EBは避ける
注2：維持期治療を3カ月延長する場合
　1.　結核再治療例
　2.　治療開始時の重症例
　3.　排菌陰性化遅延
　4.　免疫低下をともなう合併症
　5.　免疫抑制薬等の使用
　6.　その他：骨関節結核など

医療の基準」を改訂した。抗結核薬は**表6-3**のようにグループ化され，使用の原則が示された。またこれにしたがって，初回治療例の標準的治療法（**図6-3**）も改められ，従来のA法，B法はなくなった。

治療効果は**症状・排菌量・画像所見**などの**推移**で判定する。基本は痰中の**菌量の推移**で，順調なら治療開始後1〜2カ月で陰性化し，感受性菌の場合は2〜4週間程度で菌の感染性はなくなる（菌が弱体化して病原性がほぼ消失）。「退院してよい」基準として"検痰で連続3回陰性"の基準があるが，強制入院の期間を短くするために菌量が減り症状が改善すれば早期に退院可とすべきである。この間に菌を培養して薬物感受性を調べるが，その結果は治療開始1カ月前後に判明する。ちなみにINHの耐性率は数％，INHとRFPの両者に耐性〔**多剤耐性結核**（multi-drug-

resistant TB：**MDR-TB**）〕の率は約1％である。

化学療法には少なくとも6カ月間を要するので退院後の外来治療が重要となる。再燃や耐性結核の発生を避けるために推奨されるのが服薬確認療法（directly observed therapy：**DOT**，関係者が服薬を確認する方法）で，2007年の感染症法の制定で保健所が医療機関と協力して外来治療の徹底を図ることになった。

結核では複数の薬物を長期間使用するので副作用が起こりやすい。多いのは**薬疹**，**肝障害**であるが，INHとRFPの2薬はぜひとも残したい薬物なので**脱感作療法**を行って使用を目指す。EBによる**視力障害**とSMによる**聴力障害**は非可逆性なのでこれらの症状が出現したら直ちに治療を中止する。結核治療の成功率は80％程度に止まっているが，これは住所不定者などで治療の中断が多いことによる。

表6-3　抗結核薬のグループ化と使用の原則

	特　　性	薬　物　名	
first-line drugs (a)	最も強力な抗菌作用を示し，菌の撲滅に必須の薬物	リファンピシン*1 リファブチン*1 イソニアジド ピラジナミド	REP RBT INH PZA
first-line drugs (b)	first-line drugs (a) との併用で効果が期待される薬物	ストレプトマイシン*2 エタンブトール	SM EB
second-line drugs	first-line drugs に比して抗菌力は劣るが，多剤併用で効果が期待される薬物	レボフロキサシン*3 カナマイシン*2 エチオナミド エンビオマイシン*2 パラアミノサリチル酸 サイクロセリン	LVFX KM TH EVM PAS CS
multi-drug resistant tuberculosis drugs	使用対象は多剤耐性肺結核のみ	デラマニド*4 ベダキリン*4	DLM BDQ

　表は上から下に優先選択すべき薬物の順に記載されている。ただし，デラマニドとベダキリンについては，優先選択の順位づけはない。なお，リファンピシンとリファブチン，またストレプトマイシン，カナマイシン，エンビオマイシンの併用はできない。
　本表は結核薬として保険収載されている薬のみを記載したが，WHOではこのほか，リネゾリドおよびクロファジミンをsecond-line drugsの中に記載している。
　＊1：リファブチンはリファンピシンが使用できない場合に選択する。特にHIV感染者で抗ウイルス薬投与を必要とする場合にリファンピシンは薬物相互作用のために使用できない場合がある。
　＊2：アミノ配糖体は同時併用できない。抗菌力や交差耐性などからストレプトマイシン→カナマイシン→エンビオマイシンの順に選択する。なお，カナマイシンと同等の薬物としてアミカシンがあり結核菌に有効であるが，カナマイシンと完全な交差耐性があり，また結核に対する保険適応はない。カプレオマイシンも結核に有効であるが，日本では販売されていない。
　＊3：レボフロキサシンはモキシフロキサシンと換えることができるが，モキシフロキサシンは結核に対する保険適応はない。
　＊4：デラマニドとベダキリンについては，優先選択の順位づけはない。
（日本結核病学会治療委員会．「結核医療の基準」の改訂―2018年．結核2018；93：61-8より改変引用）

咳と微熱をみた中年の女性

症例 　55歳の女性で，春の健康診断で胸部異常影を指摘されて当院を受診した。

　保育職に従事しており，特記すべき既往疾患はない。喫煙歴はなく，アルコール摂取は機会飲酒程度である。

　身長146cm，体重42kgで，ときに痰をともなわない咳がでる他には特別の症状はなかった。胸部の聴診では正常呼吸音で，身体所見に異常はなかった。血液検査では炎症反応などを含めて異常値はみられなかった。

表7-1 入院時検査成績

RBC 447×10⁴/mm³	Alb 5.1 g/dL
WBC 7,100/mm³	T-Bil 1.5 mg/dL
Neut 60%	AST 21 U/L
Lymph 38%	ALT 16 U/L
Mono 1%	BUN 11.7 mg/dL
Eos 0%	Cr 0.7 mg/dL
Baso 1%	T-Chol 213 mg/dL
Hb 13.8 g/dL	Na 141 mEq/L
Hct 41.0%	K 4.6 mEq/L
Plt 28.5×10⁴/mm³	CRP 0.3 mg/dL
TP 8.5 g/dL	

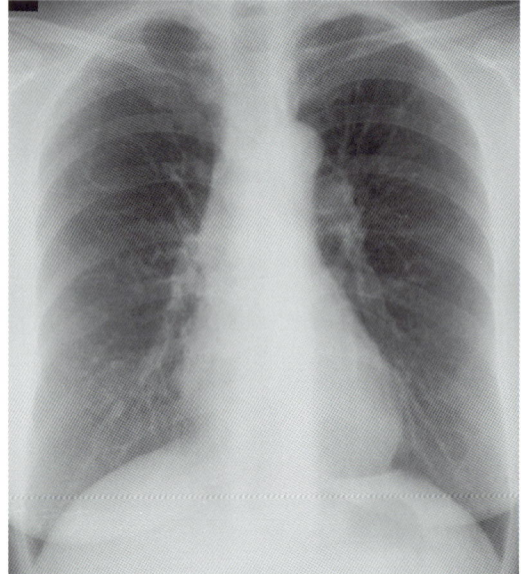
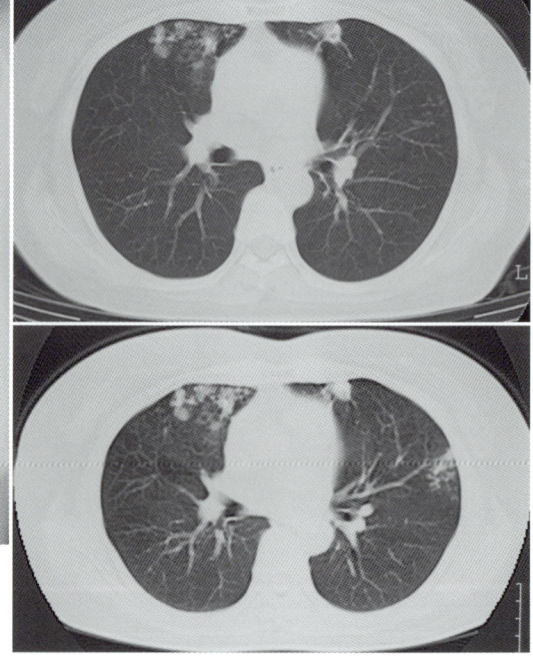

図7-1 入院時の胸部X線写真とCT（下肺：肺の条件）

A1 胸部X線写真では両側中肺野（右側優位）に淡い小結節影の散布像がみられ，CTでこれらは気道に沿って肺末梢に拡がる大小さまざまな結節影によることがわかる。胸水貯留やリンパ節腫大はみられない。

A2 喀痰の抗酸菌検査。

A3 抗結核薬の投与。

> **本例の経過：**中肺優位に両側肺の末梢に小結節影が多発性にみられ，びまん性汎細気管支炎や非結核性抗酸菌（nontuberculous mycobacteria：NTM）感染症などが鑑別診断に挙がる。前者では痰が多く，しばしば息切れをみる。痰に中等量の抗酸菌を複数回検出し，核酸増幅法で*M. avium*を確認した。リファンピシン（RFP），エタンブトール（EB），クラリスロマイシン（CAM）による治療で痰中の菌は早期に消失し，画像所見も徐々に改善して18カ月で治療終了とした。数年後に舌区に結節性病変が出現し，気管支・肺胞洗浄液中にNTMを認めて原病の再燃と判断した。再治療による根治は困難と判断し，無治療で経過観察とした。

非結核性抗酸菌症

■ NTMの特徴

　NTMは結核菌以外の培養可能な抗酸菌である。従来，ヒトの側からみて抗酸菌の中では結核菌が主流でNTMは"非定型抗酸菌"とよばれたが，細菌学的観点からはむしろこれらの菌の方が主流であることなどから，NTMないしmycobacteria other than tuberculosis（**MOTT**）とよばれるようになった。結核菌はヒトの肺などを生息場所として繁殖するが，NTMは土壌や水のなかなどで増殖する**環境寄生菌**である。吸入ないし飲食にともなって菌は体内に入り，主として肺に病変を起こす。AIDSのような免疫不全症候群がなければヒト-ヒト間の感染は起こらない。わが国で報告されるNTMは20種類を超えるが，多いのは*M. avium*と*M. intracellulare*で，これらは*M. avium* complex（**MAC**）とよばれる。NTM感染症の約90〜95%はMACによるもの，約3〜4%が*M. kansasii*によるもの，残りが*M. abscessus*などの菌種によるものである。

■ 症状と検査所見

　咳・痰などの気道症状が多く，進展例では発熱・倦怠感などの**全身症状**を示し，**血性痰**をともなうこともある。進行すると**喀血**をみるようになる。近年，わが国における症例数は増加傾向にある（年間登録件数は8,000程度）。発見動機

としては呼吸器症状が多いが，本例のように健診の胸部異常影で発見される**無症状例**も少なくない。進展例では炎症反応の亢進を認めるが軽症例では特別の異常はない。

■ 画像所見

　軽症のMAC症例では気道末梢に**複数の結節影**がみられ，関連する**気管支の拡張所見**をともなう。病変は**中葉・舌区**に多く，しばしば両側肺にみられる。進展すると末梢肺に斑状の**濃厚影**を認める。重症例では**空洞**をともなう濃厚影が多発性にみられ，結核症と類似の所見を呈する。胸水貯留やリンパ節腫大はまれである。一方，*M. kansasii*症はしばしば空洞影を呈する（**図7-2**）。

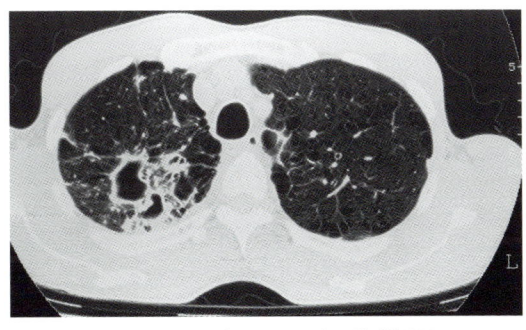

図7-2　*M. kansasii*症の胸部CT

55歳・男性。咳・痰と発熱で発症。右肺尖部の空洞影（上肺：肺の条件）。

■ 診断

　結核と異なり痰にNTMを検出してもそれだけでは診断を決定できない。NTMは自然環境に生息するので**混入**（contamination）の可能性

を否定できないからである。診断には咳・痰などの呼吸器症状（**臨床所見**），肺の多発結節影・浸潤影や気道拡張の所見（**画像所見**）と痰における菌の複数回の検出（**細菌学的所見**）の3条件が必要である。

■ 治療

治療は菌種によって異なるが，頻度が最も高いMAC症では，抗結核薬のリファンピシン（**RFP**），エタンブトール（**EB**）に抗菌薬のクラリスロマイシン（**CAM**）の併用療法が一般的で，重症例ではストレプトマイシン（**SM**）を加える。治療期間は，通常，1～2年間に及ぶ。これにより半数以上で排菌が半年程度で陰性化するが，

終了後の**再排菌**が少なくない。これは薬物の菌膜透過性が不十分なことによるもので，抗結核薬の薬物感受性検査も困難である（CAMについては可能）。病巣除去という点では**外科療法**が有力で，比較的限局性病変で肺機能に余力があり手術に耐えることができる者が対象となる。副作用や治療が長期にわたり副作用も出やすいので70歳以上では血性痰などの症状がなく画像所見に進展傾向がなければ経過をみることも多い。一方，*M. kansasii*は抗結核薬に対して結核菌と同様の薬剤感受性を示し，INH＋RFT＋EBによる治療の成績は良好で，CAMも有効である。治療期間は一般に12～18カ月である。

発熱が続いた若年の男性

Q1 胸部画像の特徴は？
Q2 診断のための検査は？
Q3 治療は？

症例 23歳の男性で，2カ月前（12月中旬）に39℃の発熱があり，市販薬を服用しながら我慢して生活していた。しかし年末になっても解熱しないので近医を受診し，胸部X線写真で明らかな異常を認めず，抗菌薬などによる治療を受けいったん解熱傾向にあった。ところが2週間前頃から胸痛が出現し，再度，38℃台の発熱をみたので当院を紹介された。

サービス業に従事しており，不規則な生活を送っていた。3歳時に川崎病に罹患して回復したという。喫煙指数140の喫煙歴があり，アルコールは機会飲酒。

身長162cm，体重46kg，血圧は121/48 mmHgで体温は37.0℃。心音・呼吸音ともに異常はない。表在リンパ節は触知せず，四肢に浮腫はみられない。血液検査で炎症反応の軽度亢進を認めた。

表8-1　入院時検査成績

RBC 447×10⁴/mm³	AlP 239 U/L
WBC 4,900/mm³	LDH 406 U/L
Neut 72%	CK 63 U/L
Lymph 13%	Amyl 83 U/L
Mono 14%	T-Chol 150 mg/dL
Eos 1%	γ-GTP 47 U/L
Baso 0%	BUN 10.9 mg/dL
Hb 12.7 g/dL	Cr 0.71 mg/dL
Hct 38.9%,	Glu 103
Plt 27.6×10⁴/mm³	Na 136 mEq/L
TP 7.4 g/dL	K 3.8 mEq/L
Alb 3.7 g/dL	Cl 99 mEq/L
T-Bil 1.0 mg/dL	Ca 8.7 mg/dL
AST 20 U/L	CRP 2.5 mg/dL
ALT 15 U/L	ESR 39 mm/hr

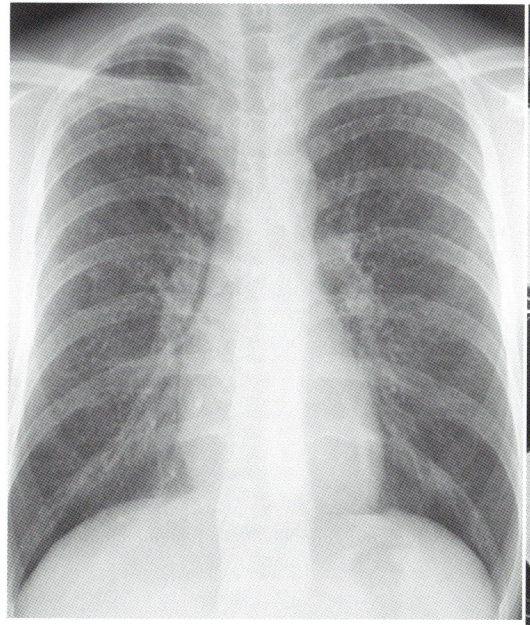
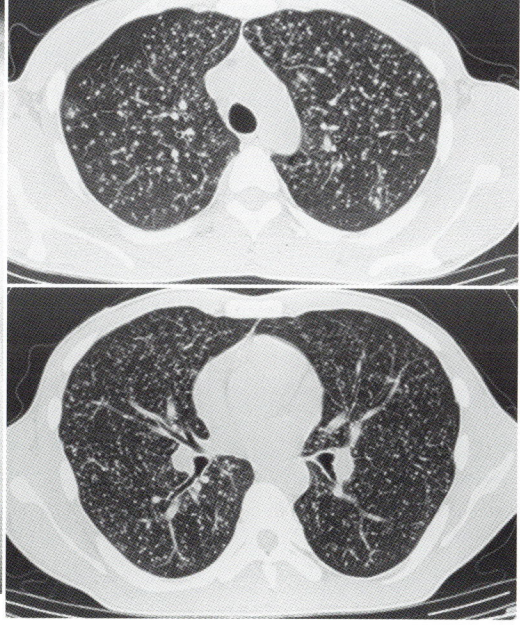

図8-1　入院時の胸部X線写真と胸水除去後のCT
（上・下肺：肺の条件）

A1	胸部X線写真で両肺に多数の粒状影を認め，CTでX線吸収度の高い無数の粒状影が血管や気道と無関係に分布してみられる。大多数は2〜3mm大だがやや大きいものもある。胸水貯留やリンパ節腫大はない。
A2	痰の抗酸菌検査；骨髄生検や気管支肺胞洗浄液の検査，経気管支肺生検。
A3	抗結核薬の投与。

本例の経過：両肺に無数の粟粒影がみられるときは感染症，腫瘍やじん肺症などが鑑別に挙がる。本例では持続性の発熱と画像所見から粟粒結核の可能性が高く，痰の抗酸菌検査は陰性だったので骨髄生検を行い類上皮細胞肉芽腫病変を認めて診断を確定した。抗結核薬による治療で順調に改善した。本症の典型例である。

粟粒結核

■ 本症の特徴

結核菌が血行散布して肺に無数の"粟粒大"病変を形成する病態である。菌は全身に散布されるので肺病変は全身結核の分症で，現在では"播種型結核"とよばれる。個体の免疫力低下にともなって起こり，本例では不節制な生活が発症に寄与したものと思われる。一方，副腎皮質ステロイド薬やTNF-α阻害薬などの生物学的製剤の使用によって起こるものもあり，これら薬剤を用いるときは本症の発症に注意する。

■ 肺外結核

本症は肺病変であるが**肺外結核**に分類される（肺結核については**CASE6**を参照）。その概略を胸郭内病変と胸郭外病変に分けて**表8-2**に示す。前者で多いのは粟粒結核と結核性胸膜炎である。**結核性胸膜炎**は肺内の結核病変が胸膜に波及して起こるものが多いが，肺内病変が明ら

表8-2 肺外結核

胸郭内病変
　粟粒結核(全身結核の分症)
　結核性胸膜炎(胸水検査などで診断)
　気管・気管支結核(ときに無気肺を合併)
　リンパ節結核(肺門・縦隔リンパ節)
　結核性心内膜炎(ときに心タンポナーデ)
　胸壁周囲膿瘍(肋骨周囲膿瘍など)
胸郭外病変
　リンパ節結核(頸部リンパ節など)
　脳・髄膜結核(髄液検査で診断)
　腎結核(尿で抗酸菌を検出)
　骨・関節結核(脊椎カリエスなど)
　腸結核(重症結核の管行性進展)

かでないこともあり，これを「特発性」とよぶ。**気管支結核**は結核性病変が区域気管支より中枢側に起こった状態である。高度の肺結核では必然的に気管支病変を合併するが，本症は肺病変が比較的軽度で気管支病変が顕著なものを指す。胸部画像で異常を見落として診断が遅れることが少なくない。**縦隔・肺門リンパ節結核**は一次結核(初感染結核)が多く，かつては珍しくなかったが，現在ではHIV感染にともなうものなどまれな病態になった。一方，胸郭外病変として多いのは**頸部リンパ節結核**で，若年女性に多いのが特徴である。複数の頸部リンパ節腫大を来し，通常，肺に病変を認めない。**脳・髄膜結核・腎結核**や**骨・関節結核**は播種型結核の分症としてみられるものが多く，しばしば肺にも病変を認める。骨・関節結核では結核性脊椎炎が多い。腰痛を訴えて長期にわたり整形外科を受診する例もある。**腸結核**は重症肺結核で菌が経食道性に拡がり起こるものが多い。

■ 粟粒結核の症状・検査所見

発熱で始まることが多く，しばしば**倦怠感**や**食思不振**をともなう。咳や痰などの気道系の症状は少ない。初期には胸部画像で異常を認めないので"不明熱"として詮索され診断が遅れることも少なくない。脳・髄膜炎を合併すると**頭痛・頭重感**を訴え，進行すると**意識障害**を来したり**頸部硬直**をみたりする。血液検査でしばしば**炎症反応の亢進**がみられ，**肝酵素**の上昇や**LDH**や**ALP**の高値をともなうことも多い。進展して**急性呼吸促迫症候群（ARDS）**の状態になると動脈血ガス分析で**低酸素血症**の所見をみる。一方，

ツベルクリン反応やインターフェロンγ法による結核感染検査（IGRA）はしばしば陰性化する。

■ 画像所見

径1～3mm程度大の**粒状影**が全肺に無数にみられる。病変は気道と無関係に"ランダム"に分布する。明かな陰影を形成するのに1カ月程度を要するので当初は明らかな異常を呈さない（本例もその1例）。一方，進展すると病変同士が融合して数mm大の辺縁不整な陰影を形成し，経気道性散布の結核との識別が難しくなる。さらに**ARDS**の状態になると広範なすりガラス影や濃厚影を呈する。このような場合，結核の可能性を考えて喀痰の抗酸菌検査を行わないと診断が遅れて致命的になる。

■ 診断

喀痰の**抗酸菌塗抹検査**で結核菌を証明できるとよいが，その陽性率は50％程度である（培養法で75％）。喀痰以外の検体の塗抹法での陽性率は尿で10％台，髄液で数％と低く，しばしば骨髄や肺・肝臓などの生検が必要になる。粟粒（播種型）結核は定義のうえで複数臓器に病変を認めることが要件になっており，肺病変がみられるものの喀痰の塗抹検査で結核菌を証明できないときは積極的に骨髄生検などを行う必要がある。

■ 治療法

抗結核薬による治療を行い，感受性菌の場合は通常法に従う。本例ではピラジナミド（PZA）を含む4薬による標準治療を開始したが肝障害を来したのでPZAを中止し，ヒドラジド（INH）・リファンピシン（RFP）・エタンブトール（EB）の3薬による治療を行って比較的短期間で改善した。ARDS併発の重症例では副腎皮質ステロイド薬を併用するが，その際にはRFPとの薬物相互作用のためステロイド薬を50％程度増量する必要がある。

9 胸痛を契機に肺の異常影を指摘された中年の男性

症例 　54歳の男性で，2週間前（1月中旬）に突然に左前胸部痛が出現した。痛みは拍動性で，吸気時に増強した。翌日，胸部X線写真で異常影を認めて精査となった。咳や痰などの呼吸器系症状はない。

　事務職で40歳時に十二指腸潰瘍の既往があり，糖尿病の治療中である。喫煙指数1,080の重喫煙者で，ビール2本/日を週5日の飲酒歴がある。

　身長175cm，体重79kgで，発熱はなく，身体所見では特記すべき異常はなかった。血液検査では軽度の炎症反応の亢進を，動脈血ガス分析で軽度の酸素分圧の低下を認めたが，腫瘍マーカーの高値はみられず，痰の細菌学的検査では異常を認めなかった。

表9-1　入院時検査成績

RBC 480×10⁴/mm³	LDH 275 U/L
WBC 6,000/mm³	BUN 12.8 mg/dL
Neut 73%	Cr 0.5 mg/dL
Lymph 20%	Na 139 mEq/L
Mono 5%	K 4.1 mEq/L
Eos 1%	Cl 106 mEq/L
Baso 0%	Ca 8.6 mg/dL
Hb 15.4 g/dL	Amy 109 U/L
Hct 43.5%,	BS 241 mg/dL
Plt 24.7×10⁴/mm³	HbA1C 10.1%
TP 7.2 g/dL	CRP 1.4 mg/dL
Alb 3.8 g/dL	ESR 70 mm/hr
T-Bil 0.6 mg/dL	BGA
AlP 365 U/L	Pa_{O_2} 76 mmHg
AST 20 U/L	Pa_{CO_2} 39 mmHg
ALT 27 U/L	pH 7.43

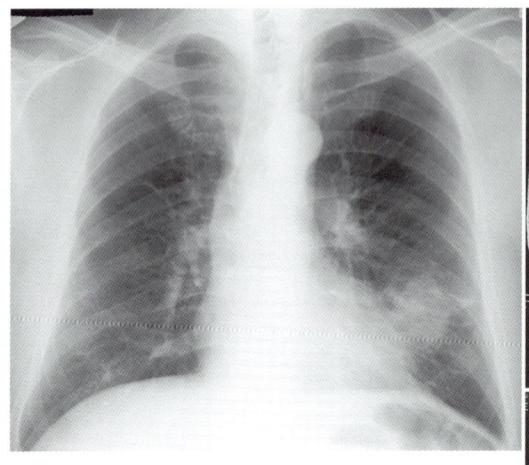
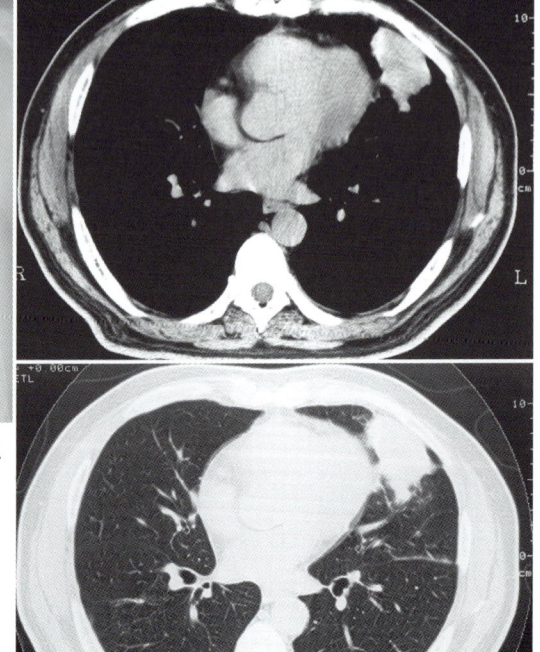

図9-1　入院時の胸部X線写真とCT（下肺：軟部組織と肺の条件）

A1 　胸部X線写真で左下肺野に長径4cmの結節影がみられ，CTで舌区内側区域に心左縁に少し離れてウズラ卵大の辺縁鮮明な結節影を認める。胸水やリンパ節腫大はないが，両側に胸膜プラークがみられる。

A2 　経気管支肺生検。

A3 　抗菌薬の内服（外科療法）。

本例の経過： 孤立結節影は悪性・良性腫瘍によるものが多いがときに結核・放線菌症・真菌症などの感染症や多発血管炎性肉芽腫症（ウェゲナー肉芽腫症）によるものがある。経気管支肺生検で決定的所見が得られず，胸腔鏡下に左肺の舌区を区域切除して病理所見でアクチノミセス症に矛盾しない所見を得た。結節影を呈した本症の典型例である。

▮▮▮ アクチノミセス症

■ アクチノミセス

　広義の放線菌類にはグラム染色で陽性を示す分糸状桿菌の**アクチノミセス**（*Actinomyces*）属，**ノカルジア**（*Nocardia*）属，プロピオニバクテリウム（*Propionibacterium*）属などがあり，臨床的に重要なのは**放線菌症**を起こす嫌気性の*Actinomyces*属と**ノカルジア症**を起こす好気性の*Nocardia*属である。アクチノミセス属は歯根部や歯の周嚢に常在しており，**内因性感染**で起こる口腔内の炎症が顔面や気管支・肺に波及して肉芽腫・膿瘍を形成し，慢性炎症としての放線菌症を起こす。起因菌として最も多いのは***A. israelii***である。本菌は特徴的な分岐状形態を示す幅1μm，長さ3～4μmの非抗酸性のグラム陽性菌である。膿汁などをヘマトキシリン・エオシン染色すると好酸性に染まる**硫黄顆粒**〔sulfur granule；ドルーゼ（**druse**）〕とよぶ糸状塊がみられ，これは菌糸が密に絡まりあった**菌塊**である。

■ 本症の特徴

　好発年齢は20～40歳台で，男女比は2～3：1と男性に多く，アルコール多飲者に多い傾向がある。病型には，①顔面・頸部型，②胸部型，③腹部型があり，顔面・頸部型が半数程度を占め，胸部型は10～20％程度である。菌は脆弱部位に増殖するので**う歯**周囲などから気道・肺に侵入して胸部型病変を惹起することもあり，口腔内の衛生状態をみる必要がある。本例でも口

腔内不衛生やコントロール不良の糖尿病などが発症誘因になったものと思われる。器質的・機能的に脆弱な部位に病巣をつくりやすく，拡張気管支にも病変が起こりやすい。菌体はタンパク融解酵素を産生するので病変は胸膜に波及し

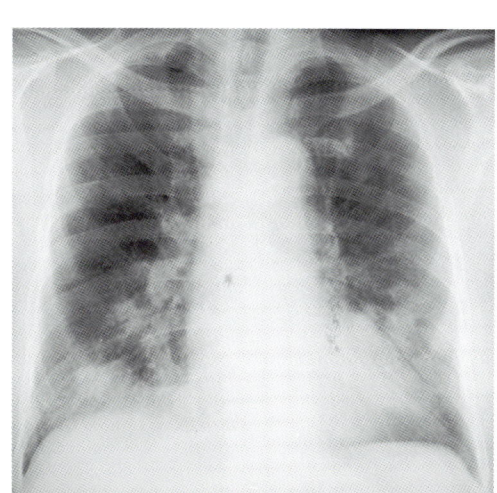

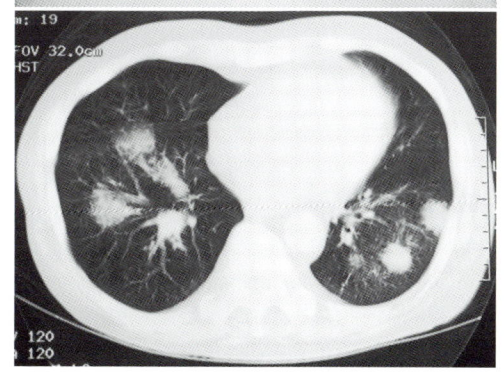

図9-2　ノカルジア症の胸部X線写真とCT（下肺：肺の条件）

　75歳の男性で，両側下肺に気道に沿って分布する複数の結節影を認める。気管支喘息のステロイド薬治療中に発症した（公立昭和病院症例）。

やすい。まれな例として，かつて手術の際の遺残ガーゼ部位を母地として発病したものもあった。

■ 症状・検査所見

胸部型では咳・痰などの呼吸器系症状と発熱・倦怠感などの全身症状がみられ，病変が胸壁に及ぶと胸痛を来す。検査では白血球数増多やCRP高値などの**炎症反応亢進**を認める。

■ 画像所見

急性型アクチノミセス症では非区域性の濃厚影を呈する。末梢優位で下葉に多い傾向があり，画像所見では一般細菌肺炎と識別できない。**結節影・塊状影**を呈することもある。その場合，悪性腫瘍との鑑別が問題になるが，本症ではしばしば内部に低吸収域や壊死にともなう空洞化がみられるのが鑑別の参考になる。

■ 診断

①病巣からの**菌塊・硫黄顆粒**の証明，②放線菌を**分離培養**と同定，③**肉芽腫病変**の病理組織学的確認，の3点が揃えば確定診断できるが，臨床の場では画像所見から本症を疑って菌塊や硫黄顆粒を証明して治療に移行することが多い。鑑別すべき疾患として肺癌などの**腫瘍**と**ノカルジア症**（**図9-2**）などの感染症がある。ノカルジア症は日和見感染症としての発生が多く，治療はサルファ薬による。

■ 治療法

抗菌薬による内科療法と切開・排膿などの外科療法がある。抗菌薬としてはペニシリンGが第一選択で，1,000〜2,000万単位／日の点滴静注を2〜6カ月間行い，次いで経口ペニシリン薬を2〜6カ月間続ける。第2選択は**ミノサイクリン**で100mg／日を点滴静注ないし経口で投与する。本例では経気管支肺生検で確診に至らず病変部位を区域切除した（**外科療法**）。病変部の背側などで胸膜との間に固い癒着がみられた。

10 健康診断の胸部画像で異常を指摘された若年の女性

Q1 胸部画像の特徴は？
Q2 診断のための検査は？
Q3 治療は？

症例 20歳の女性で，健康診断の胸部画像で異常を指摘された。4カ月前（2月）に高熱があり2週間静養した。

2カ月前から現場作業の仕事を始めて過労が続いたが，体重減少はなく，咳・痰などの症状もない。生来健康で喫煙歴はなく，機会飲酒程度。ペット飼育歴はなく，ハトとの接触歴は確認できなかった。

身長155cm，体重63kgと栄養状態は良好で，身体所見では胸部聴診を含めて異常所見を認めなかった。血液検査でも炎症反応を含め異常はなかった。

表10-1 入院時検査成績

RBC 461 × 10⁴/mm³	LDH 305 U/L
WBC 6,300/mm³	BUN 13.3 mg/dL
Neut 65%	Cr 0.6 mg/dL
Lymph 30%	Na 138 mEq/L
Mono 3%	K 4.7 mEq/L
Eos 1%	Cl 103 mEq/L
Baso 1%	Amy 130 U/L
Hb 13.4 g/dL	Glu 143 mg/dL
Hct 39.4%	CRP < 0.3 mg/dL
Plt 31.2 × 10⁴/mm³	ESR 12 mm/hr
TP 7.5 g/dL	BGA
Alb 4.6 g/dL	Pa_{O_2} 110 mmHg
T-Bil 0.4 mg/dL	Pa_{CO_2} 40 mmHg
AST 15 U/L	pH 7.38
ALT 16 U/L	

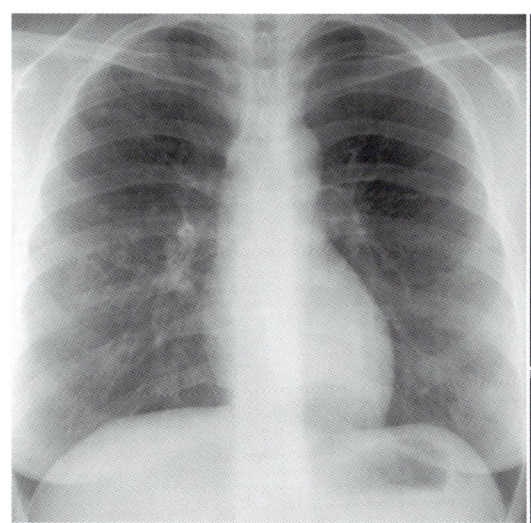
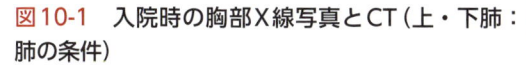
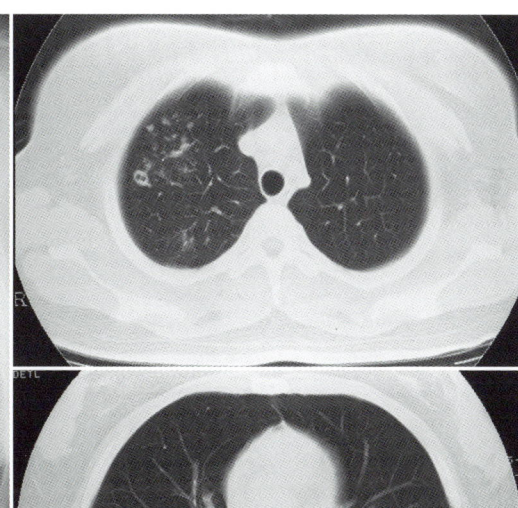

図10-1 入院時の胸部X線写真とCT（上・下肺：肺の条件）

A1	胸部X線写真で右中・下肺に径1cm以下の結節影が散在性にみられる。CTで右下葉に小粒状影から1cm大の複数の気道性分布の結節影を認め，左下肺にも淡い結節影がみられる。一部に空洞化がある。
A2	血清クリプトコッカス抗原：陽性，経気管支肺生検：肉芽腫性病変。
A3	経口抗真菌薬の服用。

本例の経過：多発結節影を呈する症例では，結核・真菌症などの感染症，珪肺症などのじん肺症や悪性腫瘍が挙がるが，本例は若年者で症状に乏しく，経気道性に拡がる病変分布から慢性感染症の可能性が高い。検痰では異常を認めず，血清のクリプトコッカス抗原が陽性で，経気管支肺生検で肉芽腫性病変を認めて診断を確定した。イトラコナゾール200mg/日の経口投与を4カ月間継続し，特別の副作用なく，画像所見も改善した。健常免疫力の若年者に発生した軽症クリプトコッカス症の典型例である。

肺クリプトコッカス症

■ クリプトコッカス

本症は真菌の*Cryptococcus neoformans*による肺感染症である。*Cryptococcus*には二つの種があるが，ヒトに病変を起こすのは*C. neoformans*である。本真菌は莢膜を有する酵母で，ハトなどの鳥類の糞に好んで生息し，土壌からも分離される。莢膜があるので乾燥に強く，空気中に飛散する菌を吸入して感染し，発病する。ハトやその糞に接触することの多いハト飼育者などに発症しやすいようにみえるが必ずしもその確証はなく，本例にみるようにその経歴のない者での発病も少なくない。逆に，ハト飼育者は抗体を保有しているので発病が少ないとの指摘もある。健常者での発生が2～3割程度を占め，残りはHIV感染や白血病罹患者，あるいは薬物により重篤な免疫不全状態にある者での発生である。

■ 症状と検査所見

病変の拡がりが小さいときは無症状のことが多いが，多発性肺病変を呈する進展例では**咳**や**痰**などの呼吸器症状がある。一方，免疫不全状態に合併するときは肺病変は広範で，**髄膜炎**や**骨・皮膚病変**などの肺外病変を来しやすい。これらは血行性散布によるものだが，肺病変をともなわず中枢神経症状のみのこともある（中枢神経に親和性が高い）。その場合は**頭痛**や**発熱・倦怠感**などの全身症状をみる。

■ 画像所見

本例にみるような経気道性分布の末梢肺の**小結節性陰影**の散布が典型像で，次いで多いのがより大きい孤立性ないし多発性の**結節影**である。病変は末梢肺の**胸膜直下**に形成されやすく，ときに空洞化を来し，一葉内に**多発空洞影**をみることもある。まれに器質化肺炎様の**濃厚影**を呈することがある（**図10-2**）。免疫不全症候群などに合併する例では**多発結節影**をとることがあ

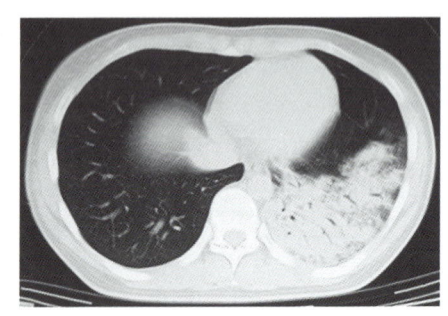

図10-2　クリプトコッカス症の胸部X線写真とCT（下肺：肺の条件）

31歳の女性。左下肺の濃厚影；背部痛を訴えた（日本赤十字社医療センター症例）。

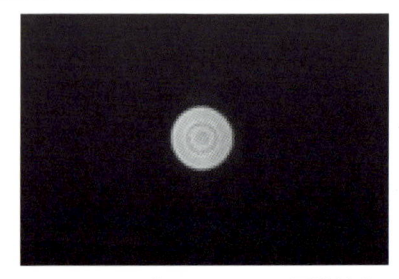

図10-3　クリプトコッカスの墨汁染色

菌体の周囲が染色され，染色されにくい莢膜が透明にみえて描出される。

り，粟粒結核との鑑別が問題になる。

■ 診断

　痰などに*C. neoformans*を検出すると確定するが，経気管支肺生検が必要になることも少なくない。生検所見としては，典型例では**肉芽腫**内部に**酵母様細胞**（菌体）を認める。髄膜炎では髄液の**墨汁染色**（**図10-3**）で真菌を証明でき，頭痛をともなう症例では必ず髄液の検査を行う。墨汁染色は検体の一滴に墨汁を一滴垂らしてこれを顕微鏡でみる検査法で，莢膜が縁取りされて二重丸様にみえる。一方，**免疫学的検査法**として菌体の莢膜成分の多糖類抗原に対する抗体をゴム様物質（ラテックス）に吸着させこれと反応する*C. neoformans*を検出する方法があり，髄液でも検査できる。感度は70〜100%，特異度は90〜100%だが，病変が限局性で血清中に菌体が存在しないと陰性になる。**クリプトコッカス抗体**を調べる検査法もあるが，これは感染の有無を知るためのものである。

■ 治療

　明らかな背景因子がない者に発症した原発性クリプトコッカス症では自然軽快することもあるが，一般的には**抗真菌薬**による治療が必要である。使用薬物としては**フルコナゾール**（**FLCZ**）や**イトラコナゾール**（**ITCZ**）などの経口薬が第一選択で，背景にHIV感染があるときは副作用に注意しながら**アムホテリシンB**を用いる。これらは細胞壁のエルゴステロールの合成などを阻害することで効果を発現する。薬物投与終了時期についての結論は得られていないが，基礎疾患がない場合は3〜6カ月投与が推奨されている。

11 少量喀血を繰り返した若年の女性

症例 　29歳の女性で，9年前（4月）に咳と血性痰があり近医で治療を受けたことがある。最近（5月），再び血性痰をみたので当院を受診した。

　事務職に従事しており，8歳時に肺囊胞症の診断で右上葉の囊胞を摘除されている。喫煙歴・飲酒歴はない。

　身長152cm，体重39kgと小柄で，ときに少量の痰をともなう咳がある。発熱はない。身体所見では右前胸部に囊胞切除術の際の手術痕を認めるが，胸部聴診には異常なかった。血液検査では異常はみられず，肺機能検査・動脈血ガス分析でも異常を認めなかった。

表11-1　入院時検査成績

RBC 464×10⁴/mm³	Cl 107 mEq/L
WBC 6,400/mm³	Ca 9.5 mg/dL
Hb 13.8 g/dL	Amy 109 U/L
Hct 40%,	BS 84 mg/dL
Plt 23.1×10⁴/mm³	CRP < 0.3 mg/dL
TP 7.0 g/dL	ESR 21 mm/hr
Alb 4.7 g/dL	BGA
T-Bil 0.8 mg/dL	Pa_{O_2} 111 mmHg
AST 15 U/L	Pa_{CO_2} 40 mmHg
ALT 9 U/L	pH 7.39
LDH 386 U/L	PFT
BUN 9.7 mg/dL	VC 2.48 L (93%)
Cr 0.5 mg/dL	FEV₁ 2.11 L (82%)
Na 142 mEq/L	FEV₁% (G) 85%
K 3.8 mEq/L	

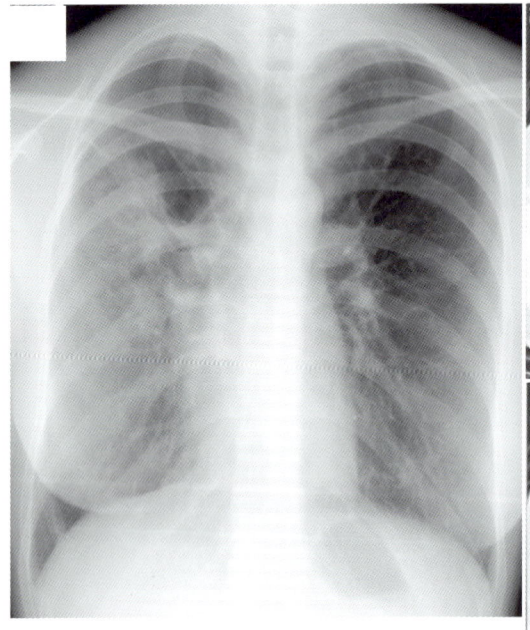
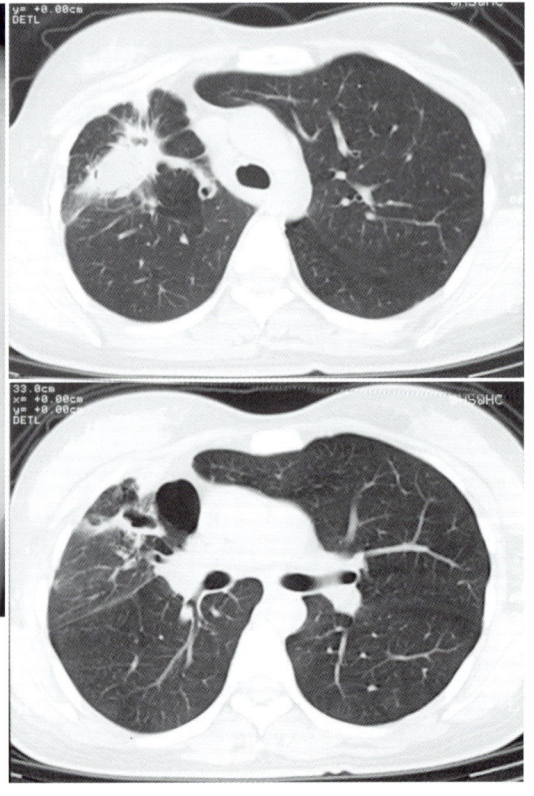

図11-1　入院時の胸部X線写真とCT（上・中肺：肺の条件）

A1	胸部X線写真で右上・中肺に不規則な形の複数の濃厚影を認め，CTで右上葉・中葉に台形の濃厚影・索状影・線状影を認める。胸水貯留やリンパ節腫大はない。
A2	痰の検査，経気管支肺生検（血清抗アスペルギルス抗体）。
A3	抗真菌薬の経口投与，肺葉切除術。

本例の経過：血性痰は悪性腫瘍に多いが，若年であることと画像所見・慢性経過から炎症性疾患の可能性が高く，経気管支肺生検で肺アスペルギルス症の診断を確定した。肺の脆弱部位に発症した慢性型アスペルギルス症である。イトラコナゾール（ICTZ）経口投与（200mg/日）の効果は不十分で，手術の妨げになるほどの著明な胸膜病変はなかったので右上・中葉を切除して病巣を除去した。血性痰は消失し，術後経過は順調である。

肺アスペルギルス症

■ アスペルギルス

自然界に広く生息する腐生菌で，不完全菌類の糸状菌に属する。ヒトに病変を起こしやすいのはそのうちの*Aspergillus fumigatus*で，その他のまれなものとして*A. flavus*，*A. niger*などがある。空中真菌を構成する主要真菌で，ヒト摘出肺の半数以上で培養され，宿主に弱みがあると肺に病変を惹起する。

■ 本症の特徴

ヒト肺の病変としては，①本例のように局所の先行肺病変の上に起こる**慢性肺アスペルギルス症**（chronic pulmonary aspergillosis），②悪性リンパ腫などの全身的な免疫能低下にともなって起こる**侵襲型病変**（invasive aspergillosis），および③気管支喘息患者の気管支に腐生して発症する**アレルギー性気管支・肺アスペルギルス症**（allergic bronchopulmonary aspergillosis：ABPA）に大別される。すなわち，①・②の感染症としての病変と，③のアレルギー機序を中心とする病変がある。①では肺結核治癒後の**遺残空洞**に菌球（fungus ball）が育つ**アスペルギローマ**（aspergilloma）（**図11-2**）や，本例のように気管支肺炎様に拡大するものがある。先行肺病変としては，結核の空洞の他に，**肺嚢胞**，**気管支拡張**やサルコイドーシス・肺梗塞にともなう**空洞**などがあり，まれに**気管支閉鎖**（atresia）に合併するものもある。②は全身性免疫能低下にと

もなって起こるもので，侵襲性が高く，しばしば胸壁を侵す。一方，③は気管支喘息で気道の粘液クリアランスが低下して菌が寄生するもので，喘息症状を来す（**CASE22**参照）。

■ 症状・検査所見

慢性型肺アスペルギルス症の症状は背景因子と病変の進展度によるが，**血性痰**が多い。胸壁などへの浸潤があると**胸痛**が起こり，さらに発熱や倦怠感などの**全身症状**をみることもある。血液検査では**炎症反応の亢進**，**抗アスペルギルス抗体値**や**β-D-グルカン値**の上昇がみられる。

■ 画像所見

菌球型では空洞内に**塊状影**を認め，空洞壁と菌球の間隙が特徴的な三日月様（crescent sign）を呈する。一方，結核などの空洞や本例のように嚢胞を背景に起こる慢性肺アスペルギルス症ではしばしば既存空洞病変外側の**胸膜肥厚像**が先行病変としてみられる。アスペルギルス症の合併が起こる可能性が念頭にないと潜行を

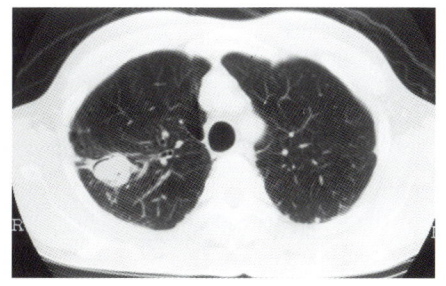

図11-2　アスペルギローマのCT（上肺：肺の条件）

喀血をみた48歳の男性：右上葉の菌球。

見逃しやすいので，この所見の発現に留意しておく必要がある。一方，血液疾患などにともなう侵襲型肺アスペルギルス症では気管支に沿ってさまざまな拡がりの**濃厚影**を呈し，気管支肺炎と類似の所見を呈する。

■ 診断

確診は喀痰などの**培養検査**での本真菌の証明による。組織標本で糸状菌を認めても形態的に類縁真菌とは必ずしも識別できないので，培養してこれを確認すべきである。ただし陽性率が50％以下と低感度なのが問題点で，早期診断には**抗アスペルギルス抗体**の証明が有用になる。画像所見などから本症がつよく疑われる症例で血清中に抗体を認め，本症に矛盾しない組織所見が得られれば診断しているのが実態である。血液検査で**β-D-グルカン**など真菌細胞壁の構成成分を検出できれば傍証になる。組織侵襲をともなう場合などはアスペルギルス（GM）抗原も陽性になる場合がある。

■ 治療法

菌球型では**病巣の切除**が根本的治療法で，早期に発見して手術すると予後は良好である。本例のように嚢胞内に病変が浸潤性に拡がる場合も，病変が限局性で残存肺の機能が良好なら早期に手術に踏みきる。その際に，病変が胸壁に及んでいる症例（complex aspergilloma）では出血量が多く病巣の十分な切除は難しい。**薬物療法**は根治を期待できるほど強力ではないが，病勢を抑制する効果はある。治療薬としては，内服フルコナゾールなどがあり，十分に有効でないときは注射薬のアムホテリシンB（amphotericin B）を用いる。

12 健康診断の胸部画像で異常を指摘された無症状の中年の男性

Q1 胸部画像の特徴は？
Q2 診断のための検査は？
Q3 治療は？

症例 50歳の男性で，メキシコでの9カ月におよぶ勤務後の帰国時健康診断の胸部画像で異常を指摘されて受診した。特記すべき既往歴はないが，メキシコで鍾乳洞に観光に出かけ，その後，数日間にわたり一過性の上気道炎症状があったことがある。

事務職で喫煙指数200の喫煙歴があり，飲酒歴はない。

身長178cm，体重87kgで，10日前ごろからときに手・足の軽度のしびれ感があるほかに症状はない。発熱はなく，身体所見では胸部聴診を含めて異常はない。血液検査では異常を認めず，肺機能検査・動脈血ガス分析でも異常はなかった。

表12-1 入院時検査成績

RBC 460×10⁴/mm³	T-Bil 1.0 mg/dL
WBC 5,200/mm³	AST 15 U/L
Neut 55%	ALT 9 U/L
Lymph 32%	LDH 386 U/L
Mono 5%,	BUN 10.5 mg/dL
Eos 6%	Cr 0.9 mg/dL
Baso 1%	Na 144 mEq/L
Hb 14.6 g/dL	K 3.4 mEq/L
Hct 42.2%	Cl 102 mEq/L
Plt 18.4×10⁴/mm³	CRP < 0.3 mg/dL
TP 7.0 g/dL	ESR 12 mm/hr
Alb 4.7 g/dL	

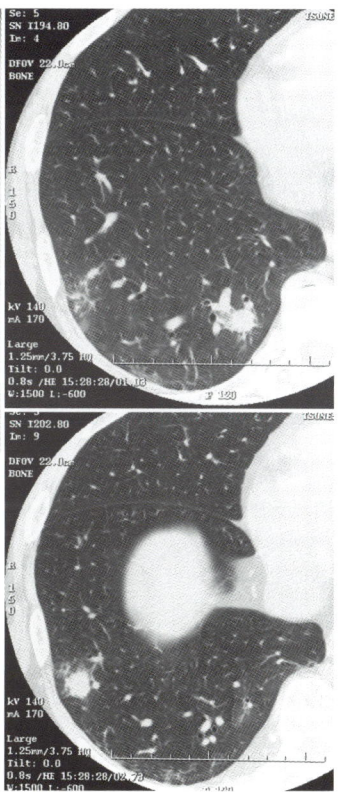

図12-1 入院時の胸部X線写真とCT（下肺：肺の条件）

A1　胸部X線写真で右下肺に結節影の存在が疑われ，CTで右下葉肺底区の背側区域に複数の結節影と淡いすりガラス陰影を認める。胸水貯留やリンパ節腫大はない。

A2　経気管支肺生検（血清抗ヒストプラズマ抗体）。

A3　抗真菌薬の経口投与。

本例の経過： 無症状で血液検査にも異常がない症例で一葉区域内に複数の結節影がみられるときは抗酸菌感染症や真菌症などの慢性炎症が鑑別診断に挙がる。本例ではメキシコ在住歴からヒストプラズマ症（histoplasmosis）を疑い，経気管支肺生検で診断がつかず，胸腔鏡下生検で同症に矛盾しない所見を得た。イトラコナゾール（ITCZ）による治療で画像所見が改善し順調な経過をとった。本症の軽症典型例である。

ヒストプラズマ症

■ ヒストプラズマ

　トリやコウモリの糞便中などに生息する真菌で，ごく少数の種があり，そのなかでヒストプラズマ症を惹起するのは*Histoplasma capsulatum*である。感染そのものは世界的規模でみられるが，とりわけアメリカ大陸では北米のミシシッピ川とオハイオ川流域の諸州と中南米に分布しており，日本人の発病はこれらの地域に居住経験のある者や同地域に旅行した者に多いが，本例のようにメキシコでの罹患もある。ハトなどのトリは自らは発病せずハネなどで真菌を運ぶだけだが，コウモリは感染していて洞窟観光で感染が起こったりする（**洞窟病**）。*H. capsulatum*は二相性真菌で，環境生息時には菌糸状態（mycelial phase）にあり，生体内では酵母様形態（yeast phase）をとる。感染はその微小分生子（microconidia；2〜5μm）を吸入して起こり，マクロファージに取り込まれた菌体は肺内で酵母様に発育し，これに対する細胞性免疫としての肉芽腫が形成されるとヒストプラスミン皮内反応が陽性化する。真菌量が多いときや宿主側の反応が不十分のときは**急性型**を発病する。その際にT細胞が経過に大きな影響を及ぼし，HIV感染者では播種型ヒストプラズマ症を来す。ときに**慢性型**もみられ，結核と類似の像を呈する。

　一方，輸入感染症として同様に重要なのはコクシジオイデス症で，これは米国南西部やメキシコ北部に生息する*Coccidioides immitis*による感染症で，渓谷熱（valley fever），砂漠熱（desert fever）ともよばれる（**図12-2**）。これはヒストプラズマと同様に二相性真菌で，菌糸状態のものは上記地域の砂漠などの砂に生息し，吸い込まれて感染が起こる。診断は血清反応により，抗真菌薬で治療する。ヒストプラズマ症よりも重症の感染症である。

■ 症状・検査所見

　*H. capsulatum*に曝露した者の80%以上では一過性に**咳・胸痛**などの呼吸器症状や発熱・頭痛・筋肉痛などの**全身症状**がみられ，しばしば感冒として対処される。大量に本真菌を吸入すると呼吸困難・チアノーゼを来すこともある。

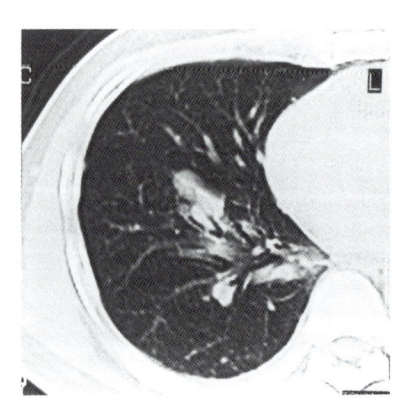

図12-2　コクシジオイデス症の胸部CT（下肺：肺の条件）
　39歳，男性で，米国旅行後に咳・発熱で発症。
（日本赤十字社医療センター症例）

一方，関節痛や紅斑を呈することもあり，10%程度の症例で肺外症状がみられる。血液検査では炎症反応の亢進がみられる。

■ 画像所見

軽症例では胸部画像で異常に乏しいが，一定程度進行すると**結節影**や**斑状影**が孤立性ないし多発性にみられ，**縦隔・肺門リンパ節腫大**をともなうことが多い。肺病変は時に**空洞化**する。慢性型ではしばしば**石灰化**がみられ，ときに**胸水貯留**をともなう。これらは結核の場合と共通する所見で，病原微生物に対する細胞性免疫としての共通の反応によるものである。

■ 診断

わが国では遭遇することの少ない輸入感染症で，本症に想到することが診断の第一歩である。画像所見では多発結節影が多く，このような所見を呈する者では必ず**外国旅行歴**を聴取する。病変部位に *H. capsulatum* を証明すれば診断は確定するが，臨床的に行われるのは**血清反応**（**ヒストプラズミン**）で，単一血清では抗体価32倍以上で本症が強く疑われ，ペア血清で4倍以上なら陽性と判定できる。

■ 治療法

軽症では経過観察とし，咳などの症状が続くときは**抗真菌薬**の経口投与を行う。重症例ではアムホテリシンBを用い，呼吸不全例ではステロイド薬を要することがある。播種型でなければ予後は良好である。

13 咳・労作時息切れと微熱をみた中年の男性

症例 49歳の男性で，約1年前（8月）から白色痰をともなう咳がでるようになり，約4カ月前から咳・痰が増加し労作時息切れも自覚した。1カ月前から食後の吐き気や倦怠感も出現し，胸部画像で異常を指摘されて受診した。この間，体重が14kg減少した。

サービス業に従事しており，16歳時から男性との性交渉がある。喫煙指数450の喫煙歴があり，アルコール摂取は機会飲酒。

身長168cm，体重54kgと痩せ型で，肺の聴診で吸気時に小水泡性音を聴取し，頸部と鼠径部に大豆大程度の大きさで圧痛のない柔らかいリンパ節を複数個ふれた。末梢血検査でCD4陽性細胞数が減少しており，炎症反応の亢進と低酸素血症を認めた。

表13-1 入院時検査成績

RBC 478×10⁴/mm³	LDH 514 U/L
WBC 11,400/mm³	CK 33 U/L
Neut 70%	Amyl 109 U/L
Lymph 24%	T-Chol 146 mg/dL
Mono 4%	BUN 11.7 mg/dL
Eos 0%	Cr 0.7 mg/dL
Baso 0%	T-Chol 213 mg/dL
Hb 14.7 g/dL	Na 137mEq/L
Hct 41.9%	K 4.3mEq/L
Plt 30.5×10⁴/mm³	Cl 102 mEq/L
TP 8.4 g/dL	CRP 4.0 mg/dL
Alb 3.4 g/dL	ESR 107 mm/hr
T-Bil 0.6 mg/dL	BGA
AST 15 U/L	Pa$_{O_2}$ 54 mmHg
ALT 9 U/L	Pa$_{CO_2}$ 37 mmHg
γ-GTP 14	pH 7.42

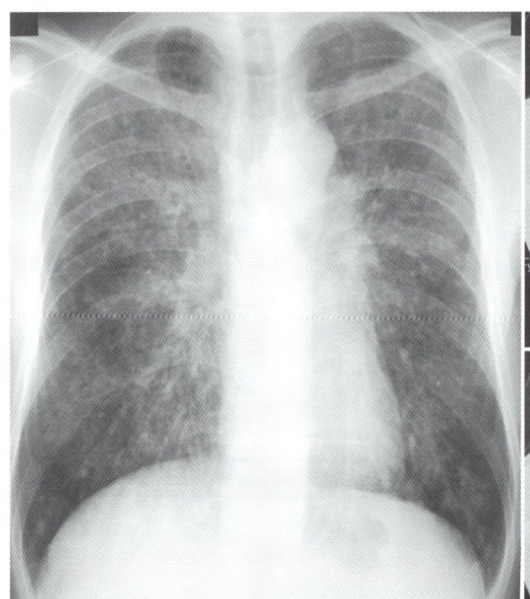

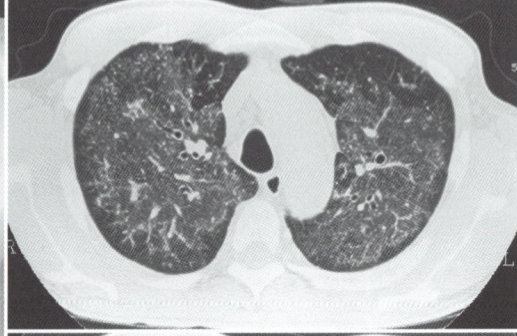

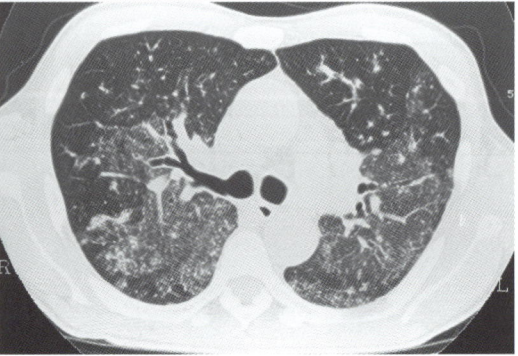

図13-1 胸部X線写真とCT（上肺と中肺：肺の条件）

> **A1** 胸部X線写真で両側肺門部から末梢にやや濃淡のムラのあるすりガラス陰影が拡がり，CTで胸膜近傍を除いてほぼ全肺にすりガラス陰影を認める。胸水貯留やリンパ節腫大はない。
>
> **A2** 気管支肺胞洗浄液の検査，経気管支肺生検。
>
> **A3** ST合剤などの内服；その後抗HIV薬。

> **本例の経過：**広範なすりガラス影を呈する症例では感染症，腫瘍や各種間質性肺疾患が鑑別診断に挙がる。本例では経過と血液所見から後天性免疫不全症候群 (acquired immnunodeficiency syndrome：AIDS) が疑われ，呼吸器病変はこれにともなうニューモシスチス肺炎 (PCP*) の可能性が高い。血液検査でヒト免疫不全ウイルス (human immunodeficiency virus：HIV) の陽性所見 (120×10³/mL) を得，気管支肺胞洗浄液中に *Pneumocystis jirovecii* を検出した。ST合剤 (スルファメトキサゾール＋トリメソプリム) およびマクロライド薬による治療で症状が改善し，約2カ月後にプロテアーゼ阻害薬，逆転写酵素阻害薬などによる抗HIV治療を開始した。その後CD4陽性細胞数が増加した。免疫不全にともなう本症の典型例である。

ニューモシスチス肺炎

■ 本症の特徴

　ニューモシスチス肺炎 (**PCP**) は ***Pneumocystis jirovecii*** によって起こる肺炎で，ヒト免疫不全ウイルス (HIV) の感染などで免疫力が低下した状態で起こる日和見感染症である。かつて本菌は原虫の一種と考えられ *P. carinii* とよばれ，その肺炎をカリニ肺炎とよんだが，リボソームRNAの分析から真菌の一種であることが判明して再分類され，***P. jirovecii*** と呼称が改められた。感染経路は明らかでないが，土壌や水などの環境からはほとんど検出されず，幼児期からの抗体陽性者が多いことから肺などに潜む菌が宿主の免疫能低下にともなって病原性を発揮して発病するようにみえる。**HIV** や成人型T細胞リンパ腫 (adult T cell lymphoma：**ATL**) など免疫力低下を来すウイルス感染にともなうものが多い。かつては**血液疾患**や膠原病などの**ステロイド薬治療**にともなう免疫能低下に合併するものが多かったが，ST合剤の予防投与が行われるようになって発病は減少した。一方，これらに代わって関節リウマチでインフリキシマブなどの腫瘍壊死因子 (tumor necrosis factor：TNF) の阻害薬の使用にともなう発病も散見される。

■ 症状・検査所見

　乾性咳，労作時息切れで始まり，進行すると**発熱，全身倦怠感**をみるようになる。HIV感染にともなうものでは1～2カ月程度かけてゆっくり発症し，ステロイド治療のものではより急激に発症する傾向が指摘されている。胸部聴診所見では進展例でなければ明らかな異常を認めない。血液検査では，炎症反応の亢進のほかにしばしば乳酸脱水酵素 (**LDH**) 活性の亢進を認める。また，**β-D-グルカン値**も上昇することが多い。動脈血ガス分析では換気血流の不均等による**低酸素血症**を認める。

■ 画像所見

　初期には肺門部を中心とする**すりガラス影**がみられ，進行するとより濃厚な**均等影**や**結節影**を呈する。また，しばしば嚢胞をつくり，濃厚影や結節影に**多発輪状影**をまじえることも多い。嚢胞が破裂して**気胸**を発症することがある。ガリウムシンチグラムで集積をみることがあるが頻度は高くない。

■ 診断

　P. jirovecii は人工培地での増殖が不可能で，確定診断には (誘発痰) 痰や気管支ないし肺胞洗浄液の**塗抹検査**でこれを示すか，PCR法などの**核酸増幅法**による証明が必要である。栄養型

---

*：ニューモシスチス肺炎はかつて *Pneumocystis carinii* pneumonia (PCP) とよばれた。現在でも引き続きPCPの略称が用いられ，これは *Pneumocystis* pneumonia を反映したものである。

(trophozoite)と嚢子(cyst)の二つの存在形式があり，細胞質はグロコット染色，栄養体はギムザ染色などで検出される。HIV感染症では高張食塩水を吸入して得る**誘発痰**での検出率が高い。組織診をかねて気管支鏡下に気管支洗浄液を採取することもある。背景にHIV感染があることが多いので血液の**ウイルス検査**や**抗体検査**も必要である。

■ 治療法

無治療では致死率100%で，早期の診断・治療が肝要である。*P. jirovecii*は真菌に分類されるが細胞膜にエルゴステロール構造がなく，同部位を攻撃する抗真菌薬は無効で，**ST合剤**かペンタミジンを用いる。第一選択薬の前者はサルファ剤のスルファメトキサゾール(sulfamethoxazole：SMX)とトリメソプリム(trimethoprim：TMP)の合剤である。葉酸代謝の阻害薬でもともと広域抗菌薬であったが，本症

の特効薬として重用されるようになった。消化管からよく吸収されるので経口的に投与するが，経静脈薬もある。副作用などでST合剤を使用できないときはペンタミジンを用いる。本薬はジアミン系の抗原虫薬で，吸入薬もある。HIV感染者ではやや長期の2〜3週間投与する。重症例では**副腎皮質ステロイド薬**を併用するが，これはサイトカインに対するもので嚢胞形成に対して抑止効果がある。ST合剤にはアレルギー症状，骨髄抑制，肝機能障害，電解質異常などの副作用があり，重篤な副作用例や効果不十分例では**ペンタミジンの経静脈投与**を行う。HIV感染の治療は肺炎が改善してから始め，一方，HIV感染が判明している症例ではCD4陽性リンパ球数が200/mm^{3}以下のときは発病予防のためにST合剤の内服か**ペンタミジン吸入**を行う。

本章では前章のような病理学的分類ではなく，肺の気道系の異常，とりわけ閉塞性障害を来す病態などについて示す。その内容としては慢性閉塞性肺疾患（chronic obstructive pulmonary disease：COPD）をはじめ**表1**に挙げる疾患がある。このカテゴリー分けは便宜的なもので，発症機序のうえでは中枢・末梢気道や肺胞の破壊性病変にともなうもの（気管支拡張症・COPD）やアレルギー性機序によるもの（気管支喘息）などと種々のものが含まれる。

1 気道系疾患の内容

慢性閉塞性肺疾患：慢性気管支炎（chronic bronchitis；痰が多い）型と慢性肺気腫（chronic pulmonary emphysema；労作時息切れが高度）型に類型化される。胸部画像では，前者では胸部X線写真で異常を指摘しにくくCTで気道壁の肥厚像などを認める程度であり，一方，後者では気腫にともなう肺の過膨張所見が血管影の狭小化をともなってみられる。ただし，この両者は必ずしも明確に分かれるわけではなく，しばしば混在してみられる。

表1　気道系異常による疾患

慢性閉塞性肺疾患
気管支喘息
閉塞性細気管支炎
気管支拡張症
びまん性汎細気管支炎
気管支拡張症
肺嚢胞
再発性多発軟骨炎，その他

気管支喘息：気道のアレルギー的機序による慢性炎症にともなって可逆性の気道閉塞をみる病態。

びまん性汎細気管支炎：中・下葉優位に広範に細気管支の炎症性病変をみる病態。痰をともなう咳が慢性的にあり，進行すると呼吸困難感を来す。胸部画像では中・下肺に多発性の淡い小結節性陰影がみられる。

閉塞性細気管支炎：臓器移植，膠原病，ウイルス感染にともなって起こる細気管支の閉塞を特徴とする病態。換気障害を惹起し，胸部画像では肺の過膨張所見がみられる。

気管支拡張症：幼児期などの重症肺感染症の罹患などのため気管支が嚢胞状拡張を来す病態。慢性の膿性痰が主症状で，胸部画像では拡張した気管支腔を反映する陰影や索状影（トラム・ライン）がみられる。

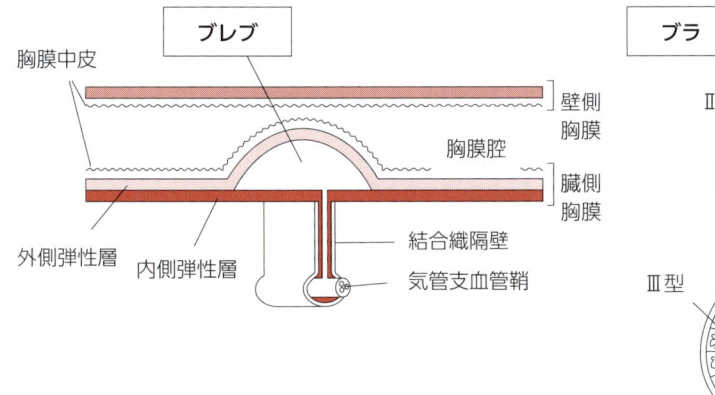
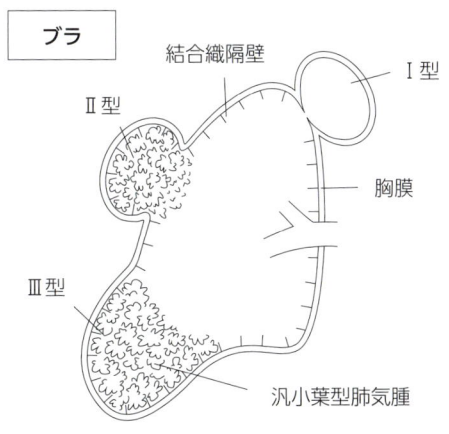

図1　ブレブとブラの相違点

a．ブレブ：漏出したガスが臓側胸膜の外・内側弾性層の間に貯留する状態。

b．ブラ：肺の結合織隔壁の内部に肺胞構造が破壊されて気腫化した部分が拡がる状態で，胸膜のくびれかたと内部構造の破壊の程度とあわせてⅠ〜Ⅲ型がある。

（Murphy DMF, Fishman AP. Bullous disease of the lung. In: Fishman AP, editor. Fishman's pulmonary diseases and disorders, 4th ed. New York: McGraw Hill, 2008: 913-58より改変引用）

円形無気肺：胸膜炎の治癒過程でこれに近接する部位の肺に起こる部分的無気肺。胸部画像では球形の濃厚影を呈し，悪性腫瘍との鑑別が問題になる。近傍にみられる索状影（comet sign）は鑑別に役立つ。

肺囊胞：ブラ（bulla）が代表的な病態で，空気のとらえこみ現象（air trapping）などにより起こる。胸部画像では肺胞構造が消失して袋状の透亮像を呈し，ときに巨大化して気胸との鑑別が問題になることもある。同様な病態のブレブ（bleb）は胸腔内（内・外膜間）に含気部分ができる状態（図1）。

2 | 胸部X線写真で透過性亢進を来す病態

胸部X線写真で透過性亢進がみられる病態として，気胸，囊胞性病変，肺気腫，肺血栓塞栓症などがあり，前三者を図2に示す。上述のように囊胞は肺の構造破壊の結果としてさまざまな大きさの"空気袋"ができる状態で，大小の辺縁明瞭な袋状陰影がみられる（図2a）。これに対して肺気腫は肺胞の微細構造が破壊されて肺が広域にわたって気腫化した状態で，CTで肺が"スカスカ"の状態になっていることがわかる（図2b）。一方，気胸は壁側胸膜と臓側胸膜間の"胸腔"に含気が生じた状態で，肺辺縁の外側の胸壁との間に空気による透亮像がみられる（図2c）。このようにみるとこれら三者はまったく異なるグループの病態にみえるが，肺気腫はしばしば囊胞をともない，また，気胸は囊胞の破裂にともなうもののことが多く，三者間には密接な関係がある。胸部画像で透過性の亢進を認めたときはこれらの病態を考えて対処する必要がある。

3 | 気管・気管支の異常

再発性多発軟骨炎：気管・喉頭などの気道や，耳介・鼻介などの軟骨に炎症性病変が惹起される全身性疾患。胸部画像では気管の狭窄などの

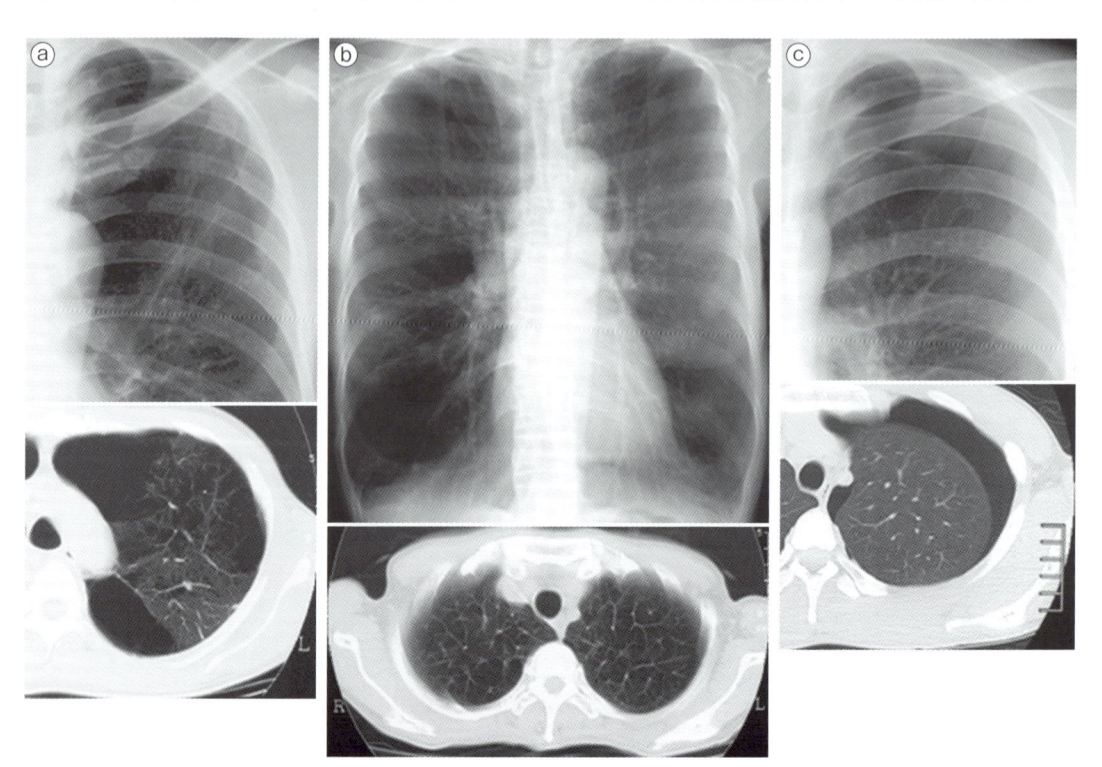

図2　胸部画像で透過性亢進がみられる病態
肺囊胞（a），肺気腫（b），気胸（c）のいずれにおいても胸部X線画像で局所的あるいは広範な透亮像がみられる。

所見を認める。

気管支結石症：肺門リンパ節の結核病巣に沈着した石灰が気道に陥頓して閉塞を来し，末梢側の無気肺やリポイド肺炎を来す病態。胸部画像では肺門近傍の太い気管支の石灰化とこれに関連する部位の濃厚影を認める。

骨軟骨性気管気管支症：気管などの軟骨粘膜下に軟骨由来組織による結節が多発性にみられる原因不明の疾患。

気管（気管支）軟化症：壁の軟骨の軟化などによって気管壁が脆弱になる病態。呼気時に気道が狭くなるのが特徴。

炎症性気管支ポリープ：慢性刺激などで気道に結合織による結節（多くは孤立性）が生じるまれな病態。

14 倦怠感と体動時の呼吸困難を呈した高齢の女性

Q1 胸部画像の特徴は？
Q2 診断のための検査は？
Q3 治療は？

症例　76歳の女性で，最近，労作時息切れが増強し，一月前（1月）から安静時に倦怠感と呼吸困難を自覚するようになった。近医を受診してSp$_{O_2}$70％台と酸素飽和での著明な低下を認めて当院に緊急入院となった。軽度の咳と漿液性痰があるが発熱など感染の兆候はない。

職業は縫製業で，特記すべき既往歴はない。46～68歳まで10本／日の喫煙歴があり，同居していた夫は重喫煙者であった。

身長149cm，体重55kgと軽度の肥満があり，手指などにチアノーゼを認める。頸静脈怒張や下腿の浮腫はない。呼吸音は全体に減弱していたが，水泡音などの副雑音は聴取しなかった。検査では動脈血ガス分析で顕著な低酸素血症を認めた。

表14-1　入院時検査成績

RBC 446×10^4/mm^3	K 3.9 mEq/L
WBC 5,420/mm^3	Cl 103 mEq/L
Neut 61.2%	CRP＜0.10 mg/dL
Lymph 30.6%	BGA
Mono 5.5%	Pa$_{O_2}$ 38 mmHg
Eos 2.0%	Pa$_{CO_2}$ 70 mmHg
Baso 0.7%	pH 7.35
Hb 14.3 g/dL	PFT
Hct 45.6%	VC 1.94 L (90%)
Plt 21.4×10^4/mm^3	FEV$_1$ 0.66 L (45%)
TP 6.8 g/dL	FEV$_1$% 35%
Alb 3.9 g/dL	PEF 1.95 L/min
T-Bil 0.3 mg/dL	$\dot{V}_{50}$ 0.22 L/min
AST 21 U/L	$\dot{V}_{25}$ 0.10 L/min
ALT 15 U/L	D$_{LCO}$ 13.54 mL/
BUN 20 mg/dL	min/mmHg (91%)
Cr 0.61mg/dL	推定右室圧56 mmHg
Na 144 mEq/L	

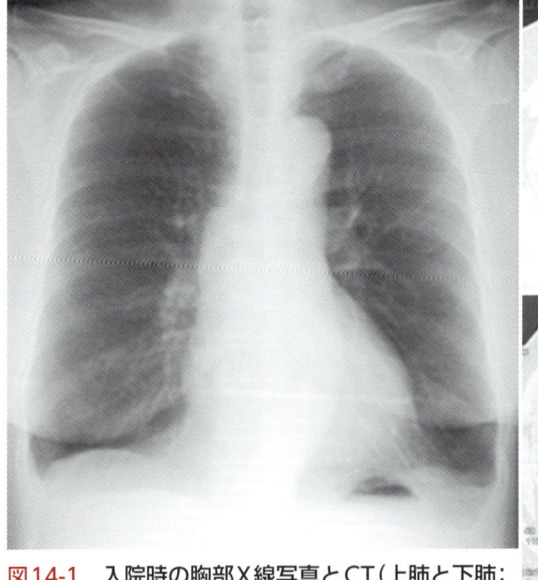
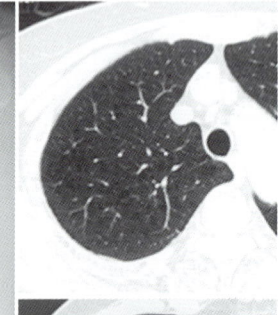
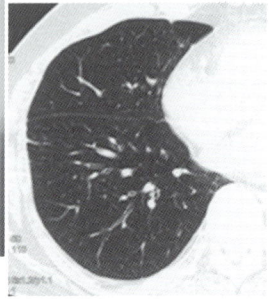

図14-1　入院時の胸部X線写真とCT（上肺と下肺：肺の条件）

A1	胸部X線写真で肺紋理は減少し肺野の透過性亢進と肺の過膨張所見を認める。HRCTでは上下肺いずれにも明らかな低吸収域はみられないが，気道壁はやや肥厚し内腔が狭小化している。
A2	肺機能検査所見と動脈血ガス分析結果。
A3	低濃度酸素吸入（長期的には気管支拡張薬の吸入・内服治療と在宅酸素療法）。

本例の経過：進行性の息切れを訴える症例では急性なら肺感染症や過敏性肺炎などを，亜急性ないし慢性なら気管支喘息，肺気腫や間質性肺炎の増悪などを疑う。肺機能検査で高度の非可逆性の気流閉塞（1秒率 35%）を認め，胸部画像の過膨張所見と併せて喫煙にともなう閉塞性肺疾患（chronic obstructive pulmonary disease：COPD）と診断した。高分解能CT（high resolution CT：HRCT）でも**低吸収度領域**（low attenuation area：LAA）は乏しく，気道壁の肥厚と内腔狭窄を認め，気道病変型（非気腫型）のCOPDである。慢性の咳，痰と進行性の労作時息切れはこれに合致する所見で，発症には配偶者の重喫煙も影響しているものと推測される。Ⅱ型呼吸不全の状態で，推定右室圧56mmHgと中等度肺高血圧症をともなっている。低濃度の酸素療法で安静時にPa$_{O_2}$・Pa$_{CO_2}$ともに50mmHg台に安定して在宅酸素療法に移行した。長時間作用型抗コリン薬と吸入ステロイド配合長時間作用型β$_2$刺激薬による治療で1カ月間の呼吸リハビリテーションで6分間歩行距離は155m（Sp$_{O_2}$88%）から310mまで回復（O$_2$ 2L/min吸入下）し，Pa$_{O_2}$・Pa$_{CO_2}$は50mmHg台に改善した。

▰ 慢性閉塞性肺疾患

■ 本症の特徴

COPDはタバコ煙を主とする有害物質を長期に吸入・曝露することによって生じる肺の慢性炎症性の病態で，呼吸機能検査で正常に復することのない気流閉塞がみられる。気流閉塞は1秒率が70%未満であり，この異常が症状の改善期にも，気管支拡張薬の投与後にも非可逆的に持続する状態である。気流閉塞は末梢気道病変と気腫性病変がさまざまな割合で複合的に作用することにより生じ，一般に進行性である。

■ 症状と病期分類

COPDの病期は**気流閉塞**の存在と**1秒量の低下**を組み合わせて判定し，Ⅰ～Ⅳ期に分類される（**表14-2**）。1秒量の低下は予測値に対する比率（%FEV$_1$）で表し，気管支拡張薬投与後の値を用いる。本例の気流閉塞はⅢ期相当であった。COPDの予後は気流閉塞だけでは予測できない

ので重症度でなく病期分類となるが，予後に影響する因子として体動時の呼吸困難の程度などの自覚症状，運動耐容能，栄養状態などがある。肺高血圧は重症例でみられる続発症で，中等症以下のことが多い。急性期に測定されたことや低酸素血症と高二酸化炭素血症の影響と肺性心の合併が結果に寄与していたものと推定される。

COPDは一般的に2つのタイプに分けられる。一つは赤あえぎ型（pink puffer）とよばれるもので，安静時の酸素化は保たれ，しばしば口すぼめ呼吸をし，ビア樽胸郭を有するやせ型の高齢男性に多い。一方，高二酸化炭素血症をともなうⅡ型の呼吸不全を呈し，しばしば肺高血圧症をともなうものは青膨れ型（blue bloater）とよばれる。かならずしもこのように明確に分類できるわけではないが，"肺気腫型"（前者）と"慢性気管支炎型"（後者）を想定することはそれなりに有意義である。本例は女性で，やや肥満気味（BMI 24.8）で，チアノーゼをともなうⅡ型呼

表14-2　慢性閉塞性肺疾患の病期分類

Ⅰ期	軽度の気流閉塞	FEV$_1$/FVC<70%, %FEV$_1$≧80%
Ⅱ期	中等度の気流閉塞	FEV$_1$/FVC<70%, 50%≦%FEV$_1$<80%
Ⅲ期	高度の気流閉塞	FEV$_1$/FVC<70%, 30%≦%FEV$_1$<50%
Ⅳ期	超高度の気流閉塞	FEV$_1$/FVC<70%, %FEV$_1$<30%

吸不全の状態にあり，後者のタイプである。また，本例では誘因もなく呼吸困難が出現し，徐々に悪化してⅡ型の呼吸不全に至ってようやく診断に至ったのはやや特異な点である。

COPDはしばしば気道感染症の合併で**増悪**する。咳や膿性痰がみられ，喘息様の気道閉塞の増悪をともなうことも多く（asthmatic component），そのような場合は内服ステロイド薬の併用が有効である。

■ **画像所見**

"気腫型"と"非気腫型"の観点でみると，前者では透過性亢進と肺紋理の減少が特徴的であり，後者では逆に肺紋理の軽度増強がみられ，過膨張所見は軽度である。肺の過膨張は横隔膜の平低化と低位（第11肋骨）や胸郭前後径の増大や滴状心などに反映される。CTでは気腫肺部分はLAA（low attenuation area）を形成する。

■ **診断**

息切れの症状と肺機能検査所見，および動脈血ガス分析所見をもとに診断する。自覚症状については，近年，息切れの程度を評価する修正MRCスケール（**表14-3**）とCOPD特異的QOL評価表であるCOPDアセスメントテスト（**図14-2**）が用いられる。それぞれ2点以上，10点以上で症状ありと評価され，重症度判定に利用できる。本例では修正MRCの評価は3点と高値であった。

■ **治療法**

長時間作用型**抗コリン薬**と**ステロイド薬**・長時間作用型β_2刺激薬配合薬の吸入を行い，呼吸リハビリテーションに努める。明らかな呼吸不全（$PaO_2 < 60mmHg$）状態にあれば在宅酸素療法を行う。インフルエンザや肺炎球菌に対するワクチンで増悪の予防に努める。近年，吸入ステロイドについては喘息合併症に限って使用すべきと考えられるようになってきた。

表14-3　呼吸困難を評価する修正MRC質問票

0：激しい運動をしたときだけ息切れがある。
1：平坦な道を早足で歩く，あるいは緩やかな上り坂を歩くときに息切れがある。
2：息切れがあるので，同年代の人より平坦な道を歩くのが遅い，あるいは平坦な道を自分のペースで歩いているとき，息切れのために立ち止まることがある。
3：平坦な道を約100m，あるいは数分歩くと息切れのために立ち止まる。
4：息切れがひどく家から出られない，あるいは衣服の着替えをするときにも息切れがある。

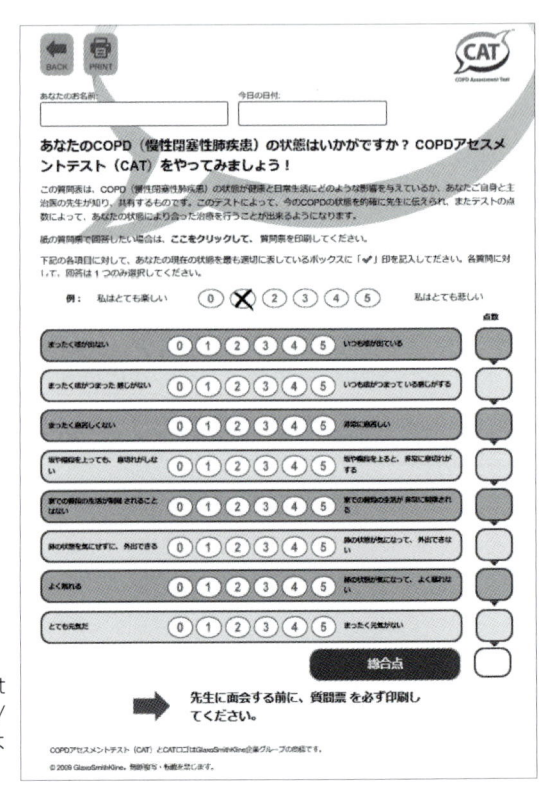

図14-2　COPDアセスメントテスト

〔GlaxoSmithKline. COPD Assessment Test. CATest ホームページ. URL: https://www.catestonline.org/patient-site-japanese.html（2019年4月9日最終閲覧）より転載〕

CASE

15 発熱を契機に胸部画像の異常を指摘された中年の男性

Q1　胸部画像の特徴は？
Q2　診断のための検査は？
Q3　治療は？

症例　55歳の男性で，1週間前（6月）から咳と37℃台の発熱があり，近医で胸部異常影を指摘された。咳と喘鳴発作があり，気道感染症の診断で抗菌薬を投与されたが奏功せず当院を受診した。

　工事に従事しており，26歳から慢性副鼻腔炎で鼻ポリープの手術を受けたことがある。喫煙指数700の喫煙歴があり，アルコールは機会飲酒程度。

　身長174cm・体重52kgとやせ形で慢性咳がある。胸部聴診では右下肺に大水泡音を聴取する。血液検査では特別の異常はなかったが，動脈血ガス分析で軽度の低酸素血症を，肺機能検査で中等度の閉塞性換気障害を認めた。痰の培養検査で少量のインフルエンザ菌を検出した。

表15-1　入院時検査成績

RBC 456×10⁴/mm³	Na 141 mEq/L
WBC 9,800/mm³	K 4.2 mEq/L
Neut 68%	Cl 105 mEq/L
Lymph 22%	BS 85 mg/dL
Mono 5%	CRP＜0.3 mg/dL
Eos 3%	ESR 10 mm/hr
Baso 1%	sIL-2R 1,560 U/mL
Hb 13.9 g/dL	BGA
Hct 41.8%	PaO₂ 75 mmHg
Plt 22.7×10⁴/mm³	PaCO₂ 37 mmHg
TP 7.1 g/dL	pH 7.41
Alb 4.8 g/dL	PFT
T-Bil 0.42 mg/dL	VC 3.97 L (107%)
AST 42 U/L	FEV₁ 1.55 L (49%)
ALT 31 U/L	FEV₁% (G) 41%
BUN 21.3 mg/dL	RV/TLC 40% (120%)
Cr 0.90 mg/dL	

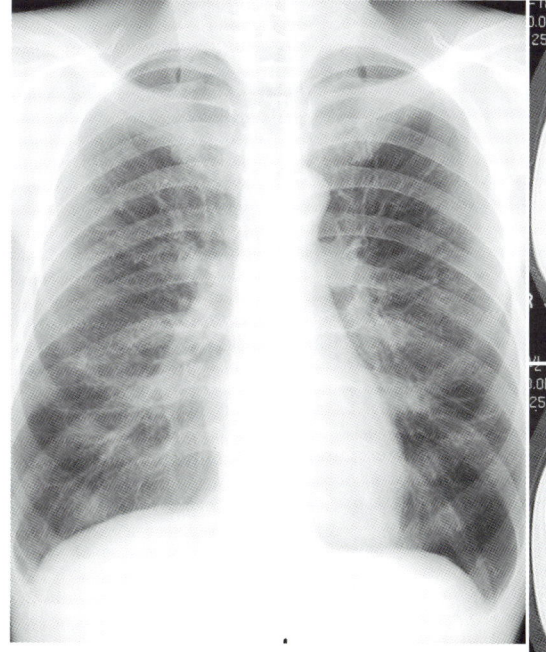

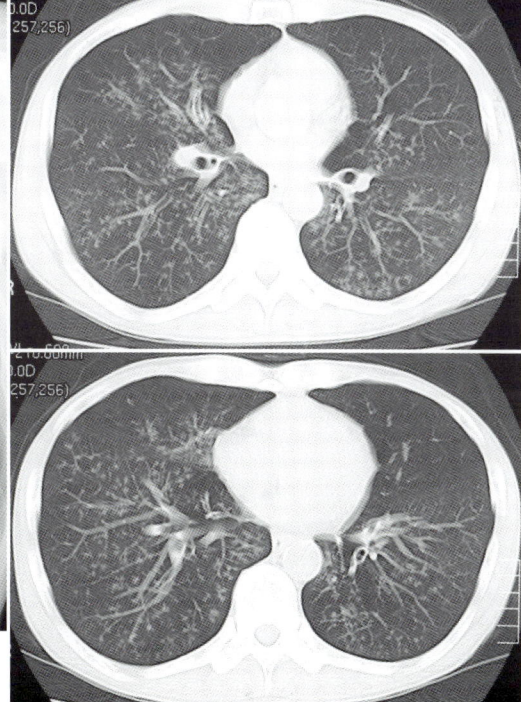

図15-1　入院時の胸部X線写真とCT（上肺と下肺：肺の条件）

A1	胸部画像では胸部X線写真で両側中・下肺に淡い多発小結節影を認める。CTで辺縁明瞭な結節影が気道に沿ってみられ，一部に気管支拡張所見をともなっている。リンパ節腫大や胸水貯留はない。
A2	症状と胸部画像所見などから判断。
A3	経口マクロライド薬の長期内服。

本例の経過： 多発性の小結節性病変を呈する症例では結核などの感染症，じん肺症，転移性肺癌やサルコイドーシスなどが鑑別診断に挙がる。本例では慢性の咳・痰があり，胸部画像で気管支拡張の所見がみられ臨床的にびまん性汎細気管支炎 (diffuse panbronchiolitis：DPB) と診断した。慢性副鼻腔炎の合併はこれを裏付けている。経口マクロライド薬長期療法で症状は著明に改善した。本症の典型例である。

びまん性汎細気管支炎

■ 本症の特徴

呼吸細気管支領域にリンパ球や形質細胞などの小円球細胞が浸潤して気道壁に肥厚やポリープ形成を来して**細気管支炎**と**細気管支周囲炎**を病理的特徴とする原因不明の疾患である。進行すると慢性炎症で気道内腔が狭窄して閉塞性換気障害による呼吸不全を来す。肺外病変としてしばしば**慢性副鼻腔炎**が合併するが，これは上気道の同様病変によるもので気道の脆弱性を示唆し，上・下気道の慢性炎症から副鼻腔・気管支症候群(sinobronchial syndrome：SBS)とよばれる。発生が日本・中国・韓国人にほぼ限定しているので遺伝的素因の関与が想定され，これらに共通するHLA-B54の役割が示唆されている。

■ 症状と検査所見

慢性の膿性痰をともなう**咳**と**息切れ**が主症状で，慢性副鼻腔炎による**後鼻漏**が高頻度にみられる。肺の聴診で背部などに大水泡音を聴取する。喀痰中には初期にはインフルエンザ菌が，進展すると緑膿菌が検出される。血液検査では，気道感染が持続すると白血球増多や炎症反応の亢進を認める。機序は不明であるが，しばしば**寒冷凝集素価**の高値がみられる。肺機能検査では**閉塞性換気障害**の所見(**1秒率の低下**)と**残気量の増加**がみられ，進展例では動脈血ガス分析で**低酸素血症**を認める。気管支鏡検査では気道

の発赤などの炎症性所見がみられ，気管支肺胞洗浄液で好中球増加を認める。

■ 画像所見

両側の中・下肺優位にびまん性に数mm程度大の**小粒状影**が小葉中心性にみられ，これらに関連する部位の**気管支拡張所見**と肺の**過膨張**所見をともなう。HRCTでは小葉中心性の粒状影とともに**気道壁の肥厚**と気管支拡張所見がみられ，粒状影は気道の分岐線状影に連なることから細気管支領域の炎症性病変が中枢側に波及して病変が拡がる機序がうかがわれる。副鼻腔のCTでしばしば**前頭洞・上顎洞の混濁**と粘膜肥厚像を認める。

■ 診断

臨床所見と画像所見を基に臨床診断する (**表15-2**)。持続性の**咳・痰**の症状，**慢性副鼻腔炎**

表15-2　びまん性汎細気管支炎の診断基準の概略

主要臨床項目
(1) 必須項目
　①臨床症状：慢性の咳・痰および労作時息切れ
　②慢性副鼻腔炎の合併
　③胸部画像の異常：びまん性散布性粒状影および過膨張
(2) 参考項目
　①胸部聴診所見：断続性ラ音
　②呼吸機能(閉塞性障害)・血液ガス所見(低酸素血症)
　③血液所見：寒冷凝集素価の高値
臨床診断
(1) 診断の判定
　①判定
　　確実： 必須項目①，②，③＋参考項目2項目
　　ほぼ確実： 必須項目①，②，③
　　可能性あり： 必須項目①，②
　②鑑別診断
　　気管支炎，気管支拡張症などを除外

の合併または既往と**胸部画像所見**が必須項目で，**閉塞性換気障害**や**低酸素血症**などが参考項目である。経気管支肺生検では細気管支領域を中心とする末梢気道にリンパ球をはじめとする小円球細胞や泡沫細胞の浸潤がみられるが，組織診が必要なのは膠原病による気道病変が疑われる場合などに限定される。

■ 治療

エリスロマイシンなどの**14員環マクロライド薬**が有効で，その少量長期投与で進展が抑制され，早期に発見されれば完治可能である。かつては悲惨な経過をたどった本症の予後はこれにより救済された。第1選択薬はエリスロマイシン（EM）で，400mgまたは600mg/dayを分2〜3で経口投与する。臨床効果は2〜3カ月以内に認められることが多いが，最低6カ月は治療を継続する。咳・痰などの自覚症状，画像所見・肺機能所見の改善と安定が得られれば通算2年間の投与で治療終了とする。EMによる治療で胃腸障害などの副作用が顕著なときは同系のク

表15-3　マクロライド系抗菌薬の概要

14員環
　エリスロマイシン（エリスロシン®；EM）
　クラリスロマイシン（クラリス®，クラリシッド®；CAM）
　ロキシスロマイシン（ルリッド®）
15員環
　アジスロマイシン（ジスロマック®）
16員環
　ジョサマイシン（ジョサマイシン®；JM）
　ロキタマイシン（リカマイシン®）

　マクロライド薬には構造的に14〜16員環のものがある。EMのように放線菌などから得られた天然物薬品が多いが，CAMなどは半合成物質である。びまん性汎細気管支炎（DPB）に有効なのはエリスロマイシンなどの14員環系薬である。

ラリスロマイシンなどを用いる（**表15-3**にマクロライド系抗菌薬の概要を示す）。補助療法として去痰薬やネブライザーの吸入療法を行うこともあり，喘鳴がある例では気管支拡張薬を併用する。マクロライド薬の効果は，抗菌薬としての作用によるものではなく，気道上皮からの粘液産生の抑制や好中球遊走の阻止などの抗炎症作用によるものと考えられている。

16a 急性に呼吸困難が増悪しCO₂ナルコーシスを来した中年の男性

Q1 胸部画像の特徴は？
Q2 診断のための検査は？
Q3 治療は？

症例 40歳の男性で，3歳時に気管支喘息と診断され，20歳頃までメチルキサンチン製剤の内服を中心とする治療を継続されている。その後，症状はほぼ消失し，β_2刺激薬の吸入を年に1〜2度行うのみであった。2週間前（5月下旬）に感冒様症状が出現し，前夜9時頃より喘鳴を自覚した。β_2刺激薬の吸入を行ったが呼吸困難感が次第に増悪したので深夜に救急車を要請した。救急隊到着時の意識レベルはJCS2で，病院到着時には100まで低下していた。

血圧109/66，HR 131回/分，RR 27回/分，BT 35.9℃。聴診で両肺に連続性副雑音を聴取。検査では動脈血ガス分析で高炭酸ガス血症を認めた（救急外来）。

表16a-1　入院時検査成績

WBC 23,400/mm³	Na 141 mEq/L
Neut 67%	K 4.5 mEq/L
Lymph 22%	Cl 105 mEq/L
Mono 5%	Ca 7.9 mg/dL
Eos 5%	Amy 42 U/L
Baso 1%	CRP < 0.10 mg/dL
Hb 17.1 g/dL	Glu 95 mg/dL
Hct 38.7%	SpO₂ 87%（酸素マスク10 L/分）
Plt 28.9×10⁴/mm³	
TP 7.6 g/dL	BGA
Alb 4.9 g/dL	PaO₂ 160 mmHg
BUN 12 mg/dL	PaCO₂ 125 mmHg
Cr 0.51 mg/dL	pH 7.03
T-Bil 0.6 mg/dL	HCO₃⁻ 32 mEq/L
ALT 24 U/L	BE -3.4mEq/L（酸素マスク10 L/分）
AST 25 U/L	
AlP 25 U/L	

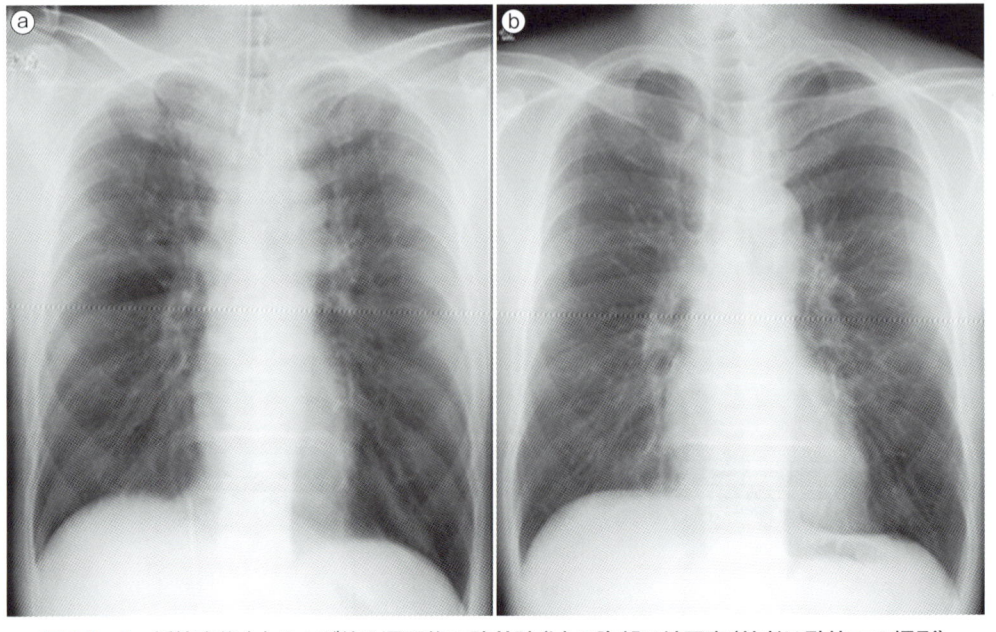

図16a-1　挿管直後（a）および約2週間後の改善時（b）の胸部X線写真（前者は臥位での撮影）

A1	入院直後には両側肺の過膨張所見が心陰影の狭細化をともなってみられ，治療後にこれらは改善している。
A2	心不全や脳血管障害，および慢性閉塞性肺疾患などを除外して気管支喘息の重積状態と判断。
A3	人工呼吸管理とステロイド薬による治療。

本例の経過：意識喪失状態で搬送されてきた症例では脳血管障害，心筋梗塞や致死的不整脈などの心疾患，気道閉塞や異物・ガス吸入などの呼吸器疾患，および薬物中毒などの代謝異常など，多種多様の病態が鑑別診断に挙がる。本例では経過がわかれば気管支喘息の大発作と容易に診断できるが，救急外来への搬送時には既往歴の情報を得にくく適切な対応をとるのは容易でない。喘鳴を聴取するときは喘息・慢性閉塞性肺疾患（COPD）の増悪や心不全などの優先順位が高く，経過と身体所見から気管支喘息の大発作と診断した。人工呼吸による呼吸管理下にステロイド薬と気管支拡張薬による治療を行って改善をみた。

気管支喘息とその大発作

■ 本症の特徴

　アレルギー機序などによる気道の慢性炎症を基礎病態として気道収縮による喘鳴をともなう呼吸困難発作を反復する病態で，気流制限は一般に可逆性である。本例はその大発作例でこのような場合は死亡の危険性がある。吸入ステロイド療法の普及などにより予後が改善して本邦の喘息死は減少傾向にあるが，2016年時点でもなお年間約1,450人が喘息で死亡しており，一層の減少には適切な長期管理が重要である。

■ 症状と検査所見

　発作性の呼吸困難，喘鳴，胸苦しさ，咳が，無症状期をはさんで反復する。症状は夜間，早朝に出現する傾向がある。発作の誘因としては，アレルゲンの曝露，ウイルス感染，過労やストレス，運動，気象変化，NSAID投与などがある。血液検査ではしばしば好酸球増加を認め，アトピー型では特異的IgE抗体が証明され，総IgE値も高値を示すことが多い。肺機能検査では可逆性の気流閉塞がみられ，増悪期と寛解期でピークフロー（peak flow）や1秒量は大きく変化する。一方，咳を主訴とし明らかな呼吸困難感を訴えないものもあり（咳喘息），この場合も気道過敏性が症状発現に寄与している。

■ 画像所見

　通常，胸部X線写真では肺に明らかな異常を認めないが，発作時にはしばしば肺の過膨張と透過性亢進や横隔膜平低化の所見がみられ，本例では粘液栓の所見を認めた（**図16a-2**）。病歴の長い重症例ではCTで気道リモデリングによる気道壁肥厚がみられ，また，ABPA，慢性好酸球性肺炎，チャーグ・ストラウス症候群などの併発例では浸潤影がみられる。

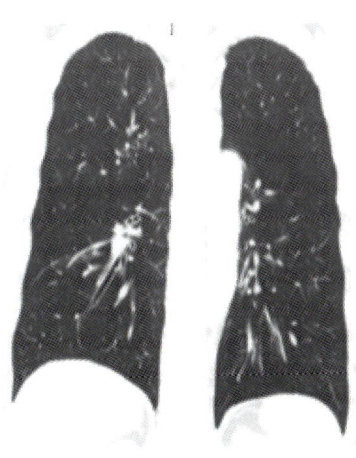
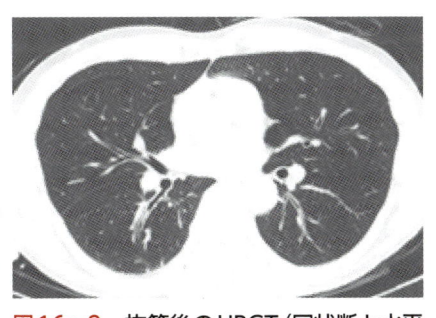

図16a-2　抜管後のHRCT（冠状断と水平断；肺の条件）
右下葉上区に粘液栓様の所見もみられる。

■ 診断

　喘鳴や呼吸困難を訴える症例では本症を疑い，肺機能検査で可逆性を有する閉塞性障害を確認して診断する。診断の目安を表16a-2に示すが，気流制限の可逆性の確認が重要である（気管支拡張薬の吸入で1秒量の改善が前値の12%以上が陽性）。臨床的には，夜間，早朝に好発する発作性呼吸困難，喘鳴，咳などの症状とその可逆性などを重視する。本例のように意識障害をともない，喘鳴を聴取する呼吸不全患者では，喘息のほかにCOPDの増悪，心不全などの可能性も考慮して，肺，心臓の基礎疾患の有無について胸部画像所見や心電図所見などをもとに鑑別診断を進める。

表16a-2　気管支喘息の診断

1. 発作性の呼吸困難，喘鳴，咳（夜間，早朝に多い）の反復。
2. 可逆性気流制限：自然にあるいは治療で寛解。PEFの日内変動20%以上。β_2刺激薬吸入により，1秒量が12%以上かつ200ml以上増加。
3. 気道過敏性の亢進：アセチルコリンなどに対する気道収縮反応の亢進。
4. アトピー素因：環境アレルゲンに対するIgE抗体
5. 気道炎症の存在：喀痰，末梢血中の好酸球増加。ECP高値。クレオラ体の証明。呼気NO濃度の上昇。
6. 鑑別疾患の除外。

■ 治療法

　喘息の状態は表16a-3に挙げる重症度（ステップ）によって異なる。長期管理の目標は，症状・発作・活動制限がなく，肺機能が正常でピークフローの日内変動が20%以内の状態を目指す（表16a-4）。多くの喘息患者では吸入ステロイドが治療の基本となり，コントロール良好な状態を維持するために，ステップ1～4の間で長期管理薬をステップ・アップまたはダウンさせて維持する。本症例では緊急入院前の気管支喘息に対する長期管理が不十分であった可能性が高い。

　ステップ1の症例では低用量吸入ステロイド薬かleukotriene-receptor antagonist（LTRA）またはテオフィリンを用いる。ステップ2では低～中用量吸入ステロイドが基本でlong-acting beta 2 agonist（LABA），long-acting muscarinic antagonist（LAMA），LTRAまたはテオフィリンを加える場合があり，ステップ3は中～高用量吸入ステロイド＋LABA，LAMA，LTRAまたはテオフィリンのうちの1薬または複数を併用し，ステップ4は高用量吸入ステロイドにLABA，LAMA，LTRA，テオフィリン，抗IgE抗体，経口ステロイドなどを複数併用する（表16a-4）。抗IgE抗体は通年性吸入抗原に陽性かつ総IgE値が30～700IU/mlの場合に適応となる。吸入ステロイド薬については，フルチカゾンでは100～200，400，800μg/日が，ブデソニドでは200～400，800，1600μg/日が，それぞれ低，中，高用量に相当する。LABAについては長期管理薬として単独で使用することは不適切であり，かならず吸入ステロイドと併用すべきとされている。長期管理中の発作時の対応はいずれのステップにおいてもshort-acting beta 2 agonist（SABA）の吸入が基本となる。

　軽～中等症の喘息発作ではP_{O_2}の低下はみられてもP_{CO_2}は正常または低下のことが多いが，本例のような大発作では肺胞低換気となりP_{CO_2}の上昇を来す。また，救急搬送中の酸素大量投与がCO_2ナルコーシスを助長した可能性が高い。重症喘息患者の呼吸管理には，内因性positive end-expiratory pressure（PEEP）の増

表16a-3　未治療気管支喘息患者の症状と目安となるステップ

重症度	ステップ1	ステップ2	ステップ3	ステップ4
タイプ分類	軽症間欠型	軽症持続型	中等症持続型	重症持続型
症状・発作頻度	軽度	週1～数回	毎日	毎日
夜間症状	＜2回/月	月2回以上	睡眠障害あり	日常生活制限
%1秒量	＞80%	60～80%	60～80%	＜60%
ピークフロー値変動	＜20%	20～30%	20～30%	＞30%

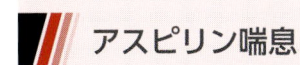

表16a-4　気管支喘息の治療法の概略

重症度	長期管理薬	他の選択肢
ステップ1 <軽症間欠型相当>	●吸入ステロイド（低用量）	●LTRAまたはテオフィリン （追加治療：LTRA以外の抗アレルギー薬）
ステップ2 <軽症持続型相当>	●吸入ステロイド（低～中用量） ＋LABA, LAMA, LTRAまたはテオフィリン のうち1薬併用を考慮	（追加治療：LTRA以外の抗アレルギー薬）
ステップ3 <中等症持続型相当>	●吸入ステロイド（中～高用量） ＋LABA, LAMA, LTRA, テオフィリン のうち1薬または複数を併用	（追加治療：LTRA以外の抗アレルギー薬）
ステップ4 <重症持続型相当>	●吸入ステロイド（高用量） ＋LABA, LAMA, LTRA, テオフィリン, 抗IgE 抗体, 抗IL-5抗体, 抗IL-5Rα抗体, 経口ステ ロイド, 気管支熱形成術のうち複数を併用	（追加治療：LTRA以外の抗アレルギー薬）

（発作治療薬はステップ1～4とも吸入SABA）

加，呼気時間の延長，圧損傷リスクなど，注意すべき点が多い。

喘息患者の重篤発作時の呼吸管理については，Pa_{CO_2} 45Torr以上で人工呼吸の準備が必要となる。Pa_{CO_2}上昇がなくても酸素投与下でPa_{O_2} 50Torr未満の場合も人工呼吸の適応となる。non-invasive positive pressure ventilation（NPPV）は適度のPEEPによる呼気時の気道開存，pressure support ventilation（PSV）による呼吸筋疲労の改善などを期待できるが，気道分泌増加，意識障害を来しているときは挿管を行うタイミングが遅れないように注意する。人工呼吸の設定については，圧外傷の発症の防止と呼気時間の延長（呼気時間を吸気時間の3倍以上）に留意し，エアトラッピングの増悪を回避する。PEEPは圧外傷のリスクを高めるので基本的にはかけない。Pa_{O_2} 80Torr程度を目標にするが，Pa_{CO_2}は50～80 Torr程度の上昇は許容すべきである。換気量の無理な増加は圧外傷の危険を高める。気道内圧は最大でも50cmH$_2$O以下，平均で25～30cmH$_2$O以下に保つようにする。酸素投与，呼吸管理と同時に気管支拡張薬とステロイドの全身投与を開始する。重篤な発作時のステロイド投与量はメチルプレドニゾロン換算で40～125 mg/回，4～6時間ごとに投与する。気管支拡張薬については，β_2刺激薬の吸入が第一選択であるがアミノフィリン点滴，アドレナリン皮下注，抗コリン薬の吸入などの併用が有効な場合がある。

▨ アスピリン喘息

本症例では感冒様症状が喘息発作に先行しているが，抗炎症薬内服の影響も疑われる。アスピリン喘息（NSAIDs過敏喘息）は成人喘息の5～10%を占めるとされる。本症はCOX-1阻害作用を有するアスピリンなどのNSAIDsの内服により喘息症状をみるもので，通常，服用1時間以内に，強い鼻閉，鼻汁，喘息発作が出現し，多くの場合に顔面紅潮，眼結膜充血をともなう。アスピリン喘息患者では好酸球性鼻茸や副鼻腔炎を合併することが多く，また病態としてシステイニルロイコトリエン過剰産生がみられる。

アスピリン喘息患者に対する消炎または鎮痛薬としては，モルヒネ，ペンタゾシン，非エステル型ステロイド薬（内服ステロイド薬）は安全と考えられている。また，COX-2阻害薬，塩基性消炎薬，アセトアミノフェンは比較的安全とされている。一方，喘息増悪時の対応として，アスピリン喘息患者ではヒドロコルチゾンコハク酸エステル，コハク酸メチルプレドニゾロン，プレドニゾロンなどのコハク酸エステル型ステロイド製剤の経静脈投与では過敏症状による増悪を来しやすく，禁忌とされている。また，ヒドロコルチゾンリン酸エステル，ベタメタゾンリン酸エステル，デキサメタゾンなどのリン酸

エステル型ステロイド製剤にも添加物が含まれているため，急速静注はリスクが高く，1〜2時間以上かけての点滴投与が望ましい。

　アスピリン喘息の治療は解熱鎮痛薬の中止のみでは不十分であり，ステロイド薬の経口的ないし経静脈的投与を行う。大発作で意識障害をともなうような場合はまず0.1%アドレナリンの皮下注射（0.3ml）を行い，続いてアミノフィリンの点滴静注を行う。

　アスピリン喘息のポイントをまとめると**表16a-5**のようになる。

表16a-5　アスピリン喘息

頻度：成人喘息の約10%；30〜40歳台での発症が多く，やや女性に多い。
合併症：慢性鼻炎および鼻茸の合併が極めて高率にみられ，しばしば嗅覚障害をともなう。
発作の引き金：非ステロイド性抗炎症薬（NSAIDs）の使用，コハク酸エステル製剤ステロイド薬の静脈注射など。
前駆症状：水溶性鼻汁，鼻閉，眼球結膜の充血，顔面紅潮。
症状：激しい気流制限（呼吸困難），意識障害，ショック，呼吸停止。
治療：ステロイド薬の経口または経静脈投与（リン酸エステル型）。0.1%アドレナリン皮下注射。

CASE

16b 呼吸困難感が増悪した小児期より喘息のある70歳男性

Q1 胸部画像の特徴は？
Q2 診断のための検査は？
Q3 治療は？

症例 　70歳の男性で，息切れが増悪して入院した。小児期より気管支喘息があり，吸入ステロイド薬とロイコトリエン受容体拮抗薬を処方されていたが，服薬コンプライアンスはかならずしもよくなかった。この10年間は発作のない時期でも体動時の呼吸困難が強く，経口ステロイド薬（プレドニゾロン 10mg/日）と長時間作用型抗コリン薬の吸入を追加されていた。最近，体調のよいときも50m程度しか歩けず，SpO_2は安静時に92%で歩行時には85%に低下した。この5年間で気道感染を契機とした増悪の入院は11回にのぼる。膿性痰の増加があり，18歳時から1日10本の喫煙を続け5年前に禁煙した。

　身長150cm，体重47kgで，胸部聴診で両側に喘鳴を聴取。

表16b-1　入院時検査成績

RBC 424×10⁴/mm³	Na 142 mEq/L
WBC 8,980/mm³	K 4.6 mEq/L
Neut 58%	Cl 101 mEq/L
Lymph 31%	CRP 0.15 mg/dL
Mono 7%	PFT
Eos 3%	VC 1.87 L (76%)
Baso 0%	FEV_1 0.45 L (24%)
Plt 29.2×10⁴/mm³	%FEV_1 (G) 24%
TP 7.8 g/dL	FRC 2.73 L (88%)
Alb 3.4 g/dL	RV/TLC 0.48 (119%)
AST 11 U/L	D_{LCO}　4.28ml/min/
ALT 10 U/L	mmHg (37%)
BUN 18.2mg/dL	痰培養：インフルエン
Cr 0.8 mg/dL	ザ桿菌陽性

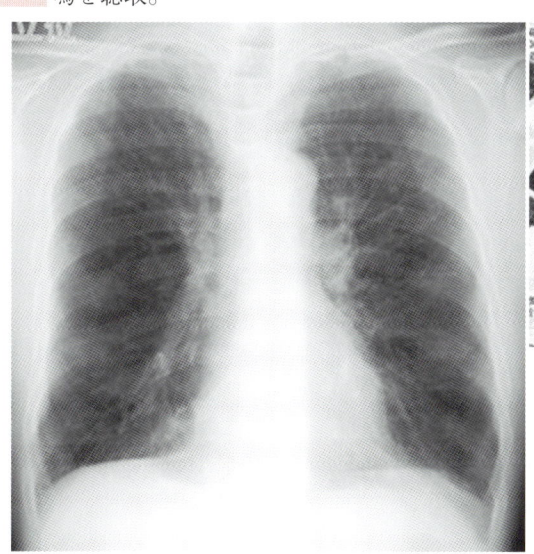

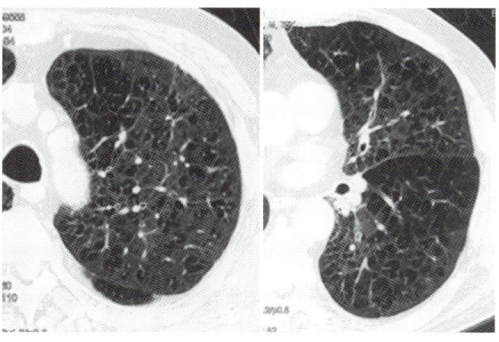

図16b-1　入院時の胸部X線写真とCT（上肺と中肺：肺の条件）

> **A1** 胸部X線写真で肺紋理が内側ではやや増強，外側でやや低下している。CTで上・中肺に中・小の拡がりの低吸収域（小葉中心性肺気腫）が多数みられ，中肺でより顕著である。気管支壁の軽度肥厚像もみられる。
>
> **A2** 肺拡散能検査を含む呼吸機能検査により，喘息に慢性閉塞性肺疾患（COPD）を合併した病態（asthma COPD overlap：ACO）と判断した。
>
> **A3** COPDの急性増悪に対して気管支拡張薬の増量，抗菌薬の投与，経口ステロイドを投与し，酸素療法および呼吸管理について検討する。

本例の経過：小児期から気管支喘息として治療されており，高齢になって検査所見とあわせてCOPDの合併状態と診断した症例である。1秒率の著明な低下，最重症の気流閉塞（グレードⅣ），肺拡散能の著明な低下はCOPDに特徴的な像であるが，気管支喘息に肺気腫が合併して非可逆性気流閉塞が進行し低酸素血症の状態になったものである。今回のエピソードを含めて増悪による入院を繰り返しており，予後不良と予測される。このような場合はなるべく早く禁煙し，吸入ステロイド薬に加えて長時間作用型の気管支拡張薬（β_2刺激薬）を開始する必要がある。経口ステロイド薬の増量も必要である。

喘息と慢性閉塞性肺疾患の合併状態

■ 本症の特徴

COPD患者において喘息の特徴が認められ，かつ，COPD以外の合併症が除外される場合には，喘息の合併を想定する必要がある。このようにCOPDに喘息が合併したいわゆるACOは，喘息のないCOPDに比べて重症であり，予後不良とされる。その合併頻度は得られた統計により異なるが，COPD患者の20〜40％程度はACOとする報告もある。

表16b-2は18歳時点をベースラインとして40歳時点の%FEV$_1$の低下率をみたものであるが，この検討では喘息患者の呼吸機能低下において喫煙（≧15本／日）が相乗的に働きすでに40歳時において両者で10％近い1秒量の低下がもたらされていることを示している[1]。このように喘息患者では喫煙は閉塞性換気障害を助長して早期に呼吸不全の状態をもたらす危険性があるので，とりわけ喘息患者では禁煙が極めて重要ということになる。

表16b-2 喫煙の1秒量への影響（18歳と40歳時の比較）

喫煙・喘息因子	%FEV$_1$低下率
喫煙単独の影響	-2.6%
喘息単独の影響	-1.6%
喫煙＋喘息の影響	-9.3%

■ 診断

2017年12月に発刊された日本呼吸器学会の『喘息とCOPDのオーバーラップ（Asthma and COPD Overlap：ACO）の診断と治療の手引き2018』によれば，40歳以上で咳，痰，息切れなどの呼吸器症状があり，1秒率は70％未満で，喘息，COPD以外の他疾患が除外できた場合，以下のCOPDと喘息の特徴がみられる症例をACOと診断する。COPDの特徴は，10 pack-years以上の喫煙歴（あるいは同程度の大気汚染曝露），胸部CTにおける気腫化を示す低吸収領域の存在，肺拡散能障害（%DL$_{CO}$または%DL$_{CO}$/VAが80％未満）のいずれか1つを認めることとされた。喘息の特徴を**表16b-3**に示す[2]。

■ 治療法

日本呼吸器学会の『診断と治療の手引き』では，新規のACO症例では，中用量ICS/LABAあるいは中用量ICS＋LAMAでの治療開始が推奨されている。また，喘息治療中にACOと診断した場合には，ICS/LABA＋LAMAとする。一方，COPDでACOと診断した場合には，LAMA＋ICS/LABAまたはLAMA/LABA＋ICSとする。こうした治療で1〜3カ月間経過を観察し，症状，呼吸機能などを評価し，効果が不十分な場合には，追加の治療を検討する。追加治療としては，ICSの増量，気管支拡張薬やロイコトリエン拮抗薬の追加，抗IgE抗体や抗IL-5抗体による治療などが含まれる。

表16b-3　ACO診断における喘息の特徴

1. 変動性(日内,日々,季節)あるいは発作性の呼吸器症状(咳,痰,呼吸困難)
2. 40歳以前の喘息の既往
3. 呼気一酸化窒素濃度(FeNO)＞35ppb
4 -1)通年性アレルギー性鼻炎の合併
　-2)気道可逆性(FEV$_1$＞12％かつ＞200mLの変化)
　-3)末梢血好酸球数＞5％あるいは＞300/μL
　-4)IgE高値(総IgEあるいは通年性吸入抗原に対する特異的IgE)

　以上の1,2,3の2項目あるいは1,2,3の1項目と4の2項目以上があてはまる。
〔日本呼吸器学会喘息とCOPDのオーバーラップ(Asthma and COPD Overlap:ACO)診断と治療の手引き2018作成委員会,編.喘息とCOPDのオーバーラップ(Asthma and COPD Overlap:ACO)診断と治療の手引き2018.東京:日本呼吸器学会,2017より改変引用〕

参考文献

1) Apostol GG, Jacobs DR Jr, Tsai AW, et al. Early life factors contribute to the decrease in lung function between ages 18 and 40: the Coronary Artery Risk Development in Young Adults study. Am J Respir Crit Care Med 2002: 166: 166-72.
2) 日本呼吸器学会喘息とCOPDのオーバーラップ(Asthma and COPD Overlap：ACO)診断と治療の手引き2018作成委員会,編.喘息とCOPDのオーバーラップ(Asthma and COPD Overlap：ACO)診断と治療の手引き2018.東京:日本呼吸器学会,2017.

17 毎日膿性痰のある内臓逆位の中年女性

症例 35歳の女性で，緑がかった膿性痰を1日に十数回喀出するので受診した。小児期に気管支喘息といわれ，また健康診断で右胸心を指摘されている。慢性的な鼻閉と膿性鼻汁があり，2カ月に1度くらい痰量増加と発熱がありモキシフロキサシン（MFLX）による治療で改善している。喫煙歴・飲酒歴はない。父，姉も膿性痰症状がある。

中肉・中背で全身状態は良好である。身体所見では両側中肺などに大水泡音を聴取する。検痰で中等量の緑膿菌が検出されており（キノロン薬感受性菌），呼吸機能検査で混合性換気障害を認める。

表17-1 入院時検査成績

RBC 443×10⁴/mm³	AST 26 U/L
WBC 5,090/mm³	ALT 11 U/L
Neut 94%	BUN 12.4mg/dL
Lymph 3%	Cr 0.71mg/dL
Mono 3%	Na 138 mEq/L
Eos 0%	K 3.2 mEq/L
Baso 0%	Cl 98 mEq/L
Hb 12.7g/dL	CRP 1.24 mg/dL
Hct 38.6%	PFT
Plt 19.2×10⁴/mm³	VC 2.06 L（76%）
TP 7.6 g/dL	FEV₁ 0.99 L（40%）
Alb 3.4g/dL	FEV₁%（G）49%
T-Bil 0.4 mg/dL	

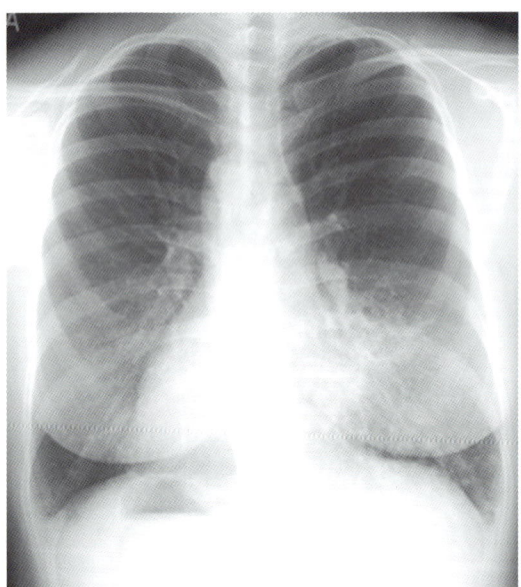
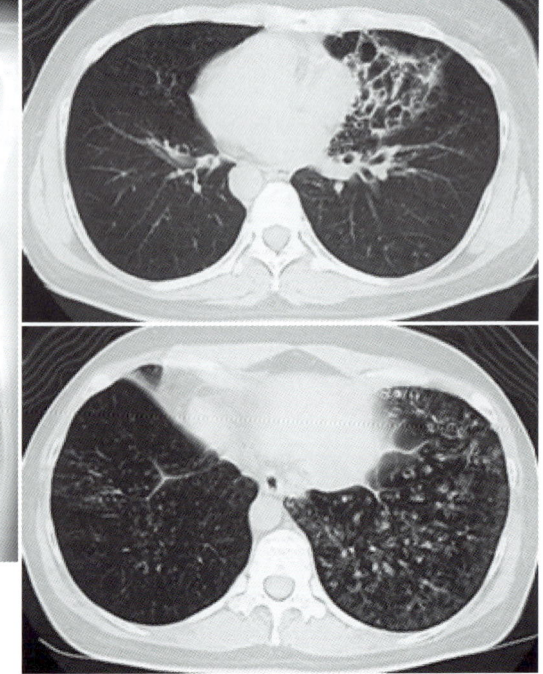

図17-1 入院時の胸部X線写真とCT
（CTは上肺の高さ：肺・軟部条件）

A1　内臓逆位(右胸心, 右側大動脈弓, 右の胃胞)と, 気管支拡張(胸部X線写真で囊胞状陰影, CTで気管支拡張と気道壁肥厚, 細気管支の分枝影など)の所見を認める。

A2　病歴と画像所見から先天性異常で, 慢性副鼻腔炎, 気管支拡張症, 完全内蔵逆位からカルタゲナー症候群(Kartagener syndrome)と診断。

A3　低用量マクロライドと気管支拡張薬などで治療(難治性)。

本例の経過: 小児期から気道症状があり, 父と姉に同様の膿性痰の症状がみられたこと, および胸部画像所見から(先天性)カルタゲナー(Kartagener)症候群と臨床診断した。原発性線毛機能不全症と確定診断するには線毛ダイナイン・アーム(dynein arm)の超微構造の異常を証明する必要があるが, 姉にも内臓逆位はないものの高度の気管支拡張症がみられ, 同様の原発性線毛機能不全症と臨床診断した。クラリスロマイシンと経口β刺激薬および去痰薬による治療で症状が一定程度改善した。

気管支拡張症

■ 本症の特徴

　気管支内腔が非可逆的に拡張した状態で, 先天性および後天性のものがある(**表17-2**)。前者は遺伝子異常に基づくものでWilliams–Campbell症候群(気管支軟骨欠損症), Mounier–Kuhn症候群(巨大気管気管支症), Kartagener症候群(慢性副鼻腔炎, 気管支拡張症, 内臓逆位), 囊胞性線維症(cystic fibrosis)がある。後者には乳幼児期の重症感染症後, 肺結核後遺症, びまん性汎細気管支炎や慢性気管支炎に続発す

るもの, アレルギー性気管支肺アスペルギルス症(ABPA)や非結核性抗酸菌症によるものがある。カルタゲナー症候群は内臓逆位をともない, 線毛機能不全による気管支拡張, 副鼻腔炎とともにしばしば不妊の合併をみる。

■ 症状と検査所見

　慢性下気道感染による膿性痰と咳が特徴的症状で, 血性痰や喀血を呈する例もあり, 進展すると呼吸不全になる。血性痰は慢性の気道炎症にともなう気管支周囲血管の増生によるものである。ABPAでは喘鳴をともなう呼吸困難(喘息)を呈し, しばしば気管支が粘稠な気道分泌物で閉塞されて粘液栓塞(mucoid impaction)を起こす。中葉や舌区の気管支拡張と非閉塞性無気肺を呈するときは中葉・舌区症候群とよばれる。

■ 画像所見

　拡張気管支はその形状から"円柱状", "紡錘状", "囊胞状"と表現される。胸部X線写真で気管支が平行線としてみられtram line(電車の線路)とよばれる。紡錘状(数珠状)・囊胞状拡張はそれぞれ網状影・輪状影としてみられ, CTでは拡張した気腔が中枢気管支に連続してみられる。拡張気管支の末梢では分泌物が貯留して肺容量が減少し無気肺になることがある。気管支内に分泌物が貯留すると気管支に沿った濃厚影としてみられ(**図17-2**), 囊胞性拡張では多発性ニボー(水面像)を示すことがある。

■ 診断

　慢性膿性痰などの臨床症状と画像所見で診断する。CTで, ①気管支内腔が末梢側で中枢側

表17-2　気管支拡張症の成因

1. 気管支・肺の感染症
   乳幼児期感染症(麻疹・百日咳・肺炎など)
   学童期以降の感染症(抗酸菌症, マイコプラズマ肺炎など)
2. 先天性の気管支壁異常
   気管軟化症(Williams–Campbell症候群)
   気管気管支巨大症(tracheobronchomegaly; Mounier–Kuhn症候群)
3. 気道の免疫能・防御機能の低下
   IgGサブクラスの欠損
   IgE, IgA欠損
   原発性線毛機能不全症(Kartagener症候群)
4. 気道の閉塞
   内部性閉塞(異物・腫瘍・粘液栓)
   外部からの圧迫(腫大リンパ節)
5. その他
   びまん性汎細気管支炎
   肺分画症
   黄色爪症候群(yellow nail syndrome)
   囊胞性線維症(cystic fibrosis)
   膠原病肺(関節リウマチ, シェーグレン症候群, SLE)

よりも大きい，②気管支内腔径が並走する肺動脈より太い，③気管支壁が肥厚しているなどの所見を確認する。診断はできるだけ原疾患名によるべきであるが，後天性では一般に原因が明確にならず単に気管支拡張症とよばれる。

■ 治療法

気管支拡張薬，去痰薬による対症療法が基本で，必要に応じて体位性排膿法や胸部理学療法を加える。痰の貯留は気道から周囲肺胞にかけて障害を来すので患部を上方にした体位で行う痰のドレナージを励行して病変の進展を抑える。さらに，栄養療法は細菌や真菌に対する個体の抵抗性を高めるために必要であり，また，肺炎予防のためのインフルエンザや肺炎球菌の

ワクチン接種も積極的に行う必要がある。慢性下気道感染症はインフルエンザ菌や緑膿菌によるものが多いが，マクロライド薬の低用量持続投与は有効とされる。下気道感染の急性増悪時には多剤耐性菌も視野に入れた感染症治療を行う。難治性の下気道感染があり拡張所見が限局性のときは外科切除も考慮するが，病変はしばしば画像所見を越えて存在するので適応例は多くない。限局性の気管支拡張病変からの大量出血がみられる症例では外科手術が必要となり，大量の喀血を繰り返す例では経皮的動脈塞栓術も行われる。ただし，効果は一時的で緊急避難的な治療法である。

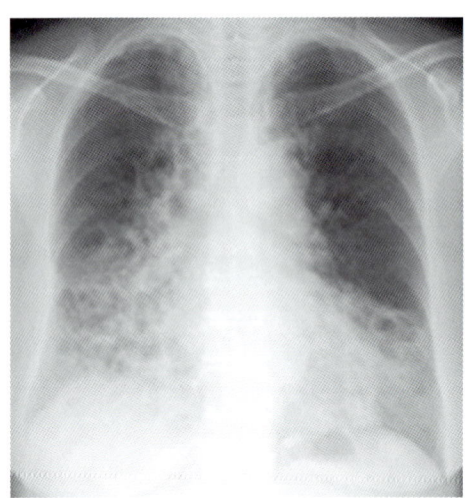

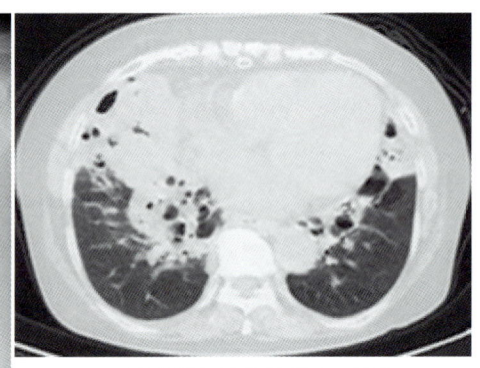

図17-2　囊胞状気管支拡張症の画像
喀血を繰り返した原因不明の気管支拡張症。囊胞内に粘液貯留像を認める。

吸入性疾患は異物の吸入にともなって起こる呼吸器疾患であるが，感染症や過敏性肺炎は除かれ，無機粉塵（inorganic dust）の吸入によるじん肺（pneumoconiosis），有機粉塵（organic dust）吸入による肺障害や，誤嚥性肺炎（aspiration pneumonia），ガスの吸入，および溺水（drowning）にともなう病態などがこの範疇に含まれる。

1 / じん肺

じん肺は種々の鉱物性粉塵を吸入した結果として肺に線維増殖性変化を主体とする病変が生じる状態で，とりわけ石綿とシリカによるものが多い。慢性の咳・痰などの慢性気管支炎の症状を呈し，進行すると広範な肺の線維化病変などにより呼吸不全状態になる。

ⓐ じん肺の内容

石綿肺（asbestosis）：石綿〔線維性ケイ酸塩（Mg塩）〕の吸入により呼吸細気管支周囲の線維化と肺胞炎をともなう間質性肺病変を来す病態。胸部画像では微細な線状・網状影が両側下肺の胸膜直下優位にみられ，進展すると末梢の蜂巣肺の所見を来し，さらに中枢気道の肥厚，拡張像を認めることもある。

珪肺（silicosis）：ケイ酸塩（二酸化ケイ素）の吸入で起こる肺病変で，胸部画像では結節性病変とこれを取り囲む線維化病変がみられ，ときに（卵殻様石灰化をともなう）肺門・縦隔リンパ節腫大を呈することもある。

溶接工肺（arc welder's lung）：酸化鉄ヒュームの吸入により起こる肺病変で，肺胞腔内に貯留するヘモジデリンを貪食したマクロ

ファージの集族などを反映する病変である。胸部画像ではびまん性の淡い小粒状影がみられる。

超硬合金肺（pneumoconiosis due to hard metals）：コバルトなどのいわゆるハードメタルの吸入による肺病変で，巨細胞性の間質性肺炎の像を呈する。胸部画像では不整型の小陰影が中・下肺優位にみられることが多い。

アルミニウム肺（aluminosis）：ボーキサイトの粉塵吸入にともなって起こる肺病変で，併存する他の物質が影響している可能性もある。胸部画像では線維化などの所見を認める。

ベリリウム肺（berylliosis）：ベリリウムの吸入によって肉芽腫性病変が起こるもので，肺病変はその分症である。胸部画像ではびまん性粒状影を認める。

ⓑ じん肺の画像所見分類

じん肺の多くは職業病で，労働災害の補償業務の対象となる。書類申請の際に用いるための症状，画像所見，呼吸機能の評価に関する基準や取り決めがじん肺法に示されており，とりわけ胸部画像所見については詳細な分類がある。**表1**以下に示す画像所見の型分類は珪肺の結節影を対象として作成されたものであるが，石綿肺などその他のじん肺でもこれに準拠して行う。感染症法の結核の場合と同様に，判定は原則として胸部X線写真の所見に基づいて行うが，微妙な場合もあり，入手できればCT所見を加味して判断する。

粒状影（small rounded opacities）と小不整形陰影（small irregular opacities）の大きさ分類は**表2**にみるとおりである。前者については1.5，3，10mmで区切って"p"，"q"，"r"の3種類に分類し，10mm以上を大陰影とする。

表1　じん肺の画像所見分類

型分類	画像所見
第1型	両肺野にじん肺による粒状影または不整形陰影が少数あり，かつ，じん肺による大陰影がないもの。
第2型	両肺野にじん肺による粒状影または不整形陰影が多数あり，かつ，じん肺による大陰影がないもの。
第3型	両肺野にじん肺による粒状影または不整形陰影が極めて多数あり，かつ，じん肺による大陰影がないもの。
第4型	じん肺による大陰影を認めるもの。

表2　じん肺の結節影・不整形陰影の大きさ分類

小結節影の大きさ分類
　p：直径1.5mm以下
　q：直径1.5〜3mm
　r：直径3〜10mm（10mm以上は大陰影）

表3　じん肺の管理区分

管理区分	じん肺所見	著しい呼吸機能障害
管理1	なし	なし
管理2	第1型	なし
管理3（イ）	第2型	なし
（ロ）	第3型／第4型 A/B	なし
管理4	第1〜4型 A・B	あり
	第4型C	なし／あり

c じん肺の呼吸機能

肺機能検査では「著しい肺機能障害」の有無が問題となり，"％肺活量が60％以下"か"PaO2が60mmHg以下"の場合にそれと判定するが，詳しくは労災病院じん肺研究グループ編集委員会，編．『よくわかる じん肺健康診断』などの解説書を参考とする．なお，％肺活量は，本来は緩徐な呼吸での肺活量（slow VC：SVC）と規定されているが，現実には呼気の努力性肺活量（forced vital capacity：FVC）で測定されていることが多く，やや低値の結果が得られる傾向があることになる．結果の記載法としては，「じん肺による肺機能の障害がない」と判定した場合にはF（−），「障害あり」と判定した場合にはF（＋），「じん肺による著しい肺機能の障害がある」と判定した場合にはF（＋＋）と記載する．

d じん肺の管理区分（表3）

粉塵曝露の危険性のある職場環境で従事している者については健康診断でじん肺発症の有無を調べ，異常があるときは画像所見と呼吸機能障害の有無・程度で管理区分を決定する．明らかな異常がないときは追跡のみの「管理区分1」とし，異常があれば両者の組み合わせで「管理区分2」〜「管理区分4」に区分する．

2／胃内容物や異物の吸入による肺病変

誤嚥性肺炎：嚥下反射や咳反射の低下にともなって睡眠中などの無意識の誤嚥により起こる肺炎．慢性の不顕性型では胸部画像で全肺に多発性の小結節影を認める（びまん性嚥下性細気管支炎）．

胃内容物の吸入：嘔吐にともなって起こるものの他に，いきみなどにともなう食道破裂の際の胸腔・肺病変もある．

溺水：海水浴や自宅・温泉などの浴槽での事故として起こる．胸部画像では肺胞性の濃厚陰影がみられ，重症例では急性呼吸窮迫症候群（acute respiratory distress syndrome：ARDS）の所見を呈する．

3／化学性物質・毒物の吸入による肺病変

有機物の吸入や，有毒ガスの事故的ないし意図的な吸入によって起こるまれな肺病変．

綿肺（byssinosis）：織物工場に勤める労働者が綿花粉塵を吸入して起こる職業性疾患で，咳や呼吸困難の症状を来す．非特異的な気道刺激にともなう症状で，月曜日の朝に起こりやすい（Monday fever）．

塩素ガス吸入：消毒薬の吸入による急性の肺病変で，咽頭・声門の浮腫による呼吸障害を来す．

フッ素化合物：防水スプレー（撥水剤）の吸入によるものが代表的な病態で，その場合は肺水腫による高度の呼吸困難が急性に起こる．胸部画像ではびまん性のすりガラス影が広範囲にみられ，ときに致死的となる．

有機リンの吸入：農薬物の吸入により起こるもので，粘液の過剰分泌による気道閉塞と呼吸筋麻痺による窒息を来す．パラコートを誤ってないし故意に吸入して起こるパラコート肺炎では，活性酸素の発生によりARDSの状態になる．

18 労作時息切れを訴えた初老の男性

Q1 胸部画像の特徴は？
Q2 診断のための検査は？
Q3 治療は？

症例 71歳の男性で，1カ月半前（4月中旬）に左胸痛を自覚して近医を受診し，心電図では異常をみなかったが胸部画像で異常を指摘されて当院に転院した。

10歳台の後半から37歳まで造船所で働いており，その後，役所の土木課に勤務した。数年前から高血圧で降圧薬による治療を受けている。喫煙指数1,000の喫煙歴と，ビール1缶／日の飲酒歴がある。

意識清明で，身長160cm, 体重63kg。血圧134/74 mmHg, 体温36.5℃，脈拍60回／分。心音は清で，呼吸音では両側下背部に小水泡音を聴取する。表在リンパ節は触知せず，四肢に浮腫はみられない。血液検査，動脈血ガス分析，肺機能検査で明らかな異常はみられない。

表18-1　入院時検査成績

RBC 447×10^4/mm^3	uric acid 6.4 mg/dL
WBC 6,500/mm^3	BUN 23.2 mg/dL
Neutro 76%	Cr 0.84 mg/dL
Lymph 17%	Na 140 mEq/L
Mono 5%	K 4.3 mEq/L
Eos 2%	Cl 105 mEq/L
Baso 0%	Ca 9.1 mg/dL
Hb 13.5 g/dL	CK 81 IU/L
Hct 41.2%	CRP 0.56 mg/dL
Plt 17.2×10^4/mm^3	ESR 15 mm/hr
TP 6.9 g/dL	PFT
Alb 4.0 g/dL	VC 2.81 L (89%)
T-Bil 0.53 mg/dL	FEV$_1$ 2.17 L (82%)
AST 16 U/L	FEV$_1$% 77%
ALT 12 U/L	%D$_{LCO}$ 105%
AlP 230 U/L	BGA
LDH 155 U/L	Pa$_{O_2}$ 109 mmHg
CK 51 U/L	Pa$_{CO_2}$ 42 mmHg
T-Chol 121 mg/dL	pH 7.41
γ-GTP 26 U/L	HCO$_3$^- 26 mEq/L

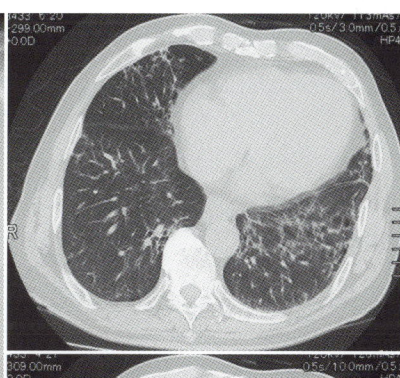
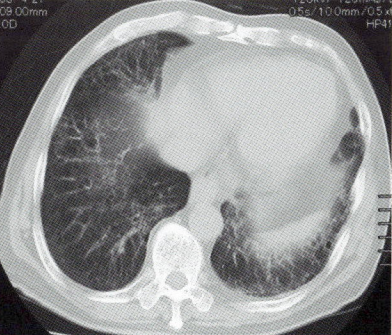

図18-1　入院時の胸部X線写真とCT（下肺：肺の条件）

A1 胸部Ｘ線写真で両下肺に肺容積の減少をともなうすりガラス影を認める。CTで両側下葉の末梢にすりガラス影をともなう網・顆粒状影および一部に蜂巣肺がみられる。胸膜の軽度の肥厚像もみられる。

A2 経気管支肺生検。

A3 対症療法。

本例の経過：胸痛を契機に両側下肺の肺容積の減少をともなう間質影を指摘された男性で，呼吸器系の症状や呼吸機能の異常はみられない。各種間質性肺疾患が鑑別診断に挙がるが，石綿曝露歴から石綿肺が疑われ，経気管支肺生検で石綿小体を有する間質性病変を認めて診断を確定した。6分間歩行の運動負荷検査でも低酸素血症はみられず禁煙で経過観察とした。軽症石綿肺の症例で，中皮腫の発生に注意する必要がある。

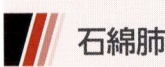

石綿肺

■ 本症の特徴

石綿は「蛇紋石族」と「角閃石族」に大別され，いずれもマグネシウムの珪酸塩である。同様の化学組成をもつもののうち繊維状になるものを石綿として扱う（**表18-2**）。石綿肺は石綿の高濃度曝露により起こるじん肺で，曝露は鉱山などの砕石業務などの他に各種工事やボイラーの補修などの作業で起こり，家屋の壁・天井から飛散するものもある。肺病変は，通常，曝露から10年以上経過して起こり，病理学的には細気管支周囲から始まるびまん性間質性肺炎の像を呈し，進展すると蜂巣肺に至る。行政的に認定されている関連疾病としては「石綿肺」の他に「中皮腫」・「肺がん」・「良性石綿胸水」と「びまん性胸膜肥厚」があり，石綿関連病変がみられれば労働災害保険に関わる手続きを行う。肺癌の合併率が高く，その発生リスクは石綿曝露で数倍

程度高まり，喫煙との両者で数十倍に高まる。肺癌症例で間質性肺炎や胸膜プラークなどの所見を認めたときは石綿曝露歴の有無を確かめる必要がある。

■ 症状と検査所見

初期には無症状で，明らかな胸部異常影をみる段階では**乾性咳・息切れ**など肺線維症にともなう症状を訴える（本例は軽症で無症状）。身体所見では両側肺底部に**捻発音**を聴取し，これは画像所見に先行する鋭敏な所見とされる。肺機能検査では拘束性換気障害を来し，かつ末梢肺のガス交換障害を来すと呼吸不全に至る。より早期に運動負荷検査でしばしば**低酸素血症**を検出できる。本例は重喫煙者であったが，喫煙習慣のある者ではしばしば咳・痰の症状をともなう。

■ 画像所見

胸部Ｘ線写真で下肺優位に粒状・網状影ないし不整形陰影を認め，病変分布の点で上・中肺優位の珪肺症とは異なる。CTで小葉内の**線状影**，**小葉間間質の肥厚**，胸膜下の**curvilinear shadow**，肺実質の**バンド様陰影**がみられ，進展すると**蜂巣肺**所見を呈する（**図18-2**）。吸入された石綿繊維は呼吸細気管支レベルで捕捉されやすく，気道壁に刺入して周囲に線維化を来す。これらの病変を反映して気管支・血管鞘の肥厚像がみられる。末梢の蜂巣肺などの線維化所見は特発性間質性肺炎でもみられるが，呼吸細気管支周囲の線維化病変を本症の特徴的である。胸膜プラークは石綿曝露を反映する所見である。

表18-2 代表的な石綿の種類

石綿の種類	化学組成	鉱物名
蛇紋石族[*1]		
クリソタイル	$Mg_3Si_2O_5(OH)_4$	クリソタイル
角閃石族[*2]		
クロシドライト[*3]	Na, Fe, Mg, O, Hによる	リーベック閃石
アモサイト	$(Mg, Fe^{2+})_7Si_8O_{22}(OH)_2$	グリュネ閃石
アンソフィラント	$(Mg, Fe^{2+})_7Si_8O_{22}(OH)_2$	直閃石

各種石綿のうち本邦で最も多く使用されるのはクリソタイルである。

[*1]：Serpentine group，[*2]：Amphibole group，[*3]：青石綿。

■ 診断

　診断の際には間質性肺炎の像をとり，同様の所見を呈する各種病態を鑑別する。診断の要件は，①石綿曝露歴があること，②胸部画像で下肺を中心に不整形陰影を認めること，③他の類似疾患や石綿以外の原因物質による疾患を除外することで，確診は病理診断による。線維化病巣に**石綿小体**（図18-3）を証明できれば診断の決め手になる。石綿小体は痰や気管支肺胞洗浄液中にみられることがある（前者はdiagnostic，後者は1本/mLが診断基準）。特殊な方法として肺組織から石綿繊維を検出する方法もある（わが国では5,000本/1g乾燥重量以上で陽性）。一方，**胸膜プラーク**は石綿曝露の傍証になる。石綿曝露にともなう腫瘍として中皮腫と肺癌がある。死因の20〜45%は肺癌によるものなので，曝露歴のある症例では癌の合併に注意する必要がある。

■ 治療法

　病変は徐々に進行して阻止する方法はなく，対症療法によるしかないが，喫煙者では禁煙が肝要である。呼吸不全の状態になれば在宅酸素療法を行う。

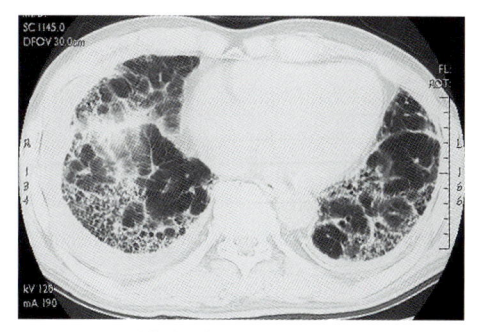

図18-2　石綿肺の蜂巣状陰影
低酸素血症を呈した石綿肺の初老の男性。

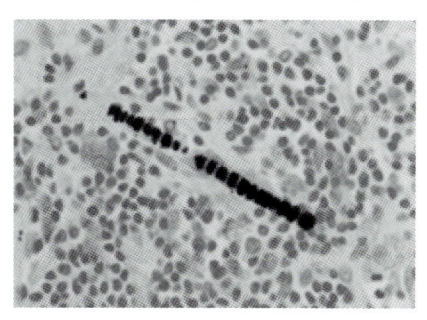

図18-3　石綿小体
　石綿繊維がMΦに貪食されてフェリチンなどで被覆されアレイ様の独特の形をとる。
（東京病院臨床検査科蛇澤晶先生ご提供）

19 慢性的に咳，痰がある72歳の男性

Q1	胸部画像の特徴は？
Q2	診断のための検査は？
Q3	治療は？

症例　72歳の男性で，以前から痰をともなう咳があったが，1カ月前（12月）頃から労作時息切れを自覚するようになり当院を受診した。

35歳まで採石場で15年間働き，その後，60歳まで鉄工場に勤務した。喫煙指数800の喫煙歴があり，飲酒歴はない。

意識清明で，身長170cm，体重71kg，血圧は137/91mmHgで体温は36.3℃。心音・呼吸音ともに異常はない。表在リンパ節は触知せず，四肢に浮腫はみられない。検査では血算で白血球増多を，動脈血ガス分析で軽度の低酸素血症を認める。

表19-1　入院時検査成績

RBC 474×10⁴/mm³	TG 97 mg/dL
WBC 12,300/mm³	γ-GTP 37 U/L
Neutro 87%	uric acid 5.9 mg/dL
Lymph 7%	BUN 17.3 mg/dL
Mono 5%	Cr 0.83 mg/dL
Eos 1%	Na 143 mEq/L
Baso 0%	K 4.4 mEq/L
Hb 15.5 g/dL	Cl 107 mEq/L
Hct 45.1%	Ca 8.8 mg/dL
Plt 27.0×10⁴/mm³	FBS 115 mg/dL
TP 6.4 g/dL	CRP 4.50 mg/dL
Alb 3.0 g/dL	ESR 99 mm/hr
T-Bil 0.6 mg/dL	CEA 1.9 ng/mL
AST 25 U/L	CYFRA 1.9 ng/mL
ALT 23 U/L	BGA
AlP 304 U/L	Pa$_{O2}$ 68 mmHg
LDH 187 U/L	Pa$_{CO2}$ 33 mmHg
CK 72 U/L	pH 7.44
Amyl 65 U/L	HCO₃⁻ 21 mEq/L
T-Chol 201 mg/dL	

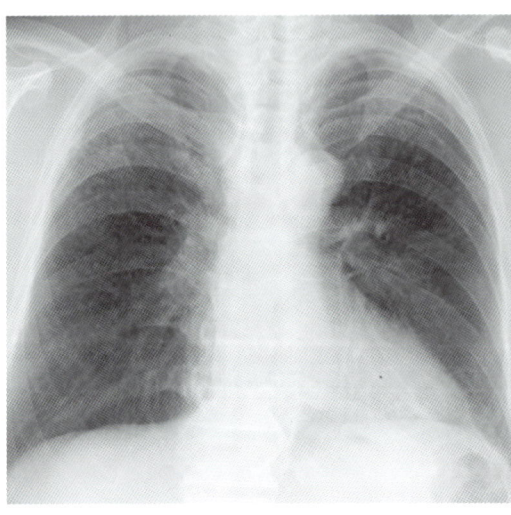
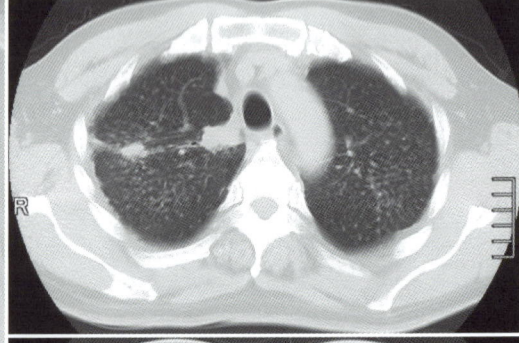
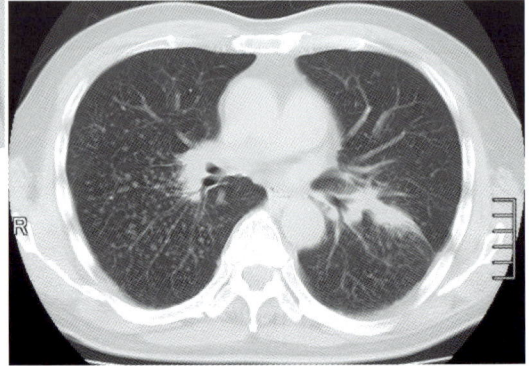

図19-1　入院時の胸部X線写真とCT
（上葉と下葉の高さ：肺条件）

A1	胸部X線写真で両側肺の上肺野優位に多数の粒状影を認め，CTで両側肺に極めて多数の粒状影と複数の結節影がみられる。
A2	経気管支肺生検。
A3	対症療法。

> **本例の経過：**両側肺のびまん性粒状影を呈する症例では粟粒結核などの感染症，転移性肺癌などの腫瘍や珪肺などが鑑別診断に挙がる。本例では炎症反応の亢進があり感染症も考慮するが，職業歴から珪肺症の可能性が高い。生検で結節性病変の中に偏光陽性の針状結晶を認めて診断を確定した。珪肺の軽症例である。

珪肺症

■ 本症の特徴

結晶シリカ（珪酸）を長期間（10年間以上）にわたって吸入することにより起こるじん肺症である。シリカは土壌の主成分として広く自然界に存在しており，採石やサンドブラストなどの石を取り扱う労働に長期間従事することで起こる職業病である。シリカは少量の経口摂取では有害性はなく，骨密度を高めるのに利用されるほどであるが，吸入すると肺胞マクロファージに取り込まれ，さらに一連の生体反応を惹起して珪肺結節や線維化病変を形成する。本邦における本症の新規発生例は減少してきたが，防塵マスクの着用が不十分な開発途上国ではいまなお多くの罹患者が出ている。病変は，通常，曝露の10～30年後に起こり，曝露中止後も進展する。病型として**表19-2**に挙げるものがあり，少量長期曝露による"**単純珪肺**"が多く，本例もこの群に属する。病変は進行すると融合する傾向があり，大結節影を呈するときにprogressive massive fibrosis（PMF）とよぶ。まれに大量シリカを急激曝露することで二次性の肺胞蛋白症（silico-proteinosis）が起こることもある。行政的に本症の合併病変として認められている疾患に結核（肺・胸膜），続発性気管支炎，続発性気管支拡張症，続発性気胸，原発性肺癌がある。珪肺患者に発生する肺結核は**珪肺結核**とよび，シリカの影響による肺胞マクロファージの機能低下の関与が疑われる。また，肺癌合併の危険性

が議論されている。

■ 症状と検査所見

初期は症状に乏しく，健診で胸部画像の異常から発見される例も少なくない。病変が進行す

表19-2　珪肺の病型

1. 慢性珪肺症（chronic silicosis）
   単純性珪肺症（simple silicosis）：多発粒状影を呈し初期は軽度。
   複合性珪肺症（complex silicosis）：塊状影を交え徐々に息切れが進行。
2. 急進珪肺症（accelerated silicosis）：高度曝露により網・顆粒状を呈する。
3. 急性珪肺症（acute silicosis）：超高度曝露で肺胞蛋白症を呈することあり。

表19-3　じん肺法に示す胸部画像所見の分類（簡略版；再掲）

第1型：粒状影又は不整形陰影が少数；大陰影なし。
第2型：粒状影又は不整形陰影が多数；大陰影なし。
第3型：粒状影又は不整形陰影が極めて多数；大陰影なし。
第4型：大陰影あり。

粒状影のタイプは以下のように3分類する。
　p：直径1.5mm以下
　q：直径1.5～3mm
　r：直径3～10mm（10mm以上は大陰影）

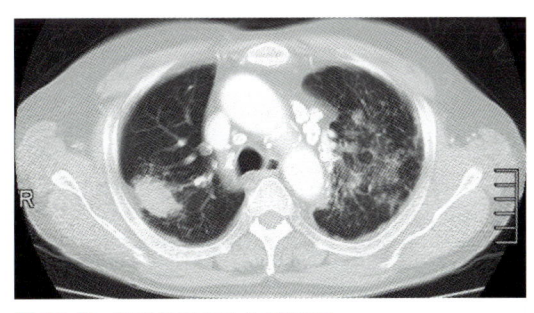

図19-2　塊状影を呈した珪肺症

70歳台の男性で，珪肺症として療養中に右上葉などの結節影が増大したので生検を行い原病にともなう線維化病変（PMF）であることを確認した。

ると次第に湿性咳が出現し，労作時息切れを自覚するようになる。血液検査では明かな異常を認めないが，息切れが出現すると肺活量の低下や低酸素血症をみるようになる。

■ 画像所見

両側のびまん性小粒状影が本症の特徴的所見で，結節影は小結節のみの場合から大結節影を呈するもの（図19-2）まである。じん肺法ではこれらの画像所見をもとに本症の病型を表19-3のように第1～4型に分類しており，労働災害の書類申請の際には本分類に基づいて所見を記載する。肺門・縦隔のリンパ節腫大をともなうこともあり，その場合は数％で石灰化がみられる。特に卵殻様石灰化（eggshell calcification）は診断確定的な所見である。

■ 診断

通常，両側肺にびまん性に小粒状影がみられる症例で粉塵曝露歴があれば珪肺症と臨床診断する。必ずしも経気管支肺生検などの組織学的に珪肺結節を証明する必要はないが，塊状影をともなうときなどでは悪性腫瘍を除外するために生検が必要になる。じん肺法の管理区分の概略は本章表3に示すとおりである。ここで「管理1」は粉塵曝露歴があり観察下の状態にあることを意味し，"著しい呼吸機能障害"は％肺活量が60％以下，あるいはPaO$_2$が60mmHg以下の呼吸不全状態の場合である。

■ 治療法

対症療法しかない。珪肺と診断すれば粉塵環境から離れなければならないが，病変はその後も進行する。閉塞性換気障害を来したときは気管支拡張薬などを用い，呼吸不全の状態の者では在宅酸素療法を行う。喫煙は相乗的に肺病変を悪化させるので喫煙者は禁煙すべきである。

20 肺炎を繰り返した慢性閉塞性肺疾患の男性

Q1 胸部画像の特徴は？
Q2 診断のための検査は？
Q3 治療は？

症例 75歳の男性で，深夜に喘鳴と咳嗽が出現し，発熱を来して受診した。7年前に近医で気管支喘息と肺気腫と診断されている。1カ月前には喘鳴，低酸素血症のため当院に入院し，気道感染を契機とした慢性閉塞性肺疾患の増悪と診断され，以来，吸入長時間作用型 β 刺激薬（LABA）と吸入ステロイド薬（ICS）による治療を受けていた。

事務職の退職者で，4年前に胃癌のため胃全摘と脾臓摘出を受けている。20〜60歳間に20本/日の喫煙歴があり，飲酒歴はない。

身長145cm，体重38kgとやせ形で，体温38.0℃，血圧81/46mmHg，脈拍110回/分，SpO_2 90%。胸部左胸部に大水泡音があり，全肺で喘鳴を聴取。尿中肺炎球菌抗原（+），喀痰中グラム陽性球菌（+++）。

表20-1　入院時検査成績

RBC 342×10⁴/mm³	T-Bil 0.6mg/dL
WBC 2,840/mm³	AST 23 U/L
Neut 62.2%	ALT 17 U/L
Lymph 34.5%	BUN 17 mg/dL
Mono 1.8%	Cr 0.71 mg/dL
Eos 1.1%	Na 137 mEq/L
Baso 0.4%	K 4.4 mEq/L
Hb 11.8 g/dL	CRP 0.71 mg/dL
Hct 35.0%	PFT
Plt 41.9×10⁴/mm³	VC 2.76 L (96%)
TP 5.6 g/dL	FEV₁ 1.20 L (54 %)
Alb 3.4 g/dL	FEV₁% (G) 51%

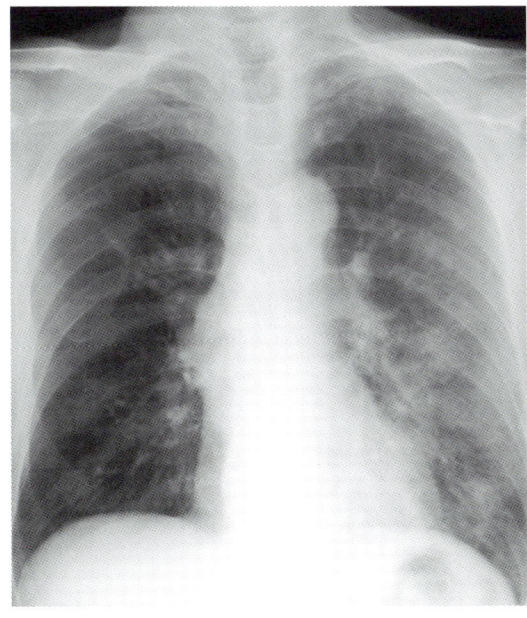

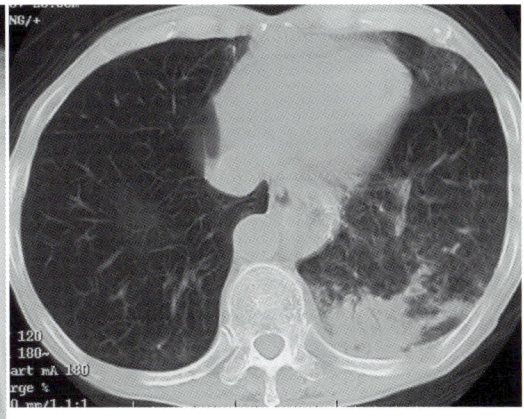

図20-1　入院時の胸部X線写真とCT（下肺：肺の条件）

| A1 | 胸部X線写真で左中・下肺野に斑状影の広範な拡がりがみられ，CTでは左下葉後部区域を中心に気管支透亮像をともない辺縁不鮮明な拡がりの濃厚影を認める。HRCTで肺気腫を示す低吸収領域を確認した。 |

| A2 | 尿中肺炎球菌検査が陽性で，肺炎球菌性肺炎と診断。末梢血白血球数とCRP値が正常であったが，2日後にはWBC 20,320/mm^3，CRP 23.3mg/dLと増加し，入院時は発病初期の白血球減少状態であった。 |

| A3 | アンピシリン・スルバクタム配合薬で点滴治療し，肺炎は速やかに軽快した。COPDの増悪についてはICS，LABAと酸素投与で治療し，陰影の改善とともに低酸素血症の改善をみた。 |

本例の経過：症状・画像所見から肺炎であるが，原因微生物面からみると肺炎球菌性肺炎，発生場所からは市中肺炎で，発症機序からみると嚥下障害による反復性肺炎ということになり，誤嚥性肺炎（通常型）と診断した。その後1年間に4回入院し，再入院時の嚥下造影検査で嚥下反射遅延，咽頭知覚低下，収縮力低下を認めた（図20-2）。胃全摘後の食道逆流のほかに，脳MRIで認めたラクナ梗塞，および脾臓摘出にともなう易感染性も発症に影響したものと思われる。

 ## 誤嚥性肺炎

■ 本症の特徴

「誤嚥性肺炎」は日常診療では繁用される診断名ながらその定義は明確でなかったが，2008年の日本呼吸器学会『成人院内肺炎診療ガイドライン』に記載されてから共通認識が進んだ。それによると，「誤嚥性肺炎（嚥下性肺炎）は，明らかな誤嚥（顕性誤嚥）の確認，あるいは，誤嚥が強く疑われる病態（嚥下障害）の確認と肺の炎症所見の確認によって診断する」[1]とされる。本例のように鼻腔，咽喉頭，歯周の分泌物の不顕性誤嚥による通常型のほかに，摂食嚥下時の顕性誤嚥に基づくメンデルソン症候群，人工呼吸器関連肺炎（ventilator-associated pneumonia：VAP），および肺炎所見が明らかでないびまん性嚥下性細気管支炎（diffuse aspiration bronhiolitis：DAB）の4病型がある。

■ 症状と検査所見

通常型の誤嚥性肺炎では肺炎としての臨床症状が特徴的である。発熱やCRP高値などの炎症反応の亢進，咳・膿性痰・呼吸困難などの呼吸器症状，画像所見の3項が新たに出現したときに肺炎と診断し，誤嚥の確認，ないし嚥下障害の存在をもとに"誤嚥性"とする。治療の面からも原因病原体の確定が望ましく，痰のグラム染色，肺炎球菌などの尿中抗原検査，インフルエンザの迅速診断などを行う。一方，発症様式から，市中肺炎，医療介護関連肺炎，院内肺炎などの分類も行う。

■ 画像所見

市中肺炎として発症して典型的な肺炎球菌性肺炎の像も呈するもの，両側性下肺野背側優位に気管支肺炎の像を呈するもの，慢性に繰り返して誤嚥が生じた結果として広範囲の気管支・細気管支炎を生じて明らかな肺炎像を示さないもの（びまん性嚥下性細気管支炎）などさまざまな所見がみられる。

■ 診断

まず背景病態として嚥下障害が生じやすい病態もしくは基礎疾患の存在を確認する。高齢者ではほとんどが不顕性誤嚥をしていると考えら

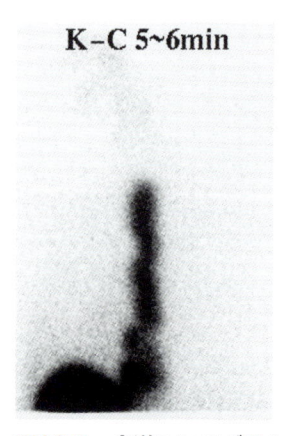

K–C 5~6min

図20-2　食道シンチグラム
2カ月後の再発時に施行したもので食道への食物の逆流を確認した。

れ、高齢は危険因子である。喉頭の位置低下、唾液分泌の低下などによる嚥下反射の低下などが要因である。基礎疾患として多いのは急性および陳旧性の脳梗塞で、神経筋疾患やパーキンソン病も嚥下障害を生じやすい。鎮静薬、睡眠薬、抗精神薬も危険因子である。機能評価法としては歯に付着させた放射性同位元素の肺内への取り込みをみる方法、嚥下誘発試験、ビデオによる嚥下造影、水飲み試験などがある。上述のように本例では食道シンチグラムで胃内容物の食道への逆流を確認した（**図20-2**）。

■ 治療法

肺炎の原因微生物は市中肺炎と院内肺炎とに分けて考えるが、肺炎球菌、インフルエンザ菌、嫌気性菌、黄色ブドウ球菌、腸内細菌群などが多いとされる。それぞれ抗菌薬の適応であるが、通常はABペニシリンが奏功し、症例によっては抗MRSA薬や緑膿菌などの耐性菌対策が必要となる。本例では肺炎球菌ワクチンが接種されていたが、肺炎球菌性肺炎を阻止できなかった。ただし、高齢の施設入居者では接種が肺炎球菌性肺炎の発症防止と死亡率の低減に有効との報告があるのでワクチンの効果の否定にはつながらない。誤嚥時の菌量の影響も考えられる。薬物療法以外では誤嚥を起こりにくくさせ、誤嚥をしても肺炎を起こさせない対策が必要である。頭位挙上、口腔ケア、歯科治療などがそれに当たるが、仰臥位で放置しないことが重要である。栄養低下、筋力低下、意識低下を防止する対応も必要である。

参考文献

1）日本呼吸器学会「呼吸器感染症に関するガイドライン作成委員会」、編．誤嚥性肺炎．成人院内肺炎診療ガイドライン．東京：日本呼吸器学会，2008：60-5.

4 /// アレルギー的機序による肺疾患

1 気道および肺のアレルギー性疾患

気道や肺実質を場としてアレルギー的機序で起こるいくつかの病変がある。それらは，気管支喘息や好酸球性肺炎のように主として好酸球の関与で起こるものと，夏型過敏性肺炎のように細胞性免疫の過剰反応に基づいて起こる病態に大別される。気管支喘息は気道狭窄を来すので2つ前の「気道系の疾患」の章で取り上げ，ここではその他の範疇の疾患について症例を呈示する。これらは組織所見に特徴があり，診断は肺生検によることが多い。

ⓐ 気管支喘息

気道の可逆性狭窄によって喘鳴をみる病態で，気道の慢性炎症にともなうアレルギー的機序で発症するものである。胸部画像では，時に軽度の過膨張の所見を呈するものの明らかな異常を示さないことが多い。

ⓑ アレルギー性気管支肺アスペルギルス症 (allergic bronchopulmonary aspergillosis)

アトピー性素因をもつ気管支喘息患者の気道にアスペルギルスが継続的に腐生してCoombs & Gell分類のⅠ型＋Ⅲ型アレルギー機序で病変が惹起され，気道収縮が起こる状態である。胸部画像では片側ないし両側性に気道の拡張と粘液塞栓（mucoid impaction）を認め，関連部位の結節影や濃厚影もみられる。

ⓒ 好酸球性肺炎

肺に好酸球浸潤をともなう炎症性病変をみる病態である。発症様式から急性型と慢性型がある。一方，誘因別には不明の特発性のものと誘発因子が想定されるものに分かれる（**表1**）。薬剤性のものとしては多くの薬剤によるものがあり，すべての薬剤が好酸球性肺炎を惹起しうると考えるべきである。

急性好酸球性肺炎：発熱・低酸素血症で急性発症し好酸球増多をともなう病態。胸部画像で

表1　好酸球性肺炎とその誘因

特発性の好酸球性肺炎 (idiopathic PE)
薬物に起因する好酸球性肺炎
　非ステロイド系抗炎症薬 (NSAIDs)
　ブレオマイシン (bleomycin)
　金製剤 (gold)
　メソトレキサート (MTX)
　ミノサイクリン (MINO)
　パラアミノサリチル酸 (PAS)
　ニトロフラントイン (nitrofurantoin)
　ペニシリン (PC)
　ACE阻害薬 (ACE inhibitor)
　サルファ薬
　コカイン (cocain)
　ヘロイン (heroin)
寄生虫症にともなう好酸球性肺炎
　回虫症 (ascariasis)
　吸虫症 (paragonimiasis)
　住血吸虫症 (Schistosomiasis)
　エキノコッカス症 (Echinococcosis)
真菌感染に合併するもの
　allergic bronchopulmonary aspergillosis (ABPA)
　allergic bronchopulmonary mycosis (ABPM)
抗酸菌にともなうもの
　非結核性抗酸菌 (M. aviumなど)
その他
　骨髄移植後

(Eosinophilic lung disease. In: Fraser and Paré's Diagnosis of Diseases of the Chest, 4th ed. Fraser RS, Pare PD, et al, editors. Philadelphia: WB Saunders, 1999: 1744より改変引用)

は非区域性に拡がる濃厚影や索状影を認める。喫煙により起こるものが多く，その場合，禁煙で迅速に改善する。

慢性好酸球性肺炎：亜急性に発症し，血液・肺に好酸球増多をみる肺炎でしばしば再発する。胸部画像では肺の外側領域を中心に非区域性に拡がる斑状影・索状影がみられる。

ⓓ 過敏性肺炎

種々の抗原物質の吸入により肺にT細胞性のアレルギー機序で起こる病変。内容として以下のものがある（**表2**）。

夏型過敏性肺臓炎 (summer-type allergic alveolitis)：高温多湿のわが国に多い過敏性肺臓炎で，トリコスポロン（古い木造建築の湿った部位に発育する）などの吸入にともなうⅣ型アレルギー反応による疾患である。肺胞性病変が広範に拡がり呼吸困難を来す。胸部X線写真で

表2 外因性アレルギー性肺疾患とその誘因

夏型過敏性肺炎：*Tricosporon cutaneum*に*T. asahii*を含む
鳥飼病：トリ血清中のタンパク抗原
農夫肺：好熱菌
加湿器肺：*Thermoactinomyces* species
イソシアネート肺(isocyanate-induced lung disease)：hexamethylene diisocyanate
ホットタブ肺：*Mycobacterium avium*
マッシュルーム肺(mushroom-workers lung)：キノコ栽培にともなうもの
サトウキビ肺(bagassosis)：*Thermoactinomyces*属の吸入による

は両側肺にびまん性のすりガラス影がみられる。

鳥飼病(bird-fancier's lung)：トリ排泄物に含まれる免疫グロブリン成分などの吸入によって起こる肺病変。多数のハトなどを取り扱う人にみられる。胸部画像では，急性型では小粒状影が中・下肺を中心にびまん性にみられ，一方，慢性型では網状・輪状影など特発性間質性肺炎類似の所見を示す。

加湿器肺(humidifier lung)：好熱性放線菌による肺病変で，環境曝露に気づかないと診断が遅れやすい。職場での発症は，休み明けの夕方に多いとされる。

ホットタブ肺(hot-tub bather's lung)：MACによる過敏性肺炎で，比較的最近注目された病態である。胸部画像では典型的には全肺のびまん性の淡い小粒状影を呈する。

農夫肺(farmer's lung)：好熱性放線菌の吸入にともなってアレルギー性胞隔炎を来す病態で，サイロの中などでの作業により罹患する。

胸部画像では全肺にびまん性に拡がる淡い小粒状影がみられる。本症では薬剤性肺炎の合併が起こりやすいとする説がある。

ⓔ 好酸球性多発血管炎性肉芽腫症

全身性の肉芽腫性血管炎で，末梢血好酸球増多を背景に起こり，かつてはアレルギー性肉芽腫性血管炎またはチャーグ・ストラウス(Churg-Straus)症候群とよばれた。気管支喘息や，神経系や皮膚の病変を来す。胸部画像では肺の末梢部位に淡い局所性陰影がみられることが多い。

ⓕ グッドパスチュア症候群

肺と腎臓に共通する上皮細胞の基底膜に対する抗体が産生されて腎および肺に病変を来す病態で，喀血や血尿をみる。胸部画像では肺胞出血を反映してすりガラス影が広範囲にみられる。

ⓖ 移植にともなう肺病変

肺移植や骨髄移植の際にみられる閉塞性細気管支炎などで，難治性である。

21 乾性咳と発熱をみた中年の女性

症例 　43歳の女性で，約1カ月前(5月上旬)に微熱と倦怠感が出現した。感冒薬を服用していったん改善したが，約2週間前から症状が再燃したので近医を受診し，抗菌薬は無効で，胸部画像で異常を認めて当院に入院となった。

　専業主婦で，既往歴として43歳時に肺結核があり，治療で完治している。喫煙指数20程度の喫煙歴があり，飲酒歴はない。3年前までウサギを飼っていた。

　身長154cm，体重50kg，体温は38.3℃。身体所見では胸部聴診を含めて特別の異常はなかった。血液検査では白血球の増加はなかったが，炎症反応の亢進がみられ，動脈血ガス分析で軽度の低酸素血症を認めた。検痰では抗酸菌を含めて特別の病原菌を認めなかった。

表21-1　入院時検査成績

RBC 370 × 10⁴/mm³	Na 139 mEq/L
WBC 7,700/mm³	K 4.3mEq/L
Neut 85%	Cl 102 mEq/L
Lymph 18%	Glu 81 mg/dL
Mono 3%	CRP 17.5 mg/dL
Eos 7%	ESR 150 mm/hr
Baso 1%	BGA
Hb 10.4 g/dL	Pa_{O_2} 69 mmHg
Hct 30.8%	Pa_{CO_2} 36 mmHg
Plt 35.6 × 10⁴/mm³	pH 7.44
TP 6.7 g/dL	PFT
Alb 3.6 g/dL	VC 2.67 L (100%)
T-Bil 0.5mg/dL	FEV_1% (G) 83%
AST 21 U/L	RV/TLC (%) 35.8%
ALT 27 U/L	(138%)
BUN 11.8 mg/dL	$D_{L_{CO}}$ 17.14 mL/
Cr 0.6 mg/dL	min/mmHg (95%)

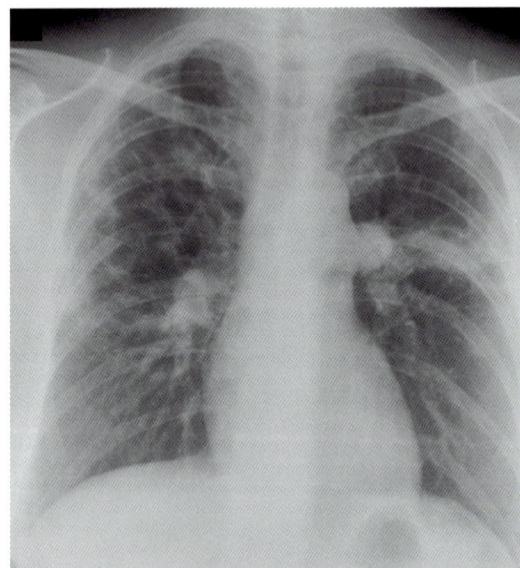
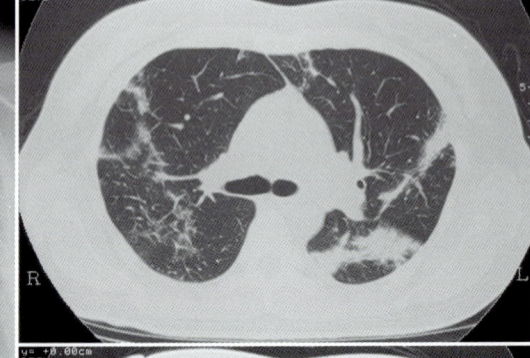
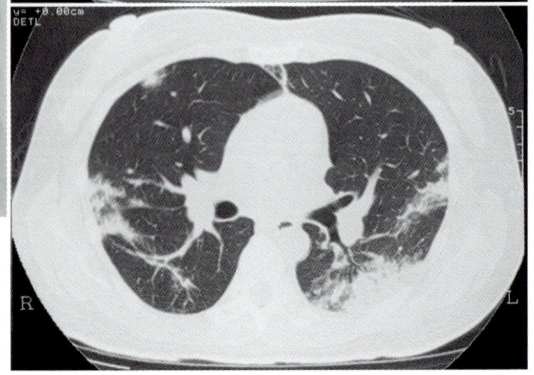

図21-1　入院時の胸部X線写真とCT(上肺と下肺：肺の条件)

A1	胸部X線写真で両側の中肺優位に複数の不規則な形状の濃厚影を認める。CTでは小結節影・索状影・梯形など種々の形状の濃厚影が区域を越えて拡がる像がみられる。
A2	気管支肺胞洗浄(BAL)液の分析と経気管支肺生検。
A3	経口副腎皮質ステロイド薬。

本例の経過: 両側肺に複数の濃厚影がみられ，白血球増多をともなわない炎症反応亢進を呈する症例では非定型肺炎などの感染症を疑うが，本例では抗菌薬による治療が無効であった。区域を越えて拡がる濃厚影は好酸球性肺炎などの反応性病変を示唆しており，BAL液で好酸球比率の著明な増加(48.5%)を，経気管支肺生検で好酸球浸潤をともなう器質化肺炎の像を認めて好酸球性肺炎と診断した。副腎皮質ステロイド薬の内服で改善した。明らかな背景因子のみられない好酸球性肺炎症例である。

好酸球性肺炎

■ 本症の特徴

気道や肺間質・実質への**好酸球浸潤**を特徴とする病態で，もともと末梢血の好酸球増多に合併する肺病変として，①単純性，②遷延性，③喘息性，④熱帯性，⑤結節性多動脈炎・多発血管炎性肉芽腫症(ウェゲナー肉芽腫症)の5型が示された。その後，末梢血の好酸球増多にとらわれず肺における好酸球浸潤を中心とする好酸球性肺病変の概念が示され，その慢性型が**慢性好酸球性肺炎**，より急速な経過をたどり予後良好なものが**急性好酸球性肺炎**と定義された。概念は錯綜していて複雑であるが，**表21-2**にその粗分類を示す。

慢性好酸球性肺炎は原因が明らかでない慢性型の好酸球性肺炎で，特徴としては，①中年の女性に多い，②喘息の合併(2/3)，アトピー疾患の合併(半数)が多い，③亜急性に発熱・倦怠感・体重減少や咳・痰・息切れをみる，④胸部画像で肺の外側優位に浸潤影を認める，⑤末梢血の好酸球増多(6%以上)，⑥BAL液中の好酸球増多(25%以上)，⑦ステロイド薬に反応するが再

表21-2　好酸球性肺疾患の分類

単純性好酸球増多症
慢性好酸球性肺炎
急性好酸球性肺炎
アレルギー性気管支・肺アスペルギルス症
気管支中心性肉芽腫症
チャーグ・シュトラウス症候群
寄生虫感染症

発することもある。なお，定義上，寄生虫・真菌感染や薬物の影響を除外する。

■ 症状と検査所見

症状としては発熱などの**全身症状**と咳などの**呼吸器系症状**がある。肺の聴診で1/3の症例において連続音や水泡音などの**副雑音**を聴取する。末梢血で白血球数・**好酸球数の増加**，CRPや赤沈などの**炎症反応の亢進**，IgEの高値などを認める。肺機能検査でしばしば**閉塞性換気障害**がみられる。BAL液中の**好酸球比率の上昇**(>40%が多い)，**総細胞数・リンパ球数の増加**(CD4/CD8比 2〜2.5)を認める。組織学的には肺胞への高度の好酸球およびリンパ球・形質細胞・好中球の浸潤を認めるが，肺の構造は保たれている。

■ 画像所見

肺の末梢優位に**索状影・結節影**や不規則な形状の**濃厚影**が区域を越えた分布で拡がる。外側肺優位の拡がりから肺水腫のネガティブ像の意で"photographic negative pulmonary edema"と表現される。少量の胸水やリンパ節腫大をともなうこともある。一方，急性好酸球性肺炎は喫煙で発症することが多く，胸部画像ではびまん性の濃淡ある肺陰影とともにしばしば胸水貯留を認める(**図21-2**)。

■ 診断

明確な診断基準はないが，以下の事項が要件として挙げられる。すなわち，胸部画像で両側肺に広範に**不規則な陰影**を認める症例で，寄生虫症などの好酸球増加を来す背景疾患を除外でき，BALでの**好酸球比率**の増加，できれば経気

管支肺生検で**好酸球浸潤をともなう器質化肺炎**の像を確認することである。

■ 治療法

　副腎皮質ステロイド薬の内服で多くは症状が改善する。通常，プレドニゾロン換算量で0.5〜1.0mg/kgを経口投与し，2週間間隔で5mgずつ減量する。通常，治療開始後数日以内に症状が改善し，1カ月以内に画像の異常所見もほぼ消失するが，ステロイド薬の減量中や治療終了後に再発することもある。胸部画像所見や末梢血の好酸球数などを指標にしながらステロイド薬を調整する。高用量ステロイド薬の吸入療法は有効との報告もあるが，評価は定まっていない。

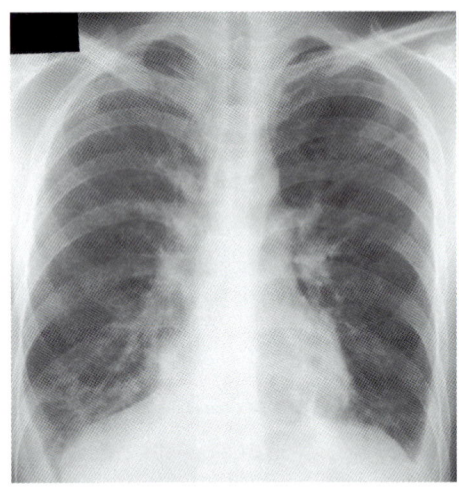
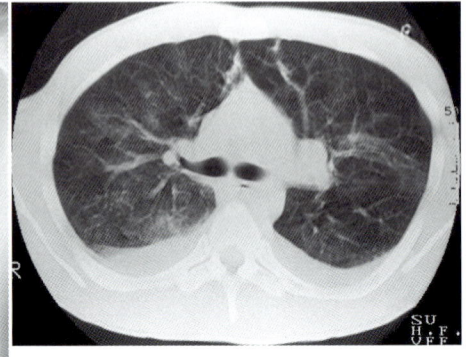

図21-2　急性好酸球性肺炎の胸部X線写真とCT（中肺：肺の条件）

CASE

22 気管支喘息の経過中に胸部異常影が出現した若年の男性

Q1 胸部画像の特徴は？
Q2 診断のための検査は？
Q3 治療は？

症例 　19歳の男性で，数年前から気管支喘息で気管支拡張薬の吸入療法を受けていた。前年秋の健康診断で胸部異常影を指摘され，抗酸菌症などを疑われたが確診に至らなかった。最近，喘鳴発作が頻発し，胸部異常影も増悪したので入院となった。

病院の事務職で，そばアレルギーがあり，2年前（秋）に喘息発作で他院に入院している。喫煙指数100の喫煙歴があり，アルコール摂取は機会飲酒程度。

意識清明で身長171cm，体重53kg，体温37.1℃，脈拍94回/分，呼吸数17回/分。身体所見では胸部聴診を含めて異常を認めない（寛解時）。血液検査で好酸球比率の上昇と軽度の炎症反応の亢進がみられ，検痰では抗酸菌を含めて病原菌を認めなかった。

表22-1　入院時検査成績

RBC 474×10⁴/mm³	AlP 207 U/L
WBC 7,200/mm³	LDH 106 U/L
Neut 69%	BUN 9.0 mg/dL
Lymph 13%	Cr 0.73 mg/dL
Mono 4%	Na 141 mEq/L
Eos 13%	K 4.1 mEq/L
Baso1%	Cl 102 mEq/L
Hb 10.4 g/dL	CRP 2.54 mg/dL
Hct 30.8%	ESR 15 mm/hr
Plt 26.6×10⁴/mm³	PFT
TP 6.7 g/dL	VC 4.60 L (108%)
Alb 4.1 g/dL	FEV₁ 3.58 L
T-Bil 0.5mg/dL	FEV₁% (T) 78%
AST 14 U/L	（寛解時）
ALT 12 U/L	

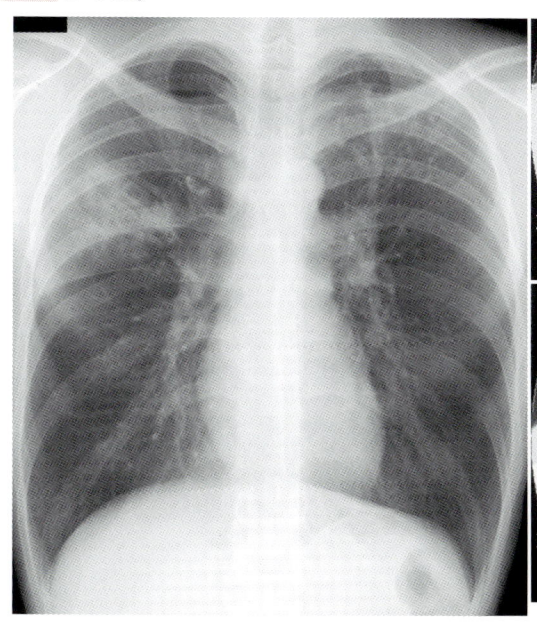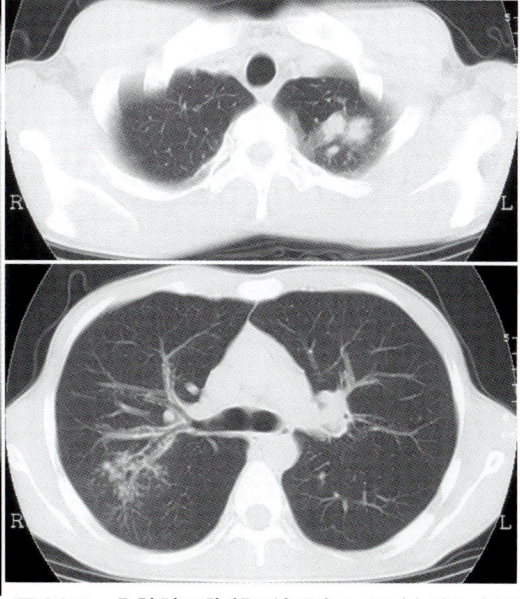

図22-1　入院時の胸部X線写真とCT（上肺と中肺の高さ：肺の条件）

A1	胸部X線写真で右中肺野に斑状影が左上肺野に索状影がみられ，CTでは左肺尖部に径2cm程度大で，辺縁がやや不鮮明，内部が均等な複数の結節影を認める。
A2	血性IgE値；アスペルギルス抗原値の測定。
A3	副腎皮質ステロイド薬の内服。

本例の経過：炎症反応の軽度亢進があり，気道に沿って拡がる複数の結節影が長期にみられるときはまず抗酸菌症などの感染症を考えるが，本例では痰の抗酸菌検査は陰性でこれは除外された。気管支喘息の経過中に発症していることと気管支拡張像をともなう画像所見はアレルギー性気管支肺アスペルギルス症（ABPA）を示唆しており，血清IgE値の高値（16,030 IU/mL），即時型皮膚反応の陽性所見，経気管支肺生検での好酸球浸潤をともなう炎症性病変をもとに診断を確定した。副腎皮質ステロイド薬と抗真菌薬の治療で症状と検査所見は改善した。気管支拡張所見は軽度であるが，本症の典型例である。

アレルギー性気管支・肺アスペルギルス症

■ 本症の特徴

アスペルギルス（*Aspergillus*）がヒトに起こす病態として，①**侵襲性アスペルギルス症**（invasive aspergillosis），②**菌球型アスペルギルス症**（fungus ball），③アレルギー性気管支肺アスペルギルス症（allergic bronchopulmonary aspergillosis：**ABPA**）の3型がある。これらは真菌の肺への侵入後に（宿主の防御反応が関係して）起こる異なる病態である。①の"侵襲型"は宿主の免疫能低下にともなって肺に起こる浸潤性病変で，②の"菌球型"は既存空洞などに真菌塊が形成される病態である。一方，③のABPA〔真菌に対する総称はABPM（mycosis）〕は気道粘膜面の真菌に対する除去能（clearance activity）が低下してアスペルギルス（真菌）胞子が持続的に腐生・付着して起こるもので，その組織傷害病変は真菌の毒性によるものではなく免疫学的機序によるものである。アスペルギルスなどの真菌が気道に腐生し，そこでCoombs & Gell分類の第Ⅰ型（アトピー型）および第Ⅲ型（免疫複合体型）のアレルギー機序により病変が形成され，喘息発作をみるとされる。アトピー素因を有する者に起こり，気管支喘息の1%程度に発症するとされる。

■ 症状と検査所見

反復性の**喘息発作**が主症状で，微熱や咳・痰をともない，血性痰や鼻症状を呈する例もある。

肺の聴診では連続音（wheeze）や水泡音（crackle）などの副雑音を聴取する。血液検査では2/3程度で白血球増多がみられ，急性期には**好酸球増多**をともなう。後述の診断基準と関連して血清**IgE値**の上昇も特徴的な所見である。肺機能検査では，急性期に1秒率低下などの**閉塞性換気障害**を認める。動脈血ガス分析では急性期にまれに低酸素血症をみる。気管支鏡検査では拡張した区域気管にこれを閉塞する**粘液栓子**（mucoid impaction，**図22-2**）を認め，そこにはマクロファージや好酸球，シャルコー・ライデン（Charcot-Leyden）結晶などがみられる。

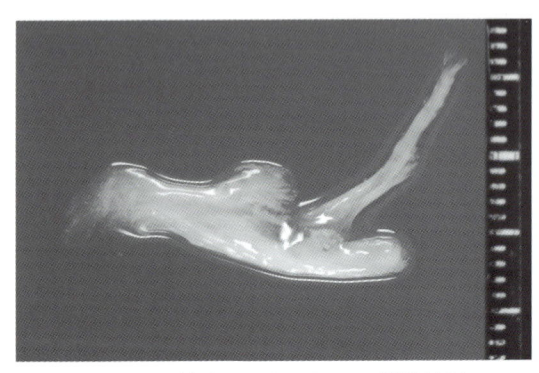

図22-2　摘出されたABPAの粘液栓子
気管支鏡検査で摘出された粘液栓子（他症例）
（東京病院臨床検査科の蛇澤晶先生のご提供による）

表22-2　ABPA診断の一次基準

発作性呼吸困難
末梢血好酸球増多
アスペルギルス抗原に対する即時反応陽性
アスペルギルス抗原に対する沈降抗体陽性
血清IgE値高値
移動性・固定性の胸部浸潤影
中心性気管支拡張

■ 画像所見

中枢気道に沿って粘液栓子を反映する均等な手指状の濃厚影（finger in glove opacities）が拡がるのが典型像で，病変は上葉に多い。通常，一過性であるが，数週間持続することもある。粘液栓子が排出された後に**気管支拡張**所見を認める。

■ 診断

Rosenbergらが提唱した診断基準（**表22-2**）に基づく。その内容は，①呼吸困難症状，②アスペルギルスに対するアレルギー反応，③気管支拡張像をともなう肺病変と概括でき，①と③がある症例でIgEの高値や好酸球増多などがみられ，アスペルギルスに対する即時型皮膚反応が陽性なら本症と診断することになる。気管支鏡検査の際や痰の中に（hyphaeをともなう）**粘液栓子**を認めれば診断の助けになる。

本邦でも現在，ABPMの診断基準の作成が進められている。

■ 治療法

喘息発作をともなう急性期には気管支喘息発作時の一般的治療に加えて副腎皮質ステロイド薬の全身投与を併用する。プレドニゾロン換算量で0.5 mg/kg/dayを経口投与し，症状と各種所見の推移をみながら徐々に減量する。通常，2週間程度で症状および諸所見が改善する。高用量のステロイド薬吸入は喘息発作の抑制には有効であるが肺病変の制御には役立たない。本症は感染症ではなく死菌によっても起こり得るアレルギー性病変であるが，真菌の増殖は病変拡大を来すおそれがあり，その負荷を減らすために抗真菌薬の併用も有効とされる。増悪を繰り返すと気管支拡張が増悪し，線維化病変を生じることになるので，慢性期には増悪の予防と早期発見に努める[1]。

参考文献

1) Agarwal R. Allergic bronchopulmonary aspergillosis. Chest 2009; 135: 805-26.

23 労作時息切れが続いた中年の女性

症例 50歳の女性で，1カ月前(8月中旬)に労作時息切れを自覚して近医を受診し，炎症反応の亢進を認め抗菌薬などによる治療を受けたが改善しなかった。その後，咳と微熱もみられ，息切れ感が増強したので当院に入院した。

公務員，特記すべき既往疾患はない。喫煙歴はなく，アルコール摂取は機会飲酒程度。住居は築25年の木造平屋で，屋内はホコリっぽく，最近，高温・多湿であった。

意識清明で呼吸困難感を訴えた。身長138cm，体重42kg，体温36.9℃，血圧130/82mmHgで脈拍は102回/分と頻脈あり。心音は清で，呼吸音では両側下背部に小水泡音を聴取した。表在リンパ節は触知せず，四肢に浮腫を認めない。検査で炎症反応の亢進と著明な低酸素血症を認めた。

表23-1　入院時検査成績

RBC 472×10⁴/mm³	T-Chol 206 mg/dL
WBC 9,850/mm³	γ-GTP 47 IU/L
Neutro 83.1%	BUN10.0 mg/dL
Lymph 12.3%	Cr 0.44 mg/dL
Mono 2.3%	Na 140 mEq/L
Eos 2.2%	K 4.0 mEq/L
Baso 0.1%	Cl 99 mEq/L
Hb 14.0 g/dL	CRP 5.12 mg/dL
Hct 44.5%	BGA
Plt 33.1×10⁴/mm³	Pa$_{O_2}$ 44 mmHg
TP 8.1 g/dL	Pa$_{CO_2}$ 37 mmHg
Alb 4.0 g/dL	pH 7.47
T-Bil 0.5 mg/dL	HCO$_3^-$ 27mEq/L
AST 51 U/L	PFT
ALT 20 U/L	VC 1.59 L (73%)
AlP 239 U/L	FEV$_1$ 1.57L
LDH 728 U/L	FEV$_1$% 91%

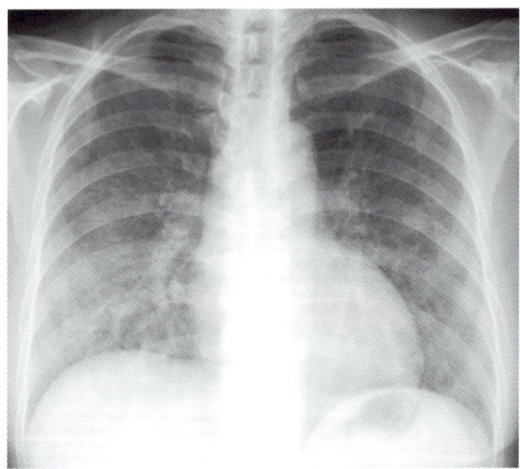
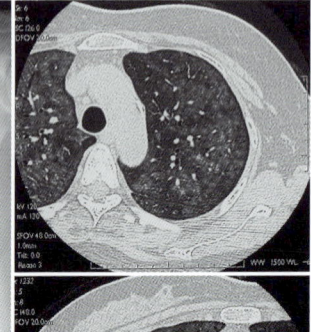
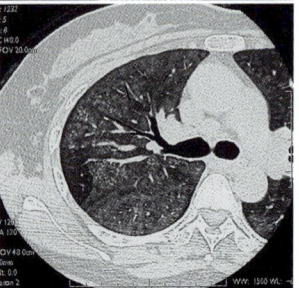

図23-1　入院時の胸部X線写真と胸部CT（上・中肺：肺の条件）

A1	胸部X線写真で両側肺にびまん性のすりガラス陰影を認め，CTで淡いすりガラス陰影が全肺にみられる。ややまだらな拡がりの小葉中心性病変で，肺の縮みはともなっていない。胸水貯留やリンパ節腫大はない。
A2	血清検査・帰宅テスト・経気管支肺生検。
A3	抗原物質からの隔離。

本例の経過：両側肺のびまん性すりガラス影を呈し呼吸困難を来す病態としてはニューモシスチス肺炎などの感染症，肺水腫などの心疾患や薬剤性肺炎，過敏性肺炎などがある。本例では感染症の可能性も考慮したが画像所見と経過から夏型過敏性肺炎（summer-type hypersensitivity pneumonitis）を強く疑った。血清抗トリコスポロン抗体の陽性と帰宅試験の陽性所見で過敏性肺炎と診断し，抗原からの隔離で順調に改善した。本症の典型例である。

夏型過敏性肺炎

■ 過敏性肺炎の特徴

　抗原物質を吸入し感作されて起こるアレルギー性肺炎の総称で，外因性アレルギー性胞隔炎ともよばれる。原因となる吸入性抗原の多くは細菌・真菌やトリ類の体タンパクであるが，イソシアネートなどの化学物質がハプテンとして働き起こるものもある（**表23-2**）。わが国の過敏性肺炎で最も多いのは**夏型過敏性肺炎**であるが，その他に欧米でよく知られる**綿花肺**（byssinosis）やときにみられる**羽毛布団**によるものなどもある。本症はCoombs & Gell分類のアレルギー反応のうちⅢ型（免疫複合体型）ないしⅣ型（細胞性免疫型）の反応に基づいて起こる。抗原曝露後4～6時間後に発症し，皮内反応も数時間をピークとするアルサス型反応をとり，気管支肺胞洗浄液（BALF）および血清に抗原特異的な抗体を検出すること，急性期のBALF中に好中球の増加を認めることはⅢ型アレルギー反応を支持している。一方，肺に肉芽腫病変を認めるなどⅣ型反応の関与を示唆する所見もみられる。

■ 夏型過敏性肺炎

　高温・多湿のわが国の夏期に起こりやすい疾患で，中年女性に多い。トリコスポロン・アサヒ（*Trichosporon asahii*）およびトリコスポロン・ムコイデス（*T. mucoides*）が原因抗原で，木造建築物の腐木などに菌が増殖し，これを吸入して抗原が呼吸細気管支を中心に付着して非乾酪性**肉芽腫性病変**などを起こしてガス交換障害を来す病態である。発症様式と経過から**急性型・亜急性型・慢性型**に分けられる。前二者は抗原からの隔離で次第に軽快するが，慢性型は非可逆性で，病変は残存ないし進行して肺の線維化を来し呼吸不全に至る。

表23-2　過敏性肺炎の概略

推定抗原	塵埃源	病名
好熱性放線菌		
Micropolyspora faeni	かびた混合飼料	農夫肺
Thermoactinomyses candidus	汚染された換気装置	換気装置肺炎
非結核性抗酸菌		
Mycobacterium avium	循環風呂	NTMの過敏性肺炎
真菌		
Trichosporon asahii	かびた腐木	夏型過敏性肺炎
動物性タンパク		
トリ類タンパク	トリ糞	鳥飼病
化学物質		
イソシアネート	塗料触媒	イソシアネート肺

■ 症状と検査所見

夏期に咳・息切れ・発熱で発症し，呼吸困難感が徐々に進行する。"夏かぜ"として対処されて重症化することもある。胸部聴診で小水泡音（捻発音）を聴取し，血液検査でしばしば**白血球数増加**（好中球優位），**炎症反応亢進**，**低酸素血症**を認め，ときに本例のように血液LDH値の上昇を示す。肺機能検査では**拘束性換気障害**と**拡散能低下**を認める。経気管支肺生検は必須の検査ではないが，非乾酪性**類上皮細胞肉芽腫**の所見がみられる。BALFのリンパ球が著増し，CD4/CD8比は1.0以下が多い（農夫肺では逆）。

■ 胸部画像所見

急性型・亜急性型では胞隔炎を反映してびまん性の**すりガラス影**がみられ，小葉中心性病変による径1～5mm大の**粒状影**を混じる。小葉間間質の肥厚像がみられることもある。これらの所見が混在してみられるが，最も基本的な像はX線写真でもみられるすりガラス影である。一方，慢性型は微細な粒状影・索状影や蜂巣肺の所見を呈する。特発性間質性肺炎と類似するが上・中肺優位に分布するのが相違点である。

■ 診断

急性・亜急性型では発症時期，画像所見，経過，息切れなどの臨床症状と捻発音の所見で疑い，血清の抗トリコスポロン抗体の高値で診断する。トリコスポロン・アサヒの抗体は保険収載されている。帰宅試験（誘発検査）も診断確認に有用である。経気管支肺生検や気管支肺胞洗浄液検査は診断困難例で行う。慢性型は抗原を回避できなかった既診断例に多い。症状の増悪・軽快を繰り返す特発性間質性肺炎では本症の可能性を考慮する必要がある。

■ 治療法

抗原からの隔離が肝要で，入院が効果的治療法である。さしたる症状のない**軽症例**では無治療で経過を観察する（多くは数日で改善）。発熱と息切れがあるときは**副腎皮質ステロイド薬**を用いる。労作時のみに息切れがある**中等症例**ではプレドニゾロン相当量で20mg/日，本例のように38℃台の発熱ないし安静時息切れのある**重症例**では同30mg/日を投与し，著明な低酸素血症やチアノーゼのある例ではステロイド薬の**パルス療法**を行う。再発予防のためには風通しの改善などを含めた**居住環境の改良**が必須である。

間質性肺疾患(interstitial lung disease：ILD)は"病変の主座が肺胞・細気管支領域の間質にある疾患群"で，特発性間質性肺炎のように病変が肺に限局するものもあれば，膠原病にともなう肺病変のように全身疾患の分症としての病変の場合もある(**表1，図1**)。しばしば線維化が間質の広範囲に及んで肺容積の減少による拘束性換気障害を来し，さらにガス交換障害も加わって呼吸不全状態に陥る。

1 / 間質性肺炎

肺胞と肺間質領域に原因のいかんを問わず炎症性障害が起こり，その修復過程の異常にともなって線維化などを来す病態である。その内容として以下のような疾患がある。

ⓐ 特発性間質性肺炎

原因不明の間質性肺炎の総称で，内容として以下の7疾患がある。

特発性肺線維症：慢性的に肺の線維化が進行して呼吸不全に至る予後不良の疾患。胸部画像では下肺の胸膜直下を中心に網状・輪状がみられ，蜂巣肺が特徴的所見である。病変は徐々に中・上肺に進展する。

非特異性間質性肺炎 (nonspecific idiopathic interstitial pneumonia：NSIP)：リンパ球浸潤の多い間質性肺炎で，線維化が軽度のときには予後は比較的良好である。胸部画像所見は病型によっても異なるが，当初は局所性に淡いすりガラス陰影を呈し，進行すると線維化にともなう網状影などを認める。

急性間質性肺炎 (acute interstitial pneumonia：AIP)：びまん性肺胞障害を来す間質性肺炎で予後不良である(Hamman-Rich症候群)。胸部画像ではARDSを反映する斑状影が広範囲にみられる。

特発性器質化肺炎 (cryptogenic organizing pneumonia：COP)：急性・亜急性に起こる閉塞性細気管支炎をともなう器質化肺炎で，通常，薬物治療に反応する。胸部画像では多発性の斑状影ないし濃厚影を呈する。

リンパ球性間質性肺炎 (lymphocytic interstitial pneumonia：LIP)：間質にリンパ球浸潤をみる病態で，リンパ増殖性疾患ともみなされる。胸部画像では網状・輪状影が両側肺にびまん性にみられる。

剥離性間質性肺炎 (desquamative interstitial pneumonia：DIP)：末梢気腔に褐色色素を有するMφが充満する病態で，喫煙関連疾患である。胸部画像では下肺を中心にすりガラス陰影や斑状影が多発性にみられる。

呼吸細気管支炎間質性肺炎 (respiratory bronchiolitis-associated interstitial lung

表1　間質性肺疾患に属する主な疾患群

間質性肺炎 (interstitial pneumonia)
特発性間質性肺炎(idiopathic interstitial pneumonia)，ほか
二次性間質性肺炎 (secondary interstitial pneumonia)
膠原病肺(lung injury due to collagen vascular diseases)
薬剤性肺障害(drug-induced pneumonitis)
肉芽腫性疾患 (granulomatous diseases)
サルコイドーシス (sarcoidosis)
ランゲルハンス細胞組織球症 (Langerhans cell histiocytosis)
遺伝性疾患 (hereditary disorders)
ヘルマンスキー・パドラック病 (Hermansky-Pudlak disease)
結節性硬化症 (tuberous sclerosis)
全身性血管炎 (hereditary disorders)
多発血管炎性肉芽腫症〔ウェゲナー肉芽腫症 (Wegener's granulomatosis)〕
アレルギー性肉芽腫性血管炎(allergic granulomatous angitis)〕
その他の疾患 (others)
肺胞蛋白症 (pulmonary alveolar proteinosis)
アミロイドーシス (amyloidosis)

disease：RB-ILD）：疾病名の示すように両病変の合併した病態で，喫煙関連疾患である。胸部画像はびまん性のすりガラス陰影を呈する。

ⓑ 上葉優位型肺線維症 (pleuro-parenchymal fibroelastosis：PPFE)

両側上葉の胸膜直下の楔型のコンソリデーションが特徴的である。下肺野にUIPやNSIPをともなうこともある。体重減少と扁平胸郭をともないやすく，FVC，TLCは著明に減少する。

ⓒ 薬剤性肺障害

免疫機序ないし細胞傷害により起こる肺病変で，個々の症例でいずれの発症機序によるものかを識別するのは困難である。胸部画像所見は原因薬剤によって異なり，びまん性肺胞障害にともなう所見や器質化肺炎の像など多彩。

ⓓ 放射線肺炎

悪性腫瘍に対する放射線治療により起こる肺障害で，フリーラジカルがⅡ型肺胞上皮細胞などを傷害し線維化病変を来すものである。胸部画像では照射野に一致してエアブロンコグラムをともなう濃厚影を呈し，進展すると線維化による線状・網状影をみる。ときに病変が対側肺に出現することもある。

2 全身性疾患にともなう間質性肺疾患

以下に挙げるような疾患にともなって間質性肺病変がみられることがある。

ⓐ サルコイドーシス

サルコイドーシスは気管支・血管鞘に沿った部位に肉芽腫病変をみ，しばしば肺門・肺門リンパ節腫大をともなう病態で，慢性型では肺の線維化病変を来す。胸部画像では肺およびリンパ節病変による多彩な像がみられる。

ⓑ ランゲルハンス細胞性肉芽腫症

ランゲルハンス細胞などの浸潤によって肺内に多数の結節性病変を認める。しばしば一部の病変は嚢胞化する。胸部画像では辺縁の淡い多発結節影と嚢胞影を認める。

ⓒ ANCA関連血管炎

多発血管炎性肉芽腫症 (granulomatosis

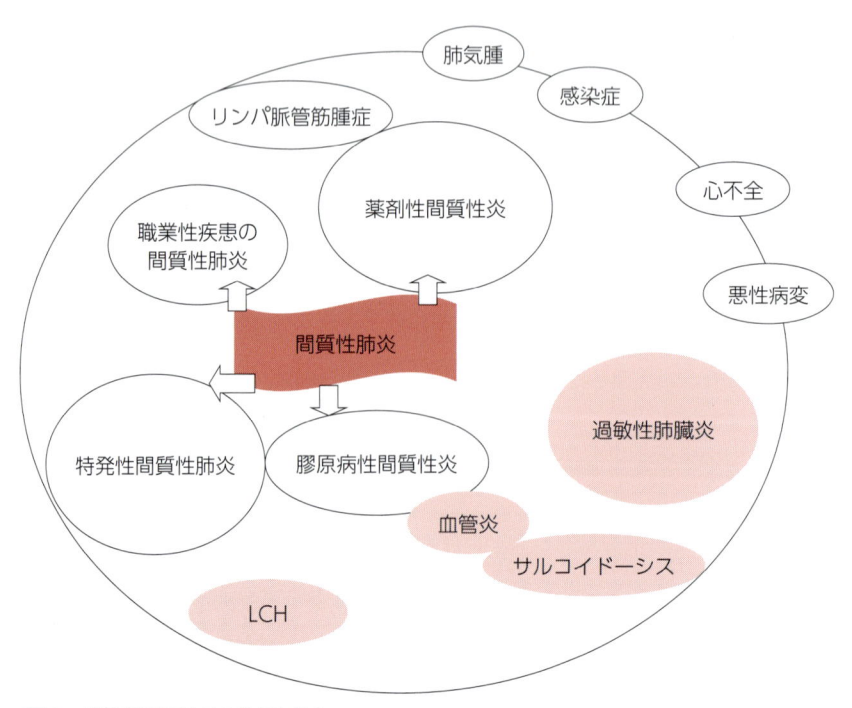

図1　間質性肺疾患の位置づけ

（長井苑子．間質性肺疾患とは．間質性肺疾患の外来診療．東京：医学書院，2007：1-3 より改変引用）

with polyangiitis：GPA)：GPAはかつてウェ
ゲナー肉芽腫症とよばれていた病態で，壊死性
肉芽腫と血管炎を特徴とする全身性疾患で，肺
や腎臓などに病変を来す。胸部画像では一部に
空洞化をともなうさまざまな大きさの結節影が
しばしば多発性にみられる。

好酸球性多発血管炎性肉芽腫症
(eosinophilic granulomatosis with
polyangitis：EGPA, Churg-Strauss症候群)：
先行症状として気管支炎喘息やアレルギー性鼻
炎がみられ，末梢血好酸球増多をともなって血
管炎を生じ，末梢神経炎，紫斑，消化管潰瘍，
脳梗塞・脳出血，心筋梗塞・心外膜炎などの臨
床症状を呈する疾患である。肺病変により網状
影や粒状影がみられることがある。

顕微鏡的多発血管炎(microscopic
polyangitis：MPA)：発熱，体重減少などの全
身症状とともに，組織の出血や虚血・梗塞によ
る徴候が出現する。壊死性糸球体腎炎が最も高
頻度であり，尿潜血，尿タンパクが出現し，血
清クレアチニンが上昇する。その他，皮疹(紫
斑，皮膚潰瘍など)，多発性単神経炎，関節痛，
筋痛などが高頻度でみられる。間質性肺炎(約
25％)や肺胞出血(約10％)を併発すると，咳，労
作時息切れ，喀血，低酸素血症などを来す。

ⓓ 膠原病にともなう肺病変

関節リウマチ(rheumatoid arthritis：RA)：
膠原病にともなう肺病変としてはRAにともな
うものが最も多い。間質病変や閉塞性細気管支
炎にともなう気道病変を来し，まれに肺に結節
性病変を認めることもある(Kaplan結節)。

多発性筋炎/皮膚筋炎(polymyositis der-
matomyositis：PM/DM)：半数程度で間質性
肺炎が起こりNSIPの像などをとる。抗MDA5

抗体陽性例では急速進行性の間質性肺炎を合併
しやすく予後不良である。抗Jo-1抗体，抗EJ抗
体，抗PL-7抗体，抗PL-12抗体などの抗ARS抗
体陽性例では，間質性肺炎は慢性経過が多く，
ステロイドや免疫抑制薬に対する治療反応性も
比較的良好である。

全身性強皮症(systemic sclerosis：SSc)：レ
イノー症状，皮膚硬化，肺線維症，強皮症腎ク
リーゼ，逆流性食道炎などがみられ，手指の屈
曲拘縮，肺高血圧症，心外膜炎，不整脈，関節
痛，筋炎，吸収不良，便秘，下痢，右心不全な
どが起こることがある。抗セントロメア抗体，
抗トポイソメラーゼⅠ(Scl-70)抗体，抗U1-RNP
抗体，抗RNAポリメラーゼ抗体などが検出され
る。

全身性エリテマトーデス(systemic lupus
erythematosus：SLE)：DNA-抗DNA抗体な
どの免疫複合体の組織沈着により起こる全身性
炎症性病変を特徴とする。胸膜炎は急性期によ
くみられる。間質性肺炎，肺胞出血，肺高血圧
症は頻度は高くはないが，予後不良の病態とし
て注意が必要である。

シェーグレン症候群：慢性唾液腺炎と乾燥性
角結膜炎を主徴とし，多彩な自己抗体の出現や
高γグロブリン血症を来す自己免疫疾患の一つ
である。肺にも間質性肺炎，気管支拡張症，多
発嚢胞性病変などがみられることがある。

ⓔ ヘルマンスキー・パドラック症候群

肺を冒す先天性疾患としてはマルファン症候
群など多数のものがあるが，ヘルマンスキー・
パドラック症候群は肺間質を冒す疾患として知
られている。本症はセロイドの先天性代謝異常
による疾患で，白子症などをともない，肺には
線維化病変がみられる。

24a 労作時息切れが徐々に進行した高齢の男性

症例　77歳の男性で，約3年前から労作時の息切れを自覚するようになり，近医で胸部異常影を指摘されていた。その後も息切れが徐々に増強してきたので当院に入院となった。

事務職の退職者で，粉塵吸入歴はなく，特記すべき既往疾患もない。喫煙指数800の既喫煙者（20～60歳）でアルコール摂取は機会飲酒程度である。生活環境に特記すべき問題はない。

呼吸困難感を訴え，Sp_{O_2}は90%（室内気）。胸部聴診では両側下肺背側に吸気時の小水泡音を聴取する。下腿浮腫や神経学的異常所見はない。検査所見では拘束性換気障害と低酸素血症がみられる。

表24a-1　入院時検査成績

WBC 8,330/mm³	Cr 0.49 mg/dL
Neut 81.4%	CRP 0.17 mg/dL
Lymph 13.1%	KL-6 685 U/mL
Mono 3.1%	SP-D 205 ng/mL
Eos 2.3%	VC 1.74 L (59%)
Baso 0.1%	PFT
RBC 280×10⁴/mm³	FVC 1.76 L (59%)
Hb 11.8g/dL	FEV₁ 1.63 L (89%)
Hct 34.2%	D_LCO 2.48 mL/min/
Plt 9.3×10⁴/mm³	mmHg (20%)
TP 8.4 g/dL	BGA
Alb 4.7g/dL	Pa_O2 56 mmHg
T-Bil 1.0 mg/dL	Pa_CO2 45 mmHg
AST 25 U/L	pH 7.41
ALT 13 U/L	HCO₃⁻ 28 mmol/L
BUN 8 mg/dL	

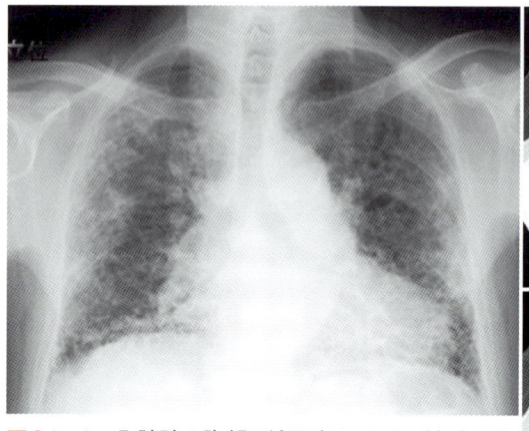
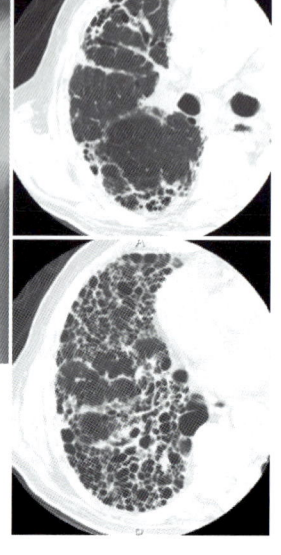

図24a-1　入院時の胸部X線写真とHRCT（右中・下肺：肺の条件）

A1 胸部X線写真では両側肺の末梢優位にすりガラス影と網状・輪状影が肺容量の減少をともなってみられる。胸部CT（中肺）で，胸膜直下優位に網状影，輪状影，および牽引性気管支拡張所見がみられ，病変の分布は不均一である。肺底部のCTでは胸膜下の蜂巣肺を含む間質性陰影が広範囲にみられる。

A2 臨床診断（血清の間質病変マーカの測定）。

A3 対症療法。

本例の経過： 両側肺の末梢に蜂巣肺をともなう広範な間質性陰影を呈する症例では間質性肺炎の鑑別診断になり，粉塵曝露歴，膠原病などの背景疾患や薬物服用歴をみる。本症ではこれらの背景因子はみられず除外診断的に特発性肺線維症（idiopathic pulmonary fibrosis：IPF）と診断した。心臓超音波検査での推定右室収縮期圧は48.8 mmHgと軽度の肺高血圧症もみられた。本症の鑑別には肺生検による病理診断が望ましいが，蜂巣肺が顕著で通常型間質性肺炎（usual interstitial pneumonia：UIP）パターンを呈するときはIPFと臨床診断する。本例では6分間歩行検査では開始50秒でSpO_2 84%まで低下したので検査を中止した。在宅酸素療法（安静時2L/min，労作時4L/min）を導入した。

特発性肺線維症

■ 本症の特徴

慢性かつ進行性の経過をたどり，高度の線維化が進行して不可逆性の蜂巣肺形成を来す原因不明で予後不良の疾患である。主に高齢者に発症し，病変は肺に限局する。線維化病変は肺胞領域から徐々に進行し，英国ではcryptogenic fibrosing alveolitis（CFA）とよばれる。

■ 症状と検査所見

乾性咳，労作時呼吸困難が主な症状で，診断前に症状が半年以上続いていることが多い。肺の聴診では，通常，肺底部に捻髪音〔crepitation；小水泡音（fine crackles）〕を聴取する。ばち指が30～60%でみられ，進行例では安静時の低酸素血症に加えて肺高血圧，浮腫など右心不全徴候を呈する。

IPF症例で1カ月以内の呼吸困難の増悪，HRCTで新たなすりガラス影・浸潤影の出現，動脈血ガスで10mmHg以上の低下を認めたときは，感染症や心不全などを除外できれば急性増悪とする。その場合，一般に原因不明のものを指すが，経口ステロイド薬の減量や手術など誘因を推定できることもある。急性増悪例の予後は不良で，死亡率80%とする報告もある。

血液検査ではしばしばKL-6，SP-D，SP-A，LDHの上昇を認め，診断，疾患活動性や治療反応性の評価に有用である。ただし特異的なものではなく，KL-6は肺癌でも上昇する。呼吸機能検査では拘束性障害を呈し，肺拡散能力も進行とともに低下して労作時の低酸素血症が顕著となる。IPFを含む特発性間質性肺炎は指定難病であるが，安静時$PaO_2$70～80mmHgでも6分間歩行検査中のSpO_2の最低値が90%未満のときは重症例と判定され，医療費助成の対象となり得る。

■ 画像所見

胸部X線写真では両側中・下肺野の外側優位にびまん性の網状・輪状影を認め，多くで肺の容量減少をともなう。通常，融合性の肺胞陰影や胸膜病変はみられない。HRCTでは病理所見を反映した不均一性の陰影が特徴で，すりガラス影，小葉間間質の肥厚，牽引性気管支拡張，蜂巣肺などの所見が混在する。病初期には背側末梢の非区域性分布を示すが，進行すると病変はほぼ全肺に認められるようになる。

■ 診断

IPFの診断は**図24a-2**のフローチャートに従って，まず原因の特定できる間質性肺疾患，たとえば過敏性肺炎や石綿肺などの環境・職業性曝露に起因する疾患，膠原病，薬物性肺障害を除外する必要がある。次いでHRCT所見に従って，UIPに合致する所見とUIPとは矛盾する所見（inconsistent with UIP pattern）の有無に従って判断する（**表24a-2**）。可能な症例では

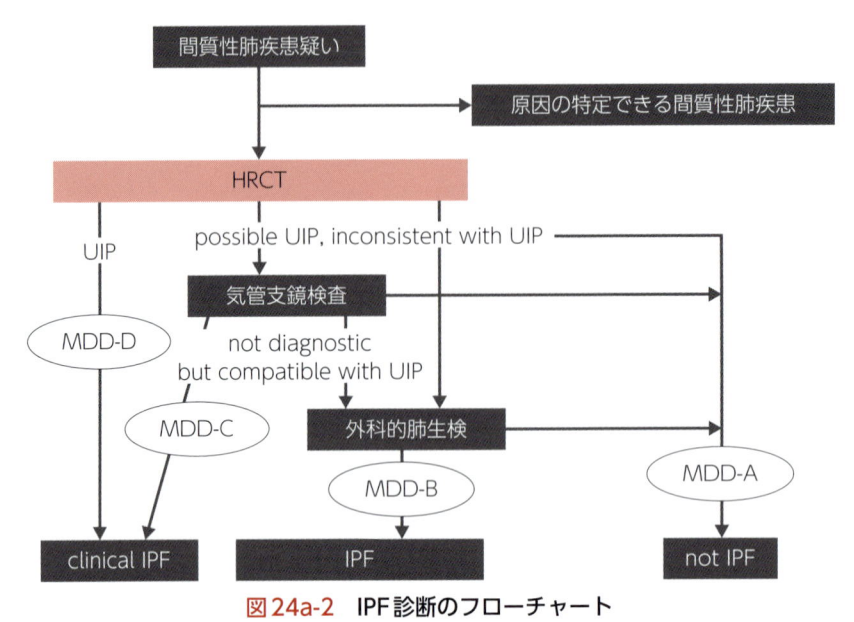

図24a-2　IPF診断のフローチャート

MDD (multidisciplinary discussion) の取り扱い
MDD：下記のとおり，呼吸器内科医，画像診断医，病理診断医が総合的に判断する.
　MDD-A：画像上他疾患が考えられる場合，気管支鏡検査あるいは外科的肺生検で他
　　　　　疾患が見込まれる場合.
　MDD-B：外科的肺生検は積極的UIP診断の根拠になる場合が多いため，患者のリス
　　　　　クを勘案のうえ，可能なかぎり施行する.
　MDD-C：IPF症例で非典型的な画像 (蜂巣肺が不鮮明など) を約半数で認めるため*，
　　　　　呼吸機能の低下など，進行経過 (behavior) を総合して臨床的IPFと判断す
　　　　　る症例がある.
　MDD-D：病理検査のない場合の適格性を検討する.
　各MDDにおいて最終診断が変わりうる可能性がある.
　*Sverzellati N：Respir Res 2013；14 (Suppl 1)：S3
〔日本呼吸器学会びまん性肺疾患診断・治療ガイドライン作成委員会，編. Ⅱ. 診断の進
め方. 特発性間質性肺炎診断と治療の手引き (改訂第3版). 東京：南江堂，2016：5-43
より改変引用〕

表24a-2　IPFのHRCTクライテリア

UIP pattern (4項目すべて)	possible UIP pattern (3項目すべて)	inconsistent with UIP pattern (UIPに矛盾する項目，1つでもあれば)
・胸膜直下優位な分布 ・網状影 ・蜂巣肺 ・UIPに矛盾する項目なし	・胸膜直下優位な分布 ・網状影 ・UIPに矛盾する項目なし	・上・中肺野優位 ・気管支血管束周囲に優位 ・広範なすりガラス影 (網状影より広い) ・多数の微小結節 (両側性，上肺優位) ・孤発嚢胞 (多数，両側性，蜂巣肺より離れた場所) ・びまん性mosaic濃度/air-trapping (両側性，3葉以上) ・区域性浸潤影

〔日本呼吸器学会びまん性肺疾患診断・治療ガイドライン作成委員会，編. Ⅲ. IIPs各疾患の概念と診断・治療. 特
発性間質性肺炎診断と治療の手引き (改訂第3版). 東京：南江堂，2016：45-110より改変引用〕

外科的肺生検 (surgical lung biopsy：SLB) を実
施する. なお画像所見で典型的なUIPパターン
を示す場合にSLBは不要である. HRCT所見と

SLB所見が得られたら，呼吸器内科医，画像診
断医，病理医による集学的検討
(multidisciplinary discussion：MDD) を行って

表24a-3　IPF/UIPの主な鑑別診断

IIPsのほかの病型，特にfibrotic NSIP
膠原病肺
石綿肺
慢性過敏性肺炎
ヘルマンスキー・パドラック症候群
薬物性肺障害
無気肺硬化

〔日本呼吸器学会びまん性肺疾患診断・治療ガイドライン作成委員会，編．Ⅲ．IIPs各疾患の概念と診断・治療．特発性間質性肺炎診断と治療の手引き（改訂第3版）．東京：南江堂，2016：45-110より改変引用〕

診断を導いていく。

　UIPの病理学上の特徴は，①1つの二次小葉内で，正常の肺胞組織から，進行した線維化所見までの，新旧の病変が混在するtemporal or spatial heterogeneity（空間的時間的多彩さ）と，②病変が小葉（細葉）の辺縁に強いこと（小葉・細葉辺縁性分布）であり，画像所見で特徴とする蜂巣肺は含まれない。一方，HRCT診断クライテリアとして**表24a-2**で示したように，それぞれの所見の有無に従ってUIP pattern，possible UIP pattern，inconsistent with UIP pattern（矛盾する項目）との3グループに整理された。これらの所見をMDDで総合的に判断して診断を行う。なお，IPF/UIPの主な鑑別診断を**表24a-3**に挙げた。

■ 治療法

　近年，抗線維化薬に分類されるピルフェニドンとニンテダニブが肺活量の経年的低下を抑制し，急性増悪も減少させる可能性があることが報告されている。前者では抗線維化作用に加えて抗炎症，抗酸化作用など多彩な作用を有し，光線過敏や消化器症状などの副作用の頻度が高いのに対し，後者はチロシンキナーゼ阻害薬で副作用が比較的少ないとされる。

　一方，慢性期におけるステロイドや免疫抑制薬の有効性を示すエビデンスは乏しく，現状では急性増悪時に投与されることが多い。ステロイドパルス療法が急性増悪に有効なこともあるが，その場合でも平均生存期間は約6カ月程度である。増悪後のステロイド治療継続症例では真菌感染などが問題となるケースも多い。低酸素血症（労作時を含む）や肺高血圧を合併した場合には在宅酸素療法を検討する。有効性を示すエビデンスには乏しいが，肺高血圧を合併した症例では有用と考えられ，QOLの改善を期待できる。本例はピルフェニドン承認（2008年）前の症例のため，抗線維化薬は考慮されなかった。

参考文献
1) 日本呼吸器学会びまん性肺疾患診断・治療ガイドライン作成委員会，編．特発性間質性肺炎診断と治療の手引き（改訂第3版）．東京：南江堂，2016.

24b 約2週間の経過で息切れが増強した初老の女性

Q1	胸部画像の特徴は？
Q2	診断のための検査は？
Q3	治療は？

症例 　65歳の女性で，骨粗鬆症で加療中であった。6年前に胸部X線写真で両側びまん性の陰影を指摘されたが，自覚症状がなかったので放置されていた。約2週間前から労作時の息切れを自覚するようになり，徐々に増強してきたので当院を受診した。経過中に発熱や感冒様症状はみられなかった。

　専業主婦で，喫煙歴・飲酒歴はない。

　体温37.1℃，SpO_2 93%（室内気），胸部聴診では右優位に背側で小水泡音を聴取する。下腿の浮腫やばち指はみられず，神経学的異常所見もみられない。血液検査で間質性病変マーカの軽度上昇を，肺機能検査で軽度の拘束性換気障害と拡散能の軽度低下を認めた。

表24b-1　入院時検査成績

RBC 436×10⁴/mm³	Cr 0.51 mg/dL
WBC 9,220/mm³	Na 140 mEq/L
Neut 67.2%	K 4.0 mEq/L
Lymph 24.0%	Cl 104 mEq/L
Mono 6.0%	CRP 2.33 mg/dL
Eos 2.6%	KL-6 1,105 U/ml
Baso 0.2%	BGA
Hb 12.8 g/dL	PaO_2 81 mmHg
Hct 39.3%	$PaCO_2$ 39 mmHg
Plt 343×10⁴/mm³	pH 7.43
TP 7.2 g/dL	HCO_3^- 25 mmol/L
Alb 3.6 g/dL	PFT
T-Bil 0.4 mg/dL	%VC 76%
AST 26 U/L	%DL_{CO} 61%
ALT 13 U/L	6分間歩行距離 110m
BUN 11 mg/dL	SpO_2 最低値 86%

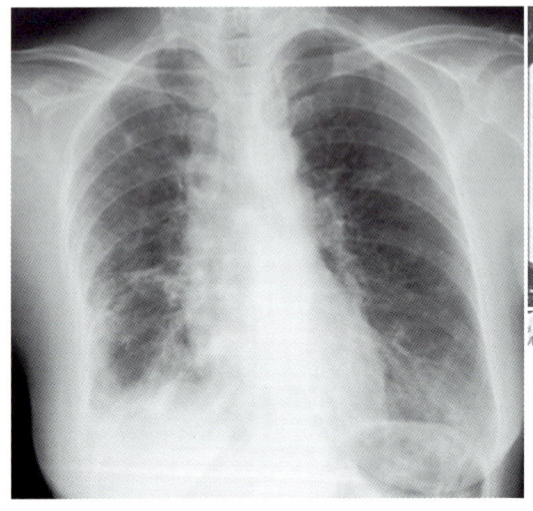

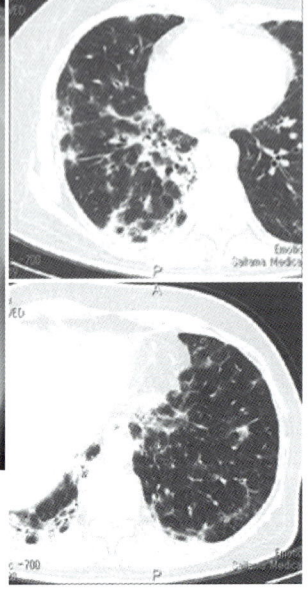

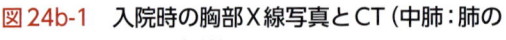

図24b-1　入院時の胸部X線写真とCT（中肺：肺の条件，上肺：縦隔条件）

A1	胸部X線写真では両側下肺野の末梢にすりガラス影を認める。病変は右下肺優位で中枢よりに索状影と斑状影もみられ, 肺容量減少をともなっている。右下肺のHRCTでは気管支血管束周囲と胸膜側に浸潤影を認め, 一部で牽引性気管支拡張所見もあるが蜂巣肺はみられない。左下肺では異常所見は右よりも軽微で, すりガラス影が主体である。一部に胸膜から少し離れた位置にcurvilinear shadowもみられる。
A2	経気管支肺生検。
A3	経口ステロイド薬。

本例の経過: 両側肺のびまん性間質性陰影を呈する症例では間質性肺炎の鑑別診断になる。粉塵曝露歴, 背景の膠原病の有無などを検討するが本例ではこれらはみられず, 炎症反応の軽度亢進, 自己抗体の陽性, 間質性肺炎マーカーの上昇と軽度の拘束性換気障害と画像所見から特発性ないし非特異的間質性肺炎 (NSIP) を疑った。BALでリンパ球24% (CD4/CD8=0.29) ＜Mφ61%, 好中球11%, 好酸球4%＞とリンパ球比率の増加がみられ, 経気管支肺生検の軽度の線維化と炎症細胞浸潤の所見とあわせてNSIP (急性増悪) と診断した。ステロイド薬とシクロホスファミドのパルス療法で改善をみた。

非特異性間質性肺炎

■ 本症の特徴

特発性肺線維症 (idiopathic pulmonary fibrosis: IPF) は特発性間質性肺炎 (idiopathic interstitial pneumonia: IIP) の代表的疾患であるが, IIPには**表24b-2**に示す疾患がある。それぞれに経過や画像所見などに一定の特徴があるが, 本例の画像所見とBAL所見は非特異性間質性肺炎 (nonspecific interstitial pneumonia: NSIP) に合致するものである。

NSIPの診断には外科的肺生検による病理学的検査が必要で, その特徴は空間的・時相的に均一な病変分布を示すことである。

本症の予後は一般にIPFの場合よりも良好で, 5年生存率82%である。関節リウマチなどに合併する膠原病肺でも組織学的にNSIP所見を呈することがある。

本症は細胞浸潤が著明なcellular NSIP と線維化主体のfibrotic NSIPに分類され, 前者のほうが予後良好である。平均年齢50歳前後で女性にやや多く, 非喫煙者の頻度が60〜70%である。

■ 症状と検査所見

咳, 労作時息切れに加えて発熱, 体重減少がみられることがある。身体所見では, しばしば小水泡音を聴取するが, ばち指の頻度はIPFより低い (8〜52%)。関節痛や皮診などの膠原病様の症状が認められるケースが10%程度ある。

経過としては発症から診断までの期間は平均6カ月とされ, 数年の経過を示すこともある。急速進行例や慢性に経過し, 急性増悪する症例もある。血液検査では間質性肺炎のマーカやLDHの上昇の他に白血球数増加やCRP上昇をともなうことがある。呼吸機能検査では拘束性障害と拡散能力低下がみられる。BALではリンパ球比率の上昇 (30〜60%), CD4/CD8の低下を認め,

表24b-2　特発性間質性肺炎の分類

主要な特発性間質性肺炎
　特発性肺線維症 (IPF)
　非特異性間質性肺炎 (NSIP)
　呼吸細気管支炎をともなう間質性肺疾患
　(respiratory bronchiolitis-associagted interstitial lung disease: RB-ILD)
　剥離性間質性肺炎
　(desquamative interstitial pneumonia: DIP)
　特発性器質化肺炎
　(cryptogenic organizing pneumonia: COP)
　急性間質性肺炎
　(Acute interstitial pneumonia: AIP)
まれな特発性間質性肺炎
　リンパ球性間質性肺炎
　(lymphoid interstitial pneumonia: LIP)
　上葉優位型肺線維症
　(pleuroparenchymal fibroelastosis: PPFE)
分類不能型間質性肺炎 (unclassifiable IIPs)

(Travis WD, et al. An Official American Thoracic Society/European Respiratory Society Statement: Update of the International Multidisciplinary Classification of the idiopathic interstitial pneumonias. Am J Respir Crit Care Med 2013より改変引用)

軽度の好中球，好酸球比率の増加もみられる。

■ 画像所見

病変は両側下肺の背側優位に分布し，すりガラス影や浸潤影が主体で，気管支血管束周囲にみられ，胸膜から少し離れた部分にみられることが多い（subpleural curvilinear shadow）。線状影は同次元の気管支血管側周囲の無気肺が連なったもので，間質性病変の初期にみられる非特異的所見である。所見が肺全体に均一であることが特徴である。肺容量の減少をともなう場合が多い。fibrotic NSIPではしばしば牽引性気管支拡張が目立つことが多いが，蜂巣肺はあっても軽微にとどまる。

■ 診断

確定診断には外科的肺生検が必要とされ，臨床・放射線・病理の三者による総合判断が望ましい。ただし，治療開始後に専門施設を受診する例，病態末期で肺生検の意義が乏しい例，肺高血圧症の合併などリスクの高い例もあり，また患者が希望しないこともあって，外科的肺生検の施行頻度は必ずしも高くない。肺生検組織でみられる所見としては，病変が均一な分布で，肺構造の改築は軽度で，線維化は壁在型，閉塞型主体で疎なものが多く，蜂巣肺はあっても小型で平滑筋増生は少ない，などが特徴的所見である。cellular NSIPでは間質にリンパ球，形質細胞の浸潤を認める。特発性とするには膠原病，過敏性肺炎，薬剤性肺障害などによるものであることを除外する必要があり，また，**表24b-2**に掲げたような他の特発性間質性肺炎との鑑別も重要である。

■ 治療法

一般にステロイド薬が有効な症例が多く，その意味で本症の診断は重要である。通常はプレドニゾロン相当量として0.5〜1.0mg/kgを初期量として，漸減する。ただし，fibrotic NSIPではIPF同様に難治例が多くステロイドとシクロスポリンまたはシクロホスファミドの併用が有効とする報告もある。本例では両者のパルス療法を行ったが，その後は増悪もなく線維化の進行も軽微で経過良好であり，cellular NSIPの要素を含んでいたものと推察された。

参考文献

1) Travis WD, Costabel U, Hansell DM, et al. An Official American Thoracic Society/European Respiratory Society Statement: Update of the International Multidisciplinary Classification of the idiopathic interstitial pneumonias. Am J Respir Crit Care Med 2013; 188: 733-48.
2) 日本呼吸器学会びまん性肺疾患診断・治療ガイドライン作成委員会，編. 特発性間質性肺炎診断と治療の手引き（改訂第2版）. 東京：南江堂，2011.

CASE

25 急性上気道炎の治療中に息切れをみた初老の男性

Q1 胸部画像の特徴は？
Q2 診断のための検査は？
Q3 治療は？

症例　65歳の男性で，6日前（5月中旬）に咳が出るようになって近医を受診した。抗菌薬・去痰薬などを処方されて静養していたところ4日前に急に呼吸困難が出現し，他院を経由して当院に入院した。

　教員で，59歳時から高血圧で治療中である。喫煙歴はなく，アルコール摂取は機会飲酒程度である。ペット飼育歴がある。住居は築20年の木造家屋で日当たりは良好。

　意識清明で体温は36.9℃。血圧は150/90 mmHgで脈拍96回/分。心音は清で，呼吸音では両側下背部に小水泡音を聴取した。表在リンパ節は触知せず，四肢に浮腫はみられない。検査で高度の低酸素血症と炎症反応の亢進を認めた。

表25-1　入院時検査成績

RBC 372×10⁴/mm³	LDH 203 U/L
WBC 7,300/mm³	CK 63 U/L
Neutro 84.3%	T-Chol 206 mg/dL
Lymph 9.2%	γ-GTP 47U/L
Mono 0%	BUN 18.8 mg/dL
Eos 0.5%	Cr 1.02 mg/dL
Baso 0.5%	Na 141 mEq/L
Hb 11.9 g/dL	K 3.2 mEq/L
Hct 38.9%	Cl 106 mEq/L
Plt 13.9×10⁴/mm³	CRP 5.12 mg/dL
TP 7.1 g/dL	BGA
Alb 4.2 g/dL	PaO_2 74 mmHg
T-Bil 0.3 mg/dL	PaCO_2 32 mmHg
AST 19 U/L	pH 7.42
ALT 15 U/L	HCO_3^- 21 mEq/L
ALP 239 U/L	（O_2吸入 8 L/min）

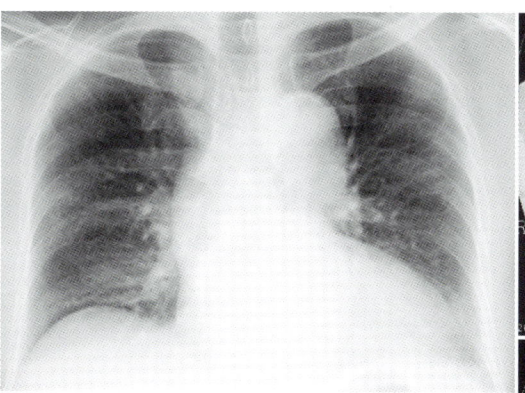
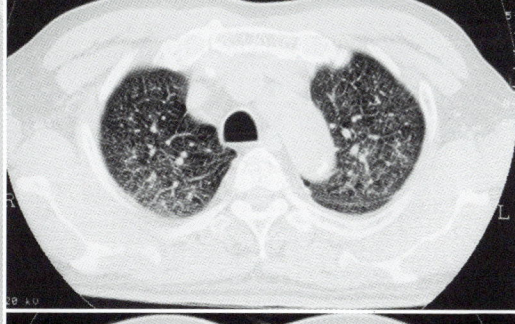
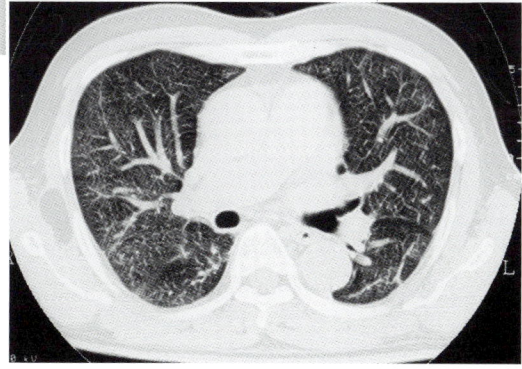

図25-1　入院時の胸部X線写真と胸部CT（上・下肺：肺の条件）

A1 胸部X線写真で両側肺にびまん性の淡いすりガラス陰影を認め，CTで小粒状影からなる淡いすりガラス陰影が全肺にみられる。一部に索状影 (curvilinear shadow) もみられる。肺の縮みはなく，胸水貯留やリンパ節腫大もない。

A2 発症経過の分析・経気管支肺生検。

A3 可能性のある薬剤の中止。

本例の経過： びまん性すりガラス影を呈し呼吸不全を来す病態にはニューモシスチス肺炎 (PCP) などの感染症，肺水腫などの心疾患，薬剤性肺障害や過敏性肺炎，急性呼吸窮迫症候群などがあり，発熱や炎症反応亢進の有無，および発症後の経過を分析して鑑別診断を進める。発熱や免疫不全などの背景疾患はなくPCPは否定的で，心不全を示唆する所見も認めず，経過から生活環境や薬剤など外来因子の影響による可能性が高いと判断した。感冒治療薬として服用した漢方薬による薬剤性肺障害を疑って服用を中止し症状は改善した。

薬剤性肺障害

■ 本症の特徴

薬剤性肺障害 (drug-induced lung disease) は薬剤の影響により起こる肺病変の総称で，これを来しやすい薬剤として**表25-2**に挙げるようなものがある。その発症頻度は明らかでないが，副作用報告のなかで占める割合は数％程度とされる[1]。病変部位は肺の他に胸膜などもあり，より広くは "drug-induced disease of the thorax" とよばれる。

肺病変の発症機序は十分に解明されてはいないが，タイプとして，薬剤が細胞傷害性に作用して肺障害を来すものと，アレルギー機序により肺病変を惹起するものに大別される。前者としては抗癌薬によるものなどがあり，この場合，用量依存的に発症する。

病態としては，器質化肺炎 (OP)，間質性肺炎，過敏性肺炎 (HP)，非心原性肺水腫 / 急性肺障害 / 成人呼吸窮迫症候群 (ARDS) などの臨床病変がある (**表25-3**)。発症までの期間は鎮痛消炎薬や抗菌薬では1〜2週間と短いことが多く，漢方薬やインターフェロンでは2カ月程度，金製剤では数カ月程度を要するとされる。

■ 症状と検査所見

病態によりさまざまであるが**咳・息切れ・発熱**で発症することが多く，ときに本例のように**呼吸不全**の状態に陥る。検査所見は一定しない

表25-2　肺障害を起こしやすい薬剤

抗癌薬
　ブレオマイシン
　シクロホスファミド
　メトトレキサート
　ブスルファン
　ゲフィチニブ
抗菌薬
　セフェム系
　テトラサイクリン系
　ペニシリン系
降圧・利尿薬
　メチルドパ
　メチアジド系
その他の薬剤
　金製剤
　心血管作動薬 (アミオダロン)
　抗てんかん薬
　消炎・鎮痛薬
　ペニシラミン
　インターフェロン製剤
　漢方薬 (小柴胡湯など)

表25-3　薬剤性肺・胸膜病変

1. 器質化肺炎/好酸球性肺炎：抗菌薬など多くの薬剤
   急性/亜急性に発症して治療に反応しやすい。
2. 間質性肺炎：金製剤・抗不整脈薬・漢方薬など
   NSIPなど各種間質性肺炎の像。
3. 過敏性肺炎：ペニシラミン (抗リウマチ薬) など
   しばしば間質性肺炎の像と混在。
4. 肺水腫 /ARDS/DAD：ゲフィチニブや鎮痛薬など
   急性に発症し初回投与時にも起こりえる。
5. 肺胞出血：抗癌薬や免疫抑制薬など
   凝固能の低下などにともなって起こる。
6. 肺血管病変：食欲低下薬 (サプリメント) など
   肺高血圧などを惹起する。
7. 気道病変：ペニシラミン (抗リウマチ薬) など
   気道壁の線維化により閉塞性障害を来す。
8. 胸膜病変：ヒドラジド (INH) など
   薬剤誘起性ループスの分症としてなど。

が，血液検査ではCRP陽性などの**炎症反応の亢進**，KL-6などの間質性肺病変マーカーの高値，**肝酵素**や**LDH**の高値などがみられ，進展すると動脈血ガス分析でⅠ型**呼吸不全**の所見を呈するようになる。

■ 画像所見

病理的に"器質化肺炎（OP）"タイプ（MTXなど），"非特異性間質性肺炎（NSIP）"タイプ（多くの薬剤），"過敏性肺炎（HP）"タイプ（MTXなど），"びまん性肺胞傷害（DAD）"タイプ（gefitinibなど）などの所見がみられ（**表25-3**），画像ではこれらに対応して"まだらな濃厚影"，"すりガラス陰影"や"斑状影"などがみられる。

■ 診断

特異的な症状・検査／画像所見はないので確定診断には困難がともなうが，進展すると非可逆的になるので，診断難渋例では早期に本症の可能性を考えることが重要である。その際，**薬剤服用歴**の聴取が肝要であるが，病因として意識していないこともある点に注意する。本例でも感冒罹患時にしばしば**漢方薬**（乙字湯）を服用

していたことが入院後に判明し，これを中止して改善した。

病理検査や気管支肺胞洗浄液（**BALF**）検査は診断決定的所見を示すわけではないが，感染症などとの鑑別に有用である。組織学的には上記のように種々の所見がみられる。薬剤によるリンパ球刺激試験（drug-induced lymphocyte stimulation test：**DLST**）は，診断に一定程度寄与するが決定的情報を与えるわけではない。薬剤の中止で改善すれば診断の助けになる。再服用による誘発試験は危険をともなうので原則として行わない。

■ 治療法

原因薬剤の中止が肝要である。予後はさまざまで，服用中止で改善することもあるが，副腎皮質ステロイド薬が必要になることも少なくない。その際に"OP"タイプの場合は反応が良好で，"DAD"タイプでは予後不良である。後者では免疫抑制薬を併用しても改善が得られず致死的になることもある。

参考文献

1) 中川和子，宮島真央，安藤正幸，薬剤誘起肺疾患：最近の問題；発生頻度，疫学. THE LUNG perspectives 1999；7：131-5.

26 健康診断で胸部異常影を発見された霧視のある中年の男性

Q1	胸部画像の特徴は？
Q2	診断のための検査は？
Q3	治療は？

症例 　31歳の男性で，約半年前（5月）に霧視を自覚し，最近，これが増強していたところ，健康診断の胸部画像で異常を指摘されて受診した。

　システム・エンジニアで粉塵曝露はなく特記すべき既往疾患もない。喫煙指数220の喫煙歴があり，アルコール摂取は機会飲酒程度。

　身長172cm，体重63kgで全身状態は良好。身体所見では胸部聴診を含めて異常はなかった。血液検査では特別の異常を認めず，肺機能検査でも異常はみられなかった。ツベルクリン反応は陽性。眼科で両側のぶどう膜炎の所見（左側優位）と眼圧上昇（35 mmHg）を認めた。

表26-1　入院時検査成績

RBC 485×10⁴/mm³	BUN 12.3mg/dL
WBC 3,900/mm³	Cr 0.88 mg/dL
Neut 68%	Na 141 mEq/L
Lymph 22%	K 4.2 mEq/L
Mono 5%	Cl 105 mEq/L
Eos 3%	CRP 0/3 mg/dL
Baso 1%	ESR 10 mm/hr
Hb 15.0 g/dL	ACE 11.1 U/L
Hct 42.7%	sIL-2 1,560 U/mL
Plt 227×10⁴/mm³	PFT
TP 7.1 g/dL	VC 3.96 L (95%)
Alb 4.8 g/dL	FEV₁ 3.83 L (92%)
T-Bil 0.42 mg/dL	FEV₁% (G) 90%
AST 21 U/L	DLCO 26.4 mL/min/
ALT 20 U/L	mmHg (100%)

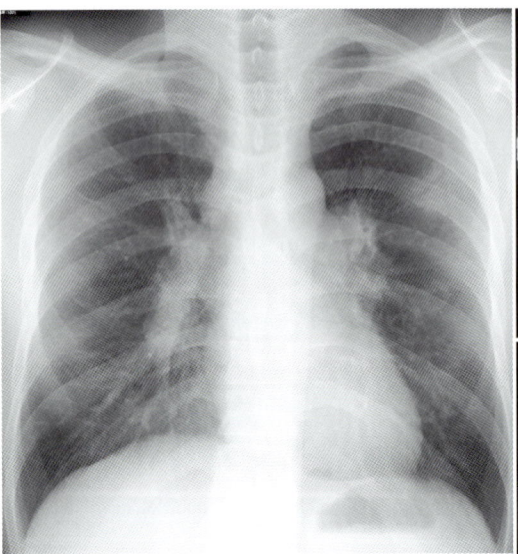
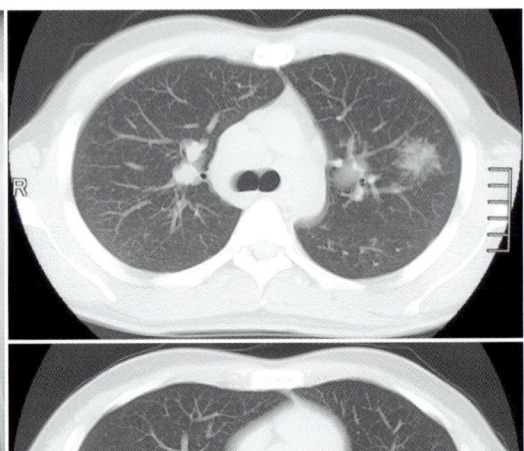
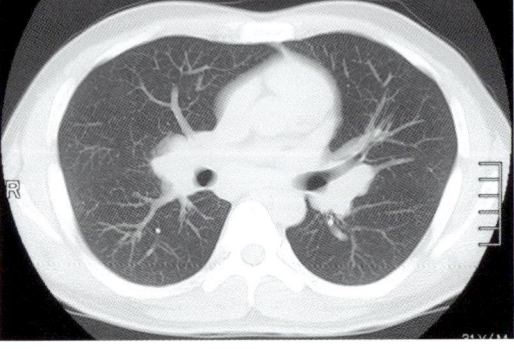

図26-1　入院時の胸部X線写真とCT（上肺と中肺：肺の条件）

A1 胸部X線写真で左中肺に淡い斑状影がみられ，両側肺門・縦隔リンパ節腫大(bilateral hilar lymphadenopathy：BHL)をともなっている。CTで左肺舌区の外側領域に2cm程度大で辺縁が不鮮明な淡い綿花状陰影を認め，散在性の小粒状影とBHLもみられる。

A2 経気管支肺生検。

A3 副腎皮質ステロイド薬。

本例の経過：BHLと肺の多発結節影(斑状影)を呈する疾患としては結核などの感染症，珪肺症などのじん肺症，肺癌やリンパ腫などの腫瘍性疾患およびサルコイドーシスなどがある。本例のように比較的若年で症状に乏しいときはサルコイドーシスの可能性が高く，霧視や皮疹はこれを裏付ける。経気管支肺生検で壊死をともなわない類上皮細胞性肉芽腫を認めて診断を確定し，自然経過で軽快した。本症の典型的な軽症例である。

サルコイドーシス

■ 本症の特徴

　乾酪壊死をともなわない**類上皮細胞肉芽腫病変**が肺その他の臓器に出現する**原因不明の全身性疾患**で，本邦における有病率は人口10万人当たり数人程度，発生頻度は1弱程度である。罹患臓器としては肺と肺門縦隔リンパ節が最も多く，皮膚，眼がこれに次ぎ，その他に腎臓・神経組織や心臓がある。かつては健康診断の胸部画像のBHLで発見される若年者例が多かったが，若年者の健診頻度が低下したこともあり，現在では各種**肺外病変**による症状を訴えて発見される例が多い。

　本症の発症誘因としてアクネ菌など各種微生物が挙げられているが，外因はさまざまで，むしろ宿主の免疫反応の異常にともなって起こる疾患と思われる。

■ 症状と検査所見

　症状は罹患臓器による。多いのは肺病変であるが，本邦例では画像所見の拡がりのわりに症状に乏しく，この点はランゲルハンス細胞組織球症と同様である。ただし肺に広範な線維化病変を来した進展例では**拘束性換気障害**による**労作時息切れ**が起こり，また，気管支拡張や空洞病変を来した重症例ではこれら脆弱部位がアスペルギルス感染の温床になり**喀血**などの症状を来す。

　肺外病変による症状としては**ぶどう膜炎**によ
る**霧視**などの**眼症状**が多く，次いで結節型や局面型などの**皮疹**があり，まれに痛みなどの**神経症状**や心臓病変による**不整脈**などを呈することもある。不整脈はときに致死的になり，伝導障害のある症例では慎重に経過をみる必要がある。血液検査の異常は少ないが，新鮮例ではしばしば血清**アンジオテンシン変換酵素**(angiotensin converting enzyme：**ACE**)活性の上昇がみられ，診断の傍証，病勢の指標として有用である。

■ 画像所見

　BHLが特徴的な所見で，ガリウムシンチグラフィなどでもこれを確認することができる。肺病変として多発性の**粒状影**ないし**結節影**を認めることもあり，小粒状影が全肺に散布性に拡がって粟粒結核などとの鑑別が問題になることもある。肺病変は(肺内のリンパ組織を反映して)**気管支・血管鞘**に沿って拡がることが多い。本例でみるように一定程度の拡がりの淡い陰影(**綿状影**)がみられることがあり，また，極めてまれに**塊状影**を呈する例もある。長期経過した症例では線維化による**線状・網状影**が肺容積の縮小をともなってみられる。

　本症の肺病変については，かつて病変は肺門リンパ節に始まり肺内に拡大すると考えられた

表26-2　サルコイドーシスの画像所見分類

0型：正常な胸部画像
Ⅰ型：両側縦隔・肺門リンパ節腫大(BHL)
Ⅱ型：BHL＋非線維化性肺病変
Ⅲ型：非線維化性肺病変(BHLなし)
Ⅳ型：線維化性肺病変(BHLなし)

時期があり，その延長線上に画像所見の病期分類がつくられた。しかしながら，BHLのみにみえる例でもしばしば肺に肉芽腫病変を認めることなどからこの説には疑問符がついた。したがって，胸部画像所見について行われている「病期（stage）分類」は，むしろ「病型（type）分類」とみるべきである（**表26-2**）。

■ 診断

肺の本症ではかつては鎖骨上窩リンパ節生検（Daniels' biopsy）を行ったが，現在では肺生検により壊死をともなわない**類上皮細胞肉芽腫**を証明すれば診断が確定する（**組織診断群**）。気管支肺胞洗浄液（bronchoalveolar lavage：BAL）検査でしばしば（T）リンパ球の増加を認め，そのCDT4：CDT8比率は1.0を超えることが多い。

ところで，本症は多臓器疾患なので，本来的には**複数臓器病変**が診断要件であり，他臓器の病変を確認するのが原則である。肺外病変としては眼病変の頻度が高く，症状の有無にかかわらず眼科検査を行う必要がある。また，心臓病変は生命予後を左右するので心電図などで心病変の有無を把握する必要がある。一方，肺生検で特徴的な所見が得られない場合もあり，典型的なBHLを有する症例では，結核や悪性腫瘍などが除外できれば臨床的にサルコイドーシスと診断することが可能である（**臨床診断例**）。この

ような場合を含めて，血清**ACE活性**の上昇は診断を助ける。一方，高Ca血症なども診断の参考になるが発生頻度は低い。ツベルクリン反応の陰性所見も診断の参考項目とされるが，陰性率が低下した現状では基準に用いにくい。

■ 治療法

BHLのみの症例は半数以上が2年以内に寛解するので，無治療で経過をみる。肺病変を呈する例では，労作時息切れなどの症状があり，6カ月程度のあいだ経過を観察して改善傾向がみられないとき治療を行う（本例は数カ月間で自然寛解した）。治療には**副腎皮質ステロイド薬**を用いるが，その効果は病勢を抑制するにとどまり**根治的ではない**。プレドニゾロン相当量として30 mg/日（または60 mg/隔日）内服で開始し，月ごとに5 mg/日減量して1年程度で終了する。減量期間中に再燃・増悪が起これば開始量に戻って再治療とする。治療効果の**指標**は症状・画像所見や血清ACE活性の動向である。顕著な線維化病変を呈する症例では治療効果を期待できないが，新規病変の混在もありえて，その疑いが濃厚なときは治療を行う。眼病変にはステロイド点眼薬，皮疹にはステロイド軟膏などの局所療法が有効である。難治例や心臓病変の症例では**メトトレキサート**などの免疫抑制薬を用いることがある。

27 咳を契機に胸部異常影を発見された中年の男性

Q1	胸部画像の特徴は？
Q2	診断のための検査は？
Q3	治療は？

症例 31歳の男性で,約2カ月前(2月上旬)に急性上気道炎に罹患した後に乾性咳が続き,近医で胸部異常影を指摘された。咳によると思われる左側胸部の肋骨部痛がある。

事務職に従事しており,粉塵吸入歴はなく,特別の既往疾患もない。喫煙指数220の喫煙歴があり,アルコール摂取は機会飲酒程度である。住宅環境などに特記すべき問題はない。

身長173cm・体重60kgで全身状態は良好である。身体所見では胸部聴診を含めて異常はなく,血液検査,肺機能検査でも特別の異常を認めなかった。

表27-1　入院時検査成績

RBC 502×10⁴/mm³	ALT 25 U/L
WBC 6,900/mm³	BUN 12.3 mg/dL
Neut 69%	Cr 0.75 mg/dL
Lymph 27%	Na 143 mEq/L
Mono 3%	K 4.2 mEq/L
Eos 0%	Cl 105 mEq/L
Baso 1%	Glu 100 mg/dL
Hb 15.8 g/dL	CRP＜0/3 mg/dL
Hct 45.4%	ESR 10 mm/hr
Plt 25.7×10⁴/mm³	PFT
TP 7.1 g/dL	VC 3.92 L (94%)
Alb 4.1g/dL	FEV₁ 3.27 L (84%)
T-Bil 0.42 mg/dL	FEV₁% (G) 86%
AST 19 U/L	

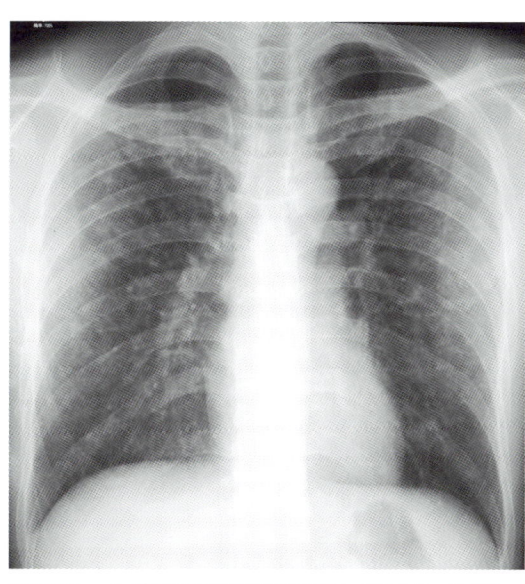
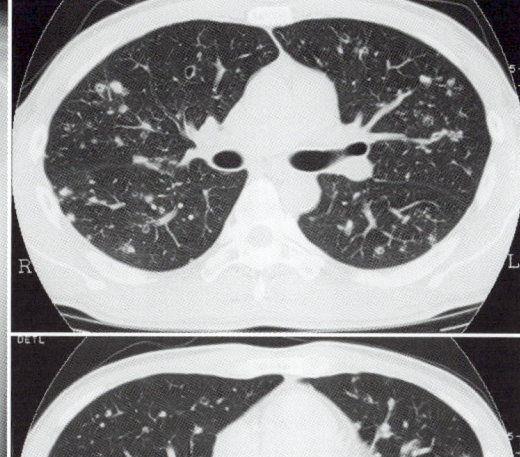
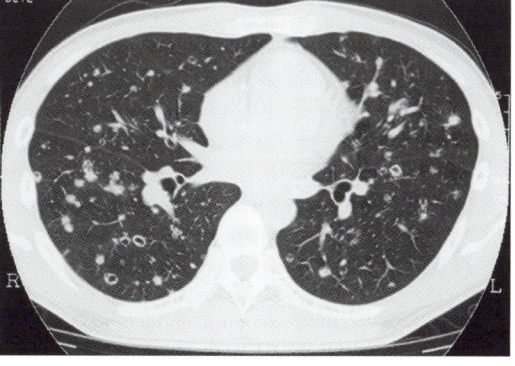

図27-1　入院時の胸部X線写真とCT（中・下肺：肺の条件）

A1	胸部X線写真で両側中肺野に多数の淡い小結節影を認め，CTで径が1cm以下程度の大きさの結節影がランダムな分布でみられ，一部で空洞化している。胸水貯留やリンパ節腫大はない。
A2	経気管支肺生検。
A3	禁煙。

> **本例の経過：**多発結節影を呈する疾患として結核などの感染症，珪肺症などのじん肺，転移性肺癌などの腫瘍，サルコイドーシスやランゲルハンス細胞組織球症（Langerhans cell histiocytosis：LCH）などがある。臨床症状や検査での炎症反応の有無などを勘案して鑑別診断を進めるが，本例では画像所見が広範なわりに症状に乏しいことや一部の空洞所見はLCHを示唆しており，胸腔鏡下肺生検でランゲルハンス細胞を含む肉芽腫病変を認めて診断を確定した。禁煙3カ月で画像所見が改善した。本症の典型例である。

ランゲルハンス細胞組織球症

■ 本症の特徴

　ランゲルハンス細胞など肉芽腫病変からなる原因不明の疾患で，かつて好酸球性肉芽腫（eosinophilic granuloma：EG），Hand-Schüller-Christian病（HSC），Letterer-Siwe病（LS）の3疾患をhistiocytosis-Xと称したが，後に"EG"でみられる好酸球浸潤は二次的なもので病変の主体は抗原提示細胞の**ランゲルハンス細胞**であることが判明してランゲルハンス細胞組織球症（Langerhans cell histiocytosis：LCH）とよばれるようになった。同細胞は表皮などにも存在する樹枝状細胞の一種で，皮膚免疫を司り，外部から侵入する病原微生物や化学物質などを感知している。同細胞はS100タンパク陽性で，その内部に電子顕微鏡でラケット状のバーベック顆粒（Birbeck granule）とよばれる細胞内器官を有している。同顆粒は細胞内の抗原輸送を担っている。ちなみにhistiocytosis-Xとして分類された上記3疾患の病態は大きく異なり，発症時期をみるとHSCは小児期に多くLCHは成人期に多いなどという相違点があり，一群にまとめるには無理がある。わが国での本症罹患率は人口10万人当たり男性で0.27，女性で0.07とされる[1]。男女差は喫煙率を反映しているであろう。

　LCHは**全身型**と**限局型**に分類され，後者では肺に限局するものが多い。発症機序については，本症のランゲルハンス細胞はクローン性増殖を示す傾向があることからかつて腫瘍性病変の可能性が指摘された。ところが，一方で発症は喫煙者に多く（90％以上），半数程度で喫煙を中止すると寛解することから，タバコに含まれる糖タンパクなどが影響して発症する病変と考えられるに至った。ただし，非喫煙者に発症することもあり，誘因はさまざまとみるべきであろう。

■ 症状と検査所見

　症状は病変が肺限局型か全身型かで異なり，かつ，肺限局型でも画像所見タイプにより症状は異なる。肺限局型の症例の場合，結節性病変が主体のときは本例にみるように病変が広範でも呼吸器系症状は少なく，乾性咳程度である。一方，囊胞病変が多発性に広範囲に拡がるときは労作時息切れがあり，気胸を合併することもある（25％程度）。

　一方，全身型では**骨病変**（10％），**尿崩症**（15％）などの肺外病変による症状がみられる。血液検査では特別の異常はみられず，肺機能検査では，結節性病変主体の症例ではときに拡散能低下を認める程度であるが，囊胞が多数みられる症例では**混合性換気障害**と**低酸素血症**がみられる。

■ 画像所見

　多発結節影が特徴的所見で，病変は**中肺に優位**で肺底部には少ない。結節は小葉中心性の分布を示し，大きさは1cm前後のものが多く，にじむような辺縁を有し，しばしば囊胞影が混在する。囊胞壁は比較的厚いが，薄壁のものもある。一方，結節影が目立たず**多発囊胞影**を呈することもあり，その場合，大小さまざまな大き

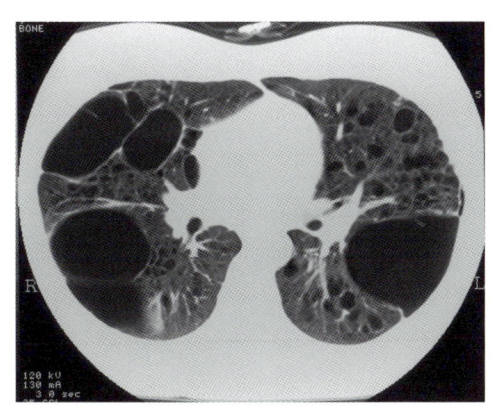

図27-2　多発嚢胞型のLCH

　気胸を繰り返した23歳の女性。複十字病院症例。
（岩井和郎先生のご提供による）。

さの嚢胞が全肺にみられ、ときに気胸を繰り返
す（**図27-2**）。嚢胞の形成機序については、
チェック・バルブ機序や結節性病変の空洞化な
どが考えられている。

■ 診断

　画像所見で本症を疑い、胸腔鏡下生検でラン
ゲルハンス細胞（CD1a陽性細胞）を含む肉芽腫
病変を確認して診断を確定する。ただし経気管

支肺生検による組織診断は必ずしも容易でな
い。一方、気管支肺胞洗浄液中のCD1aランゲ
ルハンス細胞を証明する方法もあるが、特異度
は高くないので臨床的意義に乏しい。「診断基
準」には、（Ⅰ）臨床所見、（Ⅱ）画像所見、（Ⅲ）
病理組織学的所見の3項目が挙げられており、そ
れぞれについて上記の「症状」,「画像」および「病
理」所見の項に述べた内容が要件的に示されて
いるが、これは本症の特徴を述べたものにすぎ
ず、（Ⅲ）の病理所見についても"組織診断が望
ましい"という記載程度にとどまっている。「診
断基準」というより「特徴一覧」というべきであ
ろう。

■ 治療法

　上述のように発症には喫煙の影響が示唆され
ており、喫煙者では**禁煙**を勧める。薬物療法と
しては副腎皮質ステロイド薬があり、気胸を繰
り返す症例などで用いられるが定評があるわけ
ではない。LCHの予後は、80%弱の症例で良好
であるが、気胸を起こす多発嚢胞病変の症例で
は不良である。

参考文献
1）井上義一，杉本親寿，新井　徹，肺ランゲルハンス細胞組織球症：臨床像と予後．呼と循 2011；59：127-33.

28 関節リウマチの治療中に息切れの増強をみた初老の男性

症例 64歳の男性で，10年前頃から軽度の労作時息切れを自覚していた。2年半前に手指の関節痛が出現して他院を受診して諸検査で関節リウマチと診断された。NSAIDsなどによる治療で関節症状が改善したが，半年前（1月）頃から息切れが増強し，すでに指摘されていた胸部異常影も増悪した。マクロライド系抗菌薬で改善しないので当院に転院した。

42歳まで製造技術者として働き，その後，60歳まで事務職に従事。関節リウマチ以外に特記すべき既往症はない。喫煙指数780の既喫煙者（60歳まで）で，ビール1本/日の飲酒歴がある。住居は築35年の日当たり・風通し良好な木造建築。

意識清明で身長174cm，体重72kgで，体温は36.7℃。血圧は120/76mmHg，脈拍は68回/分で呼吸数は20回/分。心音は清で，呼吸音では両側下背部に小水泡音を聴取した。表在リンパ節は触知せず，四肢に浮腫はみられない。

表28-1 入院時検査成績

RBC $380 \times 10^4/mm^3$	Na 137 mEq/L
WBC $6,600/mm^3$	K 4.7 mEq/L
Neutro 69%	Cl 104 mEq/L
Lymph 19%	UA 6.9 mg/dL
Mono 8%	CRP 1.9 mg/dL
Eos 4%	ESR 96 mm/hr
Baso1%	ANA (+)
Hb 12.4 g/dL	KL-6 704 U/mL
Hct 36.9%	CEA 1.3 ng/mL
Plt $13.9 \times 10^4/mm^3$	CA19-9 0.5 U/mL
TP 7.7 g/dL	BGA
Alb 4.3 g/dL	Pa_{O_2} 67 mmHg
T-Bil 0.4 mg/dL	Pa_{CO_2} 43 mmHg
AST 26 U/L	pH 7.39
ALT 20 U/L	HCO_3^- 24 mEq/L
ALP 511 U/L	PFT
LDH 436 U/L	VC 2.34 L (66%)
T-Chol 206 mg/dL	FEV_1 2.11 L
γ-GTP 90 U/L	FEV_1% 94%
BUN 16.9 mg/dL	%$D_{L_{CO}}$ 49%
Cr 0.7 mg/dL	

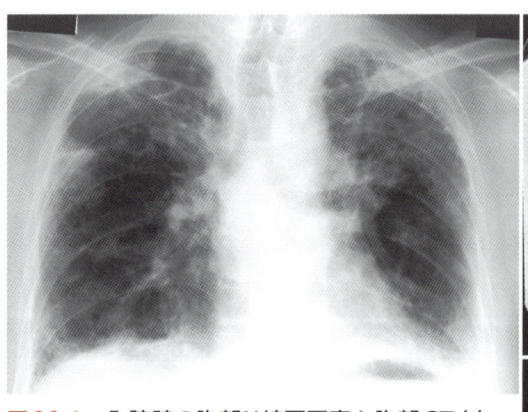
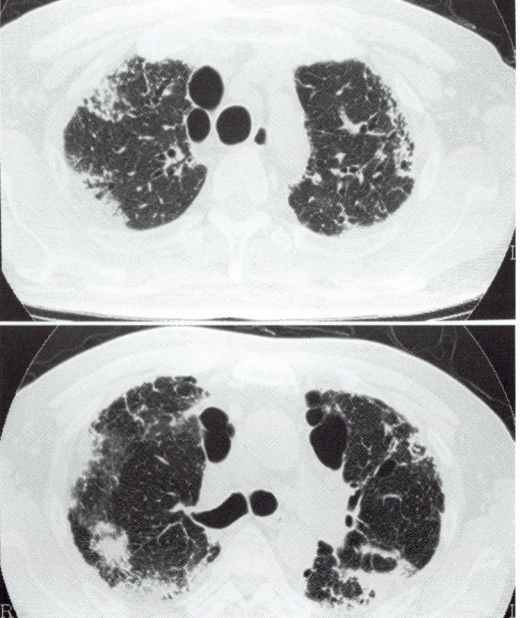

図28-1 入院時の胸部X線面写真と胸部CT（上・中肺：肺の条件）

A1	胸部X線写真で両側肺に複数の斑状影が散在性にみられ，肺の縮みをともなっている。CTで肺の末梢優位に斑状影と粒状状の集合像を認め，一部に蜂巣肺もみられる。少量の胸水貯留があり，リンパ節腫大はない。
A2	経過の分析・経気管支肺生検。
A3	ステロイド薬の投与。

本例の経過：両肺に多発性の斑状影と小粒状影の集合像がみられるときは感染症，腫瘍，各種間質性肺炎やサルコイドーシス・アミロイドーシスなどが鑑別診断に挙がり，本例では画像所見から慢性の間質性肺炎の可能性が高い。背景の膠原病の有無などが問題になり，関節リウマチの存在が判明してその合併病変が疑われ，経気管支肺生検でこれに矛盾しない所見を認めた。ステロイド薬の治療で症状と画像所見の改善を得た。

膠原病肺

■ 膠原病にともなう胸郭内病変の特徴

膠原病は結合織をおかす多臓器性疾患で，自己抗体が関与して発症するものと考えられる（**表28-2**）。しばしば肺・胸膜に病変を来し，その内容は**間質性肺炎，細気管支炎，血管炎，肺胞出血，胸膜病変**などと多彩である。肺・胸膜は膠原病でおかされやすい臓器で，経過中に病変の発生を免れるのは例外的といえる。一方，これらの病変は疾患特異的所見を呈するわけではないので，膠原病で肺病変がみられたときは「膠原病にともなう肺病変」として認識すべきで，これをただちに「膠原病による肺病変」と断定してはならない。その発生頻度は高く，膠原病の症例で感染症や腫瘍など他疾患で説明できない肺・胸膜病変をみたときにはこれを疑って鑑別を進める。膠原病のうち肺病変を来しやすいのは**RA，SLE，SSc**で，本邦の報告ではRAで半数近く，PSSで20%程度，SLEで10%程度に肺病変をみるとされる[1]。以下に上記3疾患でみられる肺・胸膜病変を略述するが，他に**シェーグレン症候群**にともなうリンパ球性間質性肺炎（lymphoid interstitial pneumonia：**LIP**）もある。

- RA：①間質性肺炎（多くはNSIP像），②閉塞性細気管支炎，③肺の血管炎，④リウマチ結節，がある。このうち，**閉塞性細気管支炎**はしばしばみられる合併病変で，閉塞性換気障害を来す。一方，**リウマチ結節**はまれながら本症に特異的な所見で，じん肺合併例でみら

れるものはカプラン結節とよばれる。一方，関節リウマチの際に肺にみられる**リウマチ結節**（rheumatoid nodule）は特異的な所見で，関節リウマチの肺病変と診断してよい。

- SLE：①胸膜炎，②間質性肺炎，③細気管支炎，④血管炎，⑤横隔膜機能不全などがあり，多くは非特異的病変。最も多いのは**胸膜炎**（lups pleuritis）で，原病の悪化時に出現しやすい。通常，両側性で，胸水中に**LE細胞**や**抗核抗体**の陽性所見を認めれば診断確定的である。間質性肺炎は**ループス肺炎**（lups pneumonitis）とよばれ，頻度は多くないが，急性型では発熱や呼吸不全を呈し重症病変である。

- SSc：RAの場合と同様な肺・胸膜病変が起こるが，なかでも**間質性肺炎**の比重が大きい。画像で異常を認めない時期にも拡散能低下を来すことがあるとされる。発症すると予後不良である。

表28-2　肺病変を来す膠原病

関節リウマチ
　rheumatoid arthritis：RA
全身性エリテマトーデス（薬物にともなうものあり）
　systemic lupus erythematosus：SLE
全身性強皮症
　systemic scleroderma：SSc
皮膚筋炎/多発性筋炎
　dermatomyositis complex：DM/
　polymyositis：PM
結節性多発性動脈炎
　polyarteritis nodosa：PAN
混合性結合組織病
　mixed connective tissue disease：MCTD
シェーグレン症候群
　Sjögren's syndrome

■ 症状と検査所見

咳・痰・息切れや胸痛など肺・胸膜病変による症状と発熱などの全身症状がみられ，聴診で捻髪音を聴取する。急性型ループス肺炎では上記症状やチアノーゼなど細菌性肺炎に類似の所見を示す。血液検査では原病を反映してCRP高値などの炎症反応の亢進やSP-Dなどの間質性肺炎マーカー値の上昇，抗核抗体陽性などの所見を認め，肺機能検査で拘束性換気障害や拡散能低下が，動脈血ガス分析で酸素分圧低下の所見を認める。ガリウム・シンチグラムは病変の活動性把握に有用で，本例でも肺に集積亢進を認めた。

■ 画像所見

最も多いのは間質性肺炎(IP)で，急性型・慢性型などと各種病型に分類される。下肺優位の肺の縮小をともなう網・顆粒状影を呈するものは"特発性"間質性肺炎と類似するが，蜂巣肺にまで進展することが少ないのが相違点である(DM/PMを除く)。IPのなかでは非特異的間質性肺炎(NSIP)の像をとることが多いとされ，本例でもcellular NSIP様の像を認めた。一方，SLEではしばしば胸膜病変が併存する。

■ 診断

膠原病の症例で肺病変を認めたときは，除外診断的に膠原病にともなうものか否かを判断する。その際，感染症や腫瘍とともに，薬物の影響の否定が必要である。経気管支肺生検は必ずしも診断決定的な所見を与えるわけではなく必須ではないが，間質の細胞浸潤や気道・血管病変の有無など治療の際の参考になる。ときに本例のように肺病変が他臓器病変に先行することがあり，間質性肺炎では膠原病を意識する必要がある。

■ 治療法

膠原病そのものの治療に準じるが，肺病変に対しては，通常，ステロイド薬による治療を行う。30 mg/dayで開始する(用量は状況に合わせて増減)。その効果は，SLE・PM/DMで比較的良好，PSSで不良，RAではこの中間程度とされる。

参考文献
1)近藤有好，膠原病の肺疾患．原澤道美，北村　諭，編．呼吸器疾患State of arts (別冊『医学の歩み』)．東京：医歯薬出版，1991，444-50.

29 消長する発熱と胸部異常影を呈した中年の女性

症例 58歳の女性で，約半年前（10月）に38℃台の発熱と咳があり対症療法で改善したが健康診断の胸部X線写真で異常を指摘された。その後，乾性咳が次第に増強して前胸部痛も加わり，抗菌薬などの治療効果は一時的であった。

工場勤務で，既往歴としては数年前に胃潰瘍のためにH₂拮抗薬を服用したことがある。喫煙指数800の喫煙歴とビール1本/日の飲酒歴がある。

身長158cm・体重57kgで，入院時には発熱なく，胸部聴診を含めて身体所見に異常はなかった。血液検査ではPR3-ANCA値の亢進を認めた。

表29-1 入院時検査成績

RBC 485×10⁴/mm³	AST 25 U/L
WBC 5,400/mm³	ALT 19 U/L
Neut 55%	ALP 281 U/L
Lymph 39%	BUN 14.3mg/dL
Mono 4%	Cr 0.54 mg/dL
Eos 2%	Na 141 mEq/L
Baso 0%	K 4.0 mEq/L
Hb 13.1 g/dL	Cl 105 mEq/L
Hct 40.9%	Glu 112 mg/dL
Plt 23.2×10⁴/mm³	CRP＜0/3 mg/dL
TP 7.5 g/dL	ESR 10 mm/hr
Alb 4.3 g/dL	PR3-ANCA 109
T-Bil 0.42 mg/dL	U/m（＜2 U/mL）

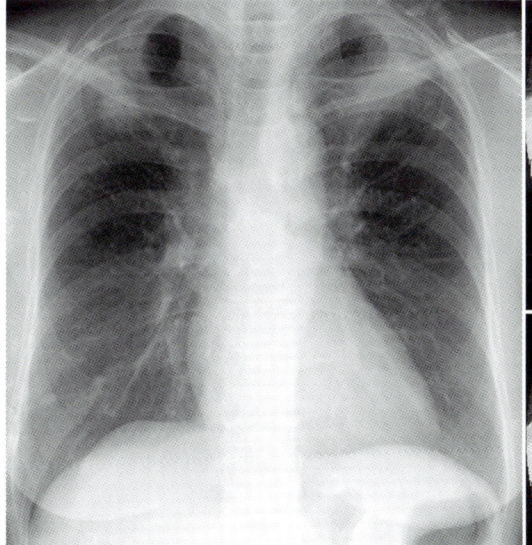
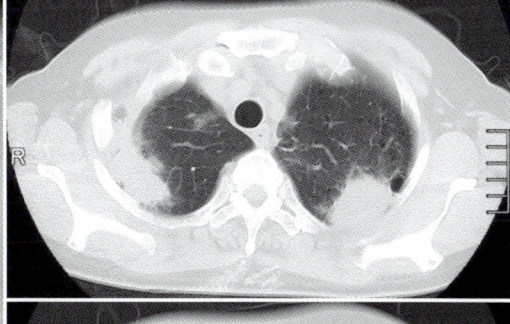
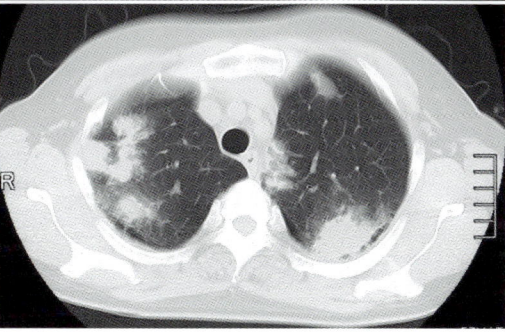

図29-1 入院時の胸部X線写真とCT（上肺：肺の条件）

A1 両側上肺に複数の結節影を認める。胸水貯留やリンパ節腫大はない。

A2 経気管支肺生検(参考所見;血清のPR3-ANCA測定)。

A3 免疫抑制薬と副腎皮質ステロイド薬の併用療法。

> **本例の経過:** 両側肺に多発性の濃厚影・結節影が持続性にみられ,抗菌薬による治療効果が不十分で発熱を繰り返す症例では,結核などの慢性感染症,悪性リンパ腫などの腫瘍やサルコイドーシス・多発血管炎性肉芽腫症(ウェゲナー肉芽腫症)などの肉芽腫性疾患を考える。本例では明らかな炎症反応の亢進所見はみられず感染症は否定的で,一方,発熱を繰り返していることと不規則な形状の多発性の濃厚影の所見から多発血管炎性肉芽腫症を疑った。経気管支肺生検で壊死をともなう肉芽組織を認め,胸腔鏡下肺生検標本で診断を確定した。副腎皮質ステロイド薬と免疫抑制薬の併用で症状と画像所見の改善をみた。肺限局型の本症の典型例である。

多発血管炎性肉芽腫症

■ 本症の特徴

壊死性肉芽腫と血管炎を特徴とする多臓器疾患で,その発症機序は明らかでないが,なんらかの誘因に対する過敏反応によるものと思われ,特に**抗好中球細胞質抗体**(antineutorophil cytoplasm antibody:**ANCA**)陽性例が多いことから自己免疫的機序による疾患と考えられる。比較的まれな疾患で,いずれの年齢層にも起こり(平均発症年齢層:40歳台),性比はわが国では若干女性に多い(1:1.8)。侵されやすい臓器は**上気道**(ear, nose and throat:E),下気道から**肺**(lung:L)と**腎臓**(kidney:K)(**"ELK"**)であるが,その他に**眼・皮膚・神経系**など各種臓器を侵し,さまざまな症状を来す。

■ 症状と検査所見

全身症状として発熱・倦怠感・体重減少などがあり,初発症状としては上気道症状としての**膿性鼻漏・鼻出血・鼻閉**が多く,次いで**咳・喀血や胸痛**など下気道ないし肺病変による症状,および**タンパク尿や血尿**などの腎臓病変による症状がある。その他に**筋肉**や**関節**病変による症状,および皮膚 眼・神経などの症状がある。経過の点では自然に消長を繰り返すのが特徴で"wax and wane"と表現される。しばしば抗菌薬治療が功を奏するようにみえるのは,このような自然経過の特徴によるものであろう。

血液検査ではしばしばCRPの高値など炎症反応の亢進がみられるが,特異的な所見はANCAの陽性化である。ANCAにはserine protease 3(PR3)とmyeloperoxidase(MPO)に対するものがあり,本症では多くの場合に前者に対する抗体すなわちPR3-ANCA(**C-ANCA**)が陽性化する。

■ 画像所見

結節影と**濃厚影**が基本で,これらが種々の程度の拡がりで多発性にみられ,多彩な像を呈する。病変内部に**空洞**を来しやすいのが特徴で,診断の参考になる。これらの所見は肺の壊死性肉芽腫病変とともに**肺胞出血**や**梗塞病変**を反映するものである。肺胞出血による**すりガラス陰影**をともなうことも少なくない。

■ 診断

症状,検査所見や胸部画像所見から疑い,組織生検所見で**壊死性肉芽腫**と**血管炎**を証明すれば確定診断となる。生検部位は,**上気道**に活動性病変があれば鼻腔や上咽頭部組織の生検による。その場合,侵襲度は比較的低いが,十分な検体量が得られないので血管炎を証明できにくいという問題点がある。上気道に活動性病変がみられないときは,**肺**ないし**腎**で生検を行う。肺については経気管支肺生検で確定診断できるのは10%程度で,しばしば胸腔鏡下肺生検が必要になる。

一方,腎はしばしば侵される臓器であるが,生検で細動脈の血管炎所見が得られてもそれだけでは顕微鏡的多発性血管炎(microscopic polyangiitis:MPA)を除外できないという問題

点がある。臨床所見(E，L，Kなどの症状)，組織所見とPR3-ANCA所見などを組み合わせて点数制で"確実"・"疑い"と判定する(**表29-2**)。E・L・Kの3臓器病変をみるものを**全身型**，2臓

器以下を**限局型**とする(本例は肺限局型)。

■ 治療法

シクロホスファミド(cyclophosphamide：CY；エンドキサン®)と**副腎皮質ステロイド薬**の**併用療法**が標準的治療法である。無治療の全身型多発血管炎性肉芽腫症の予後は極めて不良で90％以上の症例が2年以内に腎不全あるいは呼吸不全で死亡したが，上記の寛解導入療法で完全寛解率は93％，生存例の平均寛解持続期間は約4年と大幅に改善した。両薬を1mg/kg程度の量で与え，ステロイド薬は6カ月程度で終了し，CYは寛解後1年程度続ける。副作用のためにCYが使用できないときは，**メトトレキサート**(methotrexate：MTX)や**アザチオプリン**(azathioprine：AZ)を用いる。必要に応じて抗菌薬を併用し，それにより病状が改善することもある。難治例では抗CD20モノクローナル抗体(リツキシマブ)が用いられる。

表29-2　多発血管炎性肉芽腫症の診断基準(概略)

1. 主要症状
   (1)上気道症状：鼻出血，眼痛，視力低下など。
   (2)肺の症状：咳，息切れ，血性痰など。
   (3)腎症状：血尿，タンパク尿など。
   (4)血管炎症状：発熱，紫斑，関節炎など。
2. 主要組織所見
   ①ELKの巨細胞をともなう壊死性血管炎。
   ②免疫グロブリンをともなわない壊死性半月体形成腎炎。
   ③小・細動脈の壊死性肉芽腫性血管炎。
3. 主要検査所見
   proteinase3 (PR3) ANCA陽性。
4. 判定
   ①確実：主要症状3項目以上。
   　　　　同2項目＋組織所見1項目など。
   ②疑い：主要症状2項目。
5. 参考となる検査所見
   白血球増多，CRP上昇；BUN・クレアチニン値上昇。

肺の新生物(neoplasm)としては良性・悪性肺腫瘍やリンパ腫などがある。頻度的には悪性腫瘍が圧倒的に多いが，気管・気管支や肺に発生する各種良性腫瘍があり，さらにこの他に一般的な腫瘍の群に分類するのが困難な腫瘍類似の病態(腫瘍様病変：tumor-like disorders)もある。

1 / 肺の良性腫瘍

頻度的には原発性肺癌数の数％程度の多さであるが，構成細胞の多様性を反映して肺にはさまざまな良性腫瘍が発生する。これらは組織学的に上皮系腫瘍，軟部腫瘍，およびその他の腫瘍などに分類される(表1)。その多くは健康診断などで発見され，ほとんどは無症状であるが，ときに気道閉塞にともなう肺炎や無気肺で発見されることもある。

ⓐ 上皮系腫瘍

乳頭腫と**腺腫**に大別される。

乳頭腫：気管支表面上皮由来の良性腫瘍で，上気道に発生するものが多い。発症にヒトパピローマウイルスが関与しているものと思われ，まれに悪性化する。

腺腫：肺胞腺腫，乳頭腺腫，唾液腺腺腫などがある。気管支腺あるいは細気管支肺胞上皮細胞から発生する腫瘍で，肺胞腺腫，乳頭腺腫，粘液囊胞腺腫などがある。極めてまれな腫瘍であるがときに細胞異型がみられ，低悪性度腫瘍とする考えもある。なお，CT健診などで発見される異型腺腫様過形成(atypical adenomatoid hyperplasia：AAH)は上皮内癌(carcinoma *in situ*)として取り扱われる(次節「原発性肺腫瘍」を参照)。

ⓑ 軟部組織腫瘍

肺の筋肉系や血管系に発生する腫瘍で，気管・中枢気管支あるいは肺実質にみられる。**平滑筋腫・軟骨腫・脂肪腫**，**神経原性腫瘍**などがある。

ⓒ その他の腫瘍

上記各群に分類するのが困難な肺の腫瘍で，過誤腫，硬化性血管腫，淡明細胞腫などがある。

過誤腫：肺の良性腫瘍のなかで最も多く，そのほぼ半数を占める。末梢肺に分葉状の結節をつくるものが多いが，しばしば腫瘍の内部に軟骨成分を有し，これを反映して画像で腫瘍の内部に高濃度部分を認める。

硬化性血管腫：血管に富む腫瘍で，ときに喀血をみることもある。当初，血管内皮細胞由来の病変と考えられ，内部に血液を貯留して血性痰をみることもあって"血管腫"と命名されたが，電子顕微鏡レベルの検討結果から現在では上皮細胞由来であり，むしろ"pneumocytoma"とよぶほうが妥当と考えられている。

ⓓ 腫瘍様病変

腫瘍類似の病変で，リンパ組織増殖性疾患とその他の疾患がある。前者は**リンパ球性間質性肺炎**などでリンパ腫近縁疾患である。一方，後者には**炎症性偽腫瘍**などがあり，**器質化肺炎**やランゲルハンス細胞組織球症およびアミロイド結節，硝子化性肉芽腫，子宮内膜症などもこの範疇の疾患とみなすことができる。

表1 肺の良性腫瘍

上皮性腫瘍
  乳頭腫 (papilloma)
  腺腫 (adenoma)
    肺胞腺腫 (alveolar adenoma)
    乳頭腺腫 (papillary adenoma)
    唾液腺型腺腫 (adenoma of salivary gland-type)
    粘液囊胞腺腫 (mucinous cystadenoma)
軟部組織腫瘍
  限局性線維性腫瘍 (localized fibrous tumor)
  類上皮血管内皮腫 (epithelioid hemangioma)
  線維腫 (fibroma)
  平滑筋腫 (leiomyoma)
  脂肪腫 (lipoma)
  血管内皮腫 (hemangiopericytoma)
その他の腫瘍
  過誤腫 (hamartoma)
  硬化性血管腫 (sclerosinghemangioma)
  淡明細胞腫 (clear cell tumor)
リンパ増殖性病変 (lymphoproliferative disease)
腫瘍様病変
  炎症性偽腫瘍 (inflammatory pseudotumor)
  硝子化性肉芽腫 (hyalinizing granuloma)
  子宮内膜症 (endometriosis)

2 原発性肺腫瘍

ⓐ 原発性肺癌

① 肺癌の組織型

2015年のわが国での肺癌による年間死亡者は約8万人にのぼり，全癌死の約20%を占め，男性では癌死因の第1位にある。肺癌は小細胞癌と非小細胞癌に大別され，後者には腺癌，扁平上皮癌，大細胞癌などがあり，その他のまれな悪性腫瘍としてカルチノイド腫瘍や腺様嚢胞癌，粘表皮癌などの唾液腺型肺癌がある（表2）。

以下に，腫瘍組織型の特徴の概略を示す。

扁平上皮癌：肺癌の約35%を占め，喫煙との関係が深い。重層扁平上皮に類似する細胞による悪性腫瘍で角化ないし細胞間間橋を示す。中枢気管支に発生することが多く，しばしば（ベンツピレンによる）p53遺伝子の点突然変異をともなう。

小細胞癌：肺癌の約15%を占め，扁平上皮癌と同様に喫煙関連疾患である。区域ないし亜区域気管支に発生し，小型の未分化な細胞が充実性ないし索状に配列してみられる。臨床的には腺癌・扁平上皮癌・大細胞癌とは区別して取り扱われ，遺伝子異常としてはほぼ全例で第3染色体短腕に欠失がみられる。特異的マーカーとしてproGRPなどがある。

腺癌：肺癌の約45%を占め，女性の非喫煙者肺癌の大多数を占める。末梢肺の気管支・呼吸細気管支および肺胞上皮より発生するものが多く，気管支腺由来のものは極めてまれである。組織学的には管腔形成や粘液がみられる。

大細胞癌：肺癌の約5%を占め，大型の分化度の低い上皮細胞が扁平上皮様の拡がりや管腔形成を示すことなくみられる。発生部位は一定しない。

カルチノイド腫瘍：原発性肺悪性腫瘍の1〜2%を占める。内分泌細胞由来の小型細胞による腫瘍で，気道に発生するものと末梢に発生するものに大別される。

粘表皮癌：扁平上皮細胞・mucoepidermoid carcinomaは粘液産生細胞と両者の中間型の細胞からなる腫瘍で，中枢気道に発生する。

腺様嚢胞癌（adenoid cystic carcinoma）：気管ないし中枢気管支に発生し，腫瘍細胞が篩状構造を示す。

肺芽腫（blastoma）：原始的な間葉成分と高分化胎児腺癌様部分の二相性腫瘍と後者のみのものがある。

癌肉腫（carcinosarcoma）：癌腫と軟骨肉腫などとの混在からなる悪性腫瘍である。

② 肺癌の症状

肺癌の症状は"全身症状"，"原発巣による症

表2 肺癌の組織型分類

腺癌(adenocarcinoma)
　置換型腺癌(lepidic adenocarcinoma)
　腺房型腺癌(acinar adenocarcinoma)
　乳頭型腺癌(papillary adenocarcinoma)
　微小乳頭型腺癌(micropapillary adenocarcinoma)
　充実型腺癌(solid adenocarcinoma)
　特殊型腺癌(variants of adenocarcinoma)
　　浸潤性粘液性腺癌(invasive mucinous adeno-carcinoma)
　　粘液・非粘液混合腺癌(mixed invasive mucinous and non-mucinous adenocarcinoma)
　微少浸潤性腺癌(minimally invasive adenocarcinoma)
　前浸潤性病変(preinvasive lesions)
扁平上皮癌(squamous cell carcinoma)
　角化型扁平上皮癌(keratinizing squamous cell carcinoma)
　非角化型扁平上皮癌(non-keratinizing squamous cell carcinoma)
　類基底細胞型扁平上皮癌(basaloid squamous cell carcinoma)
　前浸潤性病変(preinvasive lesions)
神経内分泌腫瘍(neuroendocrine tumors)
　小細胞癌(small cell carcinoma)
　大細胞神経内分泌癌(large cell neuroendocrine carcinoma)
　カルチノイド腫瘍(carcinoid tumors)
　前浸潤性病変(preinvasive lesions)
大細胞癌(large cell carcinoma)
腺扁平上皮癌(adenosquamous carcinoma)
肉腫様癌(sarcomatoid carcinoma)
　多形癌(pleomorphic carcinoma)
　巨細胞癌(giant cell carcinoma)
　癌肉腫(carcinosarcoma)
　肺芽腫(pulmonary blastoma)
分類不能癌(other and unclassified carcinoma)
唾液腺型腫瘍(salivary gland-type tumors)
　粘表皮癌(mucoepidermoid carcinoma)
　腺様嚢胞癌(adenoid cystic carcinoma)

〔日本肺癌学会．4．病理診断．臨床・病理：肺癌取扱い規約(第8版)．東京：金原出版，2017：68-124をもとに作成〕

状"，"隣接臓器への浸潤によるもの"と"遠隔転移によるもの"に大別される（表3）。一般に腺癌では原発病巣による症状には乏しいが，脳などの遠隔臓器への転移で発見される例もある。扁平上皮癌や小細胞癌では中枢気道病変が多いので咳や血性痰など呼吸器系症状をともなうことが多く，一方，小細胞癌では胸水やリンパ節病変にともなう症状で発見されるものが少なくない。また，小細胞癌ではランバート・イートン症候群（Lambert-Eaton syndrome）のように腫瘍にともなって産生される異常タンパクに基づく症状もある。

③ 肺癌のTNM分類と病期分類

癌の進展度を客観的に評価するための基準として，①T因子：腫瘍の性状（大きさ，拡がり），②N因子：転移リンパ節，③M因子：他臓器転移の有無，の3因子をもとにしたTNM分類がある（表4）。病期分類（staging）はこれらの組み合わせで行う（表5）。非小細胞癌ではN2以内が手術の対象になりうる症例である。

④ 肺癌の発症に関与する遺伝子異常

癌の発生に遺伝子異常が関与していることはいうまでもないが，肺癌についても癌抑制遺伝子の欠如を皮切りに細胞の増殖・代謝に関わる遺伝子や転写遺伝子など種々の遺伝子異常が報告されている（表6）。かつて細胞の癌化には多数の遺伝子変異の関与が必要という見方（多段階発癌モデル）が提唱されたが，特定の遺伝子変異が極めて重要な役割を果たすという見方もあり，後者は"ドライバー遺伝子変異（driver mutation）"とよばれ，これを標的とした治療薬が開発され効果をあげている。これらの遺伝子異常の概略は以下のとおりである。

古典的癌抑制遺伝子：*TP53*や*RB1*などがあ

表3　肺腫瘍の症状

全身症状
　食思不振・体重減少・微熱など。
原発巣による症状
　咳・（血性）痰・喘鳴・息切れ・胸痛。
隣接臓器への浸潤による症状
　嗄声・胸痛など。
　上大静脈症候群（顔面浮腫など）。
　ホルネル症候群（眼瞼下垂・縮瞳・異常発汗）。
遠隔転移による症状
　脳転移：頭痛・悪心・中枢神経症状。
　骨転移：骨痛・病的骨折。
腫瘍随伴症候群（paraneoplastic syndrome）
　ランバート・イートン症候群など（CASE33参照）

表4　肺癌のTNM分類

TX	潜伏癌
Tis	上皮内癌carcinoma *in situ*：肺野型の場合は，充実成分径0cmかつ病変全体径≦3cm
T1	充実成分径≦3cm
T1mi	微小浸潤性腺癌：部分充実型を示し，充実成分径≦0.5cmかつ病変全体径≦3cm
T1a	充実成分径≦1cmかつTis・T1miに相当しない
T1b	充実成分径＞1cmかつ≦2cm
T1c	充実成分径＞2cmかつ≦3cm
T2	充実成分径＞3cmかつ≦5cm，あるいは主気管支浸潤，臓側胸膜浸潤，肺門まで連続する部分的または一側全体の無気肺・閉塞性肺炎
T2a	充実成分径＞3cmかつ≦4cm
T2b	充実成分径＞4cmかつ≦5cm
T3	充実成分径＞5cmかつ≦7cm，あるいは壁側胸膜，胸壁，横隔神経，心膜への浸潤，同一葉内の不連続な副腫瘍結節
T4	充実成分径＞7cmあるいは横隔膜，縦隔，心臓，大血管，気管，反回神経，食道，椎体，気管分岐部への浸潤，同側の異なった肺葉内の副腫瘍結節
N1	同側肺門リンパ節転移
N2	同側縦隔リンパ節転移
N3	対側縦隔，対側肺門，前斜角筋または鎖骨上窩リンパ節転移
M1	対側肺内の副腫瘍結節，胸膜または心膜の結節，悪性胸水，悪性心嚢水，遠隔転移
M1a	対側肺内の副腫瘍結節，胸膜結節，悪性胸水（同側・対側），悪性心嚢水
M1b	肺以外の一臓器への単発遠隔転移
M1c	肺以外の一臓器または多臓器への多発遠隔転移

（日本肺癌学会．1．TNM分類．臨床・病理：肺癌取扱い規約（第8版）．東京：金原出版，2017：1-11より改変引用）

る。これらの抑制遺伝子は，細胞がDNAの損傷や癌遺伝子などにより細胞周期の異常を惹起されたときに，細胞のアポトーシスを誘導することで発癌を抑制する。*TP53*遺伝子の変異や欠失は肺腺癌で半数程度，扁平上皮癌で80%，小細胞癌では約90%の多くにみられるという。

細胞増殖に関わる遺伝子：*EGFR*（epidermal growth factor receptor），*EML4–ALK*など融合遺伝子の出現が知られ，受容体のチロシンキナーゼ（tyrosine kinase）の機能に関係するものが多い。*EGFR*の過剰発現はわが国の肺腺癌で最も高頻度にみられる異常で，より下流の経路への関与やさらに核内に伝えられて持続的な自己リン酸化誘導による増殖能とアポトーシスの阻害が産み出される。一方，*EML4–ALK*は肺腺癌の4〜5%程度でみられるdriver gene mutationである。*EML4*（echinoderm microtubule-associated pretein-like 4）遺伝子は微小管に結合するタンパク質の一種をコードし，*ALK*（anaplastic lymphoma kinase）遺伝子はチロシンキナーゼをコードする遺伝子である。この両者は2番染色体上で近傍に"反対向き"に存在しているが，これらが転座して結合することにより融合遺伝子が形成される。融合遺伝子は血液腫瘍で多く報告されていた異常遺伝子であるが，これが固形癌の肺癌でも発見されたわけで，その後の*ROS1*（c-ros oncogene 1, receptor tyrosine kinase）融合遺伝子や*RET*（rearranged during transfection）融合遺伝子などの新たなドライバー遺伝子の発見につながった。

これらの異常遺伝子の解明は抗癌薬の開発をもたらし，とりわけ*EGFR*に対するゲフィチニブ（gefitinib；イレッサ®）と*EML4–ALK*に対するクリゾチニブ（crizotinib；ザーコリ®）は遺伝子変異のある例では第一線薬として用いられ，極めて高い奏功率を示している[1]〜[3]。

⑤ 免疫チェックポイント阻害薬

2015年以降に本邦で使用可能となったニボルマブ，ペムブロリズマブなどの免疫チェックポイント阻害薬は，細胞障害性抗癌薬，分子標的治療薬とは異なる機序を有し，腫瘍免疫における負の調節因子であるPD-1などの免疫チェッ

表5　肺癌の病期分類

病期		T	N	M
潜在癌		TX	N0	M0
0期		Tis	N0	M0
ⅠA期		T1	N0	M0
	ⅠA1期	T1mi	N0	M0
		T1a	N0	M0
	ⅠA2期	T1b	N0	M0
	ⅠA3期	T1c	N0	M0
ⅠB期		T2a	N0	M0
ⅡA期		T2b	N0	M0
ⅡB期		T1a	N1	M0
		T1b	N1	M0
		T1c	N1	M0
		T2a	N1	M0
		T2b	N1	M0
		T3	N0	M0
ⅢA期		T1a	N2	M0
		T1b	N2	M0
		T1c	N2	M0
		T2a	N2	M0
		T2b	N2	M0
		T3	N1	M0
		T4	N0	M0
		T4	N1	M0
ⅢB期		T1a	N3	M0
		T1b	N3	M0
		T1c	N3	M0
		T2a	N3	M0
		T2b	N3	M0
		T3	N2	M0
		T4	N2	M0
ⅢC期		T3	N3	M0
		T4	N3	M0
Ⅳ期		Any T	Any N	M1
	ⅣA期	Any T	Any N	M1a
		Any T	Any N	M1b
	ⅣB期	Any T	Any N	M1c

（日本肺癌学会．1．TNM分類．臨床・病理：肺癌取扱い規約（第8版）．東京：金原出版，2017：1-11より改変引用）

表6　肺癌発症に関与する遺伝子

古典的癌抑制遺伝子
　TP53
　RB1
細胞増殖に関わる遺伝子
　EGFR
　EML4–ALK
　*ROS1*融合遺伝子
　*RET*融合遺伝子
代謝に関わる遺伝子
　NFE2L2
　KEAP1
転写遺伝子
　TTF1
　SOX2

クポイント分子を標的とした抗体薬である。PD-1はT細胞表面に発現する膜タンパク質で，腫瘍細胞が発現しているリガンド，PD-L1やPD-L2と結合することでT細胞活性化の抑制機構が促進される。抗PD-1抗体薬／抗PD-L1抗体薬はこの経路を阻害することでT細胞の活性化を増強することを目的として開発された。

ⓑ 肺原発の肉腫・リンパ腫

癌腫以外の悪性腫瘍として肉腫およびリンパ腫などがある。

肉腫：非上皮型悪性腫瘍で，極めてまれな肺腫瘍である。内容として，筋肉腫（平滑筋，横紋筋），血管肉腫，カポジ肉腫，骨・軟骨肉腫，神経肉腫，脂肪肉腫などがある。

リンパ腫：非ホジキンリンパ腫とホジキンリンパ腫がある。前者に気道系リンパ組織（bronchus-associated lymphoid tissue：BALT）に発生するいわゆるBALTリンパ腫（mucosa-associated lymphoid tissue：MALToma）があり，後者に血管親和性の強い（angioimmuno-blastic lymphoma：AIL）がある。

ⓒ 転移性肺腫瘍

① 転移性肺腫瘍の種類

肺は結果として大循環系静脈のフィルター役を果たしており，血行性転移が起こりやすい臓器である。肺転移は肺癌をはじめとして多くの腫瘍により起こり，肺転移の頻度は原発腫瘍の発生頻度にもよるが，転移を来しやすい腫瘍として表7に挙げるものがある。肺転移の経路としては血行性のものが圧倒的に多く，その場合，大部分は大静脈から肺動脈を経由してのものであるが，消化器系癌では門脈ないしリンパ路を経由して転移することもある。一方，表8は剖検例についてみた転移性肺腫瘍の頻度および死亡危険率の検討結果である。

転移性肺腫瘍は症状に乏しく，胸部画像の異常所見で発見されるものが多い。画像所見としては多発結節影が多く，その場合，病変は下肺

表7 肺転移を来しやすい悪性腫瘍

頭頸部腫瘍：咽頭・喉頭癌や甲状腺癌など。
胸部腫瘍：乳癌，食道癌など。
原発性肺癌：腺癌が多い。
腹部腫瘍：胃癌，大腸癌，胆嚢癌，膵癌，腎癌など。
性器・尿路系の腫瘍：子宮癌，前立腺癌，腎癌など。
肉腫：骨肉腫，軟骨肉腫など。

表8 各種腫瘍の肺転移の頻度と死亡危険率

原発臓器（腫瘍）	剖検での頻度（%）	肺単独転移（%）	死亡原因相対危険率
肺	20〜40	＞10	++
大腸／直腸	20〜40	9	+
乳房	60	21	+++
前立腺	15〜50	18	++
膵臓	25〜40	3	+
胃	20〜30	7	+
肝臓／胆嚢	20	（まれ）	+
食道	20〜35	17	+
黒色腫	60〜80	NA	+++
ホジキンリンパ腫	50〜70	（まれ）	++
非ホジキンリンパ腫	30〜40	＜10	++
甲状腺	65	N/A	+++
頭頸部	20〜40	N/A	+
婦人科臓器			
卵巣	10	0	+
子宮	30〜42	9	++
頸部卵巣	20〜30	14	+
絨毛癌	70〜100	（頻）	++++
腎臓	50〜75	27	+++
膀胱	25〜30	9	++
精巣（胚細胞腫）	70〜80	27	+++
軟部臓器	40〜60	N/A	+++

(Luce JA, Hill AC. Metastatic malignant tumors. In: Murray JF, Nadel JA, et al, editors. Murray & Nadel's textbook of respiratory medicine, 4th ed. Philadelphia: Saunders, 2005: 1401-11より改変引用)

表9　転移性肺腫瘍でみられるさまざまな画像所見

多発結節影：辺縁明瞭で均質な中・小の結節影で，中・下肺優位にみられる。
巨大結節影："cannon ball"は腎癌の肺内転移でときにみられる。
無気肺：腎癌などの**気道粘膜下転移**により生じる。
リンパ節腫大：リンパ腫のみならず腎癌の転移などでときにみられる。
粟粒影：甲状腺癌などの肺転移でみられる所見で，粟粒結核との鑑別が必要。
多発空洞影：胆嚢癌や頭皮原発の血管内皮腫によるものが多く，感染症などとの識別が必要。
肺炎様陰影：膵癌などの転移でみられ，肺炎と誤診される可能性がある。
石灰化：原発性肺癌，および骨肉腫や軟骨肉腫の肉腫や胆嚢癌などでみられる。
線状・索状影（癌性リンパ管症）：線状・網状影および索状影(Kerley B line)が両側肺門リンパ節腫大をともなってみられるのが典型像。胃癌や乳癌にともなうものが多く，ガス交換障害による低酸素血症を来すが，初期には症状のわりに画像所見が明らかでないこともある。

の末梢に多い傾向がある。一方，各種悪性腫瘍で原発病巣の治療後の経過観察にみられる胸部画像の異常としては孤立結節影の出現が多い。多発性肺転移の場合は手術対象にならないが，大腸癌などの経過観察中の場合は肺転移病巣を発見するたびに胸腔鏡下にこれを除去する。

② 転移性肺腫瘍の画像所見

画像所見の概略を**表9**に示す。

参考文献
1) 安田弘之，別役智子．肺癌発症の分子機序．北村　諭，巽浩一郎，石井芳樹，編．呼吸器疾患：state of arts, Ver 6（別冊『医学の歩み』）．東京：医歯薬出版，2013：30-3.
2) 南條成輝，矢野聖二．Oncogene driver mutationと肺癌．北村　諭，巽浩一郎，石井芳樹，編．呼吸器疾患：state of arts, Ver 6（別冊『医学の歩み』）．東京：医歯薬出版，2013：34-8.
3) 曽田　学，間野博行．EML4-ALK融合型遺伝子の新展開．呼吸 2010：29；947-55.

症例 　61歳の女性で，1カ月前（5月下旬）に安静時の呼吸困難感があり，近医で胸部異常影を指摘されて当院を受診した。

　専業主婦で，特記すべき既往疾患はないが，20歳頃に胸部画像検査で異常を認め，結核の可能性を疑われて検査を受けたことがある。喫煙指数1,400を超える重喫煙者で，飲酒歴はない。

　身長154cm，体重58kg，血圧138/81mmHgで体温は36.3℃。心音・呼吸音ともに異常はない。表在リンパ節は触知せず，四肢に浮腫はみられない。血液検査などでは腫瘍マーカを含めて異常を認めなかった。

表30-1　入院時検査成績

RBC 512×10⁴/mm³	γ-GTP 19 U/L
WBC 8,200/mm³	Urea 4.2 mg/dL
Neutro 73%	BUN 9.4 mg/dL
Lymph 23%	Cr 0.51 mg/dL
Mono 4%	Na 142 mEq/L
Eos 0 %	K 4.0 mEq/L
Baso 0%	CRP＜0.3 mg/dL
Hb 15.0 g/dL	CEA 27 ng/mL
Hct 38.9%	CA19-9 38.4 U/mL
Plt 24.2×10⁴/mm³	BGA
TP 7.0 g/dL	Pa_{O_2} 80 mmHg
Alb 4.4 g/dL	Pa_{CO_2} 43 mmHg
T-Bil 0.7 mg/dL	pH 7.42
AST 13 U/L	HCO_3^- 267 mEq/L
ALT 19 U/L	PFT
AlP 289 U/L	VC 2.85 L（118%）
LDH 158 U/L	FEV₁% 70%
CK 29 U/L	

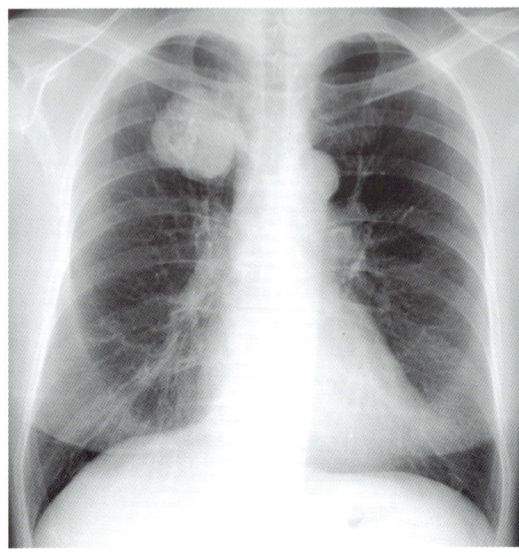
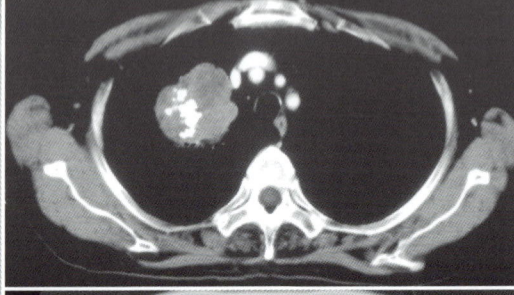
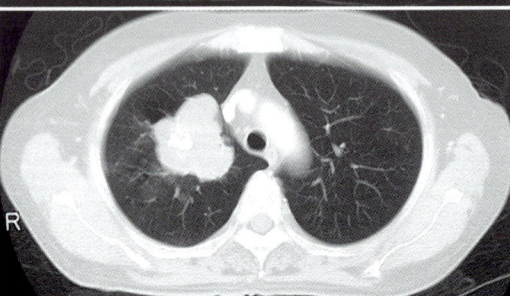

図30-1　入院時の胸部X線写真とCT
（CTは上肺の高さ：肺・軟部条件）

A1	胸部X線写真で右上肺に辺縁に凹凸のある径数cm大の塊状影を認め，CTで内部に石灰沈着による不規則な形状の高吸収域と一部に低吸収域がみられる。塊状影の外側肺にすりガラス陰影部分が拡がっている。リンパ節腫大や胸水貯留像はみられない。
A2	経気管支肺生検。
A3	腫瘍の切除。

本例の経過： 肺の孤立結節影は悪性腫瘍よるものが多いが，まれに良性腫瘍や抗酸菌・真菌などの感染症によるものがある。本例では炎症反応の亢進など感染症を示唆する所見はなく腫瘍性疾患の鑑別診断になるが，特異な形状の石灰沈着像は過誤腫を示唆している。経気管支肺生検で線維化病巣内に軟骨様器質が巣状に形成される像を認め過誤腫と診断し，右上葉切除術を施行した。巨大に発育した過誤腫症例である。

▮▮▮ 肺過誤腫

■ 肺の良性腫瘍

　気管支・肺に発生する良性腫瘍は肺腫瘍の数％以下とまれな病態であるが，**表30-2**に示すようにさまざまな種類のものがある。このうち最も多いのは**過誤腫**で，これに次ぐのが**硬化性血管腫**である。**乳頭腫**は上気道に発生するものが多く，発症にヒトパピローマウイルスが関与しているものと思われ，悪性化することがある。**腺腫**は極めてまれであるが，この系統に属する**異型腺腫様過形成**（atypical adenomatous hyperplasia：AAH）はCT健診などでときに発見され，近年，上皮内癌（carcinoma *in situ*）として取り扱われるようになった。線維腫や平滑筋腫は極めてまれな腫瘍である。硬化性血管腫は，当初，血管内皮細胞由来の病変と考えられ，

表30-2　肺の良性腫瘍

上皮型腫瘍
　乳頭腫 (papilloma)
　腺腫 (adenoma)
　異型腺腫様過形成
　(atypical adenomatous hyperplasia：AAH)
軟部腫瘍
　限局性線維性腫瘍 (localized fibrous tumor)
　線維腫 (fibroma)
　平滑筋腫 (leiomyoma)
その他の腫瘍
　過誤腫 (hamartoma)
　硬化性血管腫 (sclerosing hemangioma)
腫瘍様病変
　炎症性偽腫瘍 (inflammatory pseudotumor)
　リンパ増殖性病変 (lymphoproliferative disease)

内部に血液を貯留して血性痰をみることもあることから"血管腫"と命名されたが，電子顕微鏡レベルの検討結果から上皮細胞由来と考えられ，むしろ"pneumocytoma"とよぶほうが妥当とされる。"腫瘍様病変"としては炎症性偽腫瘍やリンパ増殖性疾患がある。前者には組織球腫や形質細胞腫などがあり，後者にはリンパ腫に関連するものなどがある。

■ 肺過誤腫の特徴

　過誤腫は代表的な肺良性腫瘍で，孤立性肺腫瘍の数％を占める。組織学的に気管支を構成する間葉系成分を主成分として発生する腫瘍である。慣習的に"過誤腫"とよばれるが，むしろ気管支の間葉成分から発生する真性腫瘍で"間葉腫（mesenchymoma）"とよぶほうが妥当と考えられるに至っている。本例のように軟骨成分が極めて優勢なものを軟骨性過誤腫とよび，全体の80％以上を占める。内部に脂肪成分を含むこともあり，本例でみられる低吸収域はこれを反映するものであろう。中年以降に健診などで径1～3cm程度大の大きさの結節影で発見されるものが多いが，ときに巨大な塊状影で発見されることもある。

■ 症状と検査所見

　肺の良性腫瘍は，通常，症状を欠き，健診の胸部画像異常で発見されるものが多い。過誤腫も末梢肺に発生し，極めてまれに血性痰をみることがあるが，ほとんどは無症状で経過する。ただし，10％程度では腫瘍は気管支粘膜下に発生し，その場合には気道閉塞にともなう症状を

来す。

■ 画像所見

境界明瞭でときにノッチを有し分葉化する濃厚な結節影が過誤腫の特徴的所見である。CTで"ポップコーン状"の石灰化像を呈することがあるが，このような不規則な形状の石灰化像は軟骨成分によるもので診断の際に参考になる（**図30-2**）。脂肪成分による低吸収域も本症に特徴的な所見である。腺腫様過形成との鑑別が問題になる。

■ 診断

経気管支肺生検で軟骨成分などの病変を認めて診断されることが多いが，病変が小さく，軟骨成分に乏しい場合は生検による診断は困難である。このような場合，胸腔鏡下に腫瘍部分を核出し，その病理組織学的検査で診断することになる。

■ 治療法

切除術が原則である。経時的にみると腫瘍の発育速度は極めて緩徐で，腫瘍を適切に除去すると再燃をみることはほとんどない。

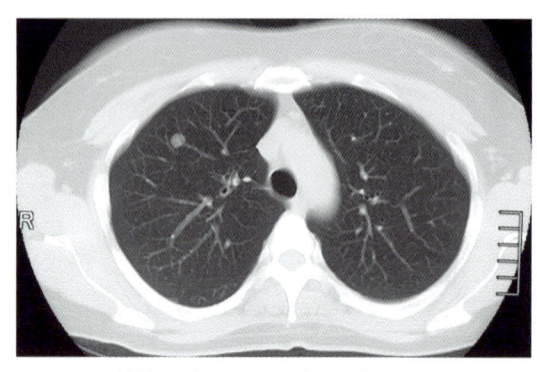

図30-2 健診で発見された肺過誤腫

無症状の43歳女性で，健康診断の胸部平面写真で右上葉に小結節影を認めた。経気管支肺生検では確診に至らず，腫瘍を核出して一部に不規則な軟骨片と平滑筋の増生した間質成分を含む病変を認めて過誤腫と診断した。この画像で軟骨成分を示唆する濃度上昇部分がみられる。

CASE

31 健康診断で胸部異常影を発見された初老の男性

Q1 胸部画像の特徴は？
Q2 診断のための検査は？
Q3 治療は？

症例 62歳の男性で，4カ月前（12月）から咳が出るようになった。近医で抗菌薬などによる治療は無効であった。10日前に撮影した春の健康診断の胸部画像で異常影がみられたので当院を受診した。

大工業に従事し，石綿曝露歴がある。特記すべき既往疾患はなく，喫煙指数440の既喫煙者である。

身長164cm，体重50kg，体温は36.7℃。身体所見では胸部聴診を含めて特別の異常はなかった。血液検査では腫瘍マーカー（CYFRA）値の軽度上昇がみられた。

表31-1　入院時検査成績

RBC 482×10⁴/mm³	T-Bil 0.43 mg/dL
WBC 4,700/mm³	LDH 225 U/L
Neut 73%	BUN 19.3 mg/dL
Lymph 18%	Cr 0.73 mg/dL
Mono 1%	CRP < 0.3 mg/dL
Eos 7%	CEA 2.7 ng/mL
Baso 1%	CYFRA 6.2 ng/mL
Hb 14.7 g/dL	proGRP 25.3 pg/mL
Hct 43.5%	BGA
Plt 21.6×10⁴/mm³	Pa$_{O_2}$ 90 mmHg
TP 7.5 g/dL	Pa$_{CO_2}$ 44 mmHg
Alb 4.1 g/dL	pH 7.40

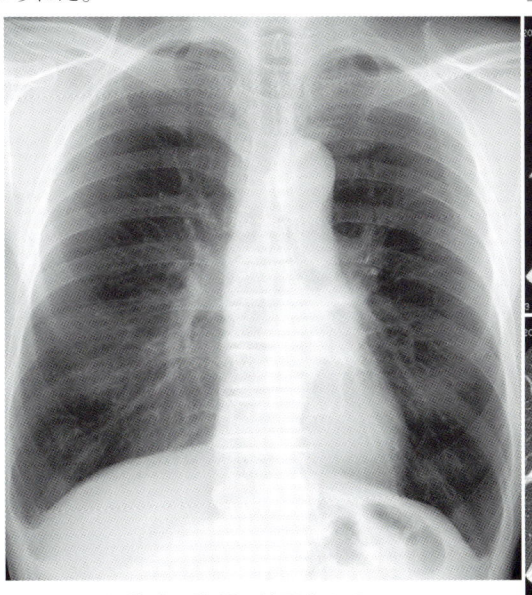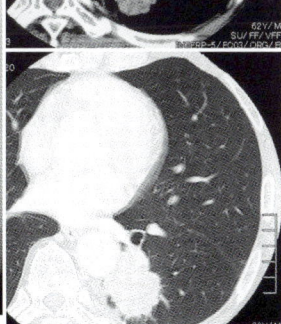

図31-1　入院時の胸部X線写真とCT
（下肺：軟部組織および肺の条件）

A1	胸部X線写真で心陰影に重なる高さで下行大動脈の左縁が部分的に不鮮明になっており，CTで大動脈に接する径が5cm程度の大きさのひょうたん型の結節影を認める。結節影の内部は不均等で，数mm大の低吸収域が散在しており，辺縁にはスピキュラがみられる。胸水貯留やリンパ節腫大はない。
A2	経気管支肺生検。
A3	病期を判定した上で集学的治療を行う。

本例の経過：結節影は結核などの感染症，関節リウマチ，サルコイドーシスやアミロイドーシスなどの原因不明疾患でみられるが，孤立結節影は良性・悪性腫瘍によるものが多い。その場合，若年者では良性腫瘍が，中年以降では悪性腫瘍が多い。本例では画像所見から後者の可能性が高く，経気管支肺生検で扁平上皮癌の所見を得，左下葉切除とリンパ節郭清で根治的に病変を除いた。健診で発見された中枢型扁平上皮癌である。

肺扁平上皮癌

■ 本症の特徴

扁平上皮癌はわが国の肺癌の35～40％を占め，かつては肺癌のなかで最も多かったが，現在では腺癌がややこれを上回っている。発生に喫煙が関連しており，95％以上が男性である。70～80％は区域・亜区域気管支に発生する中枢型であるが，近年，末梢肺に発生する肺野型が増加している。組織学的には**角化**あるいは**細胞間橋**を示すのが特徴で，分化の程度で**高分化型**，**中分化型**，**低分化型**に分けられる（**表31-2**）。組織所見の特徴は高分化型で顕著であるが，低分化型では腫瘍の一部に**表31-2**に挙げるような所見を認める。**壊死傾向**が強く，しばしば空洞を形成する。本例の画像でみられる低吸収域は壊死によるものであった。

■ 症状と検査所見

症状は癌の発生部位と進展度によりさまざまである。初期症状としては気道の刺激による**乾性咳**が多く，進展すると血性痰などをみるようになる。また，隣接臓器への圧迫・浸潤による症状として，反回神経麻痺による**嗄声**，上大静脈の圧迫による**上大静脈症候群**〔superior vena cava（SVC）syndrome〕，胸壁浸潤による胸痛や胸膜・心膜浸潤による**癌性胸膜炎・心膜炎**がある。肺尖部に発生し腫瘍が上腕神経叢を浸潤すると肩・上肢の疼痛が起こって**ホルネル症候群**（Horner's syndrome）を来す。

血液検査ではSCCやCYFRAなどの**腫瘍マーカー**が高値となり，診断確定例では進展度の指標として有用である。

■ 画像所見

肺癌は発生部位により**肺門部型**と**末梢型**に大別される。末梢型扁平上皮癌では早期に気管支壁を越えて肺実質へと浸潤するが，その場合，病理形態的に3型に細分類される。最も多いのは**充実増殖型**で，境界明瞭で圧排性の充実性陰影を呈する。他に**中心瘢痕型**（肺胞充填型で収束傾向があり腺癌に類似）と**浸潤増殖型**（辺縁不整で分化型腺癌に類似の像）がある。しばしば栄養動脈である気管支動脈に浸潤して腫瘍内に**空洞**を形成し，また，気管支の破壊により末梢側に**閉塞性肺炎**を来す。胸壁への浸潤は多いが肺内転移は少ない。

一方，肺門部肺癌は区域気管支までの太い気管支に発生する肺癌で，粘膜主体に拡がるものと粘膜下に拡がるものがある。**粘膜主体型**では表層に浸潤するものや内腔に結節ないしポリープ状に突出するものがあり，一方，**粘膜下型**は粘膜上皮の下方から平滑筋層を超えた組織に拡がる。肺門部肺癌では痰に癌細胞が検出されても画像では腫瘍影を認めない時期があり，肺炎

表31-2　肺扁平上皮癌と特殊型

1）扁平上皮癌
2）特殊型
　①乳頭型
　②淡明細胞型
　③小細胞型
　④類基底細胞型

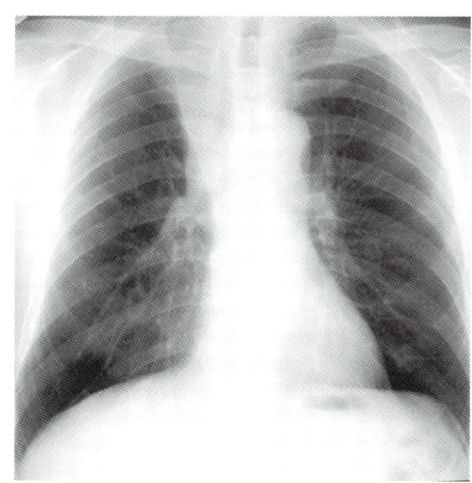

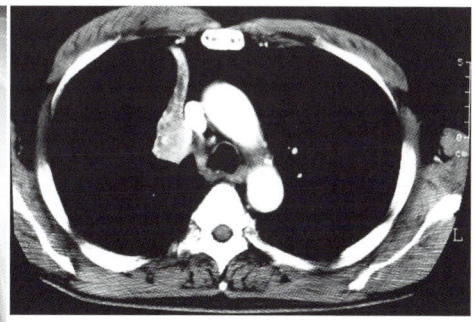

図31-2　扁平上皮癌による右上葉の無気肺

62歳・男性。胸部平面写真とCT（軟部組織の条件：大動脈弓の高さ）。

や無気肺（**図31-2**）で発見されることもある。

■ 診断

　確定診断には病理組織診断が必須で，痰の細胞診や経気管支肺生検などでの組織学的検索を行う。診断が得られれば治療方針を決定するために**病期分類**（staging）を行う。これは，腫瘍径・肺門および従隔リンパ節転移・遠隔転移の3つの要素に基づく**TNM分類**（tumor, node, metastasis）による分類である。

■ 治療法

　外科療法・放射線療法・化学療法があり，病期と全身状態を勘案して決定する。非小細胞肺癌では同側の縦隔リンパ節転移以内のN2以下の病期症例が手術対象例になりうる（病期分類については**本章表4，5**を参照）。外科療法による腫瘍の切除が望ましいが，手術適応がないときは放射線療法と化学療法を行う。

32 健康診断で胸部異常影を発見された 若年の男性

症例 28歳の男性で，春の健康診断で胸部異常影を指摘されて受診した。

事務職に従事しており，22歳時に虫垂炎の既往がある。喫煙歴・飲酒歴はない。

身長174cm，体重66kg，体温は36.7℃。身体所見では胸部聴診を含めて特別の異常はなかった。血液検査では腫瘍マーカーを含めて異常はみられなかった。

表32-1 入院時検査成績

RBC 474×10⁴/mm³	Cr 0.69 mg/dL
WBC 5,400/mm³	CRP＜0.3 mg/dL
Hb 14.8 g/dL	CEA 2.0 ng/mL
Hct 42%	CYFRA 0.8 ng/mL
Plt 21.9×10⁴/mm³	proGRP 18.3 pg/mL
TP 7.5 g/dL	BGA
Alb 4.9 g/dL	Pa$_{O_2}$ 95 mmHg
T-Bil 0.43 mg/dL	Pa$_{CO_2}$ 47 mmHg
LDH 161 U/L	pH 7.40
BUN14.2 mg/dL	

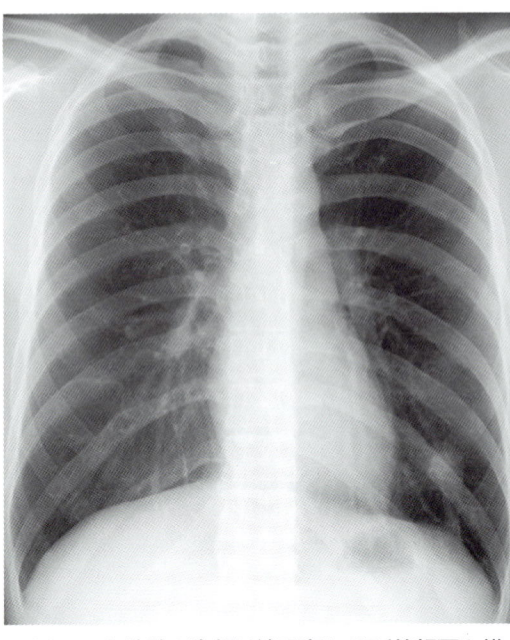
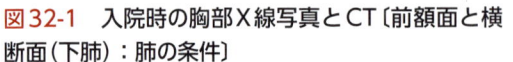
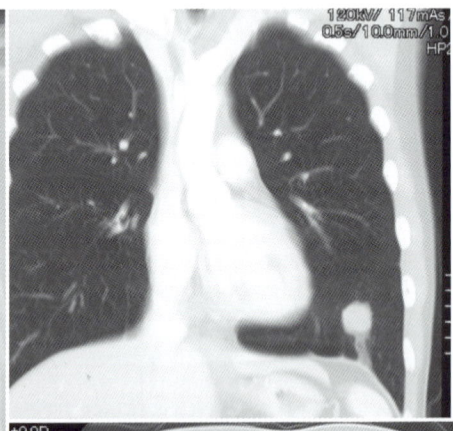
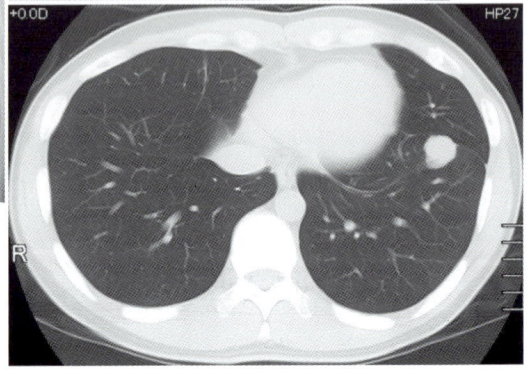

図32-1 入院時の胸部X線写真とCT〔前額面と横断面（下肺）：肺の条件〕

A1	胸部X線写真で左下肺に結節影がみられ，CTで辺縁が整で内部がほぼ均一の径15mmの結節影を認める。下方に胸膜の引き込み像がみられる。胸水貯留やリンパ節腫大はない。
A2	経気管支肺生検。
A3	病期を判定したうえでの集学的治療。

本例の経過：孤立結節影を呈する疾患には結核などの感染症，関節リウマチやサルコイドーシスなどの膠原病・肉芽腫性疾患やアミロイドーシスなどの原因不明疾患があるが，最も多いのは良性・悪性腫瘍である。腫瘍としては若年者では良性腫瘍が多いが，本例は(乳頭型)腺癌であった。患者の希望もあり切除による根治を目指したが胸膜播種を認めて縮小手術におわり，化学療法に移行した。若年者肺癌では進展例が多い。

肺腺癌

■ 本症の特徴

腺癌は肺癌の約50%を占め，近年，増加傾向にある。扁平上皮癌・小細胞癌の場合は多くが喫煙に関連して起こるのに対して，腺癌は非喫煙者や女性・若年者にもみられる。細胞形態からは**腺管型・乳頭型**などに分類され，分化度からは**高分化型・中分化型・低分化型**に分けられる。95%は末梢肺に発生し，本例のように無症状で経過して健診で発見されることが少なくない。一方，肺門部腺癌は気管支腺由来で扁平上皮癌と似た像を示す。腺癌の増殖・進展の自然経過は多彩で，非常に早いものから数年にわたって変化のみられないものまである。分化度の低いものではリンパ節転移や血行性の肺内転移を起こしやすい。本例は細胞質内に豊富な粘液を含む乳頭型腺癌であった。

■ 症状と検査所見

症状と検査所見は癌の進展度合いによりさまざまである。本例のように腫瘍径が小さい段階では無症状で腫瘍マーカーを含めて検査所見で異常を認めることは少ないが，胸膜直下に発生するものでは胸膜播種により胸水貯留や胸膜病変による**胸痛**などを来す。ときに多量の漿液性痰をみることもある。肺を含めた各種臓器に転移巣をつくりやすく，脳転移による頭痛などの**転移病巣の症状**で発見されることもある。血液検査ではCEAなどの**腫瘍マーカー**の高値があれば進展度の指標として利用できる。

■ 画像所見

孤立結節影が代表的所見である。その大きさや濃度は組織型・分化度や進展度により異なり，腺房型腺癌では腫瘍細胞が肺胞腔を充填するように増殖するので濃厚な結節影を示すことが多い。結節影の辺縁の不整，凹凸〔**スピキュラ・ノッチ**(specula，notch)大小の線状・索状影〕や周囲組織の引き込み像〔**インデンテーション**(indentation)〕がみられる。これらは腫瘍の収縮傾向などによるものである。一方，CTで初めて発見される早期腺癌では乳頭型腺癌細胞が肺胞上皮を置換するように拡がり淡い局所性のすりガラス陰影を示す〔**上皮内腺癌**(adenocarcinoma in situ)〕。異型腺腫様過形成(atypical adenomatous hyperplasia：AAH)との識別が問題になるが，このような場合，すりガラス影の内部に次第に線維化などによる濃厚な部分がみられたり，収縮による病巣径の縮小を認めるときは腺癌と判断できる。一方，肺炎様陰影や空洞影を呈するものもある(**図32-2**)。肺内に多数の小結節影を呈するものもある。腺癌の随ともな所見としては胸膜播種による**胸水貯留**や肺門・縦隔リンパ節の転移による腫大もある。脳・骨・副腎などへの転移も多く，それらの検出には**FDG-PET**が有用である。

■ 診断

病理診断が必須で，痰の細胞診や経気管支肺生検などによる組織学的検索が必要である。同時に，生検などで得た検体で**EGFR**の遺伝子変異や**ALK**融合遺伝子の発現の有無を検討する。組織診断が得られれば治療方針を決定するため

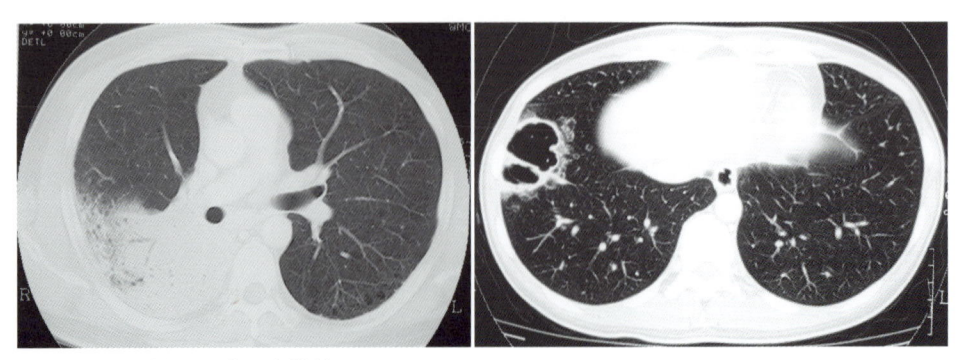

図32-2　肺腺癌の画像の多様性

肺炎様陰影(左図：58歳，男性)や空洞影(右図：28歳，女性)を呈するものもある。

に病期診断(staging)を行うが，これは腫瘍径と肺門・従隔リンパ節転移および遠隔転移の3要素についてのTNM分類(tumor, node, metastasis)に基づくものである(**本章表4，5**)。

■ 治療法

　外科療法・放射線療法・化学療法があり，病期と全身状態を勘案して決定する（腫瘍の治療の項を参照）。外科療法による腫瘍切除が根治的で，手術適応がない症例では，可能なら化学療法・放射線療法を行う。内科治療によらざるをえないときは上記の遺伝子異常を検索し，これらが陽性の症例では特異的阻害薬を用いる。

33 健康診断で胸部異常影を指摘された初老の男性

Q1 胸部画像の特徴は？
Q2 診断のための検査は？
Q3 治療は？

症例 68歳の男性で，健康診断で胸部異常影を発見され，他院を経て当院を受診した。咳・痰などの症状はなく，それまで毎年受けていた健診では異常を指摘されていなかった。

事務職の退職者で，粉塵曝露歴はない。狭心症で二硝酸イソソルビドを服用している以外に特記すべき既往疾患はない。喫煙指数980の喫煙歴とワイン1杯/日程度の飲酒歴がある。

意識清明で身長163cm，体重59kg，血圧は160/88mmHgで体温は36.1℃。心音は清で，呼吸音では両側下背部に小水泡音を聴取した。表在リンパ節は触知せず，四肢に浮腫はみられなかった。血液検査では腫瘍マーカー値の上昇を認めた。

表33-1 入院時検査成績

RBC 396×10⁴/mm³	ALP 185 U/L
WBC 5,400/mm³	LDH 192 U/L
Neutro 73%	uric acid 6.7 mg/dL
Lymph 17%	BUN 18.6 mg/dL
Mono 6%	Cr 0.9 mg/dL
Eos 4%	Na 142 mEq/L
Baso 0%	K 3.9 mEq/L
Hb 13.4 g/dL	Cl 106 mEq/L
Hct 40.4 %	CRP < 0.3 mg/dL
Plt 22.7×10⁴/mm³	CEA 13.7 ng/mL
TP 6.5 g/dL	NSE 36.0 ng/mL
Alb 3.7 g/dL	proGRP 745 pg/mL
AST 24 U/L	CYFRA 3.2 ng/mL
ALT 13 U/L	

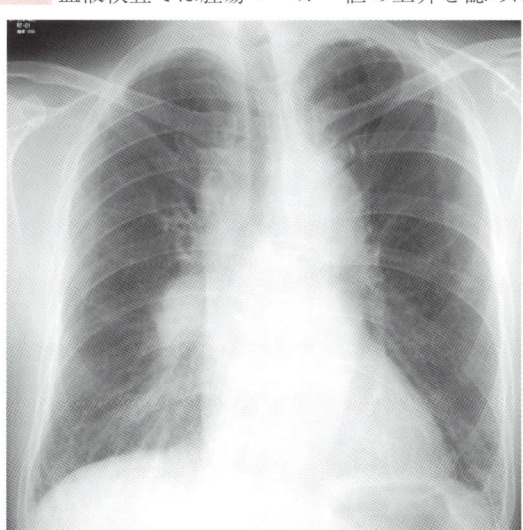

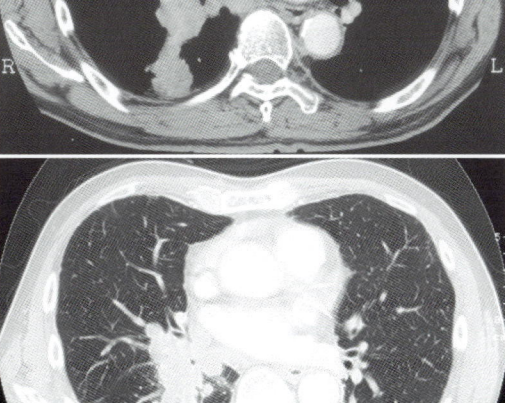

図33-1 入院時の胸部X線写真とCT（CTは気管分岐下部の高さ：肺・軟部条件）

A1	胸部X線写真で右肺門部に腫瘤影を認め，縦隔幅の拡大をともなっている。CTでは右下葉上区の末梢に径3cm程度大の腫瘤影がみられ，肺門部と連なるような索状影と右肺門・縦隔リンパ節腫大をともなっている。
A2	経気管支肺生検。
A3	抗癌薬療法。

本例の経過：肺門リンパ節腫大をともなう肺腫瘤性病変の多くは悪性腫瘍によるもので，本例のようにリンパ節病変が顕著なときは小細胞癌 (small cell carcinoma：SCLC) の可能性が高い。経気管支肺生検で右下葉上区への気道粘膜内に核細胞比の大きい小円形腫瘍細胞を多数認めてSCLCと診断した。他臓器に転移巣を認めずリンパ節病変の範囲とあわせて限局型である。抗癌薬 (CDDP+VP16) と放射線照射で腫瘤径の著明な縮小をみた。リンパ節病変の顕著なSCLCの典型例で，このような症例は治療にいったん反応するが予後は不良である。

肺小細胞癌

■ 本症の特徴

　肺癌の10～20%程度を占める進展速度の速い癌で，発症に喫煙が影響する。病理学的には核が濃染し細胞質に乏しい小型の異型細胞が特徴的で，その形状から"小細胞癌"と命名された。かつて亜型を，①燕芽型 (oat cell type)，②中間型 (intermediate type)，③混合型 (mixed type) の3型に分類したが，その後，①と②が統合されて"小細胞癌"となり，これに特殊型として混合型小細胞癌 (combined small cell carcinoma) が加えられた。後者は腺癌・扁平上皮癌・大細胞癌など他の組織型の腫瘍細胞を若干程度の割合で含む。本症の腫瘍細胞が神経内分泌細胞由来であることから，将来的には大細胞癌などを含んで"**神経内分泌腫瘍**"に一括分類される可能性がある。葉気管支などの中枢気管支壁に発生することが多いが，数%では末梢肺に発生する。気道粘膜下を中枢側・末梢側に向かって這うように進展し，近接する肺実質に浸潤して血管や気道を閉塞する。気道粘膜面での進展は扁平上皮癌ほど多くなく，気道閉塞の発生は拡大した腫瘍の気道圧迫によるものである。リンパ行性・血行性に転移しやすく，腫瘍径が小さい時期でも各種臓器に遠隔転移していることが多い。転移先としては肝臓 (約25%)，骨 (約25%)，脳 (約10%) などがある。

　病期分類はTNM分類によることもできるが一般には簡便な2期の分類，すなわち，一側肺で放射線照射が可能な範囲のものを**限局型** (limited stage disease：LD，30%程度)，それを超えるものを**進展型** (extensive stage disease：ED) とする分類法による。

■ 症状と検査所見

　本例のように健診で発見される例では明らかな症状がみられないが，進展例では咳などの気道症状があり，骨や脳などの転移病巣による症状や**腫瘍随伴症状** (paraneoplastic syndrome) を呈する例もある。後者は腫瘍にともなって起こる圧迫症状以外の症状である (**表33-2**)。本症の腫瘍細胞には神経内分泌系細胞への分化傾向があり，種々のホルモンや生物活性を有する物質を産生しやすいことによるもので，内容としては異所性のADH・ACTH産生によるものや筋肉のCaチャンネルに対する自己抗体産生にともなう筋力低下 (E-L症候群) などがある。腫瘍マーカーでは**proGRP** (progastrin-releasing peptide)，神経特異性エノラーゼ (neuron-specific enolase：**NSE**) が60%程度で高値となる。

表33-2　肺小細胞癌と随伴症候群

クッシング症候群 Cushing syndrome
SIADH secretion of inappropriate ADH
高カルシウム血症 hypercalcemia
カルチノイド症候群 carcinoid syndrome
多血症 polycythemia
イートン・ランバート症候群 Eaton Lambert S.
多発性筋炎 polymyositis
重症筋無力症 myasthenia gravis
発熱 tumor fever

■ 画像所見

中枢側の腫瘤影で発見されるものが多く，しばしば肺門・縦隔リンパ節腫大をともなう。両者が一塊となり巨大な**塊状影**を呈することもあり（**図33-2**），大量胸水で発見される例もある。巨大腫瘍ではしばしば内部に壊死による低吸収域を認める。まれに末梢肺の孤立結節影で発見されて摘除できる例もある。

■ 診断

経気管支肺生検などの**組織診**によるが，喀痰や胸水の**細胞診**も有用である。proGRPなどの腫瘍マーカーも診断の参考になる。

■ 治療法

本症は全身性疾患で，発見時に肺に限局しているようにみえる例でも病変がすでに遠隔転移していることが多い。一方，腫瘍細胞の抗癌薬や放射線に対する感受性は高く，治療は基本的にこれらによる。ただし，孤立小結節影で発見される例では外科療法の併用が有効で，集学的治療の一環として切除術も行われる。本例のように病変が相当程度拡がっているものの片側に限局している例（限局型）では**化学療法**と**放射線照射**の併用療法を行う。その3年生存率は化学

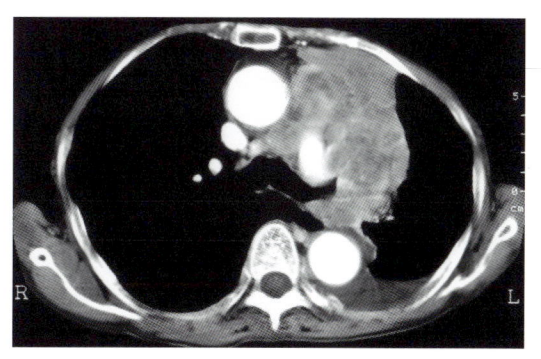

図33-2　巨大な腫瘤影を呈した小細胞癌
咳・痰・息切れで発症した80歳の女性；予後不良例（軟部条件CT：気管分岐部の高さ）。

療法単独に比べて5%程度良好で，奏功率は80%程度，5年生存率は50%程度である。ただし，合併症も多く，高齢者や全身状態不良例では困難なことも少なくない。化学療法はプラチナ製剤（**cis-platinum**）＋エトポシド（**etoposide**）が第一選択で，二次薬としてイリノテカン（**irinotecan**）がある。進展型では1年生存率が30%弱，5年生存率が数%程度と，予後不良である。脳転移の合併が多く，血液−脳関門の問題もあるので可能なら**予防的全脳照射**を行う。

参考文献
1) van Meerbeeck JP, Fennell DA, De Ruysscher DK. Small-cell lung cancer. Lancet 2011; 378: 1741-55.

34 血性痰を機会に孤立結節影を発見された高年の女性

症例 　77歳の女性で，数日前（6月末）に4，5日に1回血性痰が出るようになり，近医を受診したところ左上肺の異常影を指摘されて当院を受診した。

　専業主婦で，特記すべき既往疾患はない。喫煙指数2,000の重喫煙歴があるが，飲酒歴はない。

　身長148cm，体重59kg，体温は36.0℃。身体所見では胸部聴診を含めて特別の異常はなかった。血液検査では腫瘍マーカーを含めて異常はみられなかった。

表34-1　入院時検査成績

RBC 474×10⁴/mm³	T-Bil 0.43 mg/dL
WBC 4,600/mm³	LDH 161 U/L
Hb 13.8 g/dL	AST 18 U/L
Hct 42%	ALT 19 U/L
Plt 21.9×10⁴/mm³	BUN 14.2 mg/dL
TP 7.5 g/dL	Cr 0.69 mg/dL
Alb 3.9 g/dL	CRP＜0.3 mg/dL

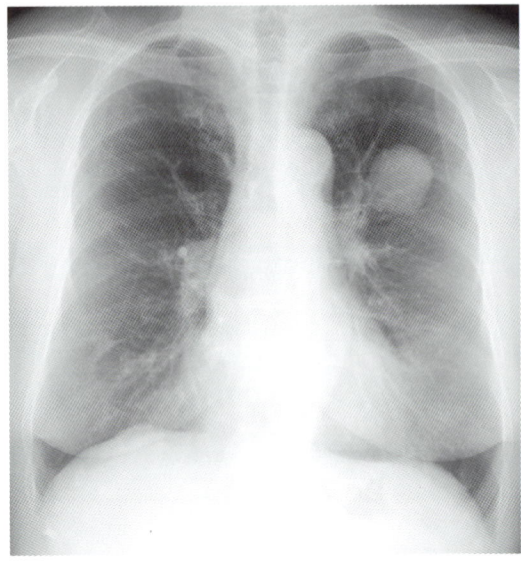
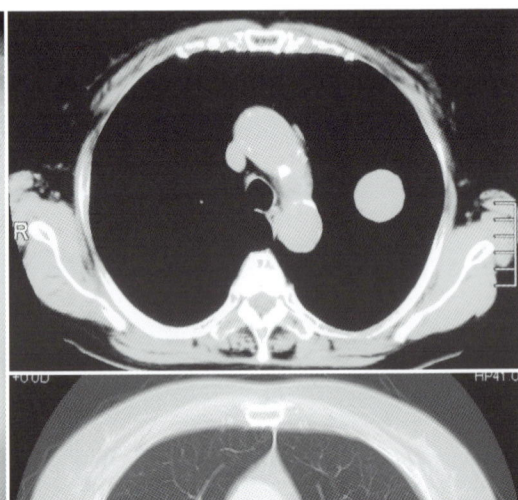
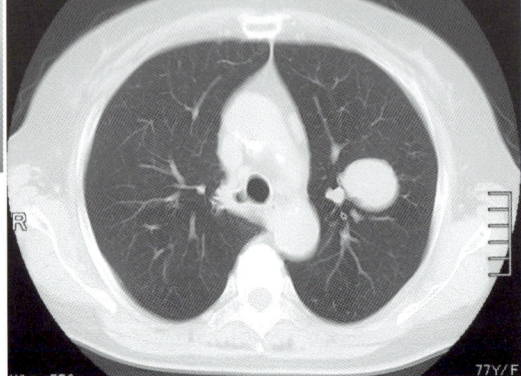

図34-1　入院時の胸部X線写真とCT（中肺：軟部組織および肺の条件）

A1	胸部X線写真で左上肺に結節影がみられ，CTで左上葉に内部がほぼ均一の径が約30mmの結節影を認める。辺縁は整で周囲組織の引き込み像はみられない。胸水貯留やリンパ節腫大はない。
A2	経気管支肺生検。
A3	病期を判定したうえで集学的治療を行う。

本例の経過：肺の孤立結節影は結核などの感染症，サルコイドーシスなどの肉芽腫性疾患やアミロイドーシスなどによるものもあるが，多いのは良性・悪性腫瘍によるものである。本例の辺縁円滑な結節は良性腫瘍を示唆するが，経気管支肺生検で壊死をともなう腫瘍病変を認め，角化や腺管形成などの分化を示さない中〜大型細胞で大細胞癌と判断した。シスプラチンを含む抗癌薬による治療で改善した。本症の典型例である。

肺大細胞癌

■ 本症の特徴

　非小細胞癌のなかで腺癌・扁平上皮癌に次いで多い組織型であるが，頻度はこの両者より低く全肺癌の7〜10%である。性比では4〜5倍と男性に多く，大部分は喫煙者である。腺癌の場合と同様に**末梢肺**に発生して周囲肺組織に対して**圧排性**に増殖する。

　病理学的には腫瘍は明瞭な**核小体**をともなう大きな核と中〜大程度の細胞質をもつ**大型の多角細胞**で構成される。もともと除外診断的な名称で，未分化な悪性上皮性腫瘍細胞が，小細胞癌の細胞学的特徴や腺癌でみられる腺腔形成・乳頭状増殖，あるいは扁平上皮癌でみられる角化・細胞間橋などの特徴を示さないもので，通常，ごく微量の腺癌・扁平上皮癌成分への分化がみられる。内容に**表34-2**のようなものがあるが，本例は組織像から**大細胞神経内分泌癌**（large cell neuroendocrine carcinoma：**LCNEC**）と診断した。LCNECは柵状配列など神経内分泌化を示唆する特徴をもち，小細胞癌との関係が問題になるが，核小体がみられるの

が識別点である。かつて考えられていたほどまれな腫瘍ではなく，認識の拡がりにともなって診断機会が増加した。分類上は大細胞癌の一亜型として分類されているが，生物学的特徴は**小細胞癌と類似**した特徴を有しており，進行が早いので予後不良であることが多く，高悪性度神経内分泌癌として小細胞癌と同一カテゴリーに属する腫瘍と考えられる。

　大細胞癌のその他の特殊型として類基底細胞癌，リンパ上皮腫様癌，淡明細胞癌などがある。**類基底細胞癌**は基底細胞（basal cell）に似た構造をとる大細胞癌で，神経内分泌マーカーは陰性である。このような細胞のみの"純系"のものがこの範疇に入るが，腺癌や扁平上皮癌の組織像を含むものではそれぞれの癌の"類基底細胞型"と分類する。太い気道に発生し，予後不良とされる。**リンパ上皮腫様癌**は鼻咽頭のリンパ上皮腫に似た組織像を示す大細胞癌で，しばしばEBウイルス感染をともなう。**淡明細胞癌**は淡明ないし泡沫状の細胞質をもつ大型・多角細胞からなる癌で，腎臓に発生する淡明細胞癌の肺転移病巣と類似の像を示す。扁平上皮癌ないし腺癌への分化がみられるときは扁平上皮癌ないし淡明細胞腺癌とする。

■ 症状と検査所見

　症状は腫瘍の周囲臓器への浸潤や遠隔転移の状況による。末梢肺に発生することが多いので中枢発生の多い扁平上皮癌に比べて咳などの気道症状に乏しいが，急速に進展して内部壊死にともなうのでしばしば**血性痰**を認める。血液検査所見では特別の異常はみられない。

表34-2　肺大細胞癌の組織型

大細胞癌
特殊型
　①大細胞神経内分泌癌
　②類基底細胞癌
　③リンパ上皮腫様癌
　④淡明細胞癌
　⑤ラブドイド形質をともなう大細胞癌

■ 画像所見

　周囲に対して圧排性に発育するので**辺縁明瞭な結節影**を呈することが多い。しばしば内部壊死による**低吸収域**をともなう。小結節影の場合は腺癌・扁平上皮癌との画像的鑑別は困難である。

■ 診断

　経気管支肺生検によるが，術後摘出標本の病理組織所見で診断が確定する症例も少なくない。大細胞癌はもともと除外診断的であり，特にLCNECが疑われるときは小細胞癌との異同が問題になる。経過や画像所見，各種腫瘍マーカーなどの成績とあわせて判断する必要がある。

■ 治療法

　腺癌の場合と同様に縦隔リンパ節転移や遠隔転移がないものでは外科手術による完全除去をめざし，縦隔リンパ節転移や遠隔転移がある場合は化学療法や放射線療法が主体となるが，進行が早く診断時には遠隔転移を認めることも多い。予後不良例が多いことから考えても手術療法のみでは不十分で，術後補助化学療法を加えた集学的治療が必要である。

CASE

35 健康診断で胸部異常影を指摘された中年の男性

Q1	胸部画像の特徴は？
Q2	診断のための検査は？
Q3	治療は？

症例 　45歳の男性で，2カ月前（11月）の健診の胸部X線写真で異常影を指摘され，CTで腫瘤影を認めたので当院を受診した。呼吸器症状はない。

　事務職で，特記すべき既往疾患はない。喫煙指数500の喫煙者で，飲酒歴はない。

　身長174cm，体重69kg，血圧は110/76mmHgで体温は36.7℃。心音は清で呼吸音に異常はない。表在リンパ節は触知せず，四肢に浮腫はみられない。神経学的に異常所見を認めない。検査所見では特別の異常はみられなかった。

表35-1　入院時検査成績

RBC 466 × 10⁴/mm³	CK 246 U/L
WBC 5,700/mm³	uric acid 4.7
Neutro 60.3%	BUN 11.4 mg/dL
Lymph 32.8%	Cr 0.76 mg/dL
Mono 4.0%	Na 142 mEq/L
Eos 2.4%	K 3.8 mEq/L
Baso 0.5%	Cl 106 mEq/L
Hb 14.7 g/dL	CRP < 0.3 mg/dL
Hct 46.6%	CEA 3.8 ng/mL
Plt 23.2 × 10⁴/mm³	BGA
TP 6.6 g/dL	Pa_{O_2} 77 mmHg
Alb 4.2 g/dL	Pa_{CO_2} 44 mmHg
T-Bil 0.6 mg/dL	pH 7.40
AST 26 U/L	HCO_3^- 27 mEq/L
ALT 38 U/L	PFT
ALP 213 U/L	VC 5.21 L (134%)
LDH 174 U/L	FEV₁ 4.15 L (100%)
γ-GTP 29 U/L	FEV₁% 79%

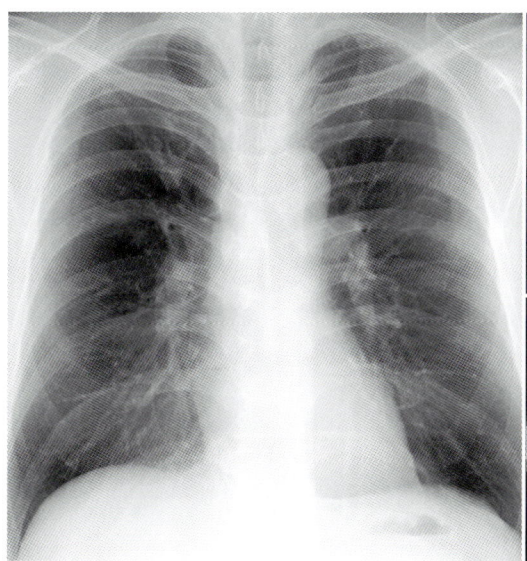
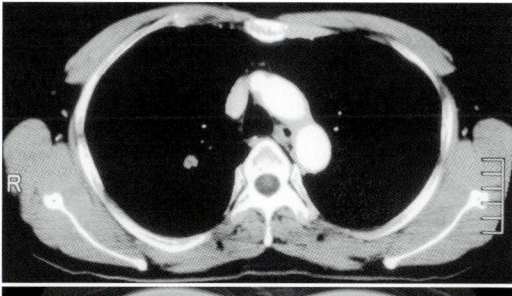
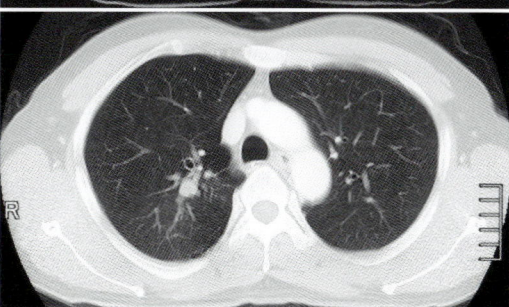

図35-1　入院時の胸部X線写真とCT（大動脈弓部の高さ：肺および軟部条件）

A1 胸部X線写真で右肺門部の斜め上方に不規則な形状の陰影がみられ，CTで右上葉後区域の気管支近傍に10mm程度大の辺縁が平滑で均等な結節影を認める。末梢部位に淡いすりガラス陰影もみられる。

A2 経気管支鏡下の腫瘍生検。

A3 腫瘍切除術。

本例の経過： 孤立結節影のほとんどは良性・悪性腫瘍によるものであるが，本例では末梢病変をともなっており気道関連病変を示唆している。気管支鏡検査で右上葉後区の気管支入口部にポリープ病変を認め，生検でカルチノイド腫瘍と診断し，右上葉切除術を施行して定型カルチノイドと最終診断した。本症の典型例である。

肺カルチノイド

■ 本症の特徴

　肺新生物の1〜2%程度を占めるまれな腫瘍で，発生母細胞は気管支腺に関連して存在するKulchitsky細胞とされる。かつては良性の気管支腺腫（bronchial adenoma）とされたが，現在では浸潤・転移を来す悪性腫瘍に分類されている。神経内分泌系腫瘍として**表35-2**の分類がある。カルチノイド腫瘍は核分裂像の多少をもとに定型カルチノイド（typical carcinoid tumor）と非定型カルチノイド（atypical carcinoid tumor）に大別され，両者の比率は9：1程度と前者が多い。前者は核分裂像が2/HPF以下の密度にとどまるもので，その80%程度は葉ないし区域気管支の内腔に発生する。一方，後者は核分裂像がそれ以上の密度でみられるもので，内部に壊死をともなうこともある（壊死があれば核分裂像の多少に関わらず非定型）。後者は末梢肺に発生するものが多い。

　本症の発生に性差はない。年齢的には他の肺癌よりやや若年発生が多く，平均発見年齢は40〜50歳台である（定型カルチノイドのほうが非定型カルチノイドよりやや若年に偏る）。生活習慣との関係では，非定型カルチノイドで喫煙者が2/3程度と多い傾向にある。

■ 症状と検査所見

　定型カルチノイドでは本例のように健診で発見されるものは無症状のことが多いが，中枢気道に発生しやすいので咳・血性痰や無気肺にともなう肺炎の症状を来すこともある。末梢型ではほとんどの場合に無症状である。腫瘍随伴症状としては異所性副腎皮質ホルモンの分泌によるクッシング症候群が知られる。腫瘍からのセロトニンの放出による顔面紅潮・下痢・喘鳴はカルチノイド症候群として知られ，肝転移をともなうもので多いが，頻度は数%程度と低い。

■ 画像所見

　中枢気管支に発生するカルチノイド腫瘍は気道に突出するポリープ陰影を呈し，しばしば末梢の閉塞性肺炎をともなう。本例でみられた腫瘤病変の末梢のすりガラス影もこのような病変を反映する像である。一方，末梢肺に発生する場合は辺縁が鮮鋭な1〜3cm大程度の大きさの均等な卵形ないし分葉型の結節影を呈する（**図35-2**）。過誤腫（hamartoma）や硬化性血管腫

表35-2　神経内分泌系腫瘍の分類

carcinoid tumor (カルチノイド腫瘍)
　typical carcinoid tumor
　atypical carcinoid tumor
large cell neuroendocrine carcinom (LCNEC)
small cell carcinoma (小細胞癌)

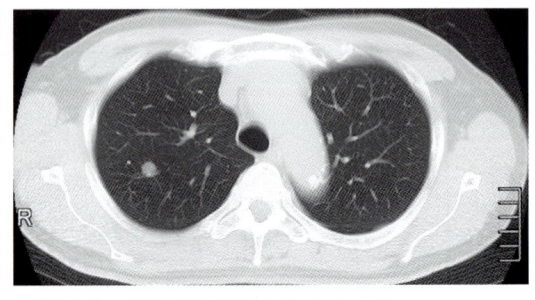

図35-2　末梢型の定型カルチノイド
　健康診断で胸部異常影を指摘された62歳の男性。胸部CT（大動脈弓部の高さ：肺の条件）。

（sclerosing hemangioma）などの良性腫瘍との鑑別が問題になる。非定型カルチノイドでは腫瘍径が定型カルチノイドの場合より大きい傾向にあり，肺門・縦隔リンパ節転移をともなう頻度がより高い。

■ 診断

組織学的所見によるが，経気管支肺生検で術前に診断が得られるのは半数程度である。定型例のほうが生検による診断率が高いが，これは中枢型が多く，腫瘍に到達しやすいためであろう。定型／非定型の識別は核分裂像の多少や壊死の有無によるので，最終診断は摘出標本についての詳細な検討によることになる。

■ 治療法

外科的切除が第一選択で，化学療法・放射線療法は無効である。非定型カルチノイドでは半数程度に肺内リンパ節転移があるとされるので，肺癌の場合と同様にリンパ節郭清をともなう肺葉切除が必要である。一方，定型カルチノイドではリンパ節転移が少ないので縮小手術にとどめることが多い。中枢型の定型カルチノイドでは肺を温存する気管支形成術の試みもある。

予後は組織型と病期による。カルチノイド腫瘍全体の5年生存率は85%程度であるが，定型カルチノイドでは90%を超えるのに対して非定型カルチノイドでは35〜75%と有意に不良である。ただし，まれに定型型カルチノイドが浸潤・転移傾向を示すこともある。

36 半年前から灰色痰をともなう咳があり，両側肺の濃厚影を呈した60歳台の男性

症例 半年前から咳・痰があったが，最近，灰色痰をともなう咳があり，夜間に呼吸困難感を自覚するようになったので当院を受診した。

現場作業に従事していたが，粉塵曝露歴はない。30歳台から胃・十二指腸潰瘍での治療歴がある。喫煙指数900の重喫煙歴があり，焼酎2合/日の飲酒歴がある。

身体所見では特記すべき異常はみられず，血液検査でも異常を認めなかった。

表36-1 入院時検査成績

RBC 412×10⁴/mm³	T-Bil 0.8 mg/dL
WBC 5,300	AST 22 U/L
Neu 62	ALT 20 U/L
Lymph 25	Al P 332 U/L
Mon 8	LDH 455 U/L
Eos 4	BUN 15.9 mg/dL
Bas 1	CRP 0.38 mg/dL
Plt 35.5 × 10⁴	ESR 18 mm/hr
Hb 13.2g/dL	BGA
Ht 39%	Pa$_{O_2}$ 74 mmHg
TP 6.7 g/dL	Pa$_{CO_2}$ 36 mmHg
Alb 3.9 g/dL	

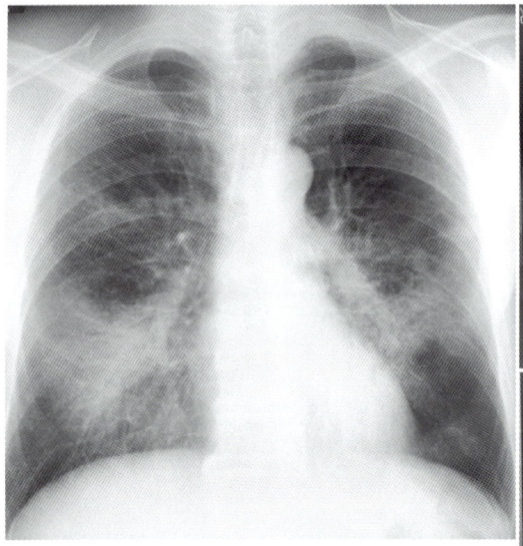
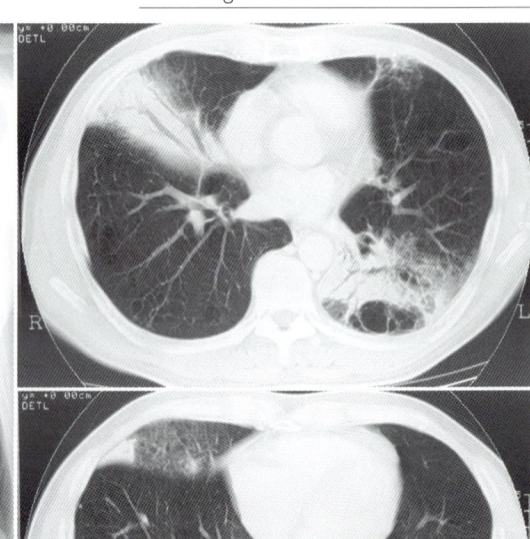

図36-1 入院時の胸部X線写真とCT（下肺の高さ：肺の条件）

> **A1** 胸部X線写真で両側中肺野に辺縁が不鮮明な濃厚影がみられ，CTで右中葉の前方区域に気管支透亮像をともなう辺縁がやや不鮮明な区域性の拡がりの濃厚影を認める。周囲組織の引き込み像はなく，胸水貯留やリンパ節腫大もない。
>
> **A2** 経気管支肺生検。
>
> **A3** 病期を判定したうえで集学的治療を行う。

> **本例の経過：** 局所性の濃厚影を呈する疾患には結核やクリプトコッカス症などの感染症，良性・悪性腫瘍やサルコイドーシス・アミロイドーシスなどの原因不明疾患がある。本例は形状から原発性肺癌の可能性は低く，炎症反応の亢進がみられないことから感染症も考えにくい。経気管支肺生検で気管支粘膜下に大型のリンパ球の著明な浸潤を認め，他臓器に病変を認めないことから肺原発悪性リンパ腫と診断した。抗癌薬治療を施行して小康状態を得た。本例は局所性濃厚影を呈した比較的まれな肺リンパ腫である。

▐/// 肺リンパ腫と関連疾患

■ 本症の特徴

悪性リンパ腫はホジキン病（Hodgkin's disease：HD）と非ホジキンリンパ腫（non-Hodgkin lymphoma：NHL）に大別され，また，原発部位によってリンパ節性と節外性に区分される。HDとNHLは臨床面の性格で大きく異なり，HDは一般にリンパ節性で連続性（一部血行性）に進展するのに対して，NHLでは1/3がリンパ節外性に初発する。肺には所属リンパ節や間質のリンパ組織の他に粘膜関連リンパ組織（mucosa-related lymphoid tissue：MALTあるいはbronchus associated lymphoid tissue：BALT）を含むリンパ系組織が存在するが，これらを母地として原発性の**悪性リンパ腫**が発生する。その大部分はNHLであるが，ここで診断の3カ月以内に胸郭外リンパ節に病変を認めない場合を肺原発と定義する。肺リンパ腫は全肺腫瘍の0.3％程度とまれな病態であるが，さまざまな病型があり，鑑別診断のうえで重要である（**表36-2**）。その多くは均一の小〜大型のリンパ球様細胞が腫瘍性に浸潤し，ときにリンパ濾胞をともなう。これらの肺原発悪性リンパ腫は上述のMALTに発生するものが多く，**MALTリンパ腫**（MALTomaあるいはBALToma）とよばれ，その多くはB cell lymphomaである。一方，血管侵襲性の強いリンパ腫があり，**血管内大細胞リンパ腫**（intravascular large cell lymphoma：IVL）とよばれる。これはかつて**リンパ腫様肉芽腫症**（lymphomatoid granulomatosis：LYG）とよばれたが，近年，その本態は肉芽腫ではなくリンパ腫と考えられるようになり病名が変更された。その場合，腫瘍細胞の多くはB細胞であるが，T細胞性のものもある。さらに，Castlemanらにより提唱された**キャッスルマン病**の全身型（multicentric Castleman's disease：MCD）では全身のリンパ節病変とともにその一分症として肺にも病変を認める。このほかに，縦隔に発生したHDが直接的に肺に滲潤することもあり，また，肺外リンパ節に発生したNHLの肺転移もある。以上は悪性腫瘍としてのリンパ腫であるが，これに対してリンパ球系の"反応性病変"と考えられる病態として**リンパ球性間質性肺炎**（lymphocytic interstitial pneumonia：**LIP**）と**偽リンパ腫**（pseudolymphoma）がある。これらはリンパの過形成によるポリクローナルな増殖をみている状態であるが，その一部は"腫瘍性病変"の可能性もある。このように，肺には多彩

表36-2 肺のリンパ系疾患

1）MALTリンパ腫
2）血管内リンパ腫
3）キャッスルマン病の肺病変
4）リンパ腫の肺転移
　ホジキン病（HD）の肺滲潤
　非ホジキンリンパ腫の肺転移
5）リンパ増殖性疾患（反応性？）
　リンパ球性間質性肺炎
　偽リンパ腫

なリンパ系疾患としての病変がみられる。

■ 症状と検査所見

　MALTリンパ腫はどの年齢層にも起こり，ほとんど**無症状**で，たまたま画像所見の異常で発見されるものが多い。血液検査でも特別の異常はみられない。これに対して肺のいわゆる**血管内リンパ腫**（intra-vascular lymphoma；angio-immunoblastic lymphoma）ではしばしば**発熱**や**呼吸困難**の症状があり，血液検査で**LDHの高値**や可溶性IL-2受容体（soluble IL-2 receptor：sIL-2R）値の上昇がみられ，しばしば，動脈血ガス分析で**低酸素血症**を認める。一方，全身性キャッスルマン病では皮疹や神経症状をともなうことがあり，血清の異常蛋白（**γ-グロブリンの増加**）とこれにともなう**赤血球沈降速度**（**ESR**）の上昇，および**血清IL-6値**の高値がみられる。

■ 画像所見

　MALTリンパ腫では気管支透亮像をともなう**濃厚影**や**多発結節影**が多く，血管内リンパ腫では**多発性小粒状影・結節影**が典型像である。後者では初期には陰影が目立たず，初期の粟粒（播種性）結核の場合と同様に，見逃されることがある。MCDも多発結節影を呈するが，しばしば内部の空洞化をともなう。

■ 診断

　経気管支肺生検によるが，気管支肺胞洗浄液のリンパ球の分析も有用である。

■ 治療法

　MALTリンパ腫では孤立性病変なら外科的切除を優先し，病変が広範に拡がるときは化学療法を行う。血管内リンパ腫では化学療法を行うが，MALTリンパ腫より予後不良で2年生存率は30%程度である。

37 咳・痰と発熱をみた高年の男性

Q1 胸部画像の特徴は？
Q2 診断のための検査は？
Q3 治療は？

症例 71歳の男性で，腎癌の術後に化学療法を受けていたところ1カ月前（3月中旬）から咳が出現し，背部痛も自覚するようになった。通院中の病院で撮影した胸部画像で異常を認めたので当院に入院となった。

運転手で，既往歴として29歳時に十二指腸潰瘍があり，65歳時に腎癌を発見され，手術を受けた後に3コースの化学療法を受けた。喫煙指数約1,000の既喫煙者（20～65歳）でビール1本／日の飲酒歴がある。

意識清明で，身長154cm，体重50kg，心拍数83回／分，血圧は120/74mmHgで体温は37.0℃。心音・呼吸音では異常を認めない。表在リンパ節は触知せず，四肢に浮腫はみられなかった。血液検査では赤沈値の亢進を認めた。

表37-1　入院時検査成績

RBC 449×10⁴/mm³	AST 15 U/L
WBC 6,100/mm³	ALT 13 U/L
Neut 72.7%	ALP 471 U/L
Lymph 20.5%	LDH 140 U/L
Mono 6.5%	BUN 10.1 mg/dL
Eos 0%	Cr 0.8 mg/dL
Baso 0.3%	Na 134 mEq/L
Hb 12.8 g/dL	K 3.6 mEq/L
Hct 40.8%	Cl 103 mEq/L
Plt 33.6×10⁴/mm³	Ca 7.9 mg/dL
TP 7.0 g/dL	CRP 1.76 mg/dL
Alb 4.1 g/dL	ESR 86 mm/hr
T-Bil 0.6 mg/dL	

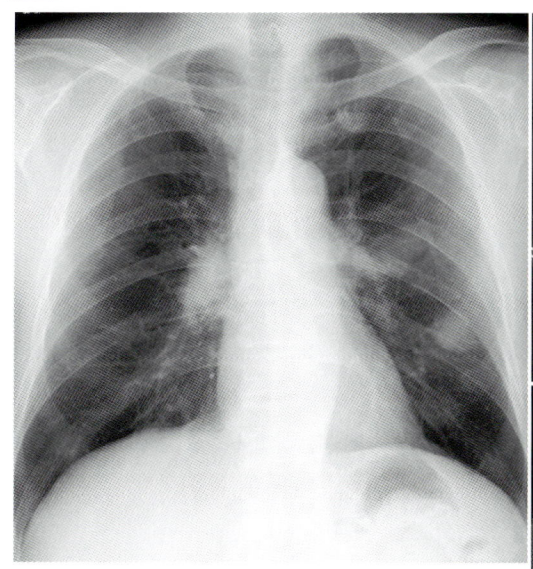
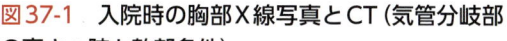
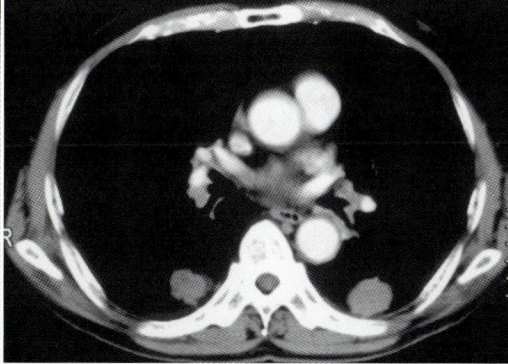
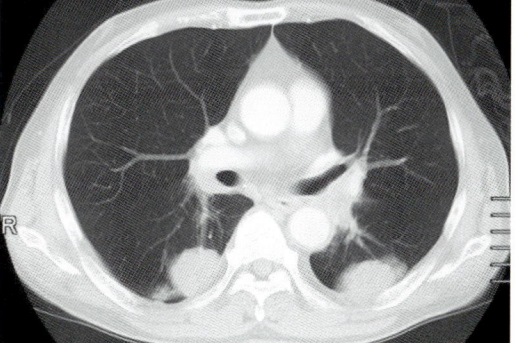

図37-1　入院時の胸部X線写真とCT（気管分岐部の高さ：肺と軟部条件）

A1 胸部X線写真で右肺門部と左中・下肺野に複数の結節影がみられ，CTで両側下葉の上部区域に径数cm程度大で境界が明瞭，内部がほぼ均一な結節影を認める。胸水貯留やリンパ節腫大はみられない。

A2 経気管支肺生検。

A3 抗腫瘍薬による治療。

本例の経過： 多発結節影は，珪肺などのじん肺症やサルコイドーシス・アミロイドーシスのような原因不明の疾患によるものもあるが，多くは転移性肺腫瘍によるものである。確診は経気管支肺生検などの病理組織像によるが，本例では既往歴から**腎癌の肺転移**によるものの可能性が高く，生検所見でこれが裏付けられた。腎癌はときに本例のように巨大結節影を示す。治療は原発病変の制御によるが，予後不良のことが多い。

転移性肺腫瘍

■ 本症の特徴

　肺は全身からの血流を受けており，この"フィルタ"効果を反映して肺には各種臓器腫瘍の転移が起こりやすい。転移経路としては**リンパ路**や**気道**を介するものあるが，最も多いのは**血行性転移**である。**表37-2**に各種臓器の腫瘍の肺転移の頻度と画像所見の特徴を示す。経過が長くなるほど転移は起こりやすくなるが，遭遇頻度は原発腫瘍の発生頻度による面もある。たとえば大腸癌によるものが肺転移の30〜40％を占めるが，これは大腸癌の発生頻度の高さの反映でもある。

■ 症状と検査所見

　症状として多いのは**咳・血性痰**などの気道系症状で，**呼吸困難感**を訴えることもある。呼吸困難は大量**胸水**によるものもあるが**癌性リンパ管症**や**腫瘍塞栓**にともなうものもある。後二者では初期にしばしば画像検査で明かな異常を認めない。一方，気道**粘膜下転移**では気道閉塞による続発性肺炎を惹起することがある。血行性転移では多数の結節影を呈する例でもさしたる症状がないことが多く，担癌状態の症例では肺転移の早期発見のため定期的に画像検査を行う必要がある。血液検査では腫瘍マーカーの高値の他には特別の異常所見を認めない。

■ 画像所見

　種々の所見がみられる（**表37-3**）が典型像は**多発結節影**で，さまざまな大きさの円形または楕円形の陰影が多発性にみられる。辺縁は**平滑**かつ**明瞭**で内部は**均等**である。分布は下肺および末梢肺優位で，気道と関連しない"ランダム"な分布をとる。結節の大きさは粟粒大のものから大結節までさまざまで，前者では粟粒結核との鑑別が問題になる。内部に石灰沈着や空洞をみることもあり，前者は骨肉腫や軟骨肉腫に，後者は扁平上皮癌（頭頸部癌・子宮頸癌）に多い。一方，癌性リンパ管症では肺の末梢優位に線状・索状影がみられる。胸部X線写真でKerley B

表37-2　転移性肺腫瘍の原発巣ごとの特徴

原発腫瘍	肺転移頻度	特徴
頭頸部癌		
舌癌	10〜20％	空洞形成
上咽頭癌	30％	
下咽頭癌	60％	
甲状腺癌	10％	粟粒大
乳癌	15〜25％	癌性リンパ管症
胃癌		癌性リンパ管症
膵癌		肺胞上皮型
結腸癌	15〜20％	孤立結節影が多い
腎癌	30〜35％	気管支粘膜転移
子宮体癌	2〜3％	
子宮頸癌	45％	胸水貯留が多い
骨肉腫	40％	しばしば両側性

〔丹羽　宏，水野武郎，転移性肺腫瘍．呼吸器疾患 state of arts 2003-2005（別冊『医学のあゆみ』）．東京：医歯薬出版，2003：584から改変引用〕

表37-3　転移性肺腫瘍でよくみられる画像パターン

粟粒型	甲状腺癌，腎癌，骨肉腫，乳癌
小結節型	頭頸部癌，胃癌，子宮癌，肺癌
大結節型	腎癌，結腸癌，軟部肉腫
リンパ管症	乳癌，腎癌，膵癌，前立腺癌，肺癌
腫瘍塞栓	肝癌，胃癌，腎癌
気管支粘膜転移	腎癌，結腸・直腸癌，乳癌，甲状腺癌

lineとして認識できるが，初期にはしばしばCTでも異常を指摘できない。担癌状態の者で呼吸困難感を訴え低酸素血症があるときは**癌性リンパ管症**や**腫瘍塞栓**を考慮する。比較的まれな画像所見を再掲すると腎癌の大結節影（**cannon ball**），甲状腺癌の粟粒影，胆嚢癌などの多発輪状影，膵癌の多発斑状影，胃癌の多発線状・網状影（癌性リンパ管症），骨肉腫の石灰化変などがある。

■ 診断

経気管支肺生検などで腫瘍病変を証明することによる。腫瘍細胞を検出できれば，肺病変先行例では原発巣を探索することになる。その場合，CTやFDG-PETなどが有用で，膵臓などの腹部臓器の微細な異常から原発巣が発見されることもある。一方，肺以外の臓器の悪性腫瘍の先行例では一般にそれによるものと判断するが，肺で検出された腫瘍病変が原発巣のそれとして矛盾のないことを確認する必要がある。発生頻度のうえでは肺癌そのものが肺の転移性腫瘍の最も多い原因腫瘍なので，肺に転移性病変がみられ，各種検索でも他臓器に異常を発見できないときは肺癌の肺内転移と考えるのが妥当なことが多い。

■ 治療法

原発巣に対するものと肺の転移巣に対するものとに分かれる。前者が必要かつ可能な場合は化学療法，放射線療法，および外科療法を検討する。治療法の選択は原発病変の種類と状態，薬剤感受性や患者の一般状態によるが，治療可能な状態で有効性が期待できれば両者を標的に化学療法を行う。原発巣が制御されており，すべての転移巣の除去が可能で，かつ，生存期間を延長できる見込みがある場合は肺腫瘍の外科切除を行う。とりわけ結腸癌では（複数回にわたっても）可能なかぎり転移巣を外科的に除去する。

1 / 肺の血管系疾患

ⓐ 肺血管の構造の特徴

　肺にはガス交換にあずかる肺動脈系(低圧系)の血液の他に，栄養を司る気管支動脈系(高圧系)などへの血液の還流があり，肺は極めて血流豊富な臓器である(図1)。酸素化のために肺を循環する血液量は毎分当たり5L程度とされ，それだけで1日量として数千Lにも及ぶ血流が肺を還流していることになる。このように豊富な循環血流と複雑な構造を反映して，肺の血管系にはさまざまな病変が起こる。

ⓑ 肺循環系の疾患

　肺循環系に起こる病変は血管系に一次的に起こる異常によるものもあれば，心不全など肺外の血行動態の異常にもとづき起こるものもあり，さらに腫瘍栓子など肺外因子の影響によって惹起される病変もある。これらは各種肺水腫，原発性・続発性肺高血圧，肺血栓塞栓症，肺梗塞などの病態に分類される。

① 肺水腫(lung edema)

　心原性肺水腫：左心不全や僧帽弁狭窄による肺胞性肺水腫で，高度のガス交換障害を来す。

　非心原性肺水腫：心機能不全以外の機序による肺水腫で透過性肺水腫ともよばれ，ARDSもその一つである。

　高地肺水腫：急速に高地に到達することで起こり，肺の微小循環障害により起こる病変と考えられる。

　尿毒症肺：種々の毒素で肺毛細血管透過性が亢進して起こる肺水腫で，胸部画像で蝶形陰影を呈する。

　潜函病：ヒトが高圧から常圧環境に戻るとき組織に溶解していた窒素が気泡化して塞栓を形成する病態。

② 肺高血圧症(pulmonary hypertension)

　肺動脈性肺高血圧症：心・肺に基礎疾患がなく起こる前毛細血管性の肺高血圧。

　肺静脈閉塞性疾患：肺静脈に原因不明の塞栓が反復することにより起こる肺高血圧。

　慢性閉塞性肺疾患にともなう肺高血圧：肺血管床の減少と血管系の縮小などによる肺高血圧。

③ 肺の血栓塞栓症(pulmonary thromboembolism：PTE)

　急性肺血栓塞栓症：下肢などに形成された深

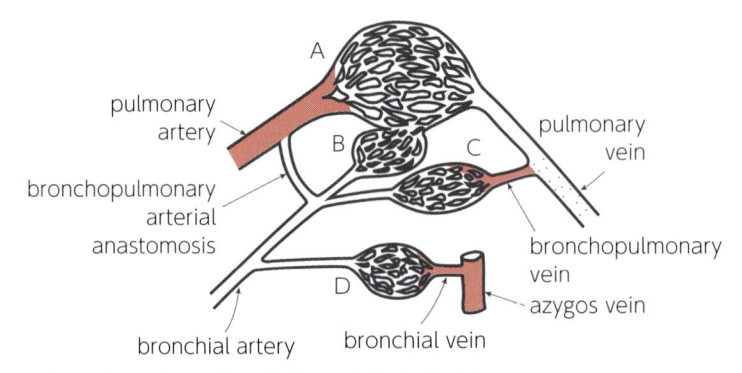

図1　肺動脈系と気管支動脈系の関係の模式図

　肺動脈から送り込まれる血液は肺の毛細血管系ネットワークに流れ込み，そこで肺胞上皮細胞を介してガス交換が行われる(A)。一方，肺胞や気道組織などの構造物は栄養血管の気管支動脈から血液を供給され(B，C)，さらに，葉・区域気管支への"真の気管支血管"(ネットワークD)は奇静脈に還流する。赤色部は低酸素分圧部分。

　(Murray JF. The normal lung, 2nd ed. Philadelphia: WB Saunders, 1986より改変引用)

部静脈血栓が遊離して肺動脈を閉塞する病態。

慢性肺血栓塞栓症：器質化した血栓が肺動脈を閉塞して6カ月以上にわたって存在する病態。

敗血症にともなう塞栓症：細菌・真菌を含む塞栓子による肺塞栓で，ブドウ球菌が多く女性に多い。

腫瘍塞栓：腫瘍が肺に血行性転移すると塞栓をつくるが高度の場合は肺高血圧を来す。

寄生虫塞栓：フィラリアなどの寄生虫が肺動脈に迷入して梗塞巣をつくる状態で，しばしば病変は移動性である。

空気塞栓：大循環系と肺循環系のものがあり，潜函病は後者で気縦隔などを来すことがある。

脂肪塞栓：骨折や手術にともなうものが多く，外傷の場合はARDS様の広範な病変をみる。

異物塞栓：麻薬中毒者の静脈注射でタルク(talc)，セルロース(cellulose)，スターチ(starch)の塞栓が起こることがある。

肺梗塞：区域ないし亜区域の肺動脈が閉塞すると支配領域に出血性壊死が起こる。

● 肺のシャント血流とシャント率の算出法

低酸素血症の発生機序として，①肺胞低換気，②換気・血流の不均等性，③血流シャント(V/Q比$=0$)，および④拡散障害がある。シャントは血流の"空回り"を意味しており，肺炎や無気肺のように病変部位で換気量が減少して起こるものが多いが，ときに血管系異常の肺動静脈瘻によって起こることもある。

このような場合重症度を判定するのにシャント率を知る必要があり，これは以下の式で求められる。

$$QS/QT = (Cc'_{O_2} - Ca_{O_2}) / (Cc'_{O_2} - C\overline{v}_{O_2})$$

ここで，Cc'_{O_2}とCa_{O_2}はそれぞれ肺の終末毛細血管血および動脈血における酸素含量で，$C\overline{v}_{O_2}$は混合静脈血のそれである(**図2**)。この式は，肺におけるシャントによって動脈血化が阻害される割合(阻害率)が基本的に受け渡し現場の肺胞毛細血管における酸素含量(Cc'_{O_2})と最終的結果の動脈血のそれ(Ca_{O_2})の差で規定されることを示しており，これを分子として分母にCc'_{O_2}から肺に戻る静脈血(肺動脈血)中の若

干量の酸素($C\overline{v}_{O_2}$)を除いたものを分母として比率を求めているのである。なお，Cc'_{O_2}は直接的に測定できないので肺胞式で算出し，$C\overline{v}_{O_2}$は右心カテーテルで血液を採取して求める。

右心カテーテルは負担がかかるので省略し経験的に分母を5 volume%とする簡便法もあり，

$$QS/QT = (Cc'_{O_2} - Ca_{O_2}) /5$$

となる。Cc'_{O_2}を肺胞式($1.39 \times Hb \times Sa_{O_2}/100 + 0.003 \times Pa_{O_2}$)で求める。なお，肺胞気酸素分圧($PA_{O_2}$)は〈$PA_{O_2} = 1.0 \times (760 - 47) - 1.2 \times Paco_2$〉で求める。( )内は飽和水蒸気圧を除いたガス圧で，そこから$Paco_2$要素(1.2倍は呼吸商による)を除いた圧が肺胞気の酸素分圧(PA_{O_2})であり，Ca_{O_2}は実測値を与えてシャント率を算出する。

100%酸素を20分程度吸入すると肺毛細管血と肺動脈血のHb結合酸素については飽和状態としてキャンセルできて分子部分は溶解酸素量の差となり，シャント率の概略値を以下の式で算出することができる。

$$QS/QT = 0.003 (PA_{O_2} - Pa_{O_2}) / [(Ca_{O_2} - C\overline{v}_{O_2}) + 0.003 (PA_{O_2} - Pa_{O_2})]$$

PA_{O_2}値は上記の式で得られ，$Paco_2$上昇がなければその値は660 mmHg程度になる。その値とPa_{O_2}との差($PA_{O_2} - Pa_{O_2}$)に0.003を乗じると分子の値が得られる。分母に仮定値の"5"を用いるとシャント率の簡略値が得られる。

シャント率の計算式について学習することは肺における血液酸素化の機序を理解するうえで

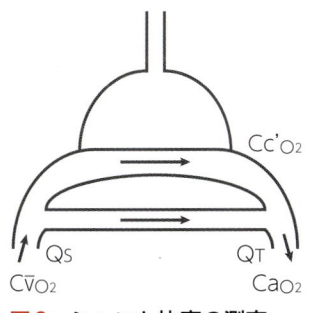

図2　シャント比率の測定
終末毛細管血と動脈血の酸素含量などをもとに肺におけるシャント率を算出する。

有益である[1]。

2 肺の先天性疾患・遺伝性疾患

先天性疾患は発生学的な異常により生下時にすでに存在する構造的な異常（奇形）であり，遺伝性疾患は変異遺伝子が関与して生後に発症する疾患である。後者については責任遺伝子や異常タンパク質の解明が進んでおり，いずれも遺伝形式は常染色体性劣性遺伝である（**表1**）。奇形と遺伝子病は異なる病態であるが，これらを一括して肺および気道の病変，血管系，その他について挙げると以下のような疾患がある。

ⓐ 気道の先天性異常

気管・食道瘻 (tracheoesophageal fistula)：2つのタイプがあり，一つは食道が盲管のもの（esophageal atresia）で約85%を占め，生後すぐに判明する。今一つは他は正常で気管と食道との間に瘻が存在するもので，食事摂取や飲水などの際のむせで発見される。気管支・食道瘻（bronchoesophageal fistula）は食道と気管支の間に瘻がみられる状態である。

気管支閉鎖：葉・区域・亜区域気管支の起始部（近傍）で閉鎖して末梢の無気肺を来すもので，比較的多い疾患である。

気管支嚢胞：縦隔・心臓・食道などとともに肺にも先天性に嚢腫が発生する病態。

ⓑ 肺動・静脈の先天性異常

肺動静脈奇形：肺動脈が肺胞毛細管を経由せずに肺静脈に還流するもので，多くは多発性。

肺動脈の起始部異常：“肺動脈”が大動脈から還流するものなどがある。

ⓒ 肺実質および組織の先天性異常・遺伝性疾患

肺分画症：気管支および血管系が他の肺組織と分画した状態で，肺葉内と肺葉外がある。

肺胞微石症：肺胞腔内に微石が年輪状の層状構造をもって蓄積する遺伝性疾患。

肺胞蛋白症：肺胞腔内にサーファクタントが貯留する状態で，Mφ処理能低下にともなって起こる疾患。

マルファン症候群 (Marfan syndrome)：結合織の脆弱性のため心臓・骨格筋などに異常が起こる先天性疾患で，気胸を併発することがある。

エーラス・ダンロス症候群 (Ehlers-Danlos syndrome)：結合織系の先天性疾患で，数種類の亜型のうち Type Ⅳ で嚢胞や気胸をみる。

リンパ脈管筋腫症：先天性疾患の結節性硬化症（tuberous sclerosis）に合併することもある。

神経線維腫症：間質性肺炎およびまれに肺に嚢胞を併発する。

カルタゲナー症候群 (Kartagener's syndrome)：心臓・肺の逆位の他に粘膜線毛の機能異常（dynein arm の欠損などによる）の結果，気管支拡張症を来す。

奇静脈葉：葉間の過剰溝として最も多いもので，右肺門の上部にあるべき奇静脈の上大静脈への還流部位が肺内のさまざまの高さにあり，これが円形陰影（奇静脈の正切像）として認められる。

3 その他の肺病変

肺疾患は「感染症」のように原因で分類される

表1 肺の単一遺伝子病

疾患	遺伝子	染色体	所見
嚢胞性線維症	*CFTR*	7q31.2	下気道炎症
α1アンチトリプシン欠損症	*PI*	1432.1	肺気腫
Hermanski-Pudlak 症候群	*HPS1*,etc	10q23,19p21-p13, etc	間質性肺病変
Kartagener 症候群	*DNAI1*, etc	9p21-p13, etc	気管支拡張症
先天性肺胞蛋白症	*SFTPB*, etc	2p12-p11.2, etc	呼吸不全
リンパ脈管筋腫症	*TSC2*, etc	16p13.3, etc	びまん性肺嚢胞

〔檜山桂子．呼吸器領域の単一遺伝子病．呼吸器疾患-state of arts 2003-2005（別冊『医学のあゆみ』）．東京：医歯薬出版，2003：148-52より改変引用〕

表2 肺の沈着性疾患の分類

部位／生化学的物質	疾患
間質（interstitium space）	
アミロイド（amyloid protein）	アミロイドーシス（amyloidosis）
浸出液（infiltrate）	間質性肺水腫（interstitial edema）
カルシウム（calcium）	転移性石灰化症（metastatic calcinosis）
肺胞（alveolar space）	
サーファクタント（surfactant）	肺胞蛋白症（alveolar proteinosis）
浸出液	肺水腫（alveolar edema）
カルシウム，その他	肺胞微石症（alveolar microlithiasis）
ヘモジデリン（hemosiderin）	肺胞出血（alveolar hemorrhage）

(Homer RJ. Depositional diseases of the lugs. In: Fishman AP, Elias JA, Fishman JA, el al, editors. Fishman's pulmonary diseases and disorders, 4th ed. New York: McGraw Hill, 2008: 1233-44より改変引用)

こともあれば「腫瘍」のように病理所見に依拠するものもあり，さらに「気道系病変」，「間質性病変」，「血管系病変」のように発生部位で分類されたりと，いわば多軸法で分類されている。このように分類法に統一性がないためにときに疾患が重複して分類されたりして矛盾が生じるが，一方では分類困難の疾患群も生じ，これらは「その他の疾患」としてまとめられる。

　以下にこれらの病態の特徴についてその概略を示す。なお，アミロイドーシスのように異常タンパクが肺内に沈着する病態については「沈着性疾患」の範疇にも分類でき，そのような切り口でみると表2に挙げるような疾患群がある。

ⓐ 肺の異常

　肺胞蛋白症：抗GM-CSF抗体産生などにより肺胞マクロファージ（Mφ）の機能が低下し，サーファクタントが肺胞に蓄積する病態。一次性と感染症などにともなう二次性のものがある。

　アミロイドーシス：アミロイドが気管・気管支や肺胞などに沈着する病態で一次性・二次性のものがある。

　リンパ脈管筋腫症：結節性硬化症の肺分症としてのものもあり，閉塞性肺疾患に分類されることもある。

　片側性肺気腫（Swyer–James syndrome）：幼児期の細気管支炎などの影響で広範な気道が閉塞し，肺動脈の発達不全を来して気腫が惹起される病態である。

　外力による肺病変：外傷による肺病変。肺挫傷が代表的で，重症例ではARDSの状態に陥る。

　骨髄移植にともなう肺病変：移植片対宿主反応の結果として起こる，重症かつ進行性の閉塞性細気管支炎の像を呈する。

　石灰化症（calcinosis）：腎不全などにともなう高Ca血症のために肺胞中隔や血管・気管支壁にCaが沈着する病態。

　HTLV-1関連肺病変：成人T細胞白血病の原因ウイルスにより起こる細気管支炎などの病変。

　肺の骨化（ossification）：骨髄を含む成熟骨組織が肺内に生じるもので，結節型（nodular type）と樹状型（dendriform type）がある。

ⓑ 気管・気管支系の異常

　再発性多発軟骨炎（relapsing polychondritis）：気管・喉頭などの気道や，耳介・鼻介などの軟骨に炎症性病変が惹起される全身性疾患で，胸部画像では気管の狭窄などの所見を呈する（第2章「気道系の疾患」も参照）。

　気管支結石症（broncholithiasis）：気管支にカルシウムないし骨が沈着・形成された病態で，石灰沈着した近傍リンパ節病変からの迷入によるものや，異物として吸引された骨成分によるものもある。

参考文献

1）大崎 饒，入江 正. 呼吸機能検査トレーニング（改訂2版）. 東京：中外医学社，1992.

症例 　71歳の女性で，糖尿病や高脂血症で他院に通院中であった。ときに労作時息切れがあったが，数日前からこれが増強し，近医を経由して当院に入院となった。

　専業主婦で，20歳頃に虫垂炎で手術を受けており，60歳時から高血圧，65歳時から高脂血症で治療を受けていた。喫煙歴・飲酒歴はない。

　意識は清明で呼吸困難患を訴える。身長155cm，体重61kg，血圧は126/75 mmHgで体温は36.5℃。脈拍90回/分で整。心音・呼吸音ともに異常はない。表在リンパ節は触知せず，四肢に浮腫はみられない。動脈血ガス分析でPa_{CO_2}の低下をともなう低酸素血症を認めた。

表38-1　入院時検査成績

RBC 448×10⁴/mm³	LDH 269 U/L
WBC 12,500/mm³	BUN 29.3 mg/dL
Neutro81%	Cr 1.04 mg/dL
Lymph 14%	Na 141 mEq/L
Mono 5%	K 3.7 mEq/L
Eos 0%	Cl 105 mEq/L
Baso 0%	BS 161 mg/dL
Hb 13.4 g/dL	CRP 3.86 mg/dL
Hct 39.8%	ESR 26 mm/hr
Plt 19.6×10⁴/mm³	CEA 0.9ng/mL
P 6.9 g/dL	BGA
Alb 3.7 g/dL	Pa_{O_2} 57 mmHg
AST 24 U/L	Pa_{CO_2} 26 mmHg
ALT 20 U/L	pH 7.47
Al P 399 U/L	HCO_3^- 18 mEq/L

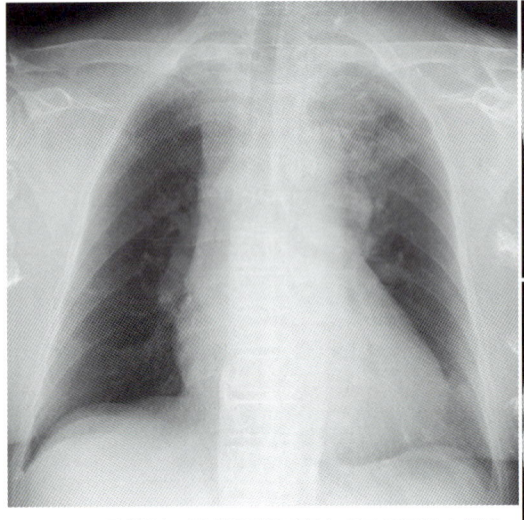
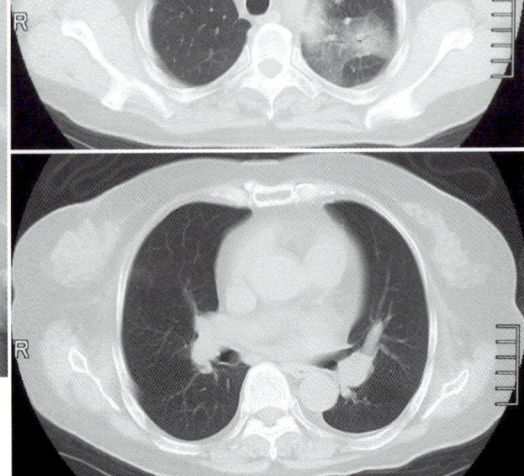

図38-1　入院時の胸部X線写真とCT（CTは上肺と気管分岐下部の高さ：肺の条件）

A1　胸部X線写真で左上肺野に肺門部から末梢に拡がる淡い陰影を認め，右肺の軽度の透過性亢進と縦隔幅の拡大もみられる。CTでは左肺尖部に複数のすりガラス影と濃厚影がみられ，両側肺動脈主幹の拡張が疑われる。

A2　肺動脈造影。

A3　抗凝固療法と酸素投与。

本例の経過：過剰換気をともなう低酸素血症と画像所見から肺血管系の異常を疑って造影CTを施行し，両側肺動脈主幹部にこれを閉塞する充影欠損像（図38-2）を認めて肺血栓塞栓症と診断した。酸素吸入を行うとともにヘパリンおよびウロキナーゼによる抗凝固療法を行って症状と画像所見が改善した。本例のように，本症では呼吸困難の症状に関わらず胸部画像での異常が明らかでないことが多い。

▮▮ 肺血栓塞栓症

■ 本症の特徴

大循環系に発生した血栓が肺循環を閉塞する病態で，急性型と慢性型に大別される。前者（acute pulmonary thromboembolism）は下肢や骨盤内で形成された静脈血栓がなんらかの誘因で剝離して急激に肺動脈を閉塞する病態，後者〔慢性肺血栓塞栓症（chronic pulmonary thromboembolism：CPTE）〕は器質化血栓が肺動脈を閉塞しこれが6カ月以上持続する病態である。急性型の約90%は下腿などの深部静脈血栓（deep venous thrombosis：DVT）によるもので，剝離の誘因としては長期臥床の解除後の起立，歩行，排便・排尿などがある。本例では両側肺動脈主幹に高度の血栓を認め，下肢などに静脈血栓像はみられず，慢性経過とあわせてCPTEと診断した。このような場合，肺高血圧をともなうと予後不良となる。

わが国における本症の発症頻度は，欧米に比べて低かったが，近年増加傾向にある。誘因として「血流停滞」〔長時間旅行（エコノミークラス症候群）や長期臥床など〕，「血管内皮障害」（カテーテル検査など），「凝固能亢進」（腫瘍・感染症など）の3因子がある。血栓が肺動脈に捕捉されると血小板や血管内皮細胞などからセロトニンやトロンボキサンなどの神経液性物質が放出されて肺血管攣縮による局所の低酸素化を来し，気管支の攣縮と相まってガス交換障害が増悪し，全肺血管床の30%以上が閉塞すると肺高

血圧症に至る。図38-3に肺動脈内の血栓のマクロ図を示す。

一方，肺梗塞（出血性壊死病変）の発症頻度は

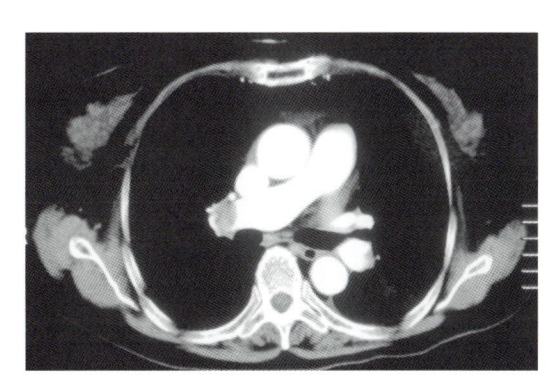

図38-2　本症例の造影CT
右肺動脈主幹のほぼ全域を閉塞する充影欠損像を認める（軟部条件CT：気管分岐部の高さ）。

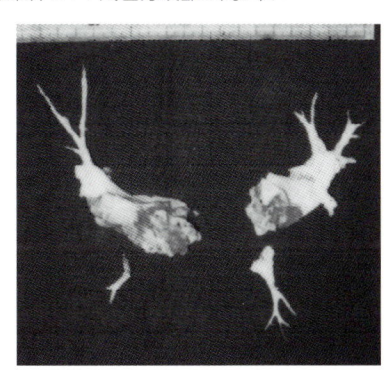

図38-3　肺動脈内の血栓のマクロ図
労作時の呼吸困難と下腿浮腫を訴えた53歳の男性。両肺にびまん性陰影を認め，肺血栓内膜摘除術で改善した。
〔岩井和郎，四元秀毅，鈴木　光，編.Respiro-navi：呼吸器疾患500症例解説とQ＆A（version2）．東京：アトムス，2006から許可を得て転載〕

塞栓症の10％程度で，肺動脈が閉塞してもただちに肺梗塞が起こるわけではない。肺の栄養血管は気管支動脈で，かつ，肺胞領域では経気道的にも酸素が送られているので，これらが同時的に障害されないかぎり肺梗塞は起こらないのである。

一方，塞栓症全般としてみると，血栓以外の塞栓子によるものとして脂肪塞栓症（fat embolism），羊水塞栓症（amniotic embolism），腫瘍塞栓症（tumor embolism），細菌塞栓症（bacterial embolism），空気塞栓症（air embolism）などがあり，それぞれ骨折，胎盤の早期剥離，悪性腫瘍の転移，菌血症，空気の血管内注入ないし血中窒素ガスの分離（潜水病）により起こる病態である。

■ 症状と検査所見

呼吸困難感を訴え，咳・胸痛・頻呼吸・頻脈・血性痰などがある。身体所見としては，肺高血圧をともなうときは心音で2音（Ⅱp）の亢進があり心拍出量が低下して，失神を来すこともある。下腿などに静脈血栓があるときはこれにともなう局所の静脈炎所見を認める。動脈血ガス分析では本例のように低酸素・低二酸化炭素血症の所見がみられる。血液検査では特異的所見はないが，D-ダイマーが正常値のときは急性型は否定的である。心電図では典型例では右側誘導の陰性T波，SⅠ・QⅢ・TⅢや右脚ブロック

などがみられ，心臓超音波検査では右室拡大など右心負荷の所見を認める。

■ 画像所見

肺高血圧の併発があると両側肺動脈主幹の拡張像がみられるが，梗塞がなければ肺野に軽度の透過性亢進がみられる程度で明らかな異常はみられず，そのため診断の確立が遅れがちになる。

■ 診断

肺動脈造影で診断し，急性型ではdigital subtraction angiography（DSA）を含む検査で造影欠損（filling defect，図38-2），血流途絶（cut off），血流減弱（oligemia），充満遅延（filling delay）などを認める。最近では造影CTによる診断がまず行われるようになり，肺動脈造影を行うのはCPTEで肺動脈圧測定を含めた評価が必要な場合など，限られた症例のみとなっている。また，緊急検査は難しいが，肺換気・血流シンチも診断に有用である。

■ 治療法

第一選択はヘパリンによる抗凝固療法で，死亡率・再発率が低下する。ウロキナーゼなどによる血栓溶解法の併用は改善をみることもあるが，出血合併の危険性もあり評価は定まっていない。DVTによるものでは，再発の予防措置として下大静脈のフィルター留置も有用である。

参考文献
1) 小山田吉孝，佐藤　徹，石坂彰敏. 急性肺塞栓症の診断と治療. 呼と循 2005；53：177-85.
2) British Thoracic Society Standards of Care Committee Pulmonary Embolism Guideline Development Group. British Thoracic Society guidelines for the management of suspected acute pulmonary embolism. Thorax 2003; 58: 470-83.

39 健康診断で胸部異常影を指摘された初老の女性

Q1	胸部画像の特徴は？
Q2	診断のための検査は？
Q3	治療は？

症例 　62歳の女性で，数カ月前頃から階段をのぼるときの軽度の息切れを自覚していたが，春の健康診断で胸部異常影を指摘されて受診した。昨年の健康診断では異常を指摘されていない。

　専業主婦で2年前にメニエール病に罹患し，検査で無症候性脳梗塞を指摘されている。喫煙歴・飲酒歴はない。

　意識清明でときに赤褐色の痰がある。身長150 cm，体重 54 kg。体温 36.7℃，血圧 133/84 mmHg，脈拍 74回/分。黄疸・貧血なく，心音では収縮期に駆出性の雑音（3/6）を聴取し，呼吸音では副雑音はないが，右背下部に収縮期の持続性血管雑音（スリル音）を聴取する。表在リンパ節腫大はなく，神経学的に異常所見はない。動脈血ガス分析で軽度の低酸素血症を認めた。

表39-1　入院時検査成績

RBC 370×10⁴/mm³	BUN 24.0 mg/dL
WBC 3,000/mm³	Cr 0.77 mg/dL
Neut 85%	Na 143 mEq/L
Lymph 18%	K 4.8 mEq/L
Mono 3%	Cl 102 mEq/L
Eos 7%	CRP <0.3 mg/dL
Baso 1%	BGA
Hb 10.0 g/dL	Pa$_{O_2}$ 63 mmHg
Hct 30.8%	Pa$_{CO_2}$ 41 mmHg
Plt 31.5×10⁴/mm³	pH 7.44
TP 7.6 g/dL	HCO₃⁻ 27 mmol/L
Alb 4.6 g/dL	PFT
T-Bil 0.5mg/dL	VC 2.00 L (86%)
AST 20 U/L	FEV₁ 1.42 L
ALT 10 U/L	FEV₁% 71%
LDH 181 U/L	%D$_{L_{CO}}$ 55%

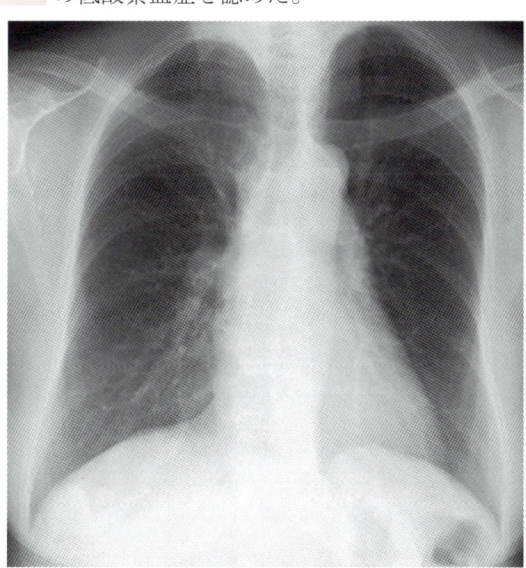
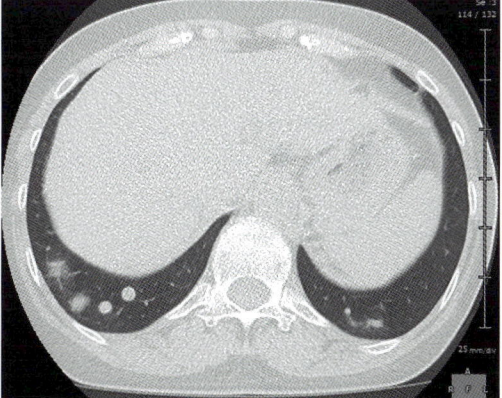
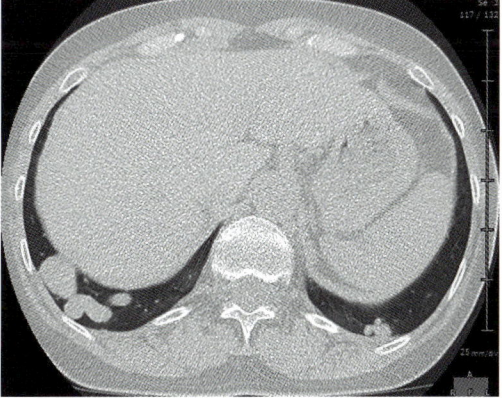

図39-1　入院時の胸部X線写真とCT（下肺の高さ：肺の条件）

A1 胸部Ｘ線写真で右下肺に結節影が疑われ，CTで右の肺底後部区域に径が1〜3cm程度大の辺縁明瞭で内部濃度が均一な円形ないし楕円形陰影を複数個認め，左下葉の末梢にも小結節影の集族像がみられる。

A2 造影CT。

A3 瘻部の塞栓術・切除術。

本例の経過： 複数個の結節性病変は転移性悪性腫瘍によるものが多く，ときに結核やクリプトコッカスなどの感染症にともなうものもあるが，本例のように数珠状に連なる結節影では肺動静脈瘻（pulmonary arteriovenous fistula：PAVF）が疑われ，病変部に血管雑音を聴取するとその可能性が高まる。造影CTで流入動脈と流出静脈を認めて診断を確定した。局所性に複数病変があり，低酸素血症を呈していたので病変部の切除を勧めた。

肺動静脈瘻

■ 本症の特徴

肺動静脈瘻（PAVF）は肺動脈と肺静脈が薄い壁を有する“血管嚢”で交通する血管異常である。その発生頻度は明らかでないが，CTを用いた地域での健康診断でそれなりの頻度でみられるという[1]。本症の大半は肺動脈-肺静脈短絡であり，そのほとんどは先天性なので肺動静脈奇形（pulmonary arteriovenous malformation：PAVM）ともよばれるが，一方，外傷などの結果として起こるものもあり，その場合は体動脈-肺静脈短絡になりうる。PAVMの1/3は多発性病変で，遺伝性毛細血管拡張症〔hereditary hemorrhagic telangiectasia：HHT；Rendu-Osler-Weber disease（オスラー病）〕を併発することもある。同症は皮膚・内臓の粘膜に“多発性血管拡張”を呈し，反復性の“鼻出血”を来す常染色体性優性遺伝性疾患である。かつてアジア系では比較的少ないとされたが，本邦における調査でまれでないことが判明した。PAVMでは肺，肝臓や脳などの動静脈奇形を合併することもあり，オスラー病の可能性を疑う必要がある。本例では無症候性脳梗塞の所見もみられ多臓器病変の可能性を示唆したが，多発性血管拡張の所見はみられなかった。

■ 症状と検査所見

肺循環における右左シャントによる低酸素血症のために息切れやチアノーゼなどの症状やばち状指がみられ，喀血や血胸を来すこともある。頭痛，めまい，しびれ感などの肺外症状もあり，ときに塞栓による脳梗塞を合併する。半数程度で病変は胸膜近傍の肺末梢に発生し，深吸気時に増強する血管雑音を聴取する。重症度はシャント率（**図39-2**）に反映され，肺胞終末毛細血管血および動脈血の酸素含量（Cc'_{O_2}とCa_{O_2}）と混合静脈血のそれ（$C\bar{v}_{O_2}$）をもとに算出される。診療現場では100%酸素吸入下における動脈血酸

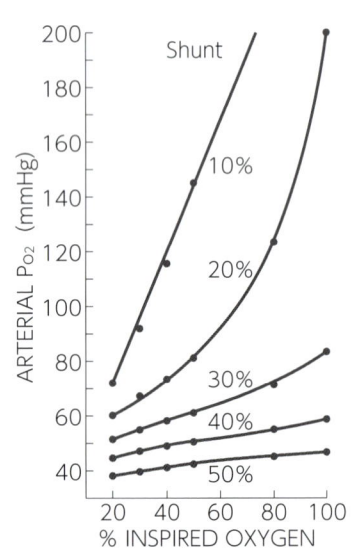

図39-2　シャント率と酸素分圧の関係

酸素吸入時のPa_{O_2}の上昇の程度とシャント率の関係

(Hall J, Wood LDH. Oxygen therapy. In: Crystal RG, West JB, editors. The lung: scientific foundations, 2nd ed. New York: Raven Press, 1992：2687-98より改変引用)。

素分圧の上昇の程度でこれを簡易的に算出し，本例のシャント比率は14.9%であった。また，肺血流シンチでもシャント率の推定が可能である。

■ 画像所見

境界明瞭で内部濃度が均一の円形または楕円形の陰影が（通常一組の）流入動・静脈を反映する索状影をともなってみられ，ときに分葉状を呈することもある。三次元構成CT画像（3-dimensional CT）により流入動脈・流出静脈の把握が容易になった。発生は下葉の末梢に多く，その場合，本例のように胸部X線写真では見えにくく見落とされる危険性もある。

■ 診断

かつては肺動脈造影によることが多かったが，CTの性能が向上して現在では基本的に造影CTで診断する（図39-3）。

■ 治療法

治療の基本は経カテーテル的に行うコイルを用いた肺動脈塞栓術である。その目的はPAVMを介した奇異性塞栓の発生予防と低酸素血症の改善である。病変は経年的に増大するので，無症状例でも塞栓術を行うべきである。一方，本例のように一葉内に多数の病変がみられる症例や喀血を繰り返す症例，および塞栓術を施行できにくい症例では，病変部の切除を考慮する。さらに，病変が両側多発性にみられる症例では肺移植術の報告もある。

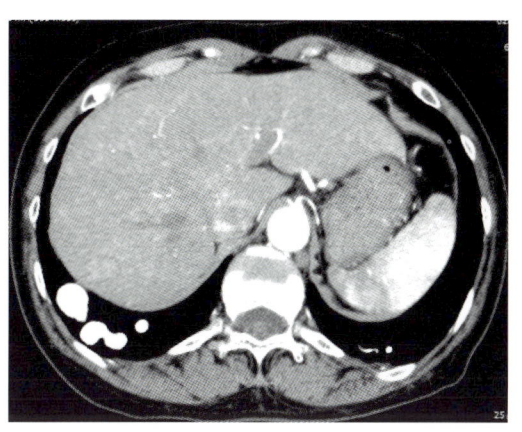

図39-3　本例の胸部造影CT
右下葉の結節影が連続性病変として造影され左肺底部の病変についても同様である。

参考文献
1) 塩谷隆信. 肺動脈瘤（肺動脈奇形）. 呼吸器疾患-state of arts Ver.6（別冊『医学のあゆみ』）東京：医歯薬出版, 2013：304-7.

40 慢性咳を契機に胸部異常影を発見された中年の男性

症例　36歳の男性で，約半年前（10月）頃から咳がでるようになり，ときに呼吸困難を自覚するようになり当院を受診した。発熱はない。

運送業に従事しており，特記すべき既往歴はない。喫煙指数350程度の喫煙歴があるが，飲酒歴はない。

身長177cm，体重76kg。身体所見では胸部聴診を含めて特別の異常はなかった。血液検査などで異常はみられず，喀痰検査では抗酸菌を含めて特別の病原菌を認めなかった。

表40-1　入院時検査成績

RBC 476×10⁴/mm³	AST 21 U/L
WBC 4,600/mm³	ALT 25 U/L
Neut 56%	LDH 144 U/L
Lymph 35%	Cr 0.82 mg/dL
Mono 7%	BS 104 mg/dL
Eos 2%	Na 141 mEq/L
Baso 0%	K 3.9 mEq/L
Hb 15.2 g/dL	CRP ＜0.3 mg/dL
Hct 43.9%	ESR 4 mm/hr
Plt 13.1×10⁴/mm³	SpO₂ 98%
TP 7.3 g/dL	PFT
Alb 4.3 g/dL	VC 4.63L（110%）
Bil 1.4 mg/dL	FEV₁ 3.23 L（82%）
ALP 190 U/L	FEV₁%（G）70%

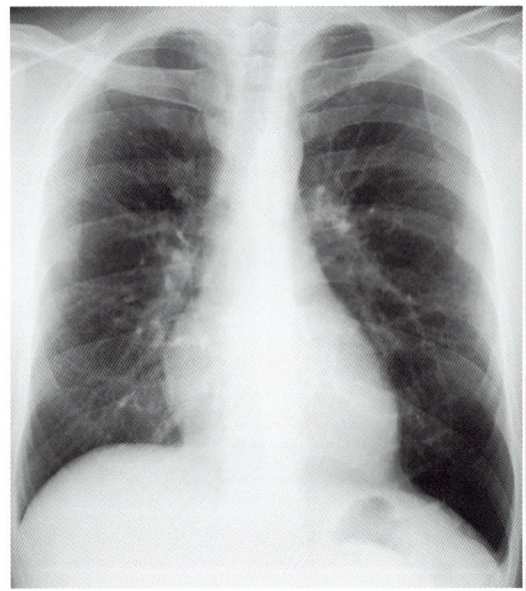
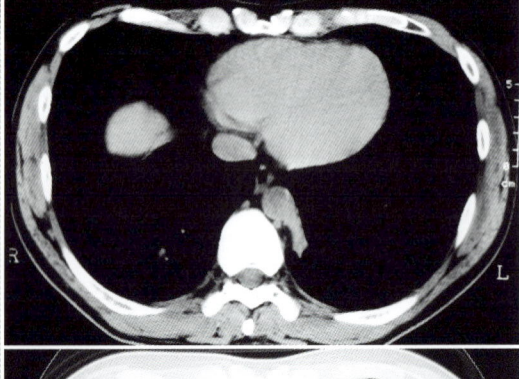
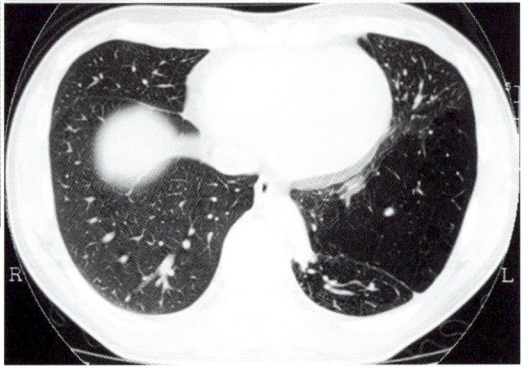

図40-1　入院時の胸部X線写真とCT（下肺：肺の条件と軟部組織の条件）

A1	胸部X線写真で心陰影に重なって脊椎近傍に異常影の存在が疑われ，CTで左下葉の下行大動脈に接して帯状の濃厚影がみられる。病変部に連続して過剰分葉を示唆する弧状の陰影もみられる。
A2	大動脈造影ないし造影CT。
A3	外科療法。

本例の経過：咳が続き，胸部画像で心陰影に重なる部位に異常を認めた症例である。結節影は良性・悪性腫瘍によるものが多いが，本例のように帯状の濃厚影が下行大動脈に接してみられるときは分画症を疑う必要がある。大動脈造影で大動脈からの血流の還流像（**図40-2**）を認め，肺分画症（pulmonary sequestration）と診断した。病変部を切除して症状は消失した。軽微な病変ながら本症の発症部位の特徴を示す症例である。

▌▌▌ 肺分画症

■ 本症の特徴

　正常肺と区分される肺組織（分画肺）があり，その一部が大循環系からに異常動脈（aberrant artery）を介して血液供給を直接的に受けることを特徴とする（先天性）疾患である。分画肺が正常肺組織と同様に同一胸膜に覆われて存在する**肺葉内肺分画症**（intralobar pulmonary sequestration）と，正常肺とは別に独立して存在する**肺葉外肺分画症**（extralobar pulmonary sequestration）とがあり，その特徴は**表40-2**に示すとおりである。前者はPryceによって3型に分類された。すなわち，Ⅰ型：異常動脈が正常肺組織を還流して分画肺を認めないもの（定義に矛盾），Ⅱ型：異常動脈が分画肺組織および隣接する肺組織を還流するもの，Ⅲ型：異常動脈が分画肺組織のみを還流するもの，である[1]。その後，上記3型以外のものも報告され，進藤らはⅣ型：異常動脈と正常動脈が分画肺に還流するもの，Ⅴ型：分画肺に異常動脈の還流がないもの，を加えた[2]。発生機序的には肺葉外の多くは先天性であるが，肺葉内肺分画症では炎症などの後に起こる後天性機序も考えられる。肺葉内分画症の性比については，やや男性に多いとされる（1.1：1）。発生部位は**表40-2**にみるとおりであるが，ときに縦隔・横隔膜下に存在するものもあり，異常動脈は胸部大動脈の他に腹腔動脈から横隔膜を貫いて入りこむこともある。本例は肺葉内分画症で，第Ⅲ型である。

表40-2　肺葉内・外分画症の特徴

	肺葉内	肺葉外
頻度	75	25
区域	左肺底後部(60%)	左側横隔膜上(90%)
気管支交通	多くは欠如	欠如
血液還流	肺静脈	奇静脈/下大静脈
発症年齢	38%；10歳以下	60%；10歳以下
感染症合併	多い	少ない

(Shovlin CL, Jackson JE, Hughes JM. Pulmonary arteriovenous malformations and other vascular abnormalities. In: Murray JF, Nadel JA, editors. Textbook of respiratory medicine, 4th ed. Philadelphia: Elsevier Saunders, 2000: 1480-1501 より改変引用)

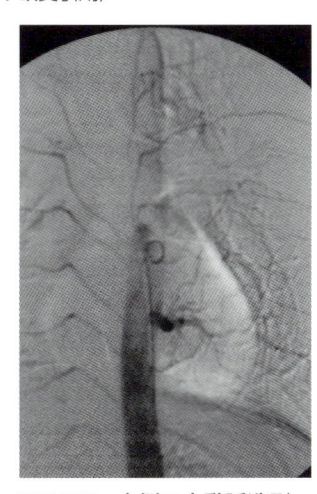

図40-2　本例の大動脈造影
　心陰影に重なる病変部位に大動脈からの血液還流像を認める。

■ 症状と検査所見

　肺葉内肺分画症では**咳・痰**が多く，経過中にしばしば肺炎を繰り返す（**反復性肺炎**）。これは病変部位が気流および血流の異常のため脆弱部位（*locus minoris*）になることによるもので，健

常肺では低圧系の肺動脈の血液還流を受けるのに対して分画肺では高圧系の大動脈から血液還流を受け，そのためしばしば**喀血**をみることになる。血液検査では肺炎などがない時期には異常はみられない。

■ 画像所見

　肺葉内肺分画症では胸部X線写真で肺底部の縦隔側に辺縁明瞭な**均等影**ないし**結節影**を呈することが多く，さらに二次的病変としての**限局性気管支拡張**や**液面形成**（ニボー）をともなう多発囊胞影をみることもある。一方，肺葉外肺分画症は肺・横隔膜間などに**腫瘤影**を呈する。CTでは病変の内部構造と大動脈との交通の両者を把握できる。内部構造については，気管支は拡張に乏しいものから**著明に拡張**したものまでさまざまであり，肺胞構造についても正常に近いものから**含気がなく**正常肺胞構造を欠くものや**気腫性変化**を示すものなど多様である。本例では分画肺の前方の肺には気腫性変化を認め，気管支閉鎖を合併していた。

■ 診断

　診断には異常動脈の描出の確認が必要である。かつては大動脈造影（**図40-2**）によることが多かったが，最近では造影CTないしMRIで大動脈からの還流血管を証明できるようになった。異常血管の描出能については，CTでは径が5 mm程度以上，MRIでは3〜4 mm程度以上で可能とされており，本症の疑いが濃厚でCTで異常血管を確認できない症例ではMRIによる分析が必要となる。識別すべき病態として，肺葉内肺分画症では腫瘍や気管支閉鎖などがあり，肺葉外肺分画症では縦隔腫瘍などがある。

■ 治療法

　肺葉外肺分画症では合併症がないかぎり手術適応にはならない。一方，肺葉内肺分画症ではアスペルギルス症や非結核性抗酸菌症などの感染症を高率に合併するので，治療の原則は病変切除術である。病変の拡がりによって**肺葉切除**，**肺区域切除**，**分画肺切除**を行う。これらは最近では胸腔鏡下の手術によることが多い。

参考文献

1) Pryce DM. Lower accessory pulmonary artery with intralobar sequestration of lung: a report of seven cases. J Pathol Bacteriol 1946; 58: 457-67.
2) 進藤剛毅，岩井和郎，米田良蔵，ほか．肺葉內肺分画症12例の臨床と病理：特に成因の病理的検索．日胸 1973；32：9-22.

CASE

41 慢性咳と息切れがあり，両側肺にびまん性陰影がみられた25歳の男性

Q1 胸部画像の特徴は？
Q2 診断のための検査は？
Q3 治療は？

症例 14歳頃から乾性咳と息切れがあり，胸部画像でも異常がみられ対症療法を受けていた。1カ月前から症状が増強したので当院を受診した。

東南アジア出身（来日4年目）でパートタイムの仕事に従事しており，粉塵曝露歴はない。父親・弟にも同様の症状があったとのことである。時に喫煙し，ビール/日の飲酒歴がある。

意識清明で，身長 165 cm，体重 48 kg。体温 36.6℃，血圧 116/60，脈拍数 92回/分，貧血・黄疸はない。心音は清で，呼吸音では両肺に小水泡音を聴取する。表在リンパ節は触知せず，四肢などに浮腫を認めない。神経学的異常所見はみられない。

表41-1　入院時検査成績

RBC 552×10⁴/mm³	Na 140 mEq/L
WBC 12,300/mm³	K 4.7 mEq/L
Neut 73%	Cl 104 mEq/L
Lymph 22%	Ca 9.1 mg/dL
Mono 4%	P 3.5 mg/dL
Eos 1%	CRP 0.3 mg/dL
Baso 0%	ESR 8 mm/hr
Hb 16.0 g/dL	BGA
Hct 47.9%	Pa_{O_2} 79 mmHg
Plt 27.0×10⁴/mm³	Pa_{CO_2} 44 mmHg
TP 6.8 g/dL	pH 7.33
Alb 3.9 g/dL	HCO_3^- 22 mmol/L
Bil 1.2 mg/dL	PFT
AST 24 U/L	VC 2.67 L (65%)
ALT 21 U/L	FEV₁ 2.27 L (60%)
LDH 358 U/L	FEV₁% 79%
BUN15.1 mg/dL	RV/TLC 19.5%
Cr 0.8 mg/dL	%DL_{CO} 70%

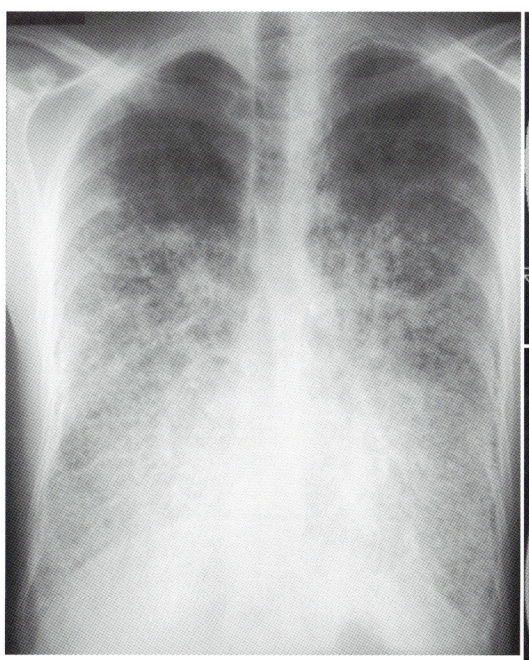
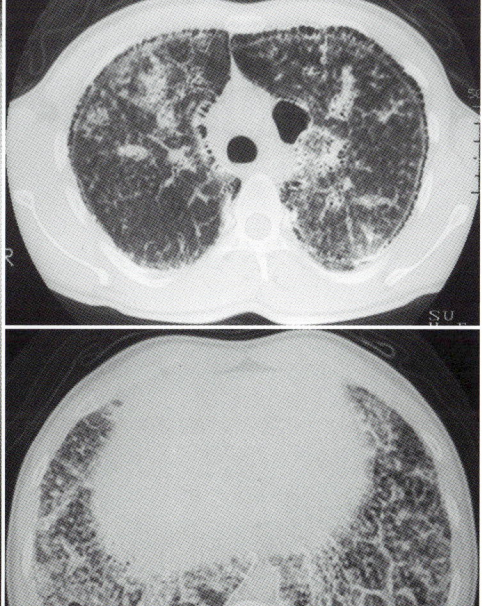

図41-1　胸部X線写真とCT（上肺；肺の条件）

A1　胸部X線写真で両側の中下肺野優位にびまん性に拡がるX線吸収性の高い粒状影がみられ，胸部CTで胸膜直下に微少囊胞が連続して一層を形成し，いわゆる "black pleural line" を呈する像を認める。

A2　画像所見から肺胞微石症と診断（父親，弟にも同様の疾患があって家族性）。

A3　対症療法。

本例の経過解説：X線吸収度の高い小粒状影がほぼ全肺にわたってみられ**肺胞微石症**（alveolar microlithiasis）に特有の所見で，本症は画像所見のみから診断可能なほぼ唯一の疾患で，肺生検では肺胞内に微石を認める。先天性疾患で，移植以外に根治的対処法はないが，微石が小さい時期には肺洗浄でこれを除去する方法はある。

肺胞微石症

■ 本症の特徴

　肺の石灰化そのものは慢性腎不全や悪性腫瘍などにともなう高カルシウム，高リン酸血症によるものやアミロイドーシスにともなう肺胞の石灰沈着が多いが，肺胞微石症はこれらの後天性疾患の場合とは異なり，肺胞内に**リン酸カルシウム**を主成分とする微小結石が層状に蓄積する**常染色体性劣性遺伝**疾患である。症例報告件数は世界で数百件程度とまれな疾患であるが，わが国では100例程度と世界最多の報告がある。最近，本症の責任遺伝子が同定され，ナトリウムとリン酸イオンを同時に細胞内に運搬するリンの運搬タンパク質をコードする遺伝子（*SLC34A2*遺伝子）に変異がみられることが判明した[1]。その機能異常のために細胞内のリン酸イオン濃度が上昇して微石が形成されるものと考えられる。本遺伝子は肺で強く発現しており，他臓器に同様な結石の沈着がみられることは少ない。本邦では1コピーの*SLC34A2*異常遺伝子は1,000人に1人程度はあると考えられるが，本症の発症にはホモの遺伝子異常が必要で，その結果として疾患頻度は1/100万人程度になっているものと思われる。なお，上述の*SLC34A2*遺伝子のSNP解析は同祖染色体とよばれる領域をターゲットとして行われているが，この領域は近親婚により生じ，本邦例でも約半数が同胞内発生である。本症のようなまれな劣性遺伝性疾患は，ある時期の先祖の近親婚が影響して起こるものと思われる。

■ 症状と検査所見

　症状は年齢により異なり，小児期に発見されるときは胸部画像で明らかな異常を認めてもそのわりには自・他覚症状に乏しく，肺機能検査でも異常の程度は軽い。一方，成人例においては，30歳頃までは比較的軽症であるが，40歳を超えると**咳**，**労作時息切れ**などの症状を訴えるものが多い。

　検査所見については，血液検査では血清Ca値を含めて特別の異常を認めないが，肺の破壊が進行すると動脈血ガス分析で**低酸素血症**がみられるようになる。肺機能検査では，まず，拡散能が低下し，進展すると**拘束性換気障害**をみるようになる。

■ 画像所見

　時期によって異なる像がみられる。①初期：ごく**微細な粒状影**がびまん性にみられる。②進展期：**びまん性陰影**の密度が増し，小結節影もより明瞭にみえる。③末期：びまん性陰影が増強し，肺尖部などに**囊胞**を認める。画像で認める濃厚陰影は多数の微石の集積像であるが，肺内の陰影は**吹雪様陰影**（snow storm appearance），あるいは**砂嵐様陰影**（sand storm appearance）などと表現される。進行例ではCTで胸膜直下に黒い帯状の陰影（**black pleural line**：小囊胞が並ぶ像を認め，肺尖部にしばしばブラもみられる。Tcシンチグラフィで肺に著明な集積像を認める。

■ 診断

　進展例では胸部X線写真所見でも診断可能であるが，最終診断は経気管支肺生検による。病理所見としては，微石が肺胞内に充満して存在

し，割面では**層状・年輪状・同心円状**にみえるのが特徴である（**図41-2**）。喀痰中に微石を認めることは診断確定的な所見である。

■ 治療法

現状では肺胞腔内の微石の除去に有効な方法はなく，対症療法によらざるを得ない。欧米では**肺移植**が行われている。進展例では呼吸不全を発症するので長期予後は不良であるが，本邦では70歳を超えた例もある。

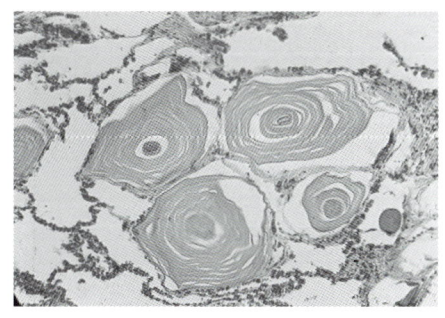

図41-2　肺胞微石症の肺生検像

拡大した肺胞内に層状の結石がみられる（HE染色）。他症例。

参考文献

1）萩原弘一．肺胞微石症の成因と治療．日胸 2008；67：294-302.

42 血性痰と喀血をみた高齢の女性

症例 74歳の女性で，半年前から咳が続いていたが1週間前（10月下旬）に血性痰があり，前日には喀血をみたので近医を経由して当院を受診した。

専業主婦で，60歳台から軽症の高血圧があり降圧薬による治療を受けていた。最近，目と口腔の乾燥感を自覚するようになった。喫煙歴・飲酒歴はない。

意識清明で身長 158 cm，体重83 kg，体温37.0℃，血圧 145/86 mmHg，脈拍72回/分，呼吸数20回/分。黄疸・貧血なく，心音・肺音では異常を認めない。表在リンパ節腫大はなく，腹部に異常所見はない。血液検査で特別の異常を認めない。

表42-1 入院時検査成績

RBC 457×10⁴/mm³	T-Bil 0.5 mg/dL
WBC 5,000/mm³	AST 43 U/L
Neut 58.7%	ALT 38 IU/L
Lymph 32.3%	LDH 240 U/L
Mono 7.2%	BUN 16.4 mg/dL
Eos 1.6%	Cr 0.52 mg/dL
Baso 0.2%	Na 142 mEq/L
Hb 14.2 g/dL	K 4.1 mEq/L
Hct 41.8%	Cl 102 mEq/L
Plt 13.5×10⁴/mm³	CK 111 U/L
TP 7.8 g/dL	BS 125 mg/dL
Alb 4.2g/dL	CRP 0.36 mg/dL

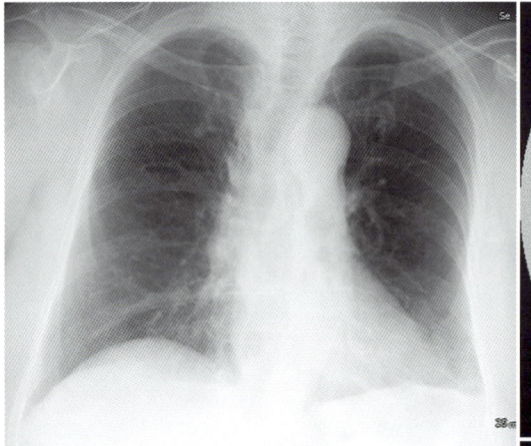
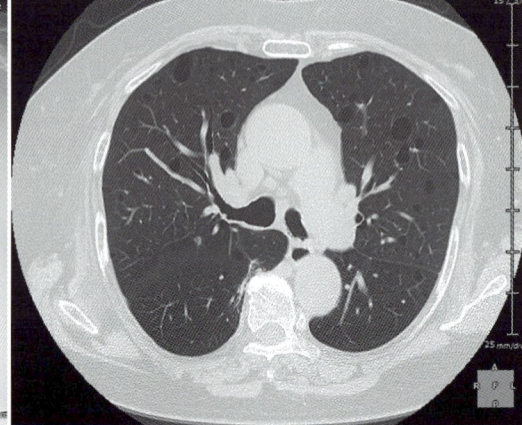
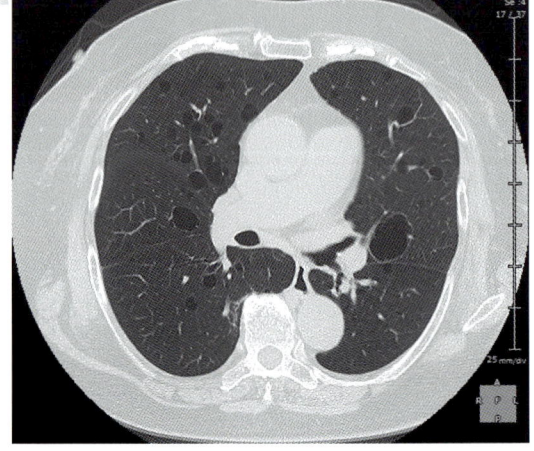

図42-1 入院時の胸部X線写真とCT（中・下肺の高さ：肺の条件）

A1	胸部X線写真では両側中肺野で軽度の透過性亢進がみられ，CTでは両側肺に径1cm前後～数cm程度の大きさの薄壁の囊胞影が多数みられる。
A2	肺生検。
A3	対症療法。

本例の経過：両側肺に多数の囊胞影がみられる疾患としては慢性肺気腫やリンパ脈管筋腫症などの気道系疾患，クリプトコッカス症などの感染症，悪性腫瘍やリンパ増殖性疾患などの腫瘤性疾患，およびランゲルハンス細胞組織球症やアミロイドーシスなどがある。本例では気道閉塞の症状や炎症反応の亢進はみられず閉塞性肺疾患や感染症は除外でき，腫瘤や肉芽腫性疾患でみられる結節影の混在はないのでこれらも否定的である。一方，本例の薄壁囊胞影はアミロイドーシスを示唆しており，経気管支肺生検で気管粘膜の隆起性病変にアミロイドの沈着を認めて診断を確定した。囊胞タイプの本症の1例である。

肺アミロイドーシス

■ 本症の種類と特徴

先に肺に物質が"沈着"して起こる病態として種々の疾患を挙げたが（**本章表2**），アミロイドーシスはその代表格である。本症はアミロイド線維（amyloid fibril）とよばれる線維構造を有するタンパクを主体とする物質が諸臓器の細胞外領域に沈着するまれな疾患で，基礎疾患の有無により「**原発性**」と「**二次性**」に，病変の拡がりにより「**全身性**」と「**限局性**」に，沈着アミロイドの成分により「**L型**」と「**A型**」に分類される。なお，アミロイド線維はアミロイド前駆物質の重合・凝集過程などを経て形成され多くの種類のものが知られ，AAはserum amyloid A protein，ALはimmunoglobulin light chainsである。前者では慢性炎症にともなって肝臓で産生されるアミロイドが組織に沈着し，原疾患としては膠原病，潰瘍性大腸炎や家族性地中海熱などがある。肺・胸膜の本症の多くはAL型で，病変の部位や拡がりから以下のものがある。

気管気管支アミロイドーシス（tracheo-bronchial amyloidosis）：気道粘膜に限局してびまん性にALアミロイドが沈着する病態で，ほとんどの場合に病変は限局型で，男性に多い傾向がある。病変は気管・主気管支から区域気管支に起こり，ときに声帯にまで及ぶこともある。

結節型肺アミロイドーシス（nodular parenchymal amyloidosis）：肺局所で形質細胞によりモノクローナルな免疫グロブリン軽鎖から産生されアミロイド物質の沈着による病変で，単発性と多発性ものがある。無症状で健診で発見されるものが多い。

びまん性肺間質性アミロイドーシス（diffuse interstitial amyloidosis）：肺胞壁や肺血管周囲などの肺間質にびまん性にアミロイドが沈着する極めてまれな病態で，全身性疾患にともなうものが多く，ときにAA型で，予後不良なものが少なくない。

■ 症状と検査所見

一般に血液検査などでは特別の異常はみられない。

気管気管支型：咳，喘鳴，嗄声など気道の刺激症状があり，喀血や呼吸困難をともなうこともある。気道が同心性ないし偏心性に狭窄し，しばしば石灰化所見をともなう。気道壁には腫瘤様病変を形成するときは悪性腫瘍との鑑別が問題になる。気道閉塞の二次的な病変や縦隔リンパ節病変をともなうこともある。

結節型：無症状で，胸膜直下に孤立結節影を呈することが多い（**図42-2**）。陰影は円形ないし楕円形が多いが，分葉する不整形を呈することもある。大きさとしては数cm大程度以下のものが多く，半数弱で石灰沈着をともなう。

びまん型：しばしば労作時息切れがみられるが，症状は心病変にともなうもののこともある。胸部画像では肺間質に網・顆粒状陰影などがびまん性にみられ，石灰沈着をともなう**多発性輪状影**を呈することもある。

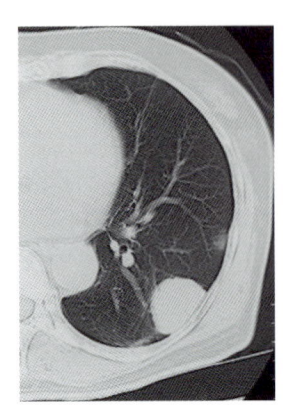

図42-2　結節型アミロイドーシス

54歳の女性のCT（下肺の高さ：肺・軟部条件；社会保険中央総合病院症例）

■ 診断

病変部の生検標本でヘマトキシリン・エオシン（HE）染色で均一な好酸性部位を認め，コンゴレッド染色で橙色を示し偏光顕微鏡検査で緑色の複屈折性を示すアミロイド沈着部位を確認することによる。AAアミロイドは過マンガン酸カリウム染色でコンゴレッドの染色性が失われ，AL型と区別できる。

■ 治療法

気管気管支型ではアミロイド沈着による閉塞の解除が主体で，経気管支鏡的に病変を切除ないし焼却し，必要に応じてステントを挿入する。放射線療法の試みもある。**結節型**では病変個数が少ないときは自然経過をみる。肺限局の**びまん型**では有効な対処法がないが，極性の高い有機溶媒で人体に影響の少ないジメチルスルホキシド（dimethyl sulfoxide：DMSO）がアミロイドタンパクに対する溶媒として試みられる。全身性のAL型アミロイドーシスでは化学療法が試みられ，骨髄移植の奏功例もある。一方，AA型では原病の治療が重要である。

43 夜間睡眠中のいびきを指摘された中年の男性

Q1	胸部画像の特徴は？
Q2	診断のための検査は？
Q3	治療は？

症例 39歳の男性で，2年頃前に単身赴任してから体重が増加した。最近，帰省した際に家人に夜間のいびきと呼吸停止を指摘されて当院を受診した。このところ，頭痛と日中の高度の眠気を自覚するようになっている。

技術系の職業に従事しており，30歳時に扁桃摘除術を受け，最近，軽症の高血圧を指摘されている。喫煙指数400の喫煙者で，ビール2本/日の飲酒歴がある。

身長170cm，体重 120kgと著明な肥満があり，体温36.3℃，血圧130/87 mmHg，脈拍 78回/分，SpO_2 96%。黄疸・貧血なく心音・呼吸音ともに異常はない。表在リンパ節は触知せず四肢に浮腫はみられない。血液検査では異常を認めなかった。

表43-1　入院時検査成績

RBC 522 × 10⁴/mm³	LDH 155 U/L
WBC 8,300/mm³	T-Chol 242 mg/dL
Neutro 66%	γ-GTP 65 U/L
Lymph 31%	uric acid 6.7 mg/dL
Mono 2%	BUN 10.8 mg/dL
Eos 1%	Cr 0.9 mg/dL
Baso 0%	Na 138 mEq/L
Hb 15.5 g/dL	K 4.2 mEq/L
Hct 46.8%	Cl 101 mEq/L
Plt 19.3 × 10⁴/mm³	Glu 144 mg/dL
TP 6.6 g/dL	CRP < 0.3 mg/dL
Alb 4.2 g/dL	urinalysis
T-Bil 0.61 mg/dL	protein（－）
AST 29 U/L	sugar（－）
ALT 60 U/L	occult blood（－）
ALP 299 U/L	

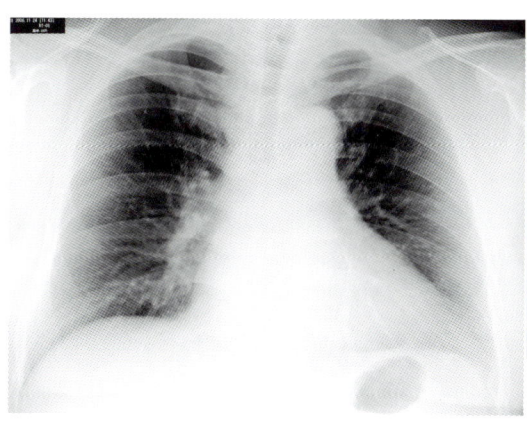
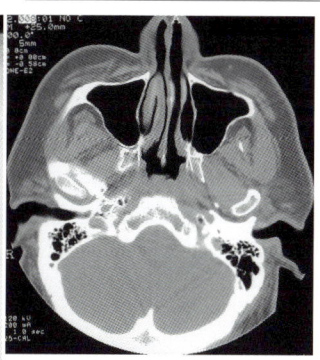

図43-1　胸部X線写真と頸部CT（軟部条件）

A1　胸部X線写真では肥満はみられるものの肺内の異常はみられず，頸部CTで下咽頭の狭窄を認める。

A2　睡眠時呼吸状態の検査。

A3　人工換気（CPAP）と減量。

本例の経過： いびき（snore）は上気道狭窄によって起こり健常者でもときにみられるが，頻回に起こって日中の眠気や頭痛などの症状があるときは睡眠時無呼吸症候群（sleep apnea syndrome：SAS）の可能性が高い。本例では睡眠呼吸モニタ（polysomnography：PSG；図43-2）で無呼吸・低呼吸指数（apnea-hypopnea index：AHI）が69.2と高度の睡眠呼吸障害（sleep disordered breathing：SDB）の状態にあり，呼吸停止にともなう酸素飽和度低下もみられ，日中の眠気などの症状をともなっておりSASと診断した。下咽頭部の気道狭窄所見もみられ閉塞型無呼吸症候群（obstructive SAS：OSAS）である。高校生時には60 kg台であった体重が過食を含む食生活の乱れで約2倍の120 kgにまで増加しており（BMI：41.5），肥満にともなう上気道狭窄でSASを発症したものである。持続気道陽圧（continuous positive airway pressure：CPAP）による人工換気と減量で症状が改善した。

睡眠時無呼吸症候群

■ 本症の特徴

　SDBはさまざまな症状を起こし，SASの診療は呼吸器領域のみならず循環器科，精神科，耳鼻科など多科にわたる[1]。もともと呼吸パターンの異常としてはチェーン・ストークス呼吸（Cheyne-Stokes respiration）などが知られていたが，肥満者でみられる睡眠中の呼吸障害が日中の眠気による事故を誘発していることがわかり，SASの病態が広く注目されるようになった。

　SDBは夜間睡眠中に頻回に無呼吸・低呼吸状態になる病態で，これにともない日中に眠気などの症状が起こるのがSASである。呼吸停止が10秒以上続く状態を無呼吸とし，かつてはこれが一晩に30回ないし1時間当たり5回以上をSDBの診断基準としたが，後に基準が緩められ，1時間当たりの無呼吸＋低呼吸（換気量が50%以下で酸素飽和度が3%以上低下）の和〔apnea-hypopnea index（AHI）〕5以上が基準になった。ただしこれはSDBの基準で，“症候群”（SAS）とするには眠気などの症状と酸素飽和度の低下を確認する必要がある。

　SASには（肥満にともなう）上気道閉塞で起こるOSASと，呼吸中枢から呼吸筋へ送られる刺激の間欠的消失で起こる中枢型無呼吸症候群（central sleep apnea syndrome：CSAS）の両型

がある。わが国のSASの発症頻度は男性では4%超程度にのぼるとされ，その多くは肥満にともなう閉塞型であるが，非肥満者での発症も1/4程度を占める。なお，AHIによる重症度評価の目安としては5〜15を軽症，15〜30を中等症，30以上を重症とする分類がある。

■ 症状と検査所見

　症状として日中の眠気など不眠にともなうものがあり，検査所見として低酸素状態にともなう多血症などがある。一方，長期にわたる低酸素血症は心血管系・脳血管系病変などの二次的病変（続発症）を惹起し，その症状も出現する（表43-2）。SASでは高血圧，心筋梗塞および脳血管障害の罹患率がそれぞれ2倍，3倍，4倍程度に高まるとされる。夜間の低酸素血症は交感神経の活動を亢進させ，その結果，さまざまな合併病変が起こるのである。一般的な検査所見として肥満にともなうBMIの上昇があり，25 kg/m²以上が7割程度にのぼる。上述のようにわが国のSAS症例では非肥満者も少なくないが，これらの例でもしばしば下顎の後退，扁桃肥大や軟口蓋低位など気道閉塞を起こす所見がみられる。

表43-2　睡眠障害の症状と続発症

不眠による障害：日中の眠気，うつ傾向など
睡眠時随伴症：夜警症，レム睡眠行動障害
心血管系病変：高血圧や心筋梗塞など
脳血管系病変：脳梗塞など
代謝障害：耐糖能低下など

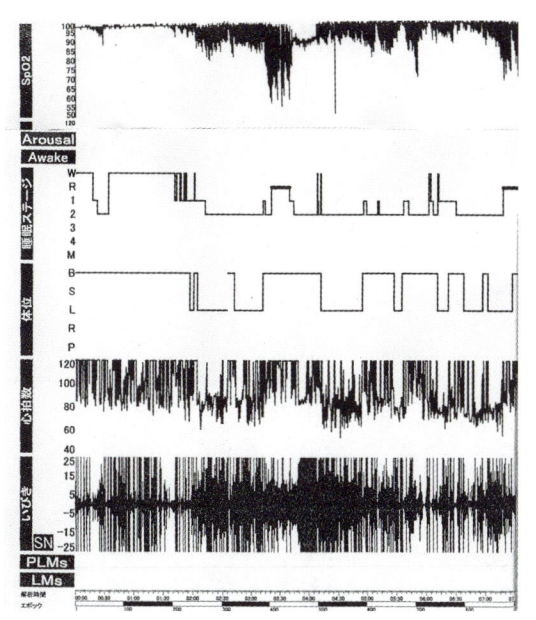

図43-2　本症例のPSGの部分図

　上から"酸素飽和度"(98～55%), "睡眠ステージ", "体位", "心拍数"(80～120回/分), "いびき"の状態を示し, 横軸は時間(0時～7時30分)。頻回の無呼吸エピソードを認める。

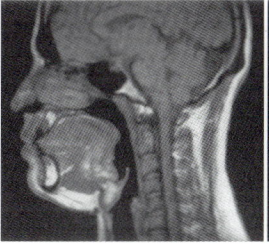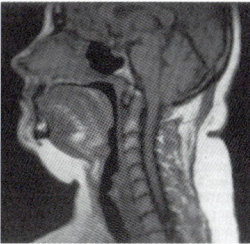

図43-3　頸部中央のMRI

　上気道矢状断のMRIで, 右のSAS症例では舌の後部が気道を狭めている(左は健常者；T1強調画像)。

　(Schwab RJ, Gupta KB, Gefter WB, et al. Upper airway and soft tissue anatomy in normal subjects and patients with sleep-disordered breathing. Significance of the lateral pharyngeal walls. Am J Respir Crit Care Med 1996; 152: 1673-89より転載)。

■ 画像所見

　胸部画像では肥満を反映する所見を認める程度で, 画像検査では下咽頭などの狭窄の確認が有用である[2](**図43-3**)。

■ 診断

　PSGなど夜間睡眠時の呼吸モニタのデータで診断する。上述のようにAHIが5以上を診断基準とするが, 同時に酸素飽和度の低下を確認す

る必要がある(**図43-2**)。

■ 治療法

　OSASでは**減量**と**CPAP**が治療の両輪で, 多くの場合に症状が改善し, 本症例でもこの両者で著明な改善が得られた。症例によっては口蓋垂や扁桃の摘除などの外科療法を要することもある。軽症ではスリープスプリントによる治療(下顎の前方への移動)が有効な場合もある。

参考文献

1) 本間　栄, 編. 睡眠時無呼吸症候群(改訂第2版). 東京：克誠堂出版, 2009.
2) Schwab RJ, Gupta KB, Gefter WB, et al. Upper airway and soft tissue anatomy in normal subjects and patients with sleep-disordered breathing. Significance of the lateral pharyngeal walls. Am J Respir Crit Care Med 1996; 152: 1673-89.

44 発熱・咳を契機に広範なすりガラス影を指摘された中年の男性

Q1 胸部画像の特徴は？
Q2 診断のための検査は？
Q3 治療は？

症例 　46歳の男性で，約2週間前（10月中旬）から熱感と乾性咳があり，抗菌薬を投与されたが無効であった。たまたま撮影した胸部画像で異常を認めて当院受診となった。

　建築金物の仕事に従事しており，数年前から糖尿病で血糖降下薬を服用している。喫煙指数800の喫煙歴と酒2合/日の飲酒歴がある。

　身長171cm，体重57kg，体温は36.8℃。身体所見では胸部聴診で背部に大水泡音を聴取した。喀痰検査では異常はみられなかったが，LDHの軽度高値と軽度の低酸素血症を認めた。

表44-1　入院時検査成績

RBC 527×10⁴/mm³	Na 139 mEq/L
WBC 6,800/mm³	K 4.0 mEq/L
Neut 72%	Cl 104 mEq/L
Lymph 21%	Ca 8.4 mg/dL
Mono 6%	P 3.5 mg/dL
Eos 1%	Glu 140 mg/dL
Baso 1%	CRP 0.3 mg/dL
Hb 16.2 g/dL	ESR 10 mm/hr
Hct 46.2%	BGA
Plt 27.2×10⁴/mm³	Pa_{O_2} 70 mmHg
TP 7.1 g/dL	Pa_{CO_2} 40 mmHg
Alb 4.8 g/dL	pH 7.40
Bil 1.2 mg/dL	PFT
AlP 132 U/L	VC 3.28 L（86%）
AST 23 U/L	FEV_1 2.71 L（82%）
ALT 14 U/L	FEV_1%（G）88%
LDH 505 U/L	RV/TLC 34.1%
BUN 15.0 mg/dL	D_{LCO} 18.3 ml/min/
Cr 0.6 mg/dL	mmHg（86%）

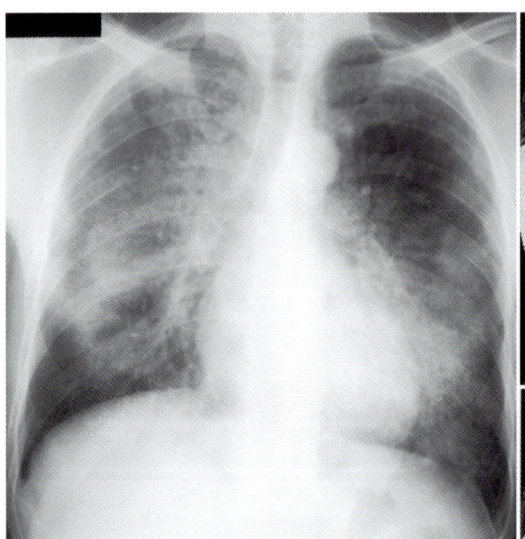
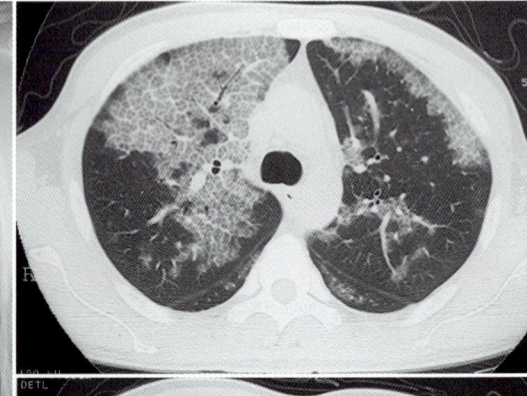
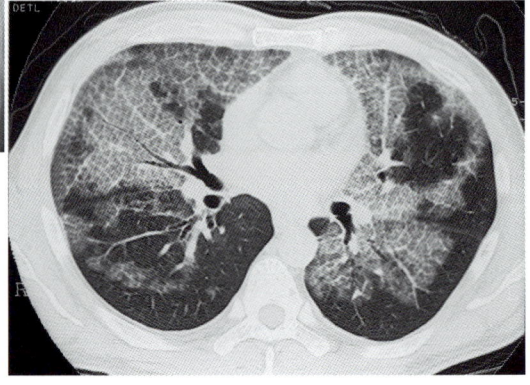

図44-1　胸部X線写真とCT（上肺と下肺；肺の条件）

A1 胸部X線写真で肺門を中心に両側中・下肺に広範囲にすりガラス影がみられ，CTでみるとすりガラス陰影は末梢肺にまで拡がり，一部で亀の甲羅状にみえる。胸水貯留やリンパ節腫大はない。

A2 気管支肺胞洗浄液の検査。

A3 気管支洗浄。

本例の経過： 広範なすりガラス影を呈する症例では感染症，腫瘍や各種間質性肺疾患を鑑別するが，症状に乏しいことと特徴的な画像所見は肺胞蛋白症を示唆している。気管支肺胞洗浄液で白濁した液体を多量に採取して肺生検所見とあわせて診断を確定し，肺洗浄で所見の改善を得た。本症の典型例である。

肺胞蛋白症

■ 本症の特徴

　肺胞腔内にサーファクタント蛋白とリン脂質が異常に集積する病態で，特発性と続発性のものとがある。**サーファクタント**は脂質とタンパク質が9：1の割合で構成され，表面活性物質として肺胞の虚脱を防いでいる。本症はその肺胞マクロファージ（Mφ）への吸収が阻害されてサーファクタントが肺胞腔内に異常に充満して起こる病態で，病理組織学的には肺胞腔内に**PAS陽性顆粒状物質**の充満像を認める。進行すると肺の線維化を来すが，通常は肺の構造は保たれている。

　本症の発病率は人口100万人当たり3.7人程度で中年の喫煙者に多く，男女比は約3：1である。なんらかの疾患に合併したり続発したりして起こるものと，これら基礎疾患なしに起こるものとがある。前者の**続発性肺胞蛋白症**の約7割は血液疾患にともなうもので，なかでも骨髄異形成症候群（myelodysplastic syndrome：MDS）によるものが多い。他に多発性骨髄腫に合併するものもあり，その場合は末梢血単球由来の肺胞Mφの量的・質的異常にともなって発症するものと考えられる。また，血液疾患の経過中に発生する真菌症に合併するものや粉塵吸入後に起こるものもある。一方，後者の**特発性肺胞蛋白症**のほとんどは**自己免疫性疾患**と考えられる。顆粒球Mφコロニー刺激因子（GM-CSF）のノックアウトマウスで本症類似の病態が起こること，特発性症例の90％にGM-CSFの活性を阻害する自己抗体を認めることからその発症にGM-CSFの機能障害が関与していることが示された。

■ 症状と検査所見

　特発性肺胞蛋白症は画像所見のわりに自覚症状に乏しいのが特徴で，約1/3の症例は無症状で健診の胸部画像異常などで発見されている。進行は緩徐であるが，進行すると**乾性咳**や**労作時息切れ**で発見され，重症例では**体重減少**や**ばち状指**などがみられるようになる。血液検査ではしばしば**LDH**が高値となり，また，**KL-6**，**SP-A**などの間質性肺疾患のマーカーも高値を示す。動脈血ガス分析でときに軽度の**酸素分圧低下**を認める。その場合，息切れの症状を訴えることは比較的少ないが，これは病変が徐々に進展することによる慣れにともなうものであろう。

■ 画像所見

　典型的には**すりガラス影**が両側肺門からバタフライ状に拡がり，CTで淡いすりガラス陰影が広範に拡がる像を認める。すりガラス陰影の内部に線状・索状影が**亀の甲羅状**にみられ，crazy pavement appearanceと表現される。胸膜直下は病変を欠くことが多い。

■ 診断

　気管支肺胞洗浄液で多量の白濁した液体（**図44-2**）を回収することと，経気管支肺生検で肺胞腔が好酸性の無構造のPAS陽性物質（糖原）で充満される像を認めることによる。電子顕微鏡による検索で表面活性物質がラメラ体とよばれる薄い同心円状の層状構造物として認められる。

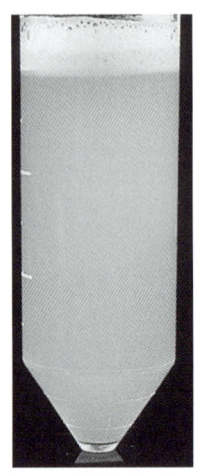

図44-2　気管支肺胞洗浄液

　肺胞蛋白症で得られる白濁した気管支肺胞洗浄液。

■ 治療法

　特発性の肺胞蛋白症は10〜30%の症例が自然寛解するので予後が比較的良好とされるが，病変が長期に及ぶと組織障害を来すので従来から肺胞腔内に貯留した物質を**気管支肺胞洗浄**で除去する方法が行われている。標準的な方法は全身麻酔下に一側の全肺洗浄で，1回当たり500〜1,000 mLの生理食塩水で洗浄を繰り返す。全身麻酔が困難な症例では気管支鏡下に部分肺洗浄が行われる。その適応は労作時息切れなどの症状を呈する症例で，症状が改善するが根治的というわけではなく，必要に応じて洗浄を繰り返すことになる例。より本質的な治療法として行われるようになったのは**GM-CSF療法**で，マクロファージの機能障害を克服しようという試みである。投与方法としては経皮法と吸入法とがある。吸入療法ではヒト組み替えGM-CSFを半年間程度にわたって断続的に吸入するもので，動脈血検査で酸素化の改善（$>$ A-aDo$_2$ 10 mmHg）でみると有効率は60%とされ有望な方法である。

胸部X線写真では肺病変の他に胸膜，縦隔，横隔膜や心臓，食道や胸壁の病変も描出され，その異常も呼吸器診療の対象になる。以下に，胸膜と縦隔系の病変を中心にこれら肺外病変の概要を解説する。

1 胸膜系疾患

胸膜病変としては炎症や腫瘍によるものなどがあるが，画像所見のうえからは胸水と気胸が代表的な異常所見で，その観点から鑑別診断を進めることが多い。前者は感染症にともなうもの（胸膜炎）が多いが，中皮腫などの腫瘍性病変によるものやその他の機序によるものもある。以下に，まず胸水の産生機序について解説し，次いで胸水貯留を来す疾患，さらに気胸と腫瘍性病変について述べる。

ⓐ 胸水の産生機序と胸水貯留

胸膜由来の病変としては炎症，腫瘍などがあるが，胸部画像でみられる特徴的な異常所見として胸水貯留がある。胸腔には健常時にも少量の胸水があり肺の拡張，収縮する際の"潤滑油"の機能を果たしているが，病的状態ではこのバランスが崩れて平面写真でもわかる程度に胸水貯留像を呈する。発生機序のうえからは，"産生の亢進"にともなうものと，"除去能の低下"にともなうものに大別される（図1，2）。

表1 漏出性・滲出性胸水を来す病態

漏出性	滲出性
うっ血性心不全	感染症
肝硬変	肺血栓塞栓症
ネフローゼ症候群	悪性腫瘍胸膜播種
上大静脈閉塞	石綿関連病変
肺血栓塞栓症	消化器関連疾患*
甲状腺機能低下症	膠原病
	乳糜胸

*：膵炎，食道破裂，腹腔内膿瘍。

（Mayse ML. Non-malignant pleural effusion. In: Fishman AP, Elias JA, Fishman JA, el al, editors. Fishman's Pulmonary diseases and disorders, 4th ed. New York: McGraw Hill, 2008: 1487-1504をもとに作成）

一方，性状からは胸水は"漏出性"と"滲出性"に分類される。両者は胸水中のタンパクおよびLDH濃度などで識別するが，これを原因病態との関係でみると**表1**のようになる。

ⓑ 胸水貯留を来す病態

炎症，腫瘍，その他によるものがある。

細菌性胸膜炎（肺炎随伴性胸水・細菌性膿胸）： 嫌気性菌や肺炎球菌・桿菌によるものなど。

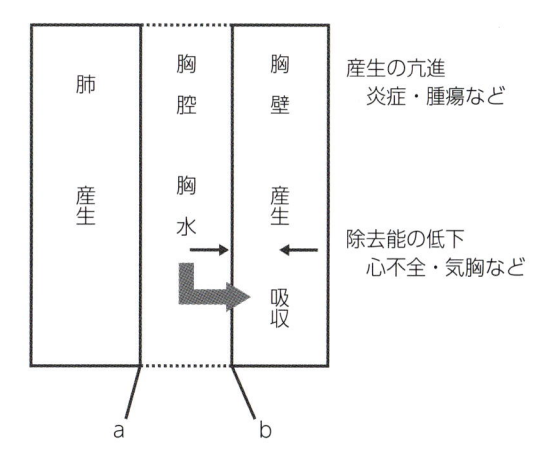

図1 胸腔と胸水のたまり方

胸腔は肺と胸壁に囲まれた領域で，肺を覆う胸膜（臓側胸膜：a）と胸壁を覆う胸膜（壁側胸膜：b）に囲まれる閉鎖空間である。胸水は両側胸膜で産生され，壁側胸膜に吸収されてリンパ路経由で静脈に流入する。生理的にも若干量が存在するが病的状態で増量する。

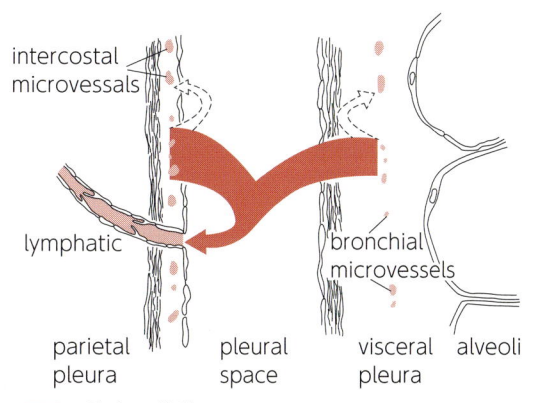

図2 胸水の移動

胸水の移動をより詳細にみた図。

（Broaddus VC, Light RW. Disorders of the pleura. In: Murray JF, Nadel JA, editors. Murray & Nadel's textbook of respiratory medicine, 4th ed. Philadelphia: Saunders, 2000：1913-60より改変引用）

結核性胸膜炎：肺内の結核病変に随伴するものと肺病変が不明で胸膜炎主体の特発性のものがある。

原虫・寄生虫による胸膜炎：赤痢アメーバ，ウェステルマン・宮崎肺吸虫，エキノコックスによるものがあり，末梢血の好酸球増多をともなう。

悪性胸水：癌の胸膜転移や肺癌の直接浸潤による胸水や胸膜原発の腫瘍（中皮腫）によるものがある。

循環障害：肺梗塞や心不全にともなうものがある。

全身性疾患にともなう胸水：膠原病，ネフローゼ症候群や低アルブミン血症にともなうものがある。

横隔膜下病変：膵炎・メイグス症候群（卵巣腫瘍）や腹水にともなうもの（横隔膜孔経由で移動）がある。

その他の原因による胸水：心筋梗塞にともなうもの（ドレスラー症候群）や外傷にともなう乳糜胸などがある。

特発性血気胸：胸膜靱帯の断裂などで気胸と血胸が併発する状態。胸腔ドレーンは増悪させるので禁忌。

● 気胸

胸腔に空気が存在する状態で，自然気胸と人工気胸に大別される。前者のほとんどは肺からの気体の侵入によって起こり，肺嚢胞の破裂によるものが多い。その意味で胸膜はいわば"被害者"であるが，気胸は習慣的に胸膜病変に分類される。

自然気胸（spontaneous pneumothorax）：ブラやブレブの破裂にともなうもので，やせ型の若年男性に多く，しばしば再発する。

二次性気胸（secondary pneumothorax）：外傷などの際に肺挫傷とともに気胸を併発することがある。

人工気胸（artificial pneumothorax）：かつて肺結核患者に対して病巣安静化のために呼吸にともなう肺の動きを軽減する目的で行われた方法。反復して行った結果，胸膜肥厚や癒着が残されていることがある。

● 胸膜の腫瘍病変

胸膜原発の良性・悪性腫瘍，および肺癌や他臓器由来の悪性腫瘍の転移によるものがある。

胸膜の良性腫瘍：胸膜線維腫などまれな病変。

胸膜の悪性腫瘍：胸膜中皮腫（ほとんどは石綿曝露によるもの），および転移性腫瘍によるものがある。

胸膜の腫瘤様病変：胸膜下血腫や胸膜ガーゼ腫（遺残物による病変）など腫瘤様にみえる病態。

2 縦隔病変

縦隔に発生する病変として炎症・腫瘍，その他があり，病変の局在から前・後縦隔および上縦隔病変に分類される（図3）。

● 縦隔の炎症病変

縦隔炎：一般細菌および結核菌によるものがあり，後者はリンパ節結核に随伴するものが多い。

● 縦隔の腫瘤および腫瘤様病変

良性・悪性腫瘍と腫瘤様病変など。

先天性嚢胞：気管支・食道・心膜・胸腺・胸管嚢胞があり，これらのなかでは気管支嚢胞（bronchogenic cyst）が最も多い。

神経性腫瘍：神経鞘腫（neurinoma）が半数を占め，その他に自律神経由来の腫瘍や傍神経節腫がある。

胸郭内甲状腺腫（thyroid tumor）：構成成分の半分以上が胸郭上口より下方に存在する甲状腺腫。

胸腺腫（thymoma）：上皮細胞腫瘍で，周囲組織への浸潤をみたり，重症筋無力症を合併したりする。縦隔腫瘍のなかで最も多い。

胸腺脂肪腫（thymolipoma）：脂肪成分を主体とするまれな腫瘍で，胸腺腫との混合腫瘍のこともある。

胸腺癌（thymic carcinoma）：扁平上皮癌，小細胞癌，リンパ上皮細胞様癌などがあり，胸腺腫と類似の画像所見を示す。

胚細胞腫（germ cell tumor）：胎生期に縦隔に迷入した原始胚細胞から発生し，セミノーマ（seminoma）系と非セミノーマ系腫瘍に大別。

縦隔の肉腫系腫瘍：悪性奇形腫（malignant teratoma），脂肪肉腫（liposarcoma），平滑筋肉腫（leiomyosarcoma），血管肉腫（angiosarcoma），悪性線維性組織球腫（malignant fibrous histiocytoma）などがある。

サルコイドーシス：肺門・縦隔リンパ節腫大を呈し，その多くで肺病変もみられる。

リンパ系腫瘍：ホジキン病と非ホジキンリンパ腫，およびキャッスルマン腫などがある。

ⓒ 縦隔のその他の病変：縦隔気腫

縦隔気腫（pneumomediastinum；mediastinal emphysema）：縦隔の間質組織に空気が迷入した状態で，その原因病態として表2に挙げるものがあり，そのなかで最も多いのは気管支喘息にともなうものである。気腫の程度はさまざまで，軽度でようやく指摘できる程度のものから，図4にみるような高度のものまである。皮下気腫をともなうときは患部に独特の握雪感（雪を握った感じ）を触知する。

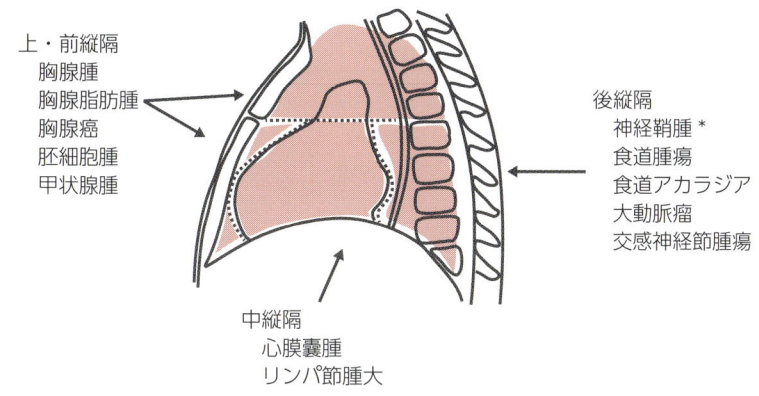

上・前縦隔
胸腺腫
胸腺脂肪腫
胸腺癌
胚細胞腫
甲状腺腫

後縦隔
神経鞘腫＊
食道腫瘍
食道アカラジア
大動脈瘤
交感神経節腫瘍

中縦隔
心膜嚢腫
リンパ節腫大

図3　縦隔の区分とそれぞれの領域に起こる主な病変

縦隔は前・中・上・後縦隔に区分され，それぞれの領域にみられる疾患として上記のようなものがある。

＊：神経鞘腫は前・中部縦隔にも発生する。

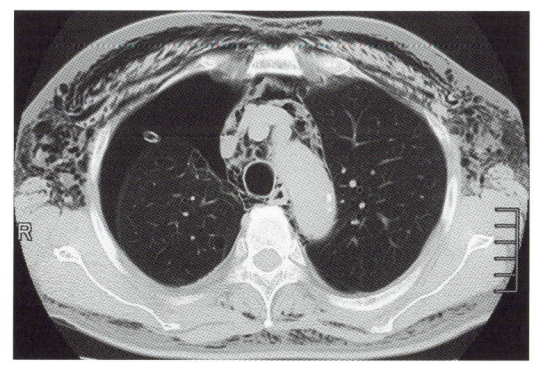

図4　気胸に合併した縦隔・胸壁気腫

右肺尖部の肺嚢胞の破裂にともなう気胸に併発したもの。

70歳男性；軟部条件CT：肺尖の高さ。

表2　縦隔気腫を来す病態

上気道病変
　顔面外傷
　頭頸部感染症
　歯科手技（顎骨）
下気道・肺病変（特発性・人工的）
　気管支鏡検査
　肺の外傷・手術
　特発性肺胞破裂
消化管病変
　食道破裂
　急性縦隔炎
外部要因
　外傷
　手術（縦隔鏡など）
　気腹（腹腔鏡下ヘルニア術後など）

（Wright CD. Nonneoplastic disorders of the mediastinum. In: Fishman AP, Elias JA, Fishman JA, et al, editors. Fishman's Pulmonary diseases and disorders, 4th ed. New York: McGraw Hill, 2008: 1555-70をもとに作成）

3 / 心臓・食道・胸壁・横隔膜の病変

胸部画像では肺や胸膜・縦隔組織に由来するものの他に心臓や食道の病変も描出され，さらに胸壁や横隔膜の病変も異常影を呈する。**各論8-2縦隔の節**で述べた内容と重複する部分もあるが，以下にその概略を示す。

ⓐ 心臓の病変

弁膜症など多くの病変があるが，呼吸器診療では特に心不全が重要な位置を占める。

心不全 (cardiac failure)：左心不全では肺水腫が起こり，右心不全は肺高血圧などで惹起される。

心膜嚢腫 (pericardial cyst)：心臓・横隔膜角に好発するまれな腫瘍で，先天性疾患と考えられる。

ⓑ 大動脈性疾患

先天性疾患の他に大動脈瘤などがある。

大動脈瘤 (aneurysm)：動脈壁の脆弱性の結果，壁が伸展して大動脈が異常に拡大した状態。真性大動脈瘤 (true aortic aneurysm) は全層，特に中・外膜を保ったまま拡張するものを指し，解離性大動脈瘤 (dissecting aneurysm) は内膜に亀裂が生じて中膜に解離が起こり内外2層に分離する状態である。

大動脈縮窄 (coarctation of the aorta)：先天性心疾患の5〜10%を占め，男性に多い。大動脈弓部末端の内腔に狭窄を生じ，しばしば動脈管開存症，心室中隔欠損症など他の先天性心疾患をともなう。

ⓒ 食道系疾患

腫瘤病変の他にアカラシアなどの病変がある。

食道の腫瘍：良性腫瘍に平滑筋腫や食道嚢胞が，悪性腫瘍に癌腫（扁平上皮癌，腺癌）と肉腫がある。

食道アカラシア (esophageal achalasia)：下部食道括約筋部の壁内神経叢の変成にともなう噴門の機能異常により起こる病態。食物が食道内に停留して食道の膨張を来し，画像にニ

ボーなどの所見を認める。

食道憩室 (esophageal diverticulum)：食道壁の一部が外側に嚢状に突出する状態で，筋肉運動の協調性の欠如などによって起こる。憩室が大きくなると内容物の逆流による誤嚥性肺炎などを来す。

特発性食道破裂 (Boerhaave症候群)：食道壁の脆弱性のために嘔吐時に食道が破裂するもので，中高年男性に多い。初期には上腹部痛や呼吸困難の症状をみる程度で，急性腹症と診断されることが少なくない。胸部画像で皮下気腫や胸水貯留像などを認める。

ⓓ 胸壁の異常

種々の腫瘍性病変があり，特に慢性膿胸に続発する胸壁の悪性リンパ腫が重要である。

胸壁の良性腫瘍：軟骨腫や軟骨過誤腫，肋骨の線維性異形成がある

胸壁リンパ腫：慢性膿胸の後にEBウイルスが関与して起こるB細胞リンパ腫。わが国ではかつて結核性胸膜炎が多かったことを反映して高齢者にときにみられる病態である。

ⓔ 胸骨・脊柱の異常

前者としては漏斗胸などがあり，後者としては側弯症などがある。

漏斗胸 (funnel chest)：前胸壁が陥凹した状態で肋骨は水平に走行し，心臓は左方に偏位する。男性に多い。頻度の高い胸郭変形で，重症の場合は外科手術の対象になる。

はと胸 (pigeon breast)：胸骨が前方に突出した状態。心臓はより前方に位置し，ときに心奇形を合併。

直線状胸椎症候群 (straight back syndrome)：頸・胸・腰椎の軽い前・後・前弯を欠く状態。胸腔の前後径が縮小するので心臓は圧迫され，動悸や一過性の血圧変動をみる。ときに心奇形を合併する。

脊椎の弯曲：前弯 (lordosis)，側弯 (scoliosis)・後弯 (kyphosis)，亀背 (gibbus；後弯の特殊型) がある。

ⓕ 横隔膜の異常

各種横隔膜ヘルニア (diaphragmatic hernia) があり，胸部異常影として認識される。

食道裂孔ヘルニア (esophageal hiatus hernia)：胸腔・腹腔を介する食道裂孔を通して胃などの腹腔臓器が胸腔内に脱出する状態。横隔膜ヘルニアの9割程度を占め，男女比は1：2と女性に多い。

胸腹裂孔ヘルニア (hernia through the foramen of Bochdalek)：先天的な横隔膜形成異常により新生児期に発見されるものと，脆弱な裂孔部位を通じて成人後に腹腔内圧の上昇で発症するものとがある。

モルガーニ孔ヘルニア (hernia through the foramen of Morgagni)：胸骨の外側の胸骨三角のモルガーニ孔がヘルニア門で，右側に多く，大網や結腸が脱出し，ときに肋骨下の鈍痛を自覚する。

45 認知症の療養中に微熱と食欲低下を来した高齢の女性

症例　79歳の女性で，アルツハイマー型認知症の療養のために2年前から施設に入所中であった。ほぼ寝たきりの状態であったが，約2カ月前に発熱と食欲低下が出現し，随時，アセトアミノフェンなどで加療されていた。最近，症状が改善しないので補液や経管栄養も開始されたが，胸部画像で胸水貯留を認めて当院に入院となった。経過中，咳や痰は目立たなかった。

　専業主婦で，認知症の他に特記すべき既往疾患はない。喫煙歴・飲酒歴もない。

　体温37.2℃，血圧110/83mmHg，脈拍数80回/分，SpO_2 93%（室内気）。黄疸・貧血はなく，心音は清で，呼吸音は左で減弱しているが副雑音は聴取しない。下腿浮腫や神経学的異常はみられなかった。血液検査では血清アルブミンの低値と炎症反応の亢進を認めた。

表45-1　入院時検査成績

RBC $377 \times 10^4/mm^3$	AST 15 U/L
WBC 22,870/mm^3	ALT 11 U/L
Neut 89.4%	BUN 7 mg/dL
Lymph 7.3%	Cr 0.33 mg/dL
Mono 3.1%	Na 128 mEq/L
Eos 0.1%	K 4.9 mEq/L
Baso 0.1%	Cl 93 mEq/L
Hb 10.1g/dL	CRP 27.76 mg/dL
Hct 30.7%	BGA
Plt $50.4 \times 10^4/mm^3$	pH 7.48
TP 6.0 g/dL	PaO_2 85.0 mmHg
Alb 1.8 g/dL	$PaCO_2$ 26.6 mmHg
T-Bil 0.3 mg/dL	HCO_3^- 19.5 mmol/L

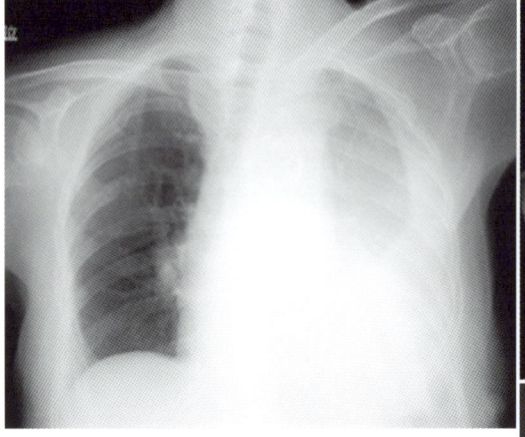
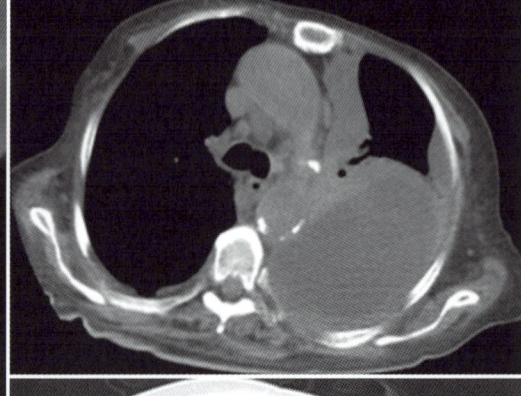
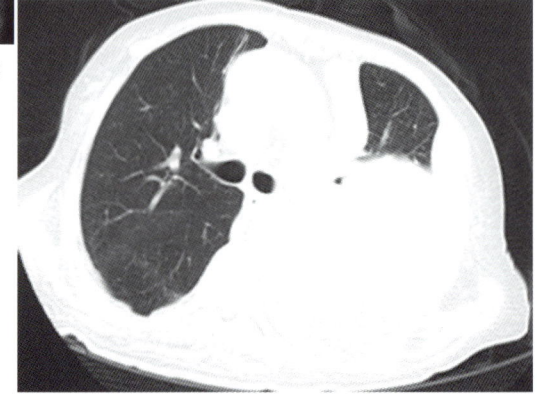

図45-1　入院時の胸部X線写真とCT（中肺の高さ：肺および軟部条件）

A1	胸部X線写真（坐位）で左側に大量胸水がみられ，胸水はおおむね重力に沿った分布で気管は健側に軽度圧排されている。肺条件CTでは大量胸水の貯留がみられ肺病変は判別できない。軟部条件CTでは左側に多房性で一部被包化された胸水を認め，右側にも少量の胸水がある。器質的な肺病変はみられない。
A2	胸水の検査（細菌学的検査を含む）。
A3	チューブドレナージによる胸水の除去と抗菌薬の投与。

本例の経過：胸水穿刺で得た胸水は膿性で細胞数68,200/μL，TP4.6 g/dL，LDH4,668U/L，Glu 0 mg/dL，pH6.8と浸出液で，培養で*Bacteroides* spp.，*Fusobacterium nucleatum*を検出して嫌気性菌による膿胸と診断した。胸水ドレナージと抗菌薬による治療で速やかに改善した。大量胸水のため肺病変は明らかでなかったが，痰にも*Bacteroides* spp.を検出した。歯周病などの影響で発症した肺化膿症・膿胸症例である。

膿胸

■ 本症の特徴

　口腔内には正常時にも多くの嫌気性菌が存在する。すなわち*Bacteroides*属，*Fusobacterium*属などのグラム陰性桿菌や*Peptostreptococcus*属，*Peptococcus*属などのグラム陽性球菌であるが，衛生状態が悪いと菌量が増し，これを誤嚥することで肺炎，肺膿瘍，肺化膿症が惹起される。膿胸はこれら嫌気性菌による胸膜直下の膿瘍が胸腔に穿破して起こるものが多いが，嫌気性菌以外にも口腔内の微好気性の*Streptococcus milleri* groupによるものもある。肺膿瘍を来す誤嚥のリスク因子としては脳血管障害，意識障害，アルコール依存症，薬物中毒などがあるが，歯周病や歯科処置にともなう菌の血行性播種で多発性肺膿瘍をみることもある。

■ 症状と検査所見

　嫌気性菌感染は膿瘍を形成しやすく，複数菌感染が多いのが特徴で，痰や膿に悪臭がある。本例にみるように，アルツハイマー病は誤嚥の，歯周病は嫌気性菌増殖のリスクになる。嫌気性菌による肺炎，肺化膿症，膿胸の経過はさまざまで，急性の肺炎球菌性肺炎と区別が難しいこともあるが，一般には微熱と咳が主体で経過が比較的長く，空洞が形成されて初めて痰が増加することが多い。一方，本例のように咳・痰が少なく，画像でも膿瘍の所見や空洞病変はみら

れず膿胸が主体のこともあり，このような場合，診断は遅れがちとなる。本例では，診断時の膿胸腔の状況から，被包化や多房化はそれほど進んでいないので，胸膜腔に穿破してからはさほど時間が経過していなかったものと推定される。

■ 画像所見

　嫌気性菌による肺感染症では膿瘍を形成しやすい。肺組織が破壊されて空洞を形成した状態は肺化膿症とよばれ，その際に膿瘍が胸膜腔に穿破して起こるのが膿胸である。誤嚥性肺炎が契機で起こるものでは肺炎による陰影を認めるが，膿胸が広範に拡がると肺病変との境界が区別しにくくなる。菌が血行性に肺内に播種すると多発結節影を呈する。

■ 診断

　診断は胸水の検査所見による。外観が膿性であることが最重要で，検査所見としては胸水のグラム染色または細菌培養の陽性，pH＜7.0，または糖＜40mg/dLのいずれかを満たす場合である。滲出性か漏出性かの識別は，① 胸水／血清蛋白比＞0.5，② 胸水LDH／血清LDH比＞0.6，③ 胸水LDH値＞血清正常上限値の2/3，のいずれかを満たす場合が滲出性と定義される。肺炎随伴性胸水は滲出性で，胸水中の好中球数増加をともなう。膿胸または難治性肺炎随伴性胸水を示唆する胸水所見を**表45-2**に示す。

■ 治療法

　膿胸では全身的な抗菌薬投与では不十分な場合が多く，胸腔チューブによるドレナージが必

表45-2　膿胸と肺炎随伴性の胸水所見

1. 外観が膿性
2. グラム染色または細菌培養が陽性
3. 胸水pH＜7.0
4. 胸水中の糖値＜40mg/dL
5. 胸水の多房化
6. 胸水LDH＞血清正常値上限の3倍

（Light RW. Pleural disease, 4th ed. Philadelphia: Lippincott Williams & Wilkins, 2001, 金澤　實, 前﨑繁文, 高柳　昇, 編. 呼吸器感染症診療ガイダンス. 東京：メジカルビュー社，2005より改変引用）

須であり，ときに複数のチューブの挿入や線維素溶解療法，外科的な剝皮術などを要することもある。診断が遅れたり治療が不十分であったりすることもあり，死亡率10％との報告もある。

　一方，上記のような膿胸を示唆する所見や胸水の多房化，胸水LDHの顕著上昇などの所見を認めないときは，ドレーンを挿入せず，抗菌薬の投与のみで改善をみることが多い。誤嚥性肺炎では嫌気性菌と好気性菌の混合感染であるこ

とが多く，一般に嫌気性菌の多くはβ-ラクタマーゼ産生菌なので，嫌気性菌による肺感染症ではβ-ラクタマーゼ阻害薬配合**広域ペニシリン系薬**，カルバペネム系薬，クリンダマイシンなどを用いる。高齢者では口腔・咽頭・胃内細菌叢に病原性の高いグラム陰性桿菌が存在することが多く，また，老健施設ではMRSAなどの耐性菌が誤嚥性肺炎の原因となることもあり，しばしば第3世代セフェム系薬やバンコマイシンなどの併用が必要となる。先述のように膿胸では胸腔チューブドレナージがほぼ必須であるが，抗菌薬の投与も長期間（通常4週間以上）を要する場合が多い。

　本例では胸腔ドレーンによる排液とβ-ラクタマーゼ阻害薬配合広域ペニシリン系薬（TAZ/PIPC）の点滴投与で約3週間後に胸水の消失と炎症所見の改善をみた。

46 発熱と咳をみた中年の男性

Q1	胸部画像の特徴は？
Q2	診断のための検査は？
Q3	治療は？

症例 　34歳の男性で，2カ月前（4月）からときどき38〜39℃台の発熱と夜間の咳があり，最近，撮影した胸部画像で異常を指摘されて当院を受診した。

　自営業で，特別の既往疾患はない。喫煙指数 260 の喫煙歴とビール700 mL／日の飲酒歴がある。

　身長165 cm，体重62 kgで，吸気時に右胸痛があった。体温は38℃前後で，身体所見では右側で呼吸音が減弱していた。血液検査で炎症反応の亢進を認め，胸水はリンパ球優位の滲出液であった。

表46-1　入院時検査成績

RBC 478 × 10⁴/mm³	ALT 29 U/L
WBC 5,300/mm³	LDH 194 U/L
Neut 62%	BUN 13.7 mg/dL
Lymph 25%	Cr 0.8 mg/dL
Mono 12%	Na 134 mEq/L
Eos 0.9%	K 4.4 mEq/L
Baso 0.2%	Cl 99 mEq/L
Hb 13.5 g/dL	CRP 16.0mg/dL
Hct 40.4%	ESR 94 mm/hr
Plt 22.6 × 10⁴/mm³	胸水
TP 7.3 g/dL	黄色・混濁の滲出性液
Alb 4.2 g/dL	リンパ球優位
T-Bil 0.4 mg/dL	ADA56.7 U/L
AST 22 U/L	

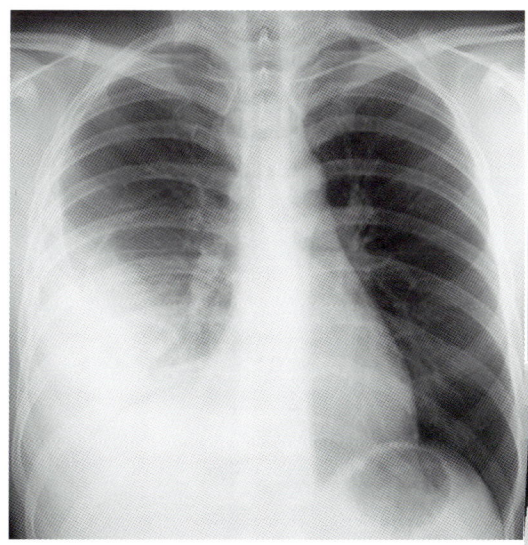
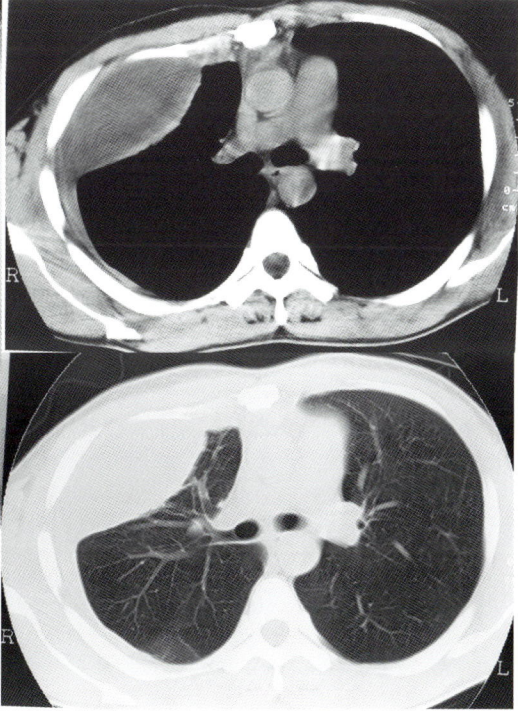

図46-1　入院時の胸部X線写真とCT（中肺；軟部および肺の条件）

> **A1** 胸部X線写真で右側に大量胸水を認め，CTで右側前方に被包された胸水貯留像を認め，胸郭は右側で左側より小さい。明らかな肺病変はみられず，リンパ節腫大を認めない。
>
> **A2** 胸水検査(結核菌検出・細胞成分の分析・ADA活性)。
>
> **A3** 胸腔ドレナージ＋抗結核薬の投与。

> **本例の経過：** 胸水貯留を来す疾患として感染症，腫瘍，アレルギー性疾患，心不全などがあるが，本例では発熱があり感染症の可能性が高い。胸水はリンパ球優位の滲出液で，アデノシンデアミナーゼ(ADA)活性の高値と慢性の経過とあわせて結核性胸膜炎と臨床診断した。胸腔ドレーンで胸水を除去した後に抗結核薬による治療を行い順調に軽快した。肺病変が顕著でない結核性胸膜炎症例である。

結核性胸膜炎

■ 本症の特徴

感染症にともなう胸膜炎は一般細菌性肺炎にともなうものが多いが，わが国ではいまなお結核性胸膜炎が少なくなく，本症は全登録結核患者の20%弱を占めており，肺外結核では半数程度と最多である。本症は結核が猛威をふるっていた前世紀半ば頃までは若者に多い病態であったが，近年の高齢者結核の占める割合の増加にともなって高齢者のそれが多くなった。その場合，(若年者の場合と異なり)新規結核菌感染にともなって起こるのではなく，内在菌の活動にともなって発病するものがほとんどである。結核性胸膜炎の起こり方としては，肺病変が胸膜に及んで起こるものと，明らかな肺内病変を認めず胸膜病変が主体のものとがあり，前者は随伴性胸膜炎，後者は特発性胸膜炎とよばれる。高齢者の結核性胸膜炎の多くは前者，若年者のそれでは後者の場合が少なくない。なお，"特発性"とされるものでも末梢肺に画像で明らかにならない程度の微細な結核病変があり，これにともなって胸膜炎を惹起するものと考えられ，この場合，胸水貯留はアレルギー的機序の関与により起こる。

■ 症状と検査所見

発熱(75%程度)，咳(70%強)，呼吸時の胸痛(60%弱)があり，胸水の大量貯留例では呼吸困難を来す。前述のように肺結核にともなうものとこれを欠き胸膜病変が主体のものとがあり，

若年者の**初感染結核**では後者が，高年齢者の二次結核では前者が多い。両者の区別は必ずしも容易ではないが，本症例は後者と思われる。血液検査では炎症反応の亢進がみられる。

■ 画像所見

所見は胸水量により異なる。本例のように中等量以上の場合は外側に高まる三角形ないし台形様の**濃厚影**が明らかであるが，初期の段階では胸水は肺と横隔膜の間に貯まるので肺下界の下方に濃厚な(白い)部分として認められる程度で，うっかりすると見逃してしまう(**肺下胸水**)。

■ 診断

胸水を来す病態，すなわち他の感染症や腫瘍性病変などが鑑別診断に挙がる。本症例のように感染症の症状の検査所見がみられるときは，胸水中の菌の同定などの検索が重要である。胸水中に結核菌を検出できれば決定的であるが，上述の理由で胸水中の結核菌量はさほど多くなく，PCR法などの核酸増幅法を用いても陽性率は30%程度にとどまる。肺に結核性病変がみられるときは喀痰検査で抗酸菌を証明すればよいが，胸膜病変主体で肺病変がみられない症例では直接的な診断が困難で，胸水所見に基づいて診断することが少なくない。胸水所見としては**滲出性**で，白血球分画で**リンパ球比率優位**であり，胸水の**ADA高値**，糖の低値が参考になる。結核感染の有無は末梢血のインターフェロンγ法(IGRA法)も有用とされる。ただしこれらの診断法はいわば間接的な方法で，より積極的な方法としてCope針を用いた**胸膜の針生検**があり肉芽腫性病変を認めれば診断が確定する。こ

れをいっそう徹底させたのが**胸腔鏡下の胸膜検査**で，胸膜の状態を観察し（**図46-2**），適切な部位で生検標本を採取することができる。また，別に採取した標本のすりつぶし検体を用いた抗酸菌培養検査も有用で，悪性腫瘍や胸膜中皮腫との識別が困難な症例で推奨される。

■ 治療法

　結核の場合と同様に，**抗結核薬の多薬併用療法**を行う。菌を確認できないときは薬物感受性がわからないまま治療を開始することになり，基本的にPZAを加えた4薬で治療する（標準療法）。胸膜癒着の後遺症を防ぐ目的などから副腎皮質ステロイド薬を併用することもあり，また，大量胸水の症例では本例にみるようにカテーテルにより胸水を除去する方法（**ドレナージ**）が繁

用される。

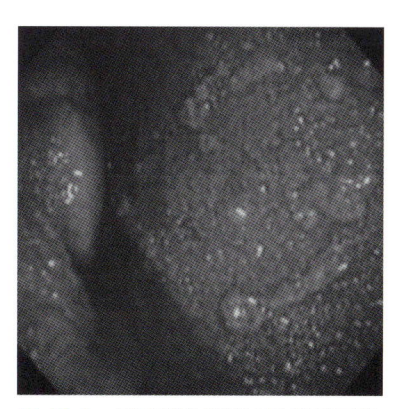

図46-2　結核性胸膜炎の胸腔鏡写真
　胸膜面に複数の白色結節がみられ，病理検査で肉芽腫を認めた（他の症例；東京病院呼吸器内科益田公彦先生ご提供）。

47 肝疾患の療養中に胸部異常影を指摘された若年の女性

症例 25歳の女性で，5カ月前に就業のために東南アジアから来日した。1カ月前（4月）から全身倦怠感，食思不振やめまいなどの症状があって他院を受診し，肝機能異常を指摘され，抗ミトコンドリア抗体の陽性所見などから原発性胆汁性肝硬変と診断された。このとき撮影した胸部画像で異常を認め，当院に転院となった。

喫煙歴・飲酒歴はない。

身長150cm，体重43.5kg，血圧は115/64 mmHgで体温は35.3℃。心音は清で，呼吸音は右下肺で低下。表在リンパ節は触知せず，四肢に浮腫はみられない。神経学的検査で異常を認めない。血液検査では好酸球増多がみられた。

表47-1 入院時検査成績

RBC 488 × 10^4/mm^3	T-Chol 110 mg/dL
WBC 9,700/mm^3	uric acid 4.8 mg/dL
Neutro 47%	BUN 5.4 mg/dL
Lymph 19%	Cr 0.45 mg/dL
Mono 2%	Na 138mEq/L
Eos 32%	K 3.9mEq/L
Baso 0%	Cl 98mEq/L
Hb 13.7 g/dL	Ca 8.8 mg/dL
Hct 40.9%	FBS 96 mg/dL
Plt 25.6 × 10^4/mm^3	CRP 0.85 mg/dL
Alb 3.8 g/dL	ESR 56 mm/hr
T-Bil 0.7 mg/dL	BGA
AST 29 U/L	Pa$_{O_2}$ 107 mmHg
ALT 29 U/L	Pa$_{CO_2}$ 37 mmHg
ALP 439 U/L	pH 7.43
LDH 234 U/L	HCO$_3^-$ 25 mEq/L

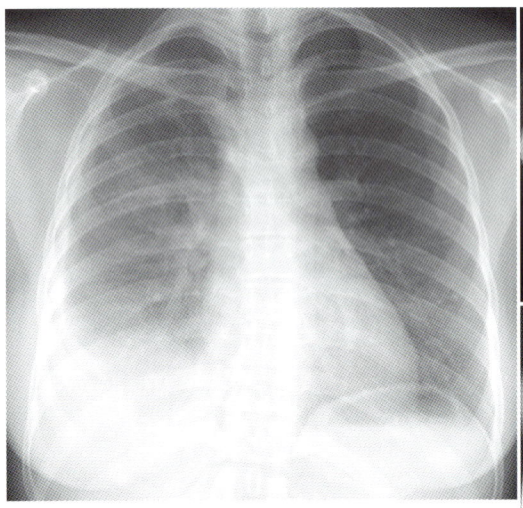
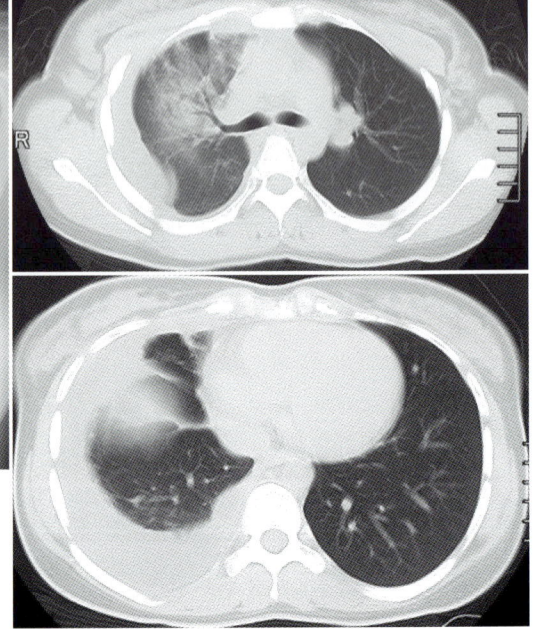

図47-1 入院時の胸部X線写真とCT
（CTは気管分岐部と肺底部の高さ：肺条件）

胸膜・縦隔・横隔膜の病変

A1 胸部Ｘ線写真で右側に大量胸水を認め，CTで右側に胸水と気管支透亮像をともなう肺病変がみられる。

A2 胸水の検査。

A3 駆虫療法。

本例の経過： 胸水は肺炎や結核などの感染症にともなうものが多く，次いで肺腫瘍や胸膜中皮腫などにともなうものがあるが，本例のように末梢血の好酸球増多を認めるときは蠕虫（寄生虫）症の可能性を考える。前医で胸水検査でリンパ球が多いこととADA活性値の上昇から結核性胸膜炎が疑われたが，当院での検査で血清と胸水の肺吸虫の抗体価の上昇を認めて吸虫症と診断した。駆虫薬による治療で順調に改善した。

肺吸虫症

■ 本症の特徴

　肺蠕虫症には**表47-2**に挙げるものがあり，なかでも最も多いのは肺吸虫症（paragonimiasis）である。肺吸虫（*Paragonimus*属）はイヌ科・ネコ科などの動物を宿主とする蠕虫で，ヒト体内でも成虫になるので肺吸虫症は人畜共通感染症である。病原体としてはわが国では**ウェステルマン肺吸虫**（*P. westermani*）と**宮崎肺吸虫**（*P. miyazaki*）があり，前者による感染が圧倒的に多く，その発生はとりわけ東南アジアで多い。虫卵は宿主から排出された後に水や土の中で発育し，第1中間宿主（貝）内で生活環の第1ステージであるセルカリア（cercariae）になった後に第2中間宿主（モクズガニ，サワガニ）の中で第2ステージの虫卵型すなわちメタセルカリア（metacercariae）になる。これらのカニを食するイノシシが待機宿主で肺吸虫はその筋肉内で未成熟のまま生存する。ヒトに摂取された幼虫は腸管から腹腔に出た後に横隔膜を貫いて胸腔に達して胸膜炎を起こし，さらに肺に侵入すると肺病変を形成する。一般にモクズガニやサワガニを食して罹患するので好酸球増多をともなう胸水例ではイノシシや川ガニの生食の有無を確認する必要がある。ただし，食べなくても調理中の包丁に付着したもので感染することもある。ウェステルマン肺吸虫は肺内で成虫になって肺病変を来すが，宮崎肺吸虫は胸腔内にとどまりそこを移動して炎症を惹起する。したがって肺病変は前者によるもの，胸水のみの場合は

後者によるものということになるが，これは一般論で例外もある。**表47-3**に肺・胸膜病変の側からみた蠕虫症にともなう病態を示す。

■ 症状と検査所見

　ウェステルマン肺吸虫症では1～2カ月の潜伏期の後に発症し，肺病変を呈する。症状としては発熱や倦怠感などの全身症状と咳・痰などの気道症状がある。2/3程度の症例では血性痰があり，画像所見とあわせて結核との鑑別も問題になることもある。胸水例はしばしば胸痛で発症し，気胸を来すこともある。血液検査では好酸球増多が特徴的な所見で，2/3程度の症例で500 cells/mm^{3}以上になる。貧血をともなうこともある。胸水では好酸球の増加とともにしばしばタンパク濃度やLDH活性の上昇がみられる。

表47-2　肺・胸膜の蠕虫感染症

吸虫症（paragonimiasis）：ウェステルマン肺吸虫・宮崎肺吸虫

包虫症（echinococcosis）：*Echinococcus*属

糞線虫症（strongyloidiasis）：*Strongyloides papillosus*

イヌ糸状虫症（dirofilariasis）：*Dirofilaria immitis*

イヌ回虫症（toxocariasis）：*Toxicara canis*

表47-3　蠕虫による肺・胸膜病変と症状

特徴的な病変	原因寄生虫	病原体の発育期と感染経路
Löffler症候群	回虫	虫卵（経口）
	鉤虫	幼虫（経皮）
	糞線虫	幼虫（経皮）
熱帯性好酸球症 肺占拠性病変	フィラリア	幼虫（蚊を介して）
	エキノコックス	虫卵（経口）
	肺吸虫	メタセルカリア（経口）
	シストソーマ	セルカリア（経口）
胸膜炎	宮崎肺吸虫	メタセルカリア（経口）

（Fishman JA. Helminthic diseases of the lungs. In: Fishman AP, Elias JA, Fishman JA, editors. Fishman's pulmonary Diseases and Disorders. New York: MacGraw-Hill, 2008: 2413-5より改変引用）

■ 画像所見

病変の本態は虫体周囲の好酸球性炎症で，結節影，濃厚影や嚢胞影がみられる（図47-2）。胸水は両側性のこともあり，ときに気胸をともなう。

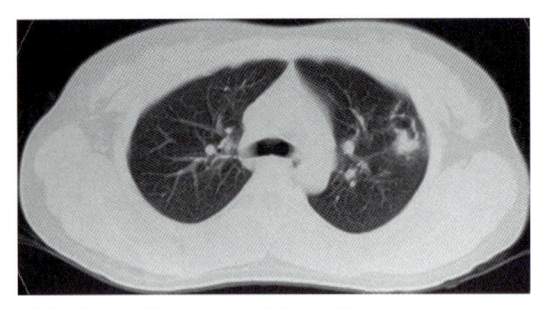

図47-2 結節影を呈した肺吸虫症

嚢胞をともなう結節影を呈した症例（50歳台の男性）。

■ 診断

痰などの虫卵検査が診断決定的であるが宮崎肺吸虫症では陰性で，ウェステルマン肺吸虫症でもその陽性率は50％程度であり，診断は一般に血清検査による。本例では反応は両吸虫とも陽性であったが肺と胸膜の病変がみられたことなどから前者によるものと思われる。ただし，臨床的には両者を識別することにさほどの意味はない。

■ 治療法

プラジカンテルやビチオノールの内服により，多くの場合，速やかに完治する。胸水があるときは胸水除去を行った後に薬物を投与したほうがよい。

48 胸痛と呼吸困難が突然起こった少年

Q1	胸部画像の特徴は？
Q2	診断のための検査は？
Q3	治療は？

症例 16歳の男性で，前々日（12月中旬）に感冒様の症状があり近医を受診して投薬を受けた。前日夜にTVをみていたところ急に右胸痛が起こり，呼吸が苦しくなって同医を受診して胸部画像で異常を認めて当院に入院した。

鼻アレルギーで耳鼻科に通院している。喫煙歴はない。

身長169cm，体重57kg，体温は36.9℃。身体所見では胸部聴診で右側において呼吸音が減弱しており，動脈血ガス分析で軽度のPaO_2低下がみられた。

表48-1　入院時検査成績

RBC 558×10⁴/mm³	ALT 9 U/L
WBC 7,700/mm³	ALP 335 U/L
Neut 36%	BUN 15.3 mg/dL
Lymph 44%	Cr 0.7 mg/dL
Mono 7%	Glu 140 mg/dL
Eos 12%	Na 140 mEq/L
Baso 1%	K 4.5 mEq/L
Hb 16.2 g/dL	Cl 98 mEq/L
Hct 47.4%	ESR 7 mm/hr
Plt 24.8×10⁴/mm³	BGA
TP 6.9 g/dL	PaO_2 89 mmHg
Alb 4.5 g/dL	$PaCO_2$ 41 mmHg
Bil 1.5 mg/dL	pH 7.37
AST 16 U/L	HCO_3^- 24 mEq/L

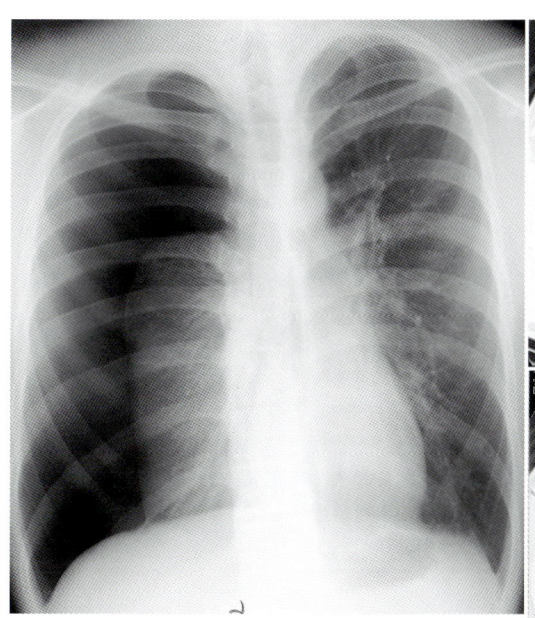
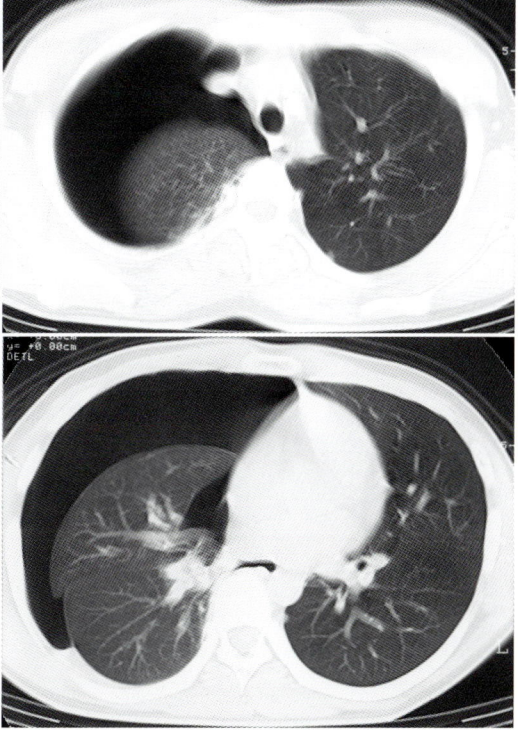

図48-1　胸部X線写真とCT（上肺と下肺：肺の条件）

A1	胸部X線写真で右胸郭の透過性亢進を認め，左肺はやや縮小しており，心陰影も左方に偏位している。CTで右肺の虚脱がみられ，肺内には明らかな異常を認めない。右側に少量の胸水貯留がみられる。
A2	胸部画像。
A3	持続吸引，嚢胞切除術。

本例の経過：急性の胸痛を来す病態としては，肺塞栓症，気胸などの肺疾患，心・大動脈系疾患や食道疾患などの肺外疾患があるが，健康若年者では自然気胸(spontaneous pneumothorax)にともなうものが多い。右肺尖部に嚢胞を認めてその破裂と判断し，脱気後に嚢胞除去術を施行した。若年者の中等症気胸症例である。

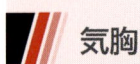

気胸

■ 本症の特徴

気胸は胸膜・肺構造の一部が破綻して肺から胸腔に空気が入った状態で，肺は虚脱し，患側肺で吸気できなくなる。明らかな基礎疾患がない健常者に起こる**自然気胸**(spontaneous pneumothorax)，肺気腫や肺癌などの基礎疾患に合併する**続発性気胸**(secondary pneumothorax)，交通事故などで起こる**外傷性気胸**(traumatic pneumothorax)，中心静脈穿刺などの医療行為にともなって起こる**医原性気胸**(iatrogenic pneumothorax)，および月経にともなう**月経随伴性気胸**(catamenial pneumothorax)などがある。かつて抗結核薬がない頃には病巣の縮小・安静のために治療的目的で人為的に気胸をつくることがあり，これを**人工気胸**(artificial pneumothorax)と称した。これに対して自然気胸は嚢胞(ブラやブレブ)の破裂によるものが多く，15～25歳の若年者に好発し，男女比は9：1程度と圧倒的に男性，とりわけやせ型で長身の者に多い。嚢胞の破裂がどのようにして発生するかは明らかでないが，なんらかの刺激が誘因になって起こるものであろう。家族発生もあり，**Marfan症候群**にともなうものはその一例である。重症例では胸腔内の多量の空気による圧迫で心臓が右方に大きく偏位し，この状態は**緊張性気胸**(tension pneumothorax)とよばれる。これはガスの流入部位が一方弁の状態になって気胸腔の含気が徐々に増加して起こるもので，

心臓が圧迫されて血圧低下や還流血液の減少などが起こり，ショック状態に陥る危険性があり緊急的な対処が必要である。

■ 症状と検査所見

症状は気胸の程度により，軽症例では自覚症状に乏しいが，発症初期には肩や鎖骨周囲に違和感，胸痛や背中への鈍痛を自覚し，一定以上に達すると**咳・胸痛・呼吸困難**(3大症状)を訴える。最も多いのは胸痛であるが肺の虚脱が完成するとむしろ軽減する。胸部聴診では患側で呼吸音が低下し，打診で鼓音を呈する(上肺優位)。検査所見としては換気不全とガス交換障害による軽度の低酸素血症がある。

■ 画像所見

胸部X線写真では患側胸郭は含気の増加により透過性が亢進して黒くみえ，虚脱肺の外縁を認める。本例のような中等度以上の気胸では透過性亢進をともなって虚脱肺の辺縁が一目瞭然であるが，軽症例では透過性亢進の程度も低く，肺の外縁が胸壁に近いのでみえにくい。胸痛を訴える症例では気胸の可能性を考えて肺尖部を入念に観察する必要がある。一方，静脈や動脈の損傷をともなった状態として気胸腔に血液が貯留する**血気胸**がある。この場合，胸腔内に血液貯留による空気-液体面(ニボー)を認める。胸部CTはブラの確認および巨大嚢胞(＞片側胸腔の1/3)との鑑別のため必須の検査である。緊張性気胸では心臓の右方への偏位がみられる。

■ 診断

画像所見によるが，確診のためにはCTが必要である。本例ではCTで右肺尖部に複数のブ

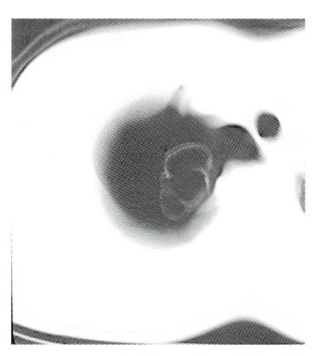

図48-2　本例のブラ（囊胞）
（肺尖部CT：肺の条件）

　右肺尖部に複数のブラを認め，気胸はその破裂によるものと考えられた。

ラを認めた（**図48-2**）。

■ **治療法**

　外傷性気胸は脱気で軽快することが多く，再発も少ないので手術の対象になることはない。自然気胸の場合，対処法は初回か否かと気胸の原因病態や気胸の程度による。初回例では軽症

（胸壁と虚脱肺の距離が2肋間程度）なら安静で経過をみる（**安静療法**）。中等症（2〜3肋間程度）の場合は胸腔穿刺で胸腔内の空気を除去して肺の拡張を待つ（**胸腔穿刺**）。高度（3肋間以上）の場合は，胸腔ドレーンを挿入して胸腔内空気を除去し，空気漏れ（air leak）が止まればドレーンを除去して経過をみる（**胸腔ドレナージ療法**）。胸腔ドレーンを1週間以上おいても空気漏れが止まらないとき，および再発例などでは胸腔鏡下に**ブラを切除**する。かつては胸膜癒着術も行われたが非生理的であり，胸腔鏡下切除法の改良にともないもっぱらこれによるようになった。緊張性気胸ではただちに**胸腔ドレーン**による脱気を行う。血気胸では胸腔チューブでの吸引は出血を増強するので禁忌であり，緊急に外科処置を行う。

　本例では胸腔チューブを介した持続吸引を行ったが空気漏れが続き，肺の膨張が不十分であったので胸腔鏡下にブラを除去した。術後経過は良好であった。

49 胸部圧迫感を訴えた初老の男性

Q1	胸部画像の特徴は？
Q2	診断のための検査は？
Q3	治療は？

症例 　69歳の男性で，約3カ月前（5月末）から右季肋部および心窩部の疼痛を自覚するようになった。他院で撮影した胸部画像で異常を認めて当院に入院となった。呼吸器系の症状はない。

　印刷業に従事しており，石綿に曝露していた可能性がある。既往歴に特記すべき疾患はない。喫煙歴はなく，アルコール摂取は機会飲酒程度。

　意識は清で，身長 163 cm，体重 56 kg。血圧132/63 mmHg，体温35.5℃，脈拍86回/分。心音・呼吸音に異常はないが，右季肋部に自発痛がある。表在リンパ節は触知せず，四肢に浮腫はみられない。血液検査で貧血と炎症反応の亢進を認めた。

表49-1　入院時検査成績

RBC 248×10⁴/mm³	CK 37 U/L
WBC 13,200/mm³	T-Chol 141 mg/dL
Neutro 62%	γ-GTP 95 U/L
Lymph 24%	TG 88 mg/dL
Mono 9%	BUN 14.5 mg/dL
Eos 4%	Cr 0.84 mg/dL
Baso1%	Na 136 mEq/L
Hb 6.8 g/dL	K 4.8mEq/L
Hct 21.2%	Cl 99mEq/L
Plt 56.3×10⁴/mm³	FBS 112 mg/dL
TP 7.6 g/dL	CRP 10.31 mg/dL
Alb 3.6 g/dL	ESR 140 mm/hr
AST 19 U/L	PFT
ALT 19 U/L	VC 3.63 L (112%)
ALP 324 U/L	FEV₁ 3.13 L
LDH 163 U/L	FEV₁% 86%
T-Bil 0.25 mg/dL	

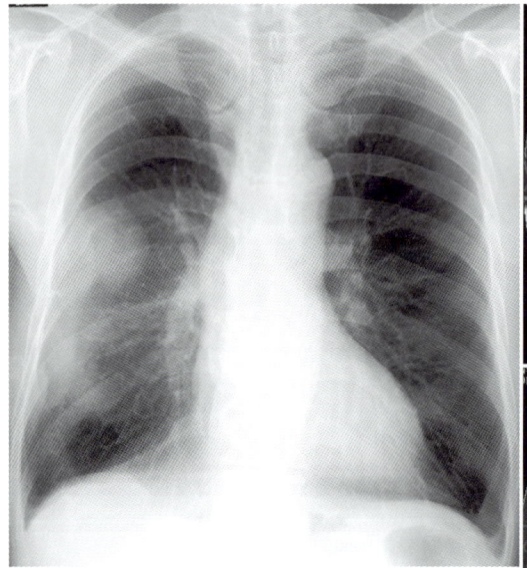
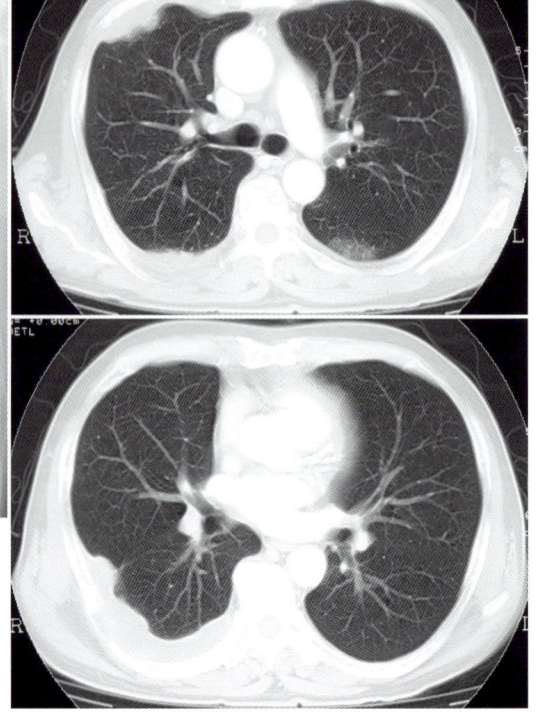

図49-1　入院時の胸部X線写真とCT（中肺と下肺の高さ：肺の条件）

A1 胸部X線写真で右中肺野に腫瘤影が肺野濃度の亢進をともなってみられ，CTで右側に胸膜に底をもち辺縁が比較的明瞭な複数の腫瘤影が胸膜の肥厚をともなってみられる。左背側に部分的にすりガラス影もみられる。

A2 腫瘍の生検（経皮的ないし胸腔鏡下）。

A3 外科療法，抗癌薬による治療。

本例の経過：胸膜肥厚をともなう腫瘤性病変は，まれに慢性胸膜炎や肺腫瘍によるものがあるが，多くは胸膜中皮腫によるものである。胸腔鏡下の腫瘍生検で胸膜中皮腫（肉腫型）と診断した。横隔膜浸潤を含む広範病変で手術適応はなく，抗癌薬による治療で病変の縮小を認めた。胸痛で発症した石綿肺をともなう中皮腫症例である。

胸膜中皮腫

■ 本症の特徴

中皮腫は臓器および体壁の表面を覆う漿膜の中皮細胞に由来する腫瘍で，良性と悪性に分けられるが，ほとんどは悪性である（かつて限局性中皮腫とされたものの大半は「孤立性線維腫」に再分類された）。わが国における中皮腫の年間死亡者数は1,000人前後とされる。原発部位としては胸膜が約90％，腹膜が10％程度を占め，その他にまれに心膜・精巣鞘膜に由来するものがある。胸膜中皮腫では病変は壁側胸膜に発生し，胸壁を這うように進展する。組織学的には**上皮型**（癌に類似），**肉腫型**と両者が混じる**二相型**（両者が10％以上の割合を占める）の3型に分類され，頻度はそれぞれ約60％，20％，20％である。放射線の影響や外傷後に起こるものもあるが中皮腫の大多数は**石綿（アスベスト）吸入**にともなうもので，石綿肺の場合と異なり，低濃度曝露によっても発生する（石綿の種類や石綿曝露関連病変については**CASE18**を参照）。1970〜80年代に多量の石綿を輸入して使用したことから，当分の間，中皮腫の発生数は増加するであろう。発症機転は明らかでないが，肺に吸入されマクロファージに貪食された石綿が胸膜直下に達し，繊維に含まれる二価鉄が三価鉄に変換されることによって生じる活性酸素が腫瘍の発生を促すものと推測される。吸入20年後以降に発生する。中皮腫は血行性・リンパ行性に遠隔転移を来し，また，直接的に心臓や腹部臓器に

進展する。胸膜中皮腫の病期分類として国際分類が提唱されており（International Mesothelioma Interest Group：IMIG），肺癌分類と同様にT・N・M分類を基にStage Ⅰ〜Ⅳに分類される。

■ 症状と検査所見

本症の症状は腫瘍の進展度で異なり，初期には症状に乏しいが，進行して胸水が貯留したり腫瘍が肺を取り囲んだりするようになると**息切れ**や**胸痛**が生じる。身体所見としては胸膜病変や胸水貯留にともなって打診で**濁音**が，聴診で**呼吸音の減弱**がみられる。血液検査に特異的な異常所見はないが，半数程度の症例で末梢血の**血小板数**が増加する。これにはIL-6が関与しており，胸水や血清中のIL-6値もしばしば高値になる。

■ 画像所見

中皮腫の大半は胸水をともなうので胸部X線写真では**胸水貯留**と**胸膜肥厚像**がみられ，CTでは胸水とともに壁側胸膜面から内側に突出する**腫瘤影**を認める。進展すると腫瘍は胸膜面に沿って這うように拡がる。ときに末梢型肺癌との鑑別が問題になるが，胸壁側病変であることが鑑別点である。肺内病変の有無を調べることは鑑別診断上も重要であるが，胸水が大量に貯留すると肺は虚脱して内部病変の有無の確認が難しくなる。（しばしば石灰化をともなう）**胸膜プラーク**の存在は石綿曝露の傍証として重要である。

■ 診断

確診には**組織診**が必要で，**Cope針**による針

生検（胸水貯留時）や**胸腔鏡下生検**が行われる。前者は侵襲度は低いが診断率も低く，局所麻酔下での内視鏡下生検が可能になって後者によることが多くなった。病変の拡がりやプラークの存在の有無を肉眼的に観察できる利点もある。腫瘍を認めても上皮型では末梢肺発生の肺癌との鑑別が必要で，除外マーカーや陽性マーカーを用いた**免疫染色**が用いられる（**表49-2**）。中皮腫ではカルレチニン（calretinin）などが陽性に

なるが，これは上皮型の場合で，肉腫型や二相型での陽性率は低い。検体検査として胸水中の**ヒアルロン酸値**の測定があり，補助診断に用いられる〔カットオフ値 $100\mu\text{g/mL}$（10万ng/mL）〕。特異度は高いが感度が低いのが難点である。

■ 治療法

中皮腫は治療抵抗性で，放射線の感受性は低く，抗癌薬の効果も限られているので可能なかぎり病変を摘除する。外科療法としては，根治手術としての胸膜肺摘除術と腫瘍縮小術としての胸膜切除術がある。Ⅲ期（腫瘍が同側胸膜にとどまり，心膜や横隔膜などの周囲組織への浸潤が軽度のもの）までの中皮腫を対象としたわが国の検討成績では2年および5年生存率が両者ともに10%弱/30%弱と低率で，術死がいずれも6%と困難さがうかがわれる。一方，化学療法については，ペメトレキセド（アリムタ®）とシスプラチンとの併用療法が行われるようになって予後が改善した。また，近年免疫チェックポイント阻害薬ニボルマブが保険適応となった。

表49-2　中皮腫・腺癌と免疫染色

マーカー／陽性率	上皮型中皮腫	肺腺癌
calretinin	+++	±
WT1	+++	−
cytokeratin 5/6	+++	−
thrombomodulin	+++	±
mesothelin	+++	+
CEA	−	2+
TTF-1		2+

上皮型中皮腫で陽性率の高いマーカはcalretinin・WT1, Cytokeratin 5/6などで，CEAやTTF3は腺癌で陽性になる。

WT1: Wilms' tumor1, TTF-1: thyroid transcription factor-1。

50 健康診断で胸部異常影を指摘された中年の男性

Q1	胸部画像の特徴は？
Q2	診断のための検査は？
Q3	治療は？

症例　59歳の男性で，1カ月前（10月）の健診で胸部異常影を指摘されて当院を受診した。呼吸器症状はない。この3年間は健康診断を受けていないが，その前には異常を指摘されたことがない。

建築関連の仕事（主として内装）に従事しており，石綿曝露の可能性がある。喫煙指数760の喫煙歴があり，飲酒歴はない。

身長170cm，体重71 kg，血圧は126/84 mmHgで体温は36.3℃。心音・呼吸音ともに異常はない。表在リンパ節は触知せず，四肢に浮腫はみられない。血液検査などでは異常を認めなかった。

表50-1　入院時検査成績

RBC 520 × 10⁴/mm³	uric acid 6.7 mg/dL
WBC 4,500/mm³	BUN 12.0 mg/dL
Neutro 62.0%	Cr 0.72 mg/dL
Lymph 33.3%	Na 138 mEq/L
Mono 4.7%	K 3.9 mEq/L
Eos 0%	Cl 105 mEq/L
Baso 0%	CRP 1.26 mg/dL
Hb 16.2 g/dL	ESR 6 mm/hr
Hct 46.2%	CEA 2.0 ng/mL
Plt 20.7 × 10⁴/mm³	AFP 5.4 ng/mL
TP 7.3 g/dL	BGA
Alb 4.4 g/dL	PaO₂ 120 mmHg
T-Bil 1.3 mg/dL	PaCO₂ 39 mmHg
AST 22 U/L	pH 7.43
ALT 24 U/L	HCO₃⁻ 25 mEq/L
ALP 305 U/L	PFT
LDH 190 U/L	VC 3.44 L (96%)
CK 227 U/L	FEV₁ 2.61 L (90%)
Amyl 65 U/L	FEV₁% 73%
γ-GTP 20 U/L	%DLCO 89%

(検査値の一部: 表中の数式表記)

RBC $520 \times 10^4/mm^3$、Plt $20.7 \times 10^4/mm^3$、PaO₂ PaO_2 120 mmHg、PaCO₂ $PaCO_2$ 39 mmHg、HCO₃⁻ HCO_3^- 25 mEq/L、FEV₁ FEV_1、%DLCO $\%D_{LCO}$

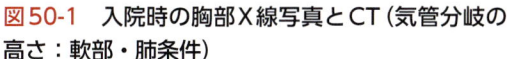

図50-1　入院時の胸部X線写真とCT（気管分岐の高さ：軟部・肺条件）

A1　胸部X線写真で縦隔陰影の右方への張り出し像がみられ，CTで前縦隔に縦長の腫瘤影を認める。

A2　胸腔鏡下の腫瘍生検。

A3　腫瘍切除術。

本例の経過：前縦隔の腫瘤病変は胸腺腫によるものが多く，他に胸腺癌，胸腺脂肪腫，胸腺嚢胞，胚細胞腫瘍，奇形種やリンパ腫によるものがある。本例では胸腺腫と胸腺癌が疑われるが両者の鑑別は困難である。摘出標本で胸腺組織内に腫瘍細胞が充実性に増殖する像を認め，腫瘍細胞には明らかな異型性を認めず，胸腺腫 (type B3) と診断した。腫瘍を摘出して術後経過は良好であった。健診で発見された胸腺腫症例である。

▮▮▮ 胸腺腫

■ 本症の特徴

　胸腺上皮由来の腫瘍で，種々の程度にリンパ球成分が混在する。胸腺は元来リンパ系組織で，胸腺腫でみられるリンパ球の多くは誘導された細胞で，腫瘍細胞ではない。その際に悪性腫瘍でみられる異型性や核分裂などの組織学的悪性所見を呈さないのが胸腺腫で，もし異型性がみられれば**胸腺癌**である。胸腺癌では扁平上皮癌やリンパ上皮系腫瘍が多く，これに次いで小細胞癌タイプのものなどがある。その場合，画像的には前縦隔の辺縁不整な腫瘤影を来し，しばしば内部に壊死による低吸収域がみられる（**図50-2**）。胸腺腫の組織型分類としては“侵襲性（invasive）”と“非侵襲性（non-invasive）”に分ける方法（**表50-2**）と，腫瘍細胞の形状とリンパ球浸潤の程度による分類法がある。本症の予後を

決定する重要因子は周囲組織への浸潤の程度で，その観点に基づく臨床病期分類が広く用いられる（**表50-3**）。

■ 症状と検査所見

　症状は腫瘍の進展度による。本例のように健診の異常で発見されるときは無症状のことが多いが，進展例では局所進展による**胸痛**などの症状を訴える。さらに本症でときにみられる合併

表50-2　胸腺腫の組織分類法

Bernatz' s classification
　invasive
　non-invasive
　　1) predominantly lymphocytic
　　2) predominantly epithelial
　　3) predominantly mixed
　　4) predomominantly spindle cell

Rosai' s classification
　shape of neoplastic epithelial cells
　　1) round-oval
　　2) spindle
　　3) mixed
　degree of lymphocytic infiltration
　　i. absent
　　ii. scant
　　iii. moderate
　　iv. predominant

表50-3　胸腺腫の臨床病期（正岡）

Ⅰ．肉眼的に完全に包囲され，組織学的に被膜浸潤がみられないもの。
Ⅱ．①肉眼的に周囲脂肪組織または縦隔胸膜に浸潤があるもの。
　　②組織学的に被膜浸潤があるもの。
Ⅲ．肉眼的に心膜，大血管，肺などの隣接臓器に浸潤が認められるもの。
Ⅳa. 胸膜または心膜に播種があるもの。
Ⅳb. リンパ行性または血行性転移があるもの。

(Masaoka A, Monden Y, Nakahara K, et al. Follow-up study of thymomas with special reference to their clinical stage. Cancer 1981; 48: 2485-92より改変引用)

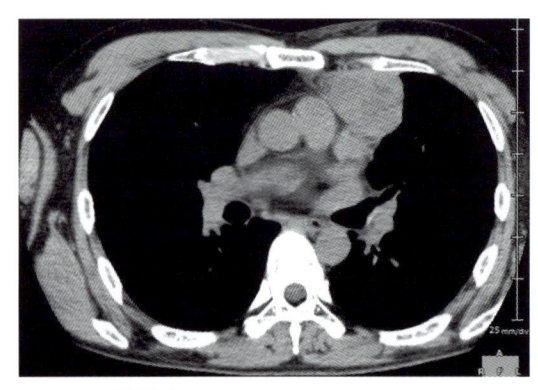

図50-2　胸腺癌
　左背部痛で発症した42歳の男性。左前縦隔腫瘍を摘出して胸腺癌（大細胞癌）と診断。

症に**重症筋無力症**（myastenia gravis：MG）があり，その合併率は30～40％にものぼり，一方，MGの20～30％程度に胸腺腫を合併するとされる。MGは神経筋接合部におけるアセチルコリン受容体に対する抗体の産生によるもので，腫瘍を摘除すると症状は改善する（摘除後に症状が発現することもある）。その他のまれな合併症として**赤芽球癆**や**低γグロブリン血症**などがあり，それぞれの症状や合併症による症状を来す。

■ 画像所見

前縦隔に辺縁が鮮鋭で円形ないし卵円形の内部が均等な腫瘤影を呈し，分葉化したり内部に石灰沈着をともなったりする。画像所見から侵襲性か否かを鑑別するのは困難であるが，辺縁の脂肪層が保たれているときは非侵襲性の可能性が高い。

■ 診断

最終診断は組織学的所見によるが，画像所見をもとにこれを疑い，摘除した腫瘍の標本で検討することが多い。胎児性癌などの胚細胞腫瘍ではα-フェトプロテイン（AFP）や絨毛ゴナドトロピン（hCG）などが高値になるので鑑別診断の参考になる。

■ 治療法

肺癌の場合と同様に手術療法・放射線療法・化学療法があるが，血行性・リンパ行性転移を起こすことは比較的少ないので切除術が第一選択である。非浸潤型では予後は良好であるが，周囲組織への浸潤がみられる場合は浸潤臓器の合併切除や大静脈系の血行再建が必要になる。放射線療法については，II期（浸潤あり群）以降の症例では併用することが多い。浸潤型胸腺腫に対する化学療法の効果は放射線療法ほどは明らかでないが，多薬併用療法を行うことが多い。その際，副腎皮質ステロイド薬の併用で腫瘍の縮小効果が得られるが，これは二次的なリンパ球浸潤に対する効果も含むものである。根治手術例での10年生存率はI期77％，II期76％，III期42％，IV期49％とされる[1]。

参考文献

1) Regnard JF, Magdeleinat P, Dromer C, et al. Prognostic factors and long-term results after thymoma resection: a series of 307 patients. J Thorac Cardiovasc Surg 1996; 112: 376-84.

51 高血圧の診療中に胸部異常影を発見された初老の女性

Q1	胸部画像の特徴は？
Q2	診断のための検査は？
Q3	治療は？

症例 68歳の女性で，高血圧の診療中に胸部異常影を発見された。呼吸器症状を含めて自覚症状はない。

専業主婦で，特記すべき既往疾患はない。喫煙歴はなく，アルコール摂取は機会飲酒程度。

身長147 cm，体重45 kg。身体所見では胸部聴診を含めて特別の異常はなかった。血液検査では炎症反応，腫瘍マーカーを含めて特別の異常はみられなかった。

表51-1 入院時検査成績

RBC 469×10⁴/mm³	AST 20 U/L
WBC 3,800/mm³	ALT 22 U/L
Neut 47%	BUN 14.7mg/dL
Lymph 46%	Cr 0.6 mg/dL
Mono 4%	uric acid 5.2 mg/dL
Eos 3%	Na 141 mEq/L
Baso 1%	K 4.3 mEq/L
Hb 14.2 g/dL	Cl 103 mEq/L
Hct 43.0%	Glu 87 mg/dL
Plt 20.7×10⁴/mm³	ESR 7 mm/hr
TP 6.4 g/dL	BGA
Alb 4.1 g/dL	Pa$_{O_2}$ 95 mmHg
T-Bil 0.6 mg/dL	Pa$_{CO_2}$ 43 mmHg
ALP 244 U/L	pH 7.42

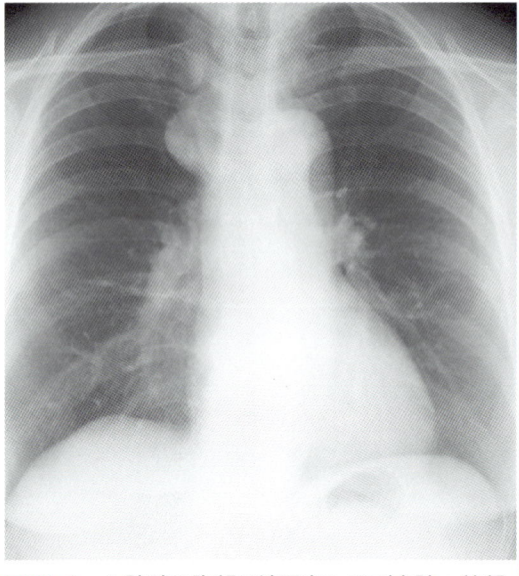
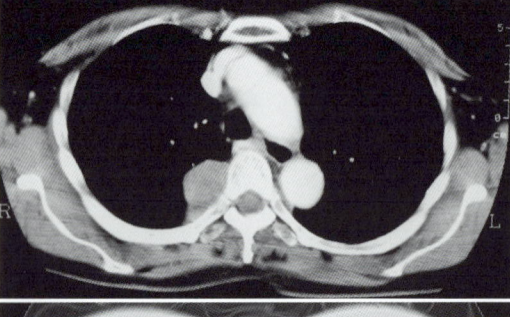
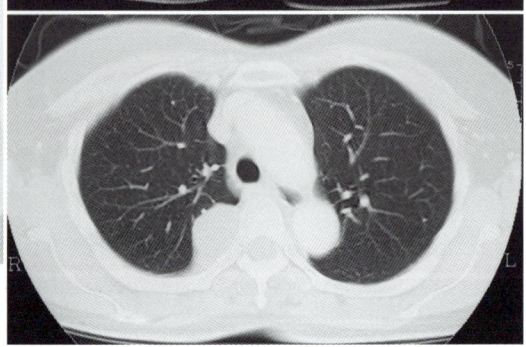

図51-1 入院時の胸部X線写真とCT（中肺：軟部組織および肺の条件）

A1　胸部X線写真で右上肺野の大動脈弓と対称の位置に数cm大の半球状の陰影がみられ，CTで椎体に接して肺内に突出する半球状の濃厚影を認める。辺縁は整で内部はほぼ均等である。胸水貯留はない。

A2　胸腔鏡下生検。

A3　腫瘍の切除。

本例の経過： 胸壁に接する孤立結節影を呈する症例では末梢肺癌，胸膜の良性腫瘍や，原発性・転移性病変などが鑑別診断に挙がる。本例の画像所見は後縦隔発生の腫瘍性病変を示唆しており，神経鞘腫の可能性が高い。胸腔鏡下に腫瘍を切除して診断を確かめた。肋間神経由来の神経鞘腫である。

神経鞘腫

■ 本症の特徴

縦隔の**神経原性腫瘍**（neurogenic tumor）は胎生時の神経溝から発生した神経鞘細胞や交感神経節細胞・交感神経節周囲組織から生じるものが多い。縦隔腫瘍の約20%を占め，後縦隔に発生することが多い。肋間神経から発生するものとして**神経鞘腫**（neurinoma, schwannoma），**神経線維腫**（neurofibroma），悪性神経鞘腫（malignant neurofibroma）などがあり，交感神経節細胞から発生するものに神経節細胞腫（ganglioneuroma），神経節芽細胞腫（ganglioneuroblastoma），神経芽細胞腫（neuroblastoma），そして傍神経節から発生するものに傍神経節腫（paraganglioma）などがある（**表51-2**）。

このなかで神経鞘由来腫瘍が最も多く，縦隔腫瘍の1/5程度を占め，なかでも95%以上は神経鞘腫ないし神経線維腫である。この両者は上縦隔の胸椎近傍に後発し，明瞭で円滑な辺縁を有し，画像所見での識別は不可能である。両者の割合は3:1程度で神経鞘腫が多い。神経鞘腫は**シュワン（Schwann）細胞**の増殖による腫瘍で，被包性であり，紡錘形細胞の配列状況でAntoni A型とAntoni B型に分けられる。一方，**神経線維肉腫**はまれな悪性腫瘍で，von Recklinghausen症候群に合併するものがある。

神経節細胞由来の腫瘍は交感神経系や副腎髄質から生じる腫瘍で幼児・小児や若年成人にみられる。さらに，**傍神経節細胞由来**の腫瘍とし

てホルモン産生性のクロム親和性腫瘍（褐色細胞腫）とホルモン非産生性の**クロム非親和性細胞腫瘍**（chemodectoma）がある。通常，肋骨椎体溝に潜む。

■ 症状と検査所見

神経鞘腫は**無症状**で画像所見の異常で発見されるものが多いが，胸郭出口近傍にあるときはホルネル症候群（Horner syndrome）を呈したり気管や食道の圧迫による咳・嚥下困難を来した

表51-2　縦隔神経原性腫瘍の分類

1）神経線維由来（80%）
①神経線維腫
②神経鞘腫
③悪性神経鞘腫
④神経線維肉腫
2）神経節細胞由来
①神経節細胞腫
②神経節神経芽細胞腫
③神経芽細胞腫
3）傍神経節細胞由来
①褐色細胞腫
②非クロム親和性傍神経節腫

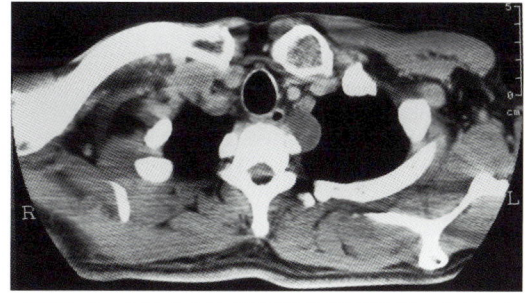

図51-2　左肺尖部の神経鞘腫（軟部組織の条件：気管の高さ）

64歳男性。健康診断の胸部画像で左肺尖部に腫瘤影を認めた。

りする。血液検査では異常はみられない。

■ 画像所見

神経鞘腫は被膜に包まれた表面平滑な**球形・卵円形の腫瘤影**として認められるが，肺尖部の縦隔異常影は見落としやすいので注意する必要がある（**図51-2**）。神経鞘腫は**上位椎体レベル**に好発し，内部は軟部組織濃度であるが，出血などで不均一な陰影を呈することもある。一方，神経線維腫は多発性神経線維腫症として発生することが多く，被膜を欠き内部は均一である。

■ 診断

神経鞘腫は特徴的な画像所見からこれを疑い，針生検などで診断する。

■ 治療法

神経鞘腫では無症状なら経過を観察することになるが，ダンベル型で脊柱管に進展して神経の圧迫症状を呈するときは胸腔鏡下手術で腫瘍を摘出する。これに対して**神経線維肉腫**や**神経芽細胞腫**は悪性度が高く，予後不良である。

■ 和 文

研修医のための
呼吸器病学エッセンシャル

〈検印省略〉

2019 年 7 月 16 日　第 1 版第 1 刷発行

定　価（本体 10,000 円＋税）

編　著	四元 秀毅・金澤　實・仲村 秀俊
発行者	今井　良
発行所	克誠堂出版株式会社
	〒113-0033　東京都文京区本郷 3-23-5-202
	電話　03-3811-0995　　振替　00180-0-196804
	URL　http://www.kokuseido.co.jp

印刷・製本：株式会社シナノパブリッシングプレス

ISBN 978-4-7719-0524-5 C3047　　￥10,000E

Printed in Japan ©Hideki Yotsumoto, Minoru Kanazawa, Hidetoshi Nakamura, 2019